【正誤表】

『形成外科治療手技全書Ⅰ
形成外科の基本手技1』

本書 p.79 表1に下記誤りがございました。
ここに謹んで訂正させて頂きます。

【誤】エステル型、アミド型を分ける罫線の位置が間違っていました。

	エステル型				アミド型		
薬剤名	プロカイン塩酸塩	テトラカイン塩酸塩	リドカイン塩酸塩	メピバカイン塩酸塩	ブピバカイン塩酸塩	ロピバカイン塩酸塩	レボブピバカイン塩酸塩
代表的な商品名	塩酸プロカイン® ロカイン®	テトカイン®	リドカイン® キシロカイン® キシロカイン®エピネフリン含有	カルボカイン®	マーカイン®	アナペイン®	ポプスカイン®
持続時間	～1時間	1～2時間	1～2時間	1～2時間	2～3時間	～10時間	～10時間
基準最高容量（浸潤麻酔）	1,000mg	100mg	200mg	500mg	—	—	—
基準最高容量（伝達麻酔）	400mg	100mg	200mg	500mg	100mg	300mg	150mg
その他		異常エステラーゼや血清エラスターゼの減少している患者では注意して投与			心毒性が高いとされる		

【正】

	エステル型		アミド型				
薬剤名	プロカイン塩酸塩	テトラカイン塩酸塩	リドカイン塩酸塩	メピバカイン塩酸塩	ブピバカイン塩酸塩	ロピバカイン塩酸塩	レボブピバカイン塩酸塩
代表的な商品名	塩酸プロカイン® ロカイン®	テトカイン®	リドカイン® キシロカイン® キシロカイン®エピネフリン含有	カルボカイン®	マーカイン®	アナペイン®	ポプスカイン®
持続時間	～1時間	1～2時間	1～2時間	1～2時間	2～3時間	～10時間	～10時間
基準最高容量（浸潤麻酔）	1,000mg	100mg	200mg	500mg	—	—	—
基準最高容量（伝達麻酔）	400mg	100mg	200mg	500mg	100mg	300mg	150mg
その他		異常エステラーゼや血清エラスターゼの減少している患者では注意して投与			心毒性が高いとされる		

克誠堂出版（株）

形成外科治療手技全書 I

形成外科の
基本手技 1

監修 波利井清紀
　　　野﨑幹弘
総編集 平林慎一
　　　川上重彦
編集 鈴木茂彦
　　　貴志和生

克誠堂出版

形成外科治療手技全書

監　修

波利井 清紀
杏林大学医学部形成外科学教室教授
東京大学名誉教授

野﨑 幹弘
東京女子医科大学名誉教授

総編集

平林 慎一
帝京大学医学部形成・口腔顎顔面外科学教室教授

川上 重彦
金沢医科大学形成外科学教室教授

形成外科治療手技全書 Ⅰ 形成外科の基本手技1

【編　著】　鈴木　茂彦　　京都大学大学院医学研究科感覚運動系外科学講座形成外科学教授
　　　　　　貴志　和生　　慶應義塾大学医学部形成外科学教室教授

【執筆者】　秋田　定伯　　長崎大学医学部形成外科
　　　　　　朝戸　裕貴　　獨協医科大学形成外科
　　　　　　安倍　吉郎　　徳島大学医学部形成外科
　　　　　　市岡　　滋　　埼玉医科大学形成外科
　　　　　　上田　晃一　　大阪医科大学形成外科
　　　　　　宇田　宏一　　自治医科大学形成外科
　　　　　　漆舘　聡志　　弘前大学医学部形成外科
　　　　　　大慈弥 裕之　　福岡大学医学部形成外科
　　　　　　大西　　清　　東邦大学医学部形成外科
　　　　　　大西　文夫　　埼玉医科大学総合医療センター形成外科・美容外科
　　　　　　垣淵　正男　　兵庫医科大学形成外科
　　　　　　河合　勝也　　京都大学大学院医学研究科形成外科学
　　　　　　木股　敬裕　　岡山大学大学院医歯薬学総合研究科形成再建外科
　　　　　　光嶋　　勲　　東京大学医学部形成外科
　　　　　　坂本　好昭　　慶應義塾大学医学部形成外科
　　　　　　櫻井　裕之　　東京女子医科大学形成外科
　　　　　　重村　友香　　大阪医科大学形成外科
　　　　　　副島　一孝　　日本大学医学部形成外科学系形成外科学分野
　　　　　　高見　佳宏　　日本医科大学形成外科
　　　　　　多久嶋 亮彦　　杏林大学医学部形成外科
　　　　　　館　　正弘　　東北大学医学部形成外科
　　　　　　田中　克己　　長崎大学医学部形成外科
　　　　　　土佐　泰祥　　昭和大学医学部形成外科
　　　　　　鳥海　正博　　那須赤十字病院形成外科
　　　　　　中塚　貴志　　埼玉医科大学形成外科・美容外科
　　　　　　難波 祐三郎　　岡山大学病院ジェンダーセンター
　　　　　　橋本　一郎　　徳島大学医学部形成外科
　　　　　　福積　　聡　　帝京大学ちば総合医療センター形成外科
　　　　　　星　　和人　　東京大学大学院医学系研究科外科学専攻口腔外科学
　　　　　　松田　　健　　新潟大学大学院医歯学総合研究科形成外科
　　　　　　松村　　一　　東京医科大学形成外科学分野
　　　　　　三上　　誠　　弘前大学医学部形成外科
　　　　　　三鍋　俊春　　埼玉医科大学総合医療センター形成外科・美容外科
　　　　　　宮永　　亨　　金沢医科大学形成外科
　　　　　　安田　　浩　　産業医科大学病院形成外科
　　　　　　吉村 浩太郎　　自治医科大学形成外科

(敬称略，五十音順)

形成外科治療手技全書
監修にあたって

　形成外科は過去半世紀以上にわたり非常な発展を遂げ，現在，ほとんどの大学で講座、診療科が設置されており，一般社団法人日本形成外科学会の認定する専門医は2,400名を超えております。また，2017年度から日本専門医機構が認定する基本領域19診療科の一つとして，新しい専門医研修プログラムによる研修もスタートされます。

　一方，形成外科が診療する疾患の範囲は非常に幅広く，他科の診療分野とのオーバーラップ，疾患名と治療手技が一致しないことなどがあり，形成外科の治療手技を体系的に記述した日本の教科書はありませんでした。

　今回，本全書を刊行する目的の一つに，臨床外科の一分野として発展してきた形成外科を，将来に向けて広く独立した学問としてとらえた教科書を作りたい，ということがあります。すなわち，「形成外科学」を一つの体系としてとらえ，共通の概念に基づく診断から治療法の選択，そして治療の実際に関する標準的かつ最新の知識を網羅した，大系的な教科書作りを目指しております。

　「形成外科学」の，より一層の発展に寄与できれば幸いです。

監修　波利井 清紀
　　　野﨑 幹弘

形成外科治療手技全書 Ⅰ 形成外科の基本手技1
序

『形成外科の基本手技1』を発刊する運びとなりました。昨年刊行した『Ⅲ 創傷外科』につぐ第2巻目となります。

本書の構成は『Ⅲ 創傷外科』と同様，各項が総論と各論で構成される体裁となっており，また，実際の臨床現場で活用できる実践書として編集されています。

本書は「形成外科の基本手技」でありますが，内容的には，外科系全ての医師が当然知っておくべき基本的知識，例えば「周手術期管理」，「手術器具」，「皮膚切開と縫合」などについても形成外科医の立場から述べていただきました。形成外科医以外の医師にとっても興味深い書になったと思います。

若い時に先輩の医師から伝授され，日頃何気なく用いている手技・手法を体系的に纏めて，わかりやすく記載することは，意外と難しいものです。今回，それぞれの項目を担当していただいた執筆者の方々には，前巻「Ⅲ 創傷外科」以上にご無理をお願いいたしました。その結果，当初の予定よりも発刊が遅れましたが，監修者・編集者が想定した以上の内容になったと思います。読者の先生方の日常診療のお役に立てれば幸いです。

2016年3月1日

総編集　平林 慎一
　　　　川上 重彦
編　集　鈴木 茂彦
　　　　貴志 和生

形成外科治療手技全書 I　形成外科の基本手技 1

もくじ

監修にあたって … v
序 … vii

第1章　創傷管理　1

1. 創傷の分類・診断・検査 ……………………………………………………………… 館 正弘　2
　　　急性創傷と慢性創傷／急性創傷の診断／慢性創傷の診断／生理機能検査
　■ 糖尿病性足潰瘍例における（下肢）SPP 値の測定 … 7

2. 急性創傷管理法 ………………………………………………………………………… 館 正弘　9
　　　創傷処理／術後管理
　I 擦過創の治療 … 11
　II 顔面裂創の治療 … 12

3. 慢性創傷管理法 ……………………………………………………… 館 正弘・宮永 亨　14
　　　創傷管理のアルゴリズム／TIME／デブリードマン
　I 外科的デブリードマン … 19
　II 保存的外科デブリードマン … 20
　III 生物学的デブリードマン（マゴット療法）… 21

4. 軟膏療法 ………………………………………………………………………………… 安田 浩　23
　　　主剤による適応／基剤による適応
　I 感染・壊死を伴う褥瘡に対する軟膏療法 … 26
　II 肉芽と壊死組織が混在した潰瘍に対する軟膏療法 … 28
　III II 度熱傷潰瘍の保存的治療 … 29
　IV 指尖部損傷の保存的治療 … 31

5. 創傷被覆材 …………………………………………………………… 橋本 一郎・安倍 吉郎　33
　　　創傷被覆材とは／被覆材の材質による分類／創傷から見た被覆材の選択／手技
　I 擦過傷 … 39
　II 熱傷 … 40
　III 指尖部損傷 … 41
　IV 背部正中の褥瘡 … 42
　V 静脈うっ滞性潰瘍 … 44

6. 局所陰圧閉鎖療法 ……………………………………………………………………… 市岡 滋　46
　　　局所陰圧閉鎖療法とは／適応となる疾患／禁忌，合併症
　I 器具の装着 … 48
　II 下腿骨髄炎 … 50
　III 糖尿病性足潰瘍：局所陰圧閉鎖療法と人工真皮の併用 … 52

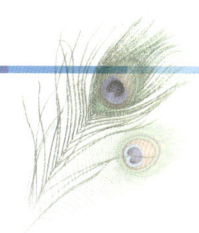

　　Ⅳ 縦隔炎：局所陰圧閉鎖療法による wound bed preparation…54

7. 感染創の治療

　1）SSI の予防と対処法 ─────────────── 大慈弥 裕之　57
　　　　Surgical site infection とは／術前管理／術中管理／術後管理
　2）感染創の管理 ─────────────── 漆舘 聡志・三上 誠　60
　　　　診断のポイント／救急処置と治療法の選択／手術方法
　　Ⅰ 切開・排膿…62
　　Ⅱ 壊死を伴う感染創の処置：創の開放・排膿…64
　　Ⅲ 壊死を伴う感染創の処置：wet to dry dressing 法による創底管理…65

第2章　周術期管理と麻酔　67

1. 術前準備と術後管理 ─────────────────── 櫻井 裕之　68
　　　　入室前病棟管理／入室後術前準備／手洗い・ガウン／術野の消毒／術野の覆布（ドレープ）／
　　　　抗生剤の選択と投与／術後の創管理と包帯交換
　　■ 顔面手術のドレープ法…75

2. 形成外科で用いる局所麻酔法 ────────────────── 松村 一　77
　　　　麻酔法の選択／静脈麻酔との併用〜特にプロポフォールの危険性について／
　　　　局所麻酔薬の種類と安全確保のための必須事項
　　Ⅰ 皮膚の表面麻酔…81
　　Ⅱ 粘膜の表面麻酔…81
　　Ⅲ 皮膚浸潤麻酔…83
　　Ⅳ 眼窩上神経ブロック…84
　　Ⅴ 眼窩下神経ブロック…85
　　Ⅵ おとがい神経ブロック…86
　　Ⅶ 後頭神経ブロック…87
　　Ⅷ 腕神経叢ブロック：腋窩アプローチ…88
　　Ⅸ 手関節部掌側でのブロック…89
　　Ⅹ 足関節でのブロック…91
　　Ⅺ 指神経ブロック…94

第3章　形成外科手術手技の特徴と基本手術器具　95

形成外科手術手技の特徴と基本手術器具 ──────────── 宇田 宏一　96
　　　　形成外科手技の特徴／形成外科手術器具セット
　　Ⅰ 形成外科手術器具（材料）の特徴とその使用法…98

Ⅱ デルマトーム…103

第4章 皮膚切開と縫合法　109

1. 皮膚切開 ──────────────────────────── 大西 清　110
    RSTLとLanger割線／デザイン／皮膚切開
    Ⅰ 頭部の皮膚切開…114
    Ⅱ 頭部の冠状切開…114
    Ⅲ 顔面の皮膚切開…116
    Ⅳ 体幹の皮膚切開…118
    Ⅴ 四肢の皮膚切開：手指部の機能的皮膚切開…119

2. 剥離，止血，ドレナージ法 ──────────────── 三鍋 俊春・大西 文夫　121
    基本的な剥離手技／部位別に見た剥離層と剥離手技／止血手技／ドレナージ法
    Ⅰ 頬部皮弁の剥離・挙上…126
    Ⅱ 四肢・体幹における穿通枝皮弁の挙上…127
    Ⅲ 四肢・体幹における組織拡張器の挿入…128
    Ⅳ 止血法…128
    Ⅴ ドレナージ法…130

3. 結紮法
   1）用手結紮 ─────────────────────── 福積 聡・鳥海 正博　132
       結紮の種類と選択
       Ⅰ 両手結紮1：両手を用いて左右均等に糸を締める，結紮の基本…133
       Ⅱ 両手結紮2：針付きの長い糸を結ぶ場合…137
       Ⅲ 片手結紮1：早く結ぶことができる…140
       Ⅳ 片手結紮2：糸の一方が短い場合…144
       Ⅴ 外科結紮…146
       Ⅵ クランプした箇所（血管）の結紮…149
       Ⅶ 深部（体腔内）での結紮…151
       Ⅷ 緊張をかけながらの結紮…153
   2）器械縫合法 ───────────────────── 上田 晃一・重村 友香　156
       ■ 器械縫合の方法…156

4. 創の縫合法
   1）縫合法 ──────────────────────────── 田中 克己　161
       縫合の歴史／皮膚縫合／各部の創縫合
       Ⅰ 顔面裂創の治療…167
       Ⅱ 口唇の創縫合…169

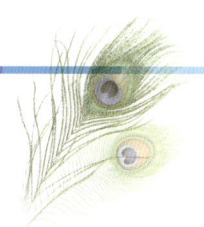

　　2）縫合糸に代わる閉鎖法 ──────────────── 垣淵 正男　171
　　　　　　　　閉鎖法の選択と適応／使用される材料と特徴
　　　　　Ⅰ テープ類による創閉鎖…174
　　　　　Ⅱ 皮膚表面接着剤による創閉鎖…175
　　　　　Ⅲ スキンステープラーによる創閉鎖…176
　　　　　Ⅳ 創傷被覆・保護材を応用した創閉鎖…177
　　　　　Ⅴ その他の方法：シューレース法…178

　　3）縫合創の処置・後療法 ──────────────── 土佐 泰祥　179
　　　　　　　　縫合創の管理／後療法
　　　　　Ⅰ 抜糸：愛護的操作…183
　　　　　Ⅱ 抜糸後創処置：テーピング…184

第5章　マイクロサージャリー　185

　1．基本知識 ─────────────────────── 中塚 貴志　186
　　　　　マイクロサージャリー手技の種類／形成外科における適応／必要な手術器具・セット

　2．練習方法 ─────────────────────── 多久嶋 亮彦　192
　　　　　Ⅰ 手袋・人工血管での縫合練習：手術用顕微鏡・実体顕微鏡に慣れる…192
　　　　　Ⅱ 手袋・人工血管での縫合練習：マイクロ用針糸での縫合…193
　　　　　Ⅲ 手袋・人工血管での縫合練習：人工チューブを使った練習…194
　　　　　Ⅳ 鶏肉の血管などを使った練習…195
　　　　　Ⅴ 小動物を用いた血管吻合の練習：使用血管の準備…195
　　　　　Ⅵ 小動物を用いた血管吻合の練習…197
　　　　　Ⅶ ラットを用いた遊離皮弁移植術…198

　3．微小血管吻合法 ──────────────────── 朝戸 裕貴　200
　　　　　　　　準備と術野／微小血管吻合の原則／術後管理とモニタリング
　　　　　Ⅰ 動脈吻合：端々吻合…203
　　　　　Ⅱ 動脈吻合：非反転後壁縫合法…205
　　　　　Ⅲ 動脈吻合：端側吻合…207
　　　　　Ⅳ 動脈吻合：動脈（静脈）移植…208
　　　　　Ⅴ 静脈吻合：端々吻合…210
　　　　　Ⅵ 静脈吻合：端側吻合…212
　　　　　Ⅶ 微小自動血管吻合器…213

　4．神経縫合法 ────────────────────── 松田 健　215
　　　　　　　　末梢神経の解剖／末梢神経損傷と評価／治療法の選択／神経縫合法の種類／
　　　　　　　　縫合の準備と縫合法の選択
　　　　　Ⅰ 神経上膜縫合法…218

Ⅱ 端側神経縫合法…220
　5. リンパ管縫合法 ───────────────────────── 光嶋 勲　222
　　　　リンパ管（細）静脈吻合法とは／術前準備／術後管理と合併症回避
　　■ LVA 端々吻合法・LVA 端側吻合法…223

第6章　生体材料と生体組織工学・再生医療　227

　1. 生体材料・バイオマテリアル総論 ─────────────── 河合 勝也　228
　　　　生体材料とは／分類／骨接合材／人工骨／乳房インプラント
　2. 人工真皮 ─────────────────────────── 鈴木 茂彦　234
　　　　人工真皮とは／選択と適応／応用の実際
　3. 培養表皮 ─────────────────────────── 副島 一孝　243
　　　　培養表皮とは／培養表皮の作成方法／培養表皮の選択と適応
　4. 成長因子 ─────────────────────────── 秋田 定伯　251
　　　　生体組織工学・再生医療における成長因子（細胞増殖因子）の働き／臨床応用の現況
　5. その他の再生医療
　　1）再生軟骨 ───────────────────────── 星 和人　257
　　　　軟骨の再生
　　2）毛包・皮膚の再生 ─────────────────────── 貴志 和生　261
　　　　毛包の再生／皮膚の再生
　　3）脂肪幹細胞 ──────────────────────── 吉村 浩太郎　264
　　　　脂肪由来幹細胞とは／脂肪組織の構造およびその細胞成分／SVF 細胞の分離法／
　　　　細胞の移植方法と臨床応用／再生治療としての脂肪移植／ASC を利用した脂肪組織移植／
　　　　今後の ASC の臨床応用の方向性
　　4）無細胞化組織 ─────────────────────── 高見 佳宏　267
　　　　無細胞化組織とは／無細胞真皮マトリックス（acellular dermal matrix：ADM）／
　　　　その他の無細胞化組織／今後の展望

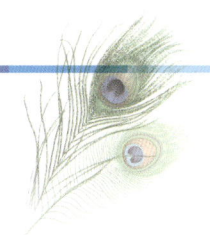

第7章 知っておきたい知識 271

1. 形成外科の歴史 .... 鈴木 茂彦 272
   名称の由来／世界の形成外科の歴史／日本の形成外科の歴史

2. 形成外科における形態学 .... 貴志 和生・坂本 好昭 277
   整容的形態を重視する形成外科／顔面の形態学

3. 形成外科患者の精神病理 .... 難波 祐三郎・木股 敬裕 281
   形成外科の患者心理と障害が与える影響／身体醜形障害／性同一性障害

4. 創傷治癒のメカニズム .... 貴志 和生 285
   皮膚の創傷治癒過程／創傷治癒に影響する因子／筋肉の創傷治癒／骨の創傷治癒／
   血管の創傷治癒／神経の創傷治癒

索引…291

形成外科治療手技全書 I
形成外科の基本手技1

第1章 創傷管理

第1章 創傷管理

1. 創傷の分類・診断・検査

館　正弘

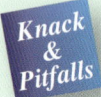

◎急性創傷では組織障害を生じた物理的外力が一過性であり，創傷治癒機転が正常に働く
◎慢性創傷は外因性因子や患者の内因性因子によって，通常の創傷治癒機転が機能しない創傷と定義される
◎急性創傷の分類は外力の種類，程度から分類される
◎慢性創傷の代表的なものとしては，糖尿病性壊疽，動脈性潰瘍，静脈性潰瘍，褥瘡がある
◎慢性創傷の治療・予防では，患者や社会への啓蒙，あるいは病院内外の医療スタッフへの教育・啓蒙活動も重要である

急性創傷と慢性創傷

　創傷は創傷治癒機転の観点から急性創傷と慢性創傷に分類される。急性創傷では組織障害を生じた物理的外力が一過性であり，創傷治癒機転が正常に働く。一方，慢性創傷は外因性因子や患者の内因性因子によって，通常の創傷治癒機転が機能しない創傷と定義される（表1）。
　欧米の教科書には，治癒期間から，慢性創傷を4週間（30日）以上と規定する記述が多い。しかしながら，治癒期間（治癒予測期間）は創傷治癒の阻害因子と促進因子のバランスに左右される。具体的には基礎疾患の有無や損傷部位，組織損傷の程度や汚染・細菌感染などの多くの因子が関係する。実際に慢性創傷の治癒期間の区切りは文献的にも30日〜3カ月と幅があり，あくまでも30日は目安としての治癒期間が示されていると考える方がよい。なお，急性創傷と慢性創傷の中間に位置するものとして亜急性創傷が加えられることがある。広範囲で深刻な deep fascial infection や皮膚の傷害が強い深達性Ⅱ度熱傷創がこれに属する。
　慢性創傷の有病率は欧米では人口の2〜7%であると考えられており，一生を送る間に1〜2%の人が慢性創傷を経験するという統計もある。わが国では正確なデータはないが，これから推計すると最低250万人の患者がいる計算になる。今後，高齢化や糖尿病を含めた生活習慣病の増加に伴い，慢性創傷が増加することが懸念される。
　アメリカ合衆国では毎年2,500万ドルが慢性創傷の治療コストとして計上される。単独の診療科では効率的な治療は困難であり，慢性創傷に関係する医師・医療スタッフがチームを作り，専門的外来・センター化した部署で治療にあたろうとする機運が高くなってきている。

急性創傷の診断

■問診

　創傷の重症度の判定に必須である。受傷時刻，場所，受傷部位，受傷の具体的な様子，合併損傷の有無，診察までに行われた処置を漏れなく聴取する。既往歴は糖尿病の有無，ステロイドなど免疫抑制作用をもつ薬剤の服用，抗凝固剤の服用の有無，薬剤アレルギーに注意する。

■理学的所見

　急性創傷の診断に際しては汚染の状態，皮膚の損傷の程度，治癒形態など多方面から検討する。特殊な損傷部位として末梢では脈拍の触知や末梢血行の有無，神経切断や腱損傷の有無を麻酔前に確認する。顔面では，涙小管，耳下腺管などの管

表1　急性創傷と慢性創傷の違い

急性創傷	慢性創傷
・創傷治癒は秩序だって起こり，ある程度の期間で治療する。 ・創傷環境を調整することにより治癒が促進される。	・通常の治癒過程をたどらない。 ・患者の内因性因子に問題がある。 ・持続的に外因性因子が負荷されている。

1. 創傷の分類・診断・検査

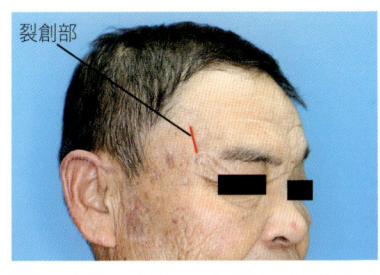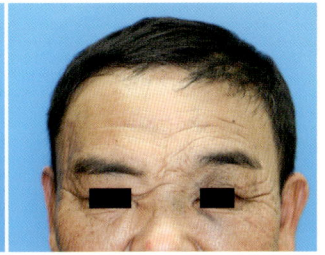

図1　側頭部裂創による顔面神経側頭枝麻痺

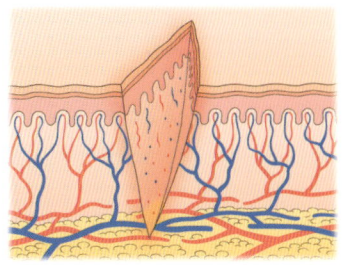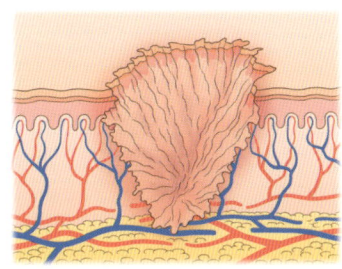

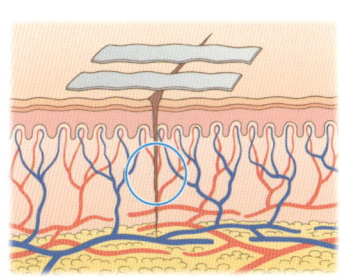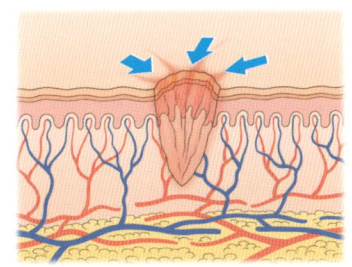

一次治癒　　　　　　　　二次治癒

図2　一次治癒と二次治癒

腔構造物への損傷に注意する（図1）。

■問診および理学的所見の注意点

● 物理的外力

　刃物など鋭利な器具による切創・刺創なのか，鈍器などによる挫創，裂挫創，圧迫創なのかを判断する。そのほかの物理的・化学的要因による創傷としては熱傷創・凍傷，電撃創，化学熱傷，放射線潰瘍などがある。なお，偶発性褥瘡は外的要因を除くことができれば創傷治癒機転が期待できるので，急性創傷に含む。

● 汚染の程度

　受傷時における創表面の細菌の状態から，清潔創，汚染創，感染創に分類する。清潔創は体表の手術創に代表される創傷である。汚染創は消化管液の汚染がある手術創や会陰部の外傷などに代表される。感染創はすでに感染が成立している創傷である。

● 皮膚損傷の有無

　皮膚そのものの連続性が保たれている閉鎖創

と，それ以外の開放創に分ける。開放創の場合，骨折が合併すると予後が変わってくるため，処置方法が大きく異なる。

● 受傷からの時間的経緯

　受傷時から創傷処置までの時間が8時間までの創傷は新鮮創傷，それ以降の創傷は陳旧創傷と定義される。新鮮創傷では適切な処置によって感染を発症する可能性が低いが，陳旧創傷では細菌の汚染から創感染に発展する危険性が高いため，二次的に閉鎖することが一般的である。

● 治癒過程

　新鮮創を縫合などによって創面同士を接触させることで，創傷治癒を得る過程を一次治癒と呼ぶ。組織欠損が大きい場合，一次治癒は困難であり，肉芽組織の形成と再上皮化により治癒させる形態をとるが，これを二次治癒と呼ぶ（図2）。

■画像検査

　骨折が疑われるようなエネルギーの高い損傷や局所の腫脹が強い時には，画像検査は必須であ

る。単純X線撮影に加えて，必要に応じてCTやMRIを撮影する。

慢性創傷の診断

慢性創傷の代表的なものとしては，糖尿病性壊疽，動脈性潰瘍，静脈性潰瘍，褥瘡が挙げられる。このほか，膠原病に合併する場合や低栄養状態，過度の肥満などがある。創傷治癒が障害される原因として，局所因子と全身的因子を把握して対応しなければならない。疾患の種類によっては，糖尿病，心不全，動脈硬化症など，全身的因子と局所因子を併せもつ場合もある（表2）。

■局所因子

褥瘡に代表されるように，物理的外力が継続して創に働く場合や，感染や異物の存在が炎症反応を惹起させて創傷治癒機転を障害する場合がある。末梢動脈疾患（peripheral arterial disease：PAD）に代表される動脈性潰瘍や静脈うっ滞による組織障害も局所因子に含まれる。

■全身的因子

糖尿病，膠原病，免疫抑制状態など基礎疾患がある場合で，創傷治癒機転が遷延する。低栄養状態，過度の肥満，高齢，担癌状態，腎不全も全身的因子となる。糖尿病の場合，骨髄からの血管内皮細胞前駆細胞の誘導能が障害される。糖尿病における白血球の機能不全は易感染性の原因にもなる。細胞成分に関しては，糖尿病における創傷治癒遅延に対する研究によって，血管新生の遅延，マクロファージや線維芽細胞の機能不全，表皮細胞の遊走能の低下などが示されている。

■診断
●問診

問診では創傷部の時間的経過と同時に，基礎疾患の罹患歴，治療歴，生活習慣に注意する。特に免疫抑制剤の使用，血栓症の既往や抗凝固剤の使用の有無を確認することは重要である。抗リン脂質抗体症候群に伴う皮膚潰瘍では，複数臓器にわたる血栓形成が発生する。

抗凝固剤を使用中には，打撲などした部位に血腫を形成して，潰瘍が難治化する例も多い（図3）。

●理学的所見の取得

視診から病巣の判断が可能な場合がある。たとえば，足病変では比較的境界が明瞭で，乾燥した壊死巣を呈する場合は血管障害によることが多いが（図4），そのほかに足部の皮膚や下腿筋肉の萎縮や爪の成長障害があれば慢性の血流不全を示唆する。糖尿病による神経障害性の病変では境界

表2 慢性創傷の要因

全身的因子	代謝疾患　：糖尿病，肝硬変，腎不全
	循環器疾患：心不全，閉塞性動脈硬化症，静脈瘤，静脈血栓症
	悪性腫瘍　：抗癌剤の使用，消耗性悪液質
	膠原病　　：血管炎，ウェルナー症候群，強皮症，免疫抑制剤の使用
	その他　　：低栄養，加齢，過度の肥満，喫煙，低酸素血症
局所因子	局所の血流障害，持続する外力，壊死組織，感染，放射線障害

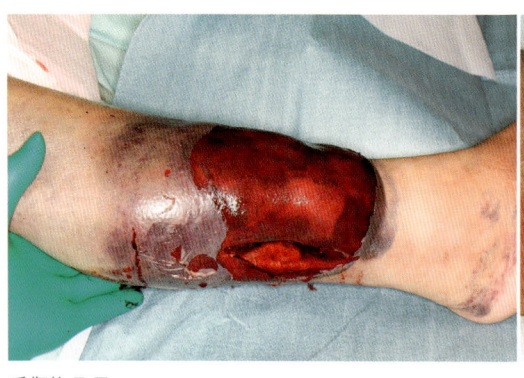

受傷後7日　　　　　　　　　　　血腫除去後2週の状態

図3　ベーチェット病（60歳代，女性）
心臓弁置換術後でステロイドとワーファリンを服用中。転倒し，血腫を形成した。

1. 創傷の分類・診断・検査

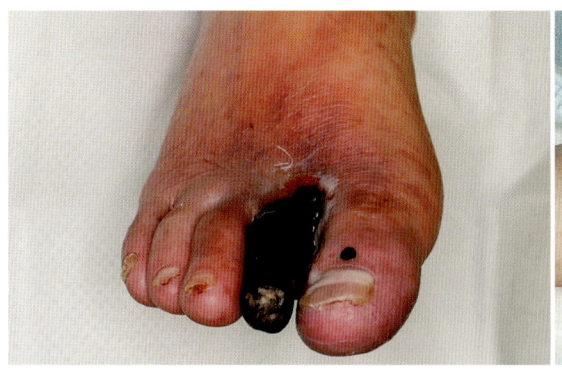
当科初診時

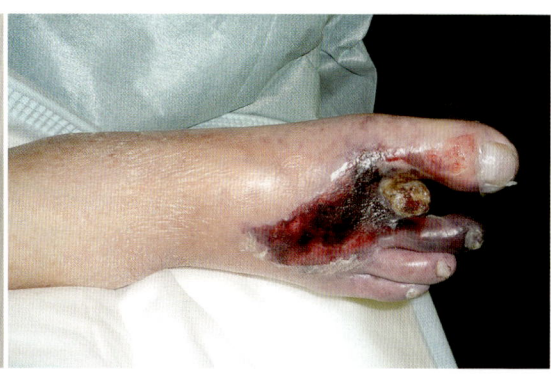
第Ⅱ趾切断術後1週の状態。壊死が進行している。

図4 重症下肢虚血，透析患者（70歳代，男性）

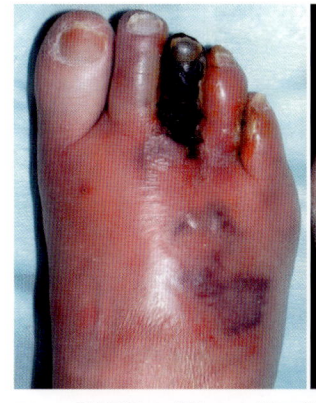 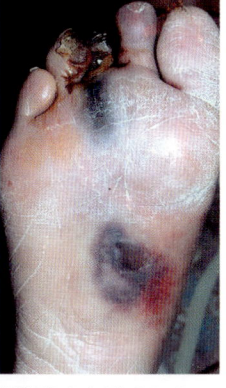

図5 趾間部の感染から壊死性筋膜炎を発症した神経障害性糖尿病足壊疽

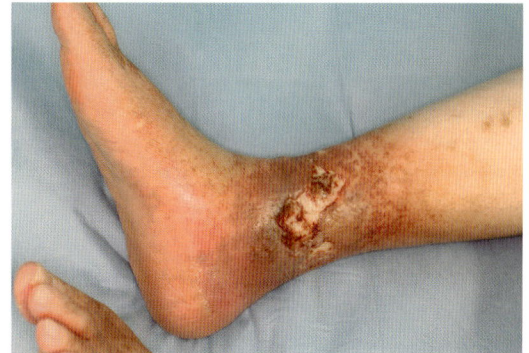

図6 下腿うっ滞性潰瘍
脂肪萎縮も認める。

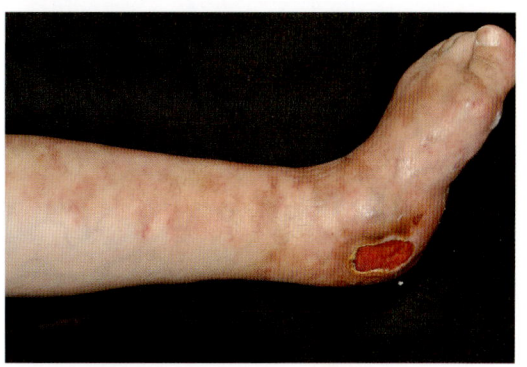

図7 皮膚型結節性多発動脈炎（50歳代，女性）
内果後方に潰瘍と下肢に多発する皮疹を認める。
（写真は東北大学医学部皮膚科橋本彰先生から提供）

が不明瞭で，感染を伴った湿性壊死であることが多い（図5）。うっ滞性潰瘍では周辺に色素沈着を伴う浅い潰瘍を認め，長期に経過した例では周辺組織の萎縮を伴うことがある（図6）。

視診により創傷の状態を把握すると同時に，創傷周囲の皮膚や関節変形などの有無を調べる。膠原病に伴う皮膚潰瘍では，網状皮斑，紫斑，結節性紅斑が認められる（図7）。また，自傷による潰瘍も念頭に置く必要がある。

● 画像検査

単純X線写真を撮り，細菌の増殖によるガス産生の有無や骨髄炎による骨破壊像，血管の石灰化を観察する。骨髄炎では骨膜の肥厚あるいは浮上，部分的な骨破壊像・骨硬化像が特徴的であるが，これらの所見は感染症例の30〜50％にしか見られず，しかも感染してから2週間以上かかるとされている。また，MRI検査によっても骨髄炎の有無を検索する。骨髄炎の診断にはT1強調像で低信号，脂肪抑制T2強調像で高信号を呈す

る。MRI検査は98％の感度，89％の特異性があるとされている。血管の石灰化が強い場合にはMR angiographyも有用である。虚血肢に対しては質の高い血管造影検査が血行再建の適応を決定するために必須である。

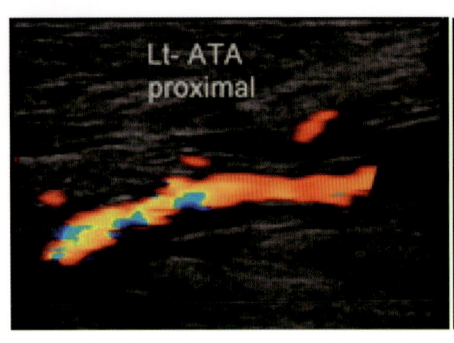
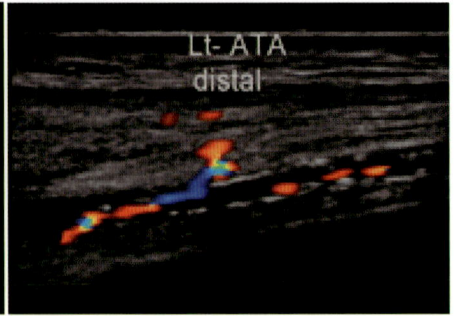

図8　デュプレックススキャン（超音波断層法）
左前脛骨動脈が遠位で狭窄している。大腿動脈の狭窄はない。前脛骨動脈は遠位に行くにしたがって狭窄が認められた。

●採血

血液検査には，血糖値，HbA1c，CRP，プロカルシトニン値，白血球数を含むようにする。原因不明の皮膚潰瘍であれば，膠原病と膠原病類縁疾患を疑い，抗カルジオリピン抗体，抗核抗体，ループスアンチコアグラントなどを測定する。敗血症を疑う場合には血液培養を2セット行う。

●培養検査

細菌培養検査は深部の組織や骨が検査材料として理想的であるが，侵襲性の面からスワブで代用することも多い。スワブをとる場合にはまずよく洗浄し，周辺からのコンタミネーションを極力排除して深部の組織に圧を加えながらスワブを回転させて取るLevine法が勧められている。検体はすぐにグラム染色を行うとともに，嫌気培養も行う。

生理機能検査

■Ankle brachial index（ABI）

足の創傷ではABIが初期診療の評価として必要である。測定は以下のように行う。

●血管機能検査としてのABI計測

患者をベッド上に仰臥位にしてから10分ほど安静に保ち，血行動態が安定化してから検査を行う。通常四肢の直径から20％長いサイズの合うマンシェットを用意し，ドップラー血流計とドップラープローブ用のゲルを用意する。肘部での上腕動脈と足首での前脛骨動脈と後脛骨動脈の拍動部分をマークしておく。マンシェットは測定部位の近位に巻く。

両側の上腕の動脈収縮時血圧の高い方を記録する。

測定値の解釈：症状のない患者のスクリーニングとしての意義と，症状のある患者の病態の把握として用いられる。0.90が一般的な正常値とされる。ただし糖尿病ではより高い値を基準値とすべきであると言われている。透析患者ではそもそもスクリーニングとしての意味があまりない。

■Skin perfusion pressure（SPP）

SPPはカフを用いて四肢を駆血し，徐々に減圧していき，皮膚細動脈内の赤血球が動き始める圧を測定する。創傷周辺の治癒に直結する測定として，足部の病変では必須の測定となっている。重症下肢虚血（critical limb ischemia：CLI）の患者では駆血による疼痛があり，測定不可能な場合がある。正常値は80〜90mmHgであり，45mmHgあれば創傷の治癒確率は90％以上あると判定できる。下肢では大切断のレベル決定にも利用される。

■Toe pressure

母趾に2cm幅のマンシェットを巻き，脈波やステレンゲージを当てて趾の収縮期血圧を測定する。正常値は上腕動脈の60％より高く，絶対値で50〜70mmHg低い。重症下肢虚血では30mmHg未満とされている。

■TcPO2

43〜44℃に加温したセンサーを皮膚に当て，皮膚の反応性充血を利用して毛細血管から経皮的に拡散する酸素分圧を測定する。カフを用いて駆血しないため，虚血による疼痛がある場合や静止が困難な例でも測定が可能である。同時に6カ所まで測定できるマルチチャンネルの測定器もある。正常値は仰臥位の下肢で40mmHgである。

●デュプレックススキャン（超音波断層法）

7.5または10MHzのプローベを用いてデュプレックススキャン法で大腿部から足部にかけての血管の評価を行う（図8）。3相性の波形であるか

1. 創傷の分類・診断・検査

を検討することにより，中枢側の狭窄病変の有無を検討する。

静脈うっ滞性皮膚潰瘍の場合は，大腿静脈近位での弁不全の有無，静脈瘤の存在や分枝，穿通枝の局在診断や，穿通枝不全の有無や深部静脈の開存も検査する。

糖尿病性足潰瘍例における（下肢）SPP 値の測定

- 下肢創傷の治療方針や局所処置方法の選択に必須の検査である

❶ 測定部位の決定

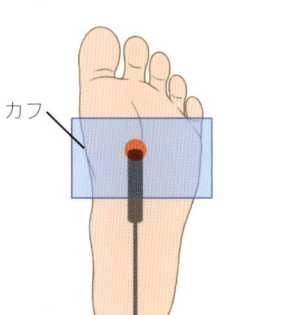

前脛骨動脈～足背動脈の評価　　後脛骨動脈～足底動脈の評価

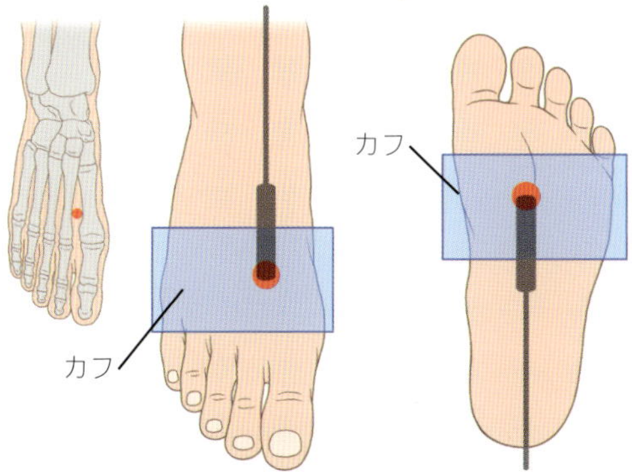

測定部位：第1,2中足骨の間　　測定部位：中足骨裏（中央）

足背部および足底部の2カ所，もしくは足底部1カ所

治療対象となる潰瘍部分の周辺皮膚を測定する。Angiosomeを念頭に置き，スクリーニングとしては，第1, 2中足骨の間の足背部，第3MP関節部直下の足底部を測定する。

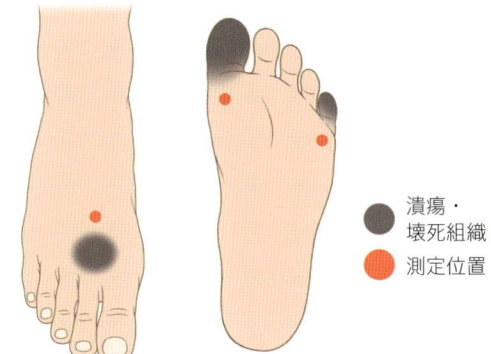

● 潰瘍・壊死組織
● 測定位置

壊死がある場合の測定部位

虚血が疑われる趾病変がある場合には，趾の根元や潰瘍部位から近位の皮膚を測定部位とする。大切断が必要になる場合は切断部位も測定する。

一般的に腱の上や骨の突出した部位の上は測定部位から除く。

❷ 検査の準備

　検査は仰臥位で行う。通常10分間程度仰臥位にし，血行動態が落ち着いた状態から開始する。坐位や下肢を下垂した状態でなければ測定できない場合にはその条件を記録する。
　測定部位は患者からのコンタミネーションを防ぐために，ラップなどで被覆する。その上にレーザードップラープローブを当て，絆創膏で固定する。なお測定部位のマーカーなどによるマーキングは行わない。マンシェットは足趾用，中足用，下腿用のカフを選定する。

❸ SPP 値の決定

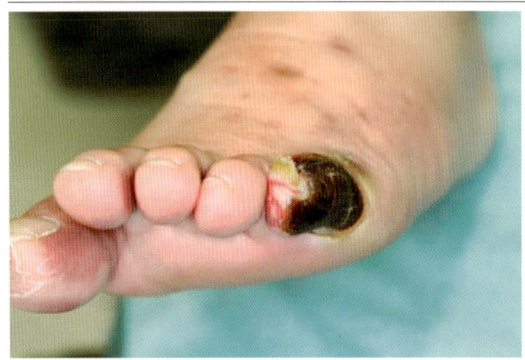

左第5趾の壊疽を認める

　SPP 値は自動的に測定される。加圧されたカフが自動的に開放される過程で，ドップラー測定器によって毛細血管内の赤血球が動き出した圧を，皮膚灌流圧として表示する。

History & Review

●急性創傷の分類，創傷治癒過程，慢性創傷の原因について解説したテキスト。
　Doughty DB, Sparks-Defriese B: Wound healing physiology. Acute and Chronic Wounds: Current Management Concepts（3rd ed），edited by Bryant RA, et al, pp56-81, St Louis, Mosby, 2007
●急性創傷の分類・処置について具体的かつ明確に解説。
　川上重彦，山下昌信：急性創傷．治療 91: 233-326, 2009
●慢性創傷の定義が時間的に規定されることは誤りであることを解説している。
　秋田定伯，平野明喜：創傷の定義．形成外科 56: 901-905, 2013
●慢性創傷，急性の疫学，経済的損失について詳細に解説。
　Sen CK, Gordillo GM, Roy S, et al: Human skin wounds; A major and snowballing threat to public health and the economy. Wound Repair Regen 17: 763-771, 2009
●重症下肢虚血の診断には ABI ではなく，SPP が良い指標となることを示した論文。
　Castronuovo JJ Jr, Adera HM, Smiell JM, et al: Skin perfusion pressure measurement is valuable in the diagnosis of critical limb ischemia. J Vasc Surg 26: 629-637, 1997

第1章 創傷管理

2. 急性創傷管理法

館　正弘

Knack & Pitfalls

◎受傷時刻，場所，受傷部位，受傷の具体的な様子，合併損傷の有無，診察までに行われた処置を漏れなく聴取する
◎麻酔をかける前に，創傷を横切る腱，管腔物，神経などの損傷の有無を確認する
◎8時間を過ぎた創傷で術後感染症が懸念される場合には，原則的に開放創として二次治癒で管理する
◎組織欠損が大きく，一期的に縫合すると創縁に緊張がかかりすぎる場合には無理に縫合せず，人工真皮などで一時的な被覆を行い，二期的に修復する
◎筋肉への鈍的損傷ではコンパートメント症候群の発症に注意する

創傷処理

■創傷周囲の処置

創傷周囲の皮膚に汚染がある場合には，洗浄により除去する。疼痛が強い場合にはまず創部の麻酔を行ってから周囲皮膚を洗浄する。洗浄に用いるのは生理的食塩水か水道水でよい。汚染の程度によっては，石鹸を用いてもよい。

●頭部での剃毛

クリッパーやハサミを用い，最小限とする。

●洗浄

麻酔を行い，洗浄しながら深部組織を観察する。必要に応じて駆血して無血野で観察する。深部組織の損傷が疑われる場合には，補助切開を加える。この場合の洗浄液は生理食塩水の方がよい。汚染が強い場合にはポビドンヨードを10倍に薄めた生理食塩水やイソジンスクラブを用いてもよい（図1）。大きな組織欠損ではパルス洗浄を用いて徹底的に洗浄する（図2）。水道水と生理食塩水との比較に関しては，外傷創を対象としたランダム化臨床試験があり，水道水の方が生理食塩水より感染率が低かったという結果が得られている。この場合，水道水に含まれる次亜塩素酸が有益である可能性があると考えられている。

●異物除去

外傷性刺青を防止するため，異物を徹底的に除去する。ガーゼ，滅菌した歯ブラシ，手洗い用のブラシを用いる。

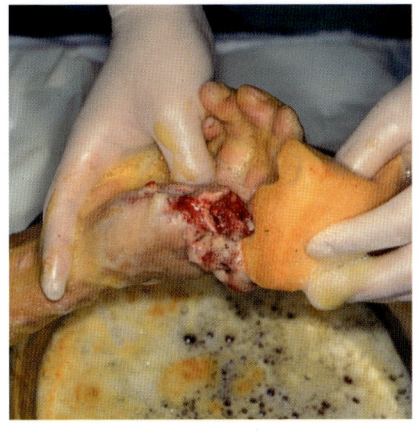

図1　洗浄
汚染の強い外傷創ではイソジンスクラブを用いて洗浄する。

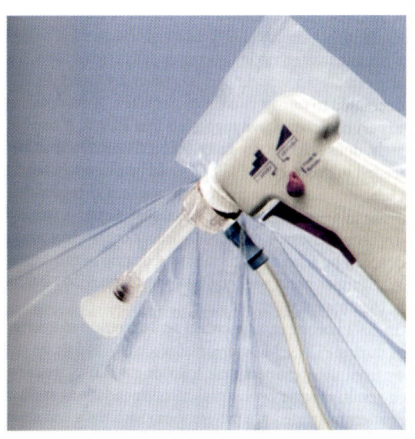

図2　パルス洗浄器

●創縁の切除

皮弁状に薄くなっている組織は，適宜トリミングする。顔面など辺縁の血流が豊富な部位では必要最小限とする。

■創縫合

受傷後8時間（ゴールデンタイム）以内の創で，汚染が少ないと判断される創は一次治癒を目指して創を縫合・固定する。8時間を過ぎた創傷や咬傷など術後感染症が懸念される場合には，原則として開放創として二次治癒を図る。ただし，頭皮，顔面の裂創ではゴールデンタイムを10～12時間としてもよいとされている。外傷創を一期的に縫合するかどうかは，創の部位，汚染の有無，患者の基礎疾患をすべて勘案し，総合的に判断する。縫合に際しては感染症の発生リスクについてインフォームドコンセントをしっかりと得ておく方がよい。

縫合に際しては，創面を緊張なく縫合するため，モノフィラメントの吸収糸を用いて真皮縫合を行う。血腫が懸念される場合にはドレーンを留置するが，なるべく閉鎖式のドレーンとする。

組織欠損が大きく，一期的に縫合すると創縁に過度の緊張がかかる場合には，無理に縫合せず，人工真皮などで一時的な被覆を行い，二期的に修復する。人工真皮を用いなくても止血目的にアルギン酸塩ドレッシングを充填し，その上にポリウレタンフィルムを貼付する方法も簡便で有用である。近年では局所陰圧療法の応用も有効性が示されている。乾燥や過度な湿潤を避け，適度な湿潤環境に保つことはすべての創傷管理において共通した事項である。

抗生物質の予防的投与は原則的に不要であるが，汚染の強い場合や，挫滅などにより組織の壊死が予想される場合には投与してもよい。咬創ではアモキシシリン・クラブラン酸カリウム，あるいはアモキシシリンを7日間投与する。

■破傷風予防対策

破傷風は土壌中に多くみられる嫌気性菌であり，受傷後4時間以上経過した創や，深い創，挫滅創，組織壊死，異物を認める場合に発症する危険がある。最後の予防接種から10年で抗体価が危険域を下回るとされている。破傷風トキソイドと破傷風免疫グロブリンは発症の危険度と，予防接種歴から推奨度が決まっている（表）。接種量は破傷風トキソイド0.5mlを筋肉内か皮下に，破傷風免疫グロブリンは250単位を製剤によって筋肉内または静脈内投与する。

術後管理

関節などに創傷が及ぶ時は，数日間，関節可動を制限し，創傷部を安静に保つ。軟部組織の腫脹が予想される場合は，包帯などで圧迫固定する。創部の冷却については眼瞼など腫脹の軽減に効果がある部分もあるが，通常は不要である。ドレッシングは，創傷が看護師など医療スタッフにも観察できることが望ましく，滲出液が少ないと予想される創傷では，ポリウレタンフィルムのみを貼付してもよい。

■後療法：テーピング

抜糸後は茶色のサージカルテープを貼付する。貼付は最低3カ月施行する。創周辺の色素沈着を防止するために，遮光を指導する。

■特殊な外傷の形態：コンパートメント症候群

筋肉への外力によって，血腫，浮腫，毛細血管の透過性が亢進する結果，筋区画内の圧が高くなり，血流障害を発生するのがコンパートメント症候群である。疼痛が強いことが特徴であるが，その兆候として5P（pain：疼痛，pale：蒼白，paresthesia：感覚異常，paralysis：麻痺，pulselessnes：脈拍消失）が挙げられている。コンパートメント圧の測定が確定診断に有用であり，40mmHg以上であれば筋膜切開の適応となる。

表　破傷風予防ガイドライン

ワクチン接種歴		創傷の種類	破傷風トキソイド	破傷風免疫グロブリン
3回以上	ワクチン接種から5年未満	すべて	×	×
	ワクチン接種から5年以上10年未満	清潔・小範囲	×	×
		上記以外	○	×
	ワクチン接種から10年以上	すべて	○	×
3回未満，接種歴不明		清潔・小範囲	○	×
		上記以外	○	○

2. 急性創傷管理法

■創部感染創の治療

　手術後の創感染は全手術症例の2%で見られ，患者の社会復帰の遅延，医療費の増大，入院期間の延長，院内感染症の温床などとなる。創面の細菌数が増加し，組織破壊，炎症症状を呈する。創面に対する創部処置と同時に，血流に注目した全身的なアプローチも重要である。大きな組織欠損や筋膜までの深い感染創には陰圧閉鎖療法（negative pressure wound therapy）も有用である。

I 擦過創の治療

KEY POINTS
- 外傷性刺青を残さないために，異物や壊死組織を徹底的に除去する
- 湿潤環境を維持することにより，早期の上皮化を図る

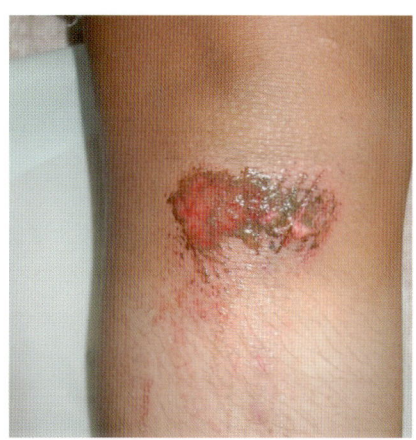
20歳代，女性，異物を含む擦過傷

〈評価と治療方針〉
　舗装された道路上で転倒して膝部に擦過創を受傷した。泥を含む異物が付着していた。局所麻酔下における異物除去の後，被覆材により，湿潤環境を維持する方針とした。

❶ デブリードマン

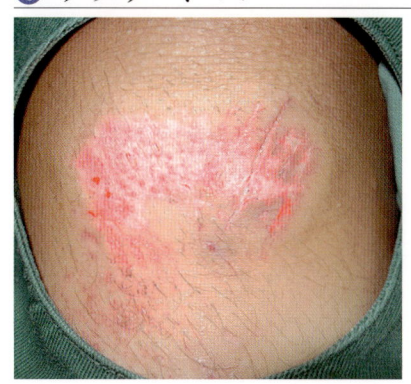
ブラッシング後

　0.5%エピネフリン含有キシロカインを創部下面に注射した。麻酔が確認された後，異物除去を行った。生理食塩水を滴下しながら，ガーゼあるいは滅菌した歯ブラシなどを用いて，泥や摩擦により変色した皮膚片を除去した。

Advice
・手術施行まで時間がある場合は，エムラクリームやキシロカインをガーゼに浸透させて創部に置いておくことで，局所麻酔薬の注射の疼痛を緩和させることができる。異物は浅いものであればガーゼでこすることによって除去できるが，深い場合には歯ブラシや手術手洗い用のブラシを用いる。助手に外から生理食塩水を滴下しながら行うと効率がよい。

❷ 創傷被覆材によるドレッシング

　デブリードマン直後は止血の目的で，アルギン酸塩ドレッシングを使用した。トップドレッシングはポリウレタンフィルムを使用した。2日後程度を目途に創傷被覆材を交換した。

Advice
・創面に固着している場合は無理に剥がす必要はない。使用する被覆材は創面の凹凸や部位により適宜選択する。

第1章 創傷管理

上皮化後は保湿材を塗布し，日焼け防止を指導する。

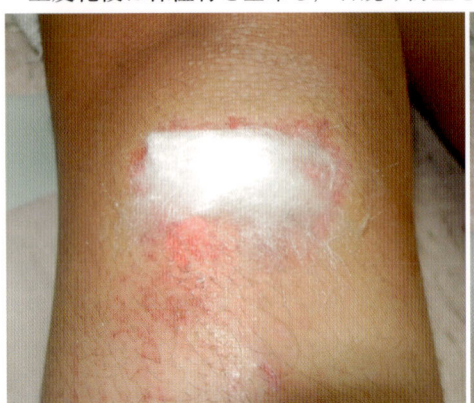 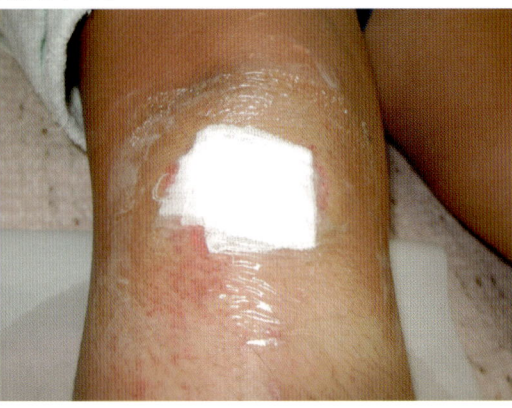

アルギン酸塩ドレッシングを使用

 来院が遅れ，受傷後1～2日経過している創でも，デブリードマンを行った方がよい。

II 顔面裂創の治療

- 耳下腺管，顔面神経，顔面に分布する知覚神経（三叉神経），筋肉の損傷の有無を把握する
- 皮弁状の創縁は最低限のデブリードマンに留める

〈評価と治療方針〉

　遊んでいる最中にブランコが当たり，右顔面に裂創を受傷し，救急車で搬送された。意識状態は清明で，口角の挙上や閉瞼，眉毛の挙上は可能であった。CT検査では頬骨骨折は認められなかった。全身麻酔下での創部洗浄と深部組織の精査，縫合処置を計画した。

❶ デブリードマン

　全身麻酔下に創周囲を消毒し，創内の異物や凝血塊を生理食塩水で洗浄・除去した。頬骨が一部露出していたが，顔面神経，三叉神経，耳下腺管の露出は認めなかった。眼瞼にも裂創があることが明らかになったが，外側眼瞼靱帯には損傷はなかった。

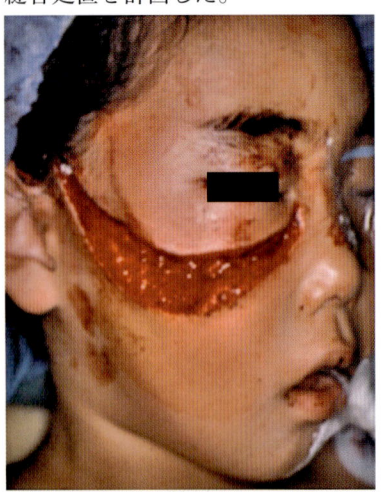

5歳，女児，顔面裂創

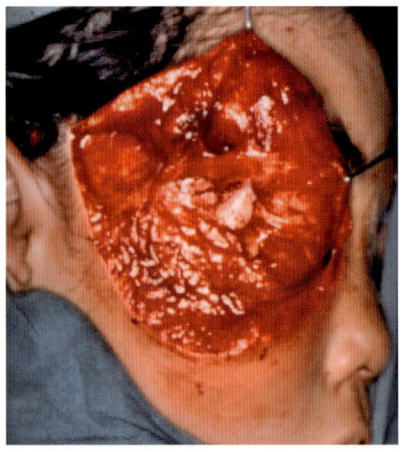

創部洗浄後の状態

❷ 創処置

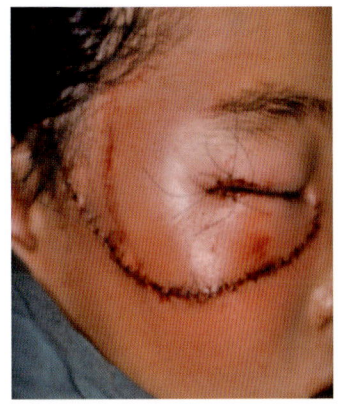

縫合後

　鈍的な外傷であったが，皮弁状の創縁からは良好な出血が認められたため，ほぼそのまま縫合処置を行った。バイポーラにより止血し，5-0PDSで真皮縫合し，皮膚は6-0ナイロン糸によって結節縫合した。5mmの吸引ドレーンを留置し，耳介上部の有毛部から引き出した。眼瞼の結膜と皮膚は6-0ナイロン糸を用い，単結節縫合処置を行った。

Advice
- 術後の血腫は感染や創部への血流障害の原因となるので，止血は確実に行いたい。血腫予防にはペンローズドレーンより吸引ドレーンが有効である。
- 閉創時にアナペインなどの高持続性麻酔薬を創縁や支配神経部位に局注することにより，除痛を図る。創部の面積が広い場合には撒布も有用である。

❸ 創の被覆

　縫合創は，ガーゼ交換による創傷のダメージを軽減するため，創面に固着しにくい高吸収ドレッシング材（デルマエイド®）とフィルムで覆い，眼瞼部は眼軟膏を塗布した。手術後2日に創部を観察し，創部の血行を確認した。吸引ドレーンは2日目に抜去した。術後5日に抜糸し，紙テープを貼付した。絆創膏は3日に一度交換してもらい，日焼けの予防を指導した。

Advice
- 滲出液がないと予想される創部は，縫合部にフィルムを貼付するだけでよい。保険適用外であるが，創傷被覆材を用いた方が創部の瘢痕が少ないとする意見もある。

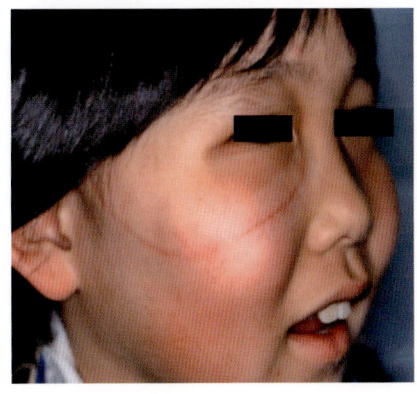

術後1年。創部の凹凸はないが，やや瘢痕が目立つ

History & Review

● 湿潤環境が創傷治癒に有利であることを示した記念碑的論文。
　Winter GD: Formation of the scab and the rate of epithelization of superficial wounds in the skin of the young domestic pig. Nature 20: 293-294, 1962
● 急性創傷の治癒に必要な環境について解説したテキスト。
　Whitney JD: Acute surgical and traumatic wounds. Acute and Chronic Wounds: Current Management Concepts (3rd ed), edited by Bryant RA, et al, pp56-81, St Louis, Mosby, 2007
● CDCによる術後創感染の分類と要因の分析。
　Mangram AJ, Horan TC, Pearson ML, et al: Guideline for prevention of surgical site infection, Infect Control Hosp Epidemiol 20: 250-278, 1999
● 洗浄に用いる溶液の種類についてのシステマティックレビュー。
　Fernandez R, Griffiths R, Ussia C: Water for wound cleansing. Cochrane Database of Systematic Reviews 2002, Issue 4. Art. No.: CD003861. DOI: 10.1002/14651858.CD003861.

第1章 創傷管理

3. 慢性創傷管理法

館 正弘, 宮永 亨

Knack & Pitfalls
- ◎患者のアセスメントは，患者のもつ内因性因子と創傷局所因子を検討する
- ◎内因性因子の改善の見込みと，創傷局所の状況から，治療ゴールを設定する
- ◎慢性創傷ではTIMEというアルゴリズムが便利である
- ◎組織に十分な血流量がない場合には，デブリードマンは組織の壊死が進むので禁忌である
- ◎デブリードマンの種類は自己融解，化学的 (chemical) デブリードマン，機械的デブリードマン，外科的デブリードマン，生物学的デブリードマンがあり，創傷の状態に合わせて適応を決める

創傷管理のアルゴリズム

■患者の評価

患者のアセスメントは，患者のもつ内因性因子と創傷の局所因子から検討する．内因性因子は年齢，性別，基礎疾患の有無，生活習慣，投薬歴，内科的治療歴を聴取して確認する．創傷局所因子は創傷の初発原因，創傷部位，創傷の数，創傷の慢性度，創傷の状態から評価する．

創傷の状態に関しては，部位，数，大きさや深さ，創傷の周囲皮膚の性状を観察し記録する．同時に緊急に処置を要するかどうかを把握する．感染症の合併は予後を大きく変えるため，緊急に切開する必要がある膿瘍の存在や壊死性筋膜炎，骨髄炎の合併を見逃さないようにする．感染にまでは至らない細菌のcritical colonizationという状態が，慢性皮膚潰瘍の病態として重要であることが最近明らかになった．この場合，局所の細菌数を何らかの方法で減らすことで創傷治癒を促進させることができる．

次に創傷周囲組織への血流が十分にあるかを判断する．創壁，創底の肉芽の観察のほか，TcPO2，SPP，toe pressureなどの生理機能検査，超音波検査などの形態学的検査，CTなどの画像所見も参考にする．

■治療ゴールの設定

上記の内因性因子の改善の見込みと，創傷局所の状況から，治療ゴールを設定する．たとえば，末期の担癌患者に発生した慢性創傷では，苦痛の軽減や臭気対策がゴールとなる場合もあれば，手術療法が適応となる場合もある．適応と判断した場合，手術に向けた管理を行う．

なお，CLIなど下肢の血流が危機的状況にあると判断された場合には緊急の対応が必要となる．1日遅れるだけで壊死の範囲が拡大し，大切断に至ることも少なくない．そのためバイパス手術・血管のインターベンションが迅速に施行できる体制が必要である．

■チーム医療

慢性創傷は多くの医師・職種がかかわるべきである．基礎疾患の主治医である内科医，血行再建に関与する血管外科医・循環器内科医は必須である．他職種としては看護師，認定看護師，義肢装具士，栄養士，ソーシャルワーカーと連携する．すでに褥瘡治療に関しては多くの施設で対策チームが作られ，発生率の低下が成果として現れている．

TIME

局所の創傷治癒阻害因子を排除し，生体がもっている創傷治癒能力を発揮できるように，創傷の環境を整えることを創面環境調整 (wound bed preparation) という．慢性創傷ではTIMEというアルゴリズムが便利である．評価と治療（介入）が直結しており，T，I，M，Eの順に治療のターゲットを絞って管理することにより異なった職種間でも同じ尺度でコミュニケーションがとれ，評価漏れがなく確実性が増す．

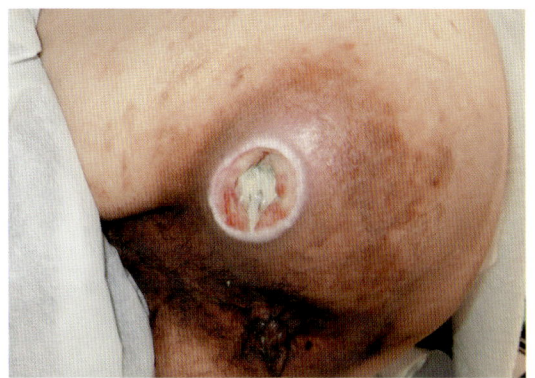

図1 坐骨部感染褥瘡
中央部に壊死を認め，周辺の発赤，悪臭，排膿を伴っている。

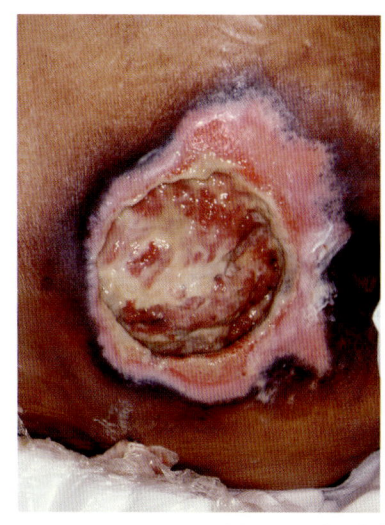

図2 Critical colonization が疑われる仙骨部褥瘡
黄色壊死組織の存在，不良肉芽が認められるが，明らかな感染兆候はない。

■T：tissue non-viable or deficient

壊死組織・活性のない組織があればデブリードマンを行い，除去することが基本である。デブリードマンの詳細は後述するが，組織に十分な血流量がない場合にはデブリードマンによって組織の壊死が進むので禁忌である。組織の血流回復は慢性創傷治療の根幹をなすものである。重症虚血肢では動脈バイパスや血管内治療により創傷部への血流を確保する。静脈うっ滞性潰瘍では，圧迫療法や静脈の手術や，硬化療法などにより，静脈圧を下げることで，組織への灌流を改善する。

■I：infection or inflammation

感染症状をもつもの（図1）および critical colonization の状態（図2）では創傷表面の細菌数を減少させることが治療に直結する。Critical colonization は，創傷面と細菌の関係の一つであり，感染ではないものの創表面に増殖する細菌があり，創傷治癒が遅延する状態を表す。

●具体的処置方法

慢性創傷において創の細菌数を減少させることは有益であり，洗浄は必須の処置である。しかしながら洗浄の効果は一過性であることが示されているため，さらに銀やヨウ素などの抗菌剤入りの軟膏や被覆材を使用することによって治癒の促進が見込まれる。マンパワーの限られた在宅で治療を受ける慢性潰瘍や糖尿病性足潰瘍が良い適応となる。また，ゲル化して細菌を吸着する性質のある被覆材も有力な手段である。

銀の抗菌活性は非常に広い。また，殺菌作用点が非常に多く，さらに接触した細菌を短時間に殺すために，抗生物質に比して耐性菌の発生は起こりにくいとされている。被覆材から放出される1〜100ppm 程度の銀イオン濃度では抗菌作用は発揮されるが，ヒト細胞への影響は少ないと考えられている。

ヨウ素は遊離ヨウ素の酸化作用による広い抗菌力を有し，耐性菌の発生も起こりにくい。これは銀のもつ抗菌活性と同様である。

●注意すべき感染症：骨髄炎に対して

骨髄炎の画像診断は MRI か白血球シンチグラフィー，免疫グロブリンシンチグラフィーが有用である。もし陰性であれば骨髄炎はほぼ除外できる。もし陽性であれば骨生検を考慮する。抗生物質の投与期間は長くなることが多いが，抗生物質の選択はなるべく骨生検を待ってから始めることが原則である。骨生検は画像診断で骨髄炎がはっきりしない場合や，骨髄炎が疑われる場合で抗生物質の選択のために行う場合がある。骨生検は CT ガイド下あるいは透視下で可能な限り創部以外から生検用の針を使用して骨標本を得る。骨髄炎に対する抗生物質の選択は非常に重要である。全身状態が落ち着いている限り，経験論から選択される抗生物質投与は慎むべきである。外科的デブリードマンに引き続いて最低6週間，通常12週間の抗生物質投与が必要となる。

■M：moisture imbalance

乾燥している創部では創傷治癒機転が働かない。また，過浸潤の状態では皮膚バリアーが低下するので皮膚障害を生じやすい。滲出液の量に応じて，ドレッシング材や軟膏を選択し，適度な湿

潤環境の維持に努める。細菌汚染がない時期には，適度な湿潤環境を提供することにより，肉芽形成を促進することが早期の治癒につながる。フィルム材か軟膏を適宜使用することになる。

創傷の面積，深さ，壊死組織の存在や感染の有無により滲出液が変わる。滲出液の量に応じて被覆材を選択する。軟膏では吸水性に富むものがあり，これらをガーゼなどの担体と合わせて使用する。滲出液を吸収する素材を使用しても，あくまでも創面は湿潤環境に保つよう注意する必要がある。特に吸水性の軟膏を塗布後にガーゼのみにすると，創部から水分が吸収され，かえって創治癒が阻害されることがあるので注意が必要である。

■ E：edge of wound -non advancing or undermined epithelial margin

表皮化の妨げとなるような要因として組織の低酸素血症，感染，乾燥，不適切な被覆材の交換時の外傷，異常角化などが挙げられる。ポケット形成によって治療が滞る場合には，ずれ力の排除に加え，場合によりポケットの切開や局所陰圧閉鎖療法を検討する。

デブリードマン

デブリードマンの種類には以下の5つのものがある（表）。
1. 自己融解
2. 化学的（chemical）デブリードマン
3. 機械的デブリードマン
4. 外科的デブリードマン
5. 生物学的デブリードマン

また，除かれる物質の種類から，壊死組織に特異的な選択的デブリードマン（selective debridement）と，非選択的デブリードマン（non-selective debridement）の2つに分けることもできる。

デブリードマンの施行に関するアルゴリズムを示す。まず組織に十分な血流量がない場合にはデブリードマンによって組織の壊死が進むので禁忌である。次に総合的に患者を診て，デブリードマンが設定されたゴールに値するか判断する。また，感染症など緊急性の有無についても判断する。もし，緊急性があれば，外科的デブリードマンを検討する。壊死組織が固着していれば水分を調整しながらデブリードマンを行い，壊死組織が浮遊していたり，正常組織との境界がはっきりしている場合には conservative sharp デブリードマンを考慮する。そのうえで白血球減少症がなければ自己融解型，白血球減少症があれば化学的，機械的，生物学的デブリードマンを考慮する（図3）。

■ 自己融解

閉鎖療法を用いて，生体のもつプロテアーゼの作用で自己融解を促す方法である。生体のもつプロテアーゼは血流があることが前提となるので，虚血状態では適応にならない。侵襲性は低いが，時間がかかることが欠点である。実際には水分含有量の多い軟膏（オルセノン®軟膏，ゲーベン®クリーム）やドレッシング材を選択する。自己融解法を行う時の相対的禁忌は，白血球減少症の時である。蜂窩織炎を伴う時も危険であり，この場合は外科的介入を考慮した方が安全である。また，周辺皮膚の浸軟には十分に留意する。

■ 化学的（chemical）デブリードマン

● 酵素的デブリードマン

酵素的に組織を溶かす軟膏（ブロメライン軟膏）を使用する方法である。注意点として周囲皮膚にも障害を与えるので，周囲皮膚は被覆材などでカバーする必要がある。

表　デブリードマンの種類

自己融解
化学的（chemical）デブリードマン
酵素的デブリードマン
化学的デブリードマン
機械的デブリードマン
Wet to dry dressing 法
水治療
外科的デブリードマン
外科的デブリードマン（surgical sharp debridement）
保存的外科デブリードマン（conservative sharp debridement）
生物学的デブリードマン
マゴット療法

❸ 創閉鎖

　NPWT は 3 日に一度交換した。3 週間の NPWT で肉芽組織は良好となり，植皮手術を施行した。植皮は生着し，靴型装具を装着して歩行可能となった。

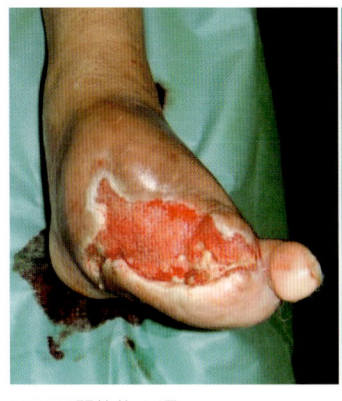
NPWT 開始後 3 週

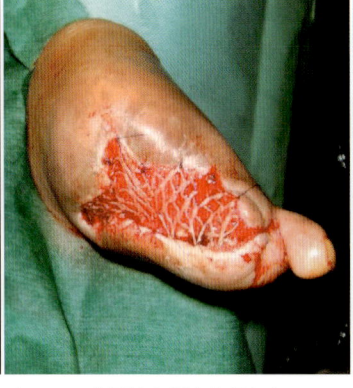
メッシュ分層植皮術を施行した

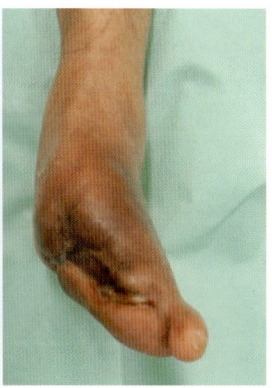
植皮手術後 6 週

II 保存的外科デブリードマン

KEY POINTS
- 感染を伴わない壊死組織がある場合に，正常皮膚との境にある壊死組織は残してデブリードマンを行う
- 病棟での施行が可能で，必要に応じて何回も施行する（maintenance debridement という言葉もある）

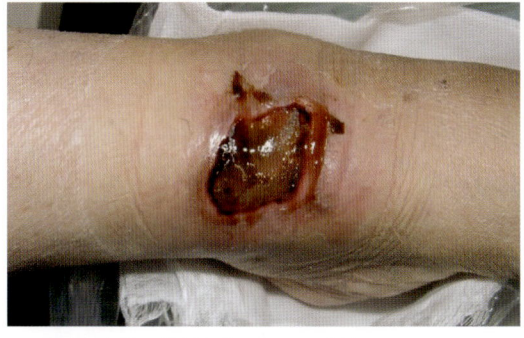

〈評価と治療方針〉
　他科でガベキサートメシル酸塩（FOY®）の点滴中に薬剤が漏出した。2 週間後の状態で全層壊死に至っていた。感染の恐れは少なく，保存的外科デブリードマン（conservative sharp debridement）の適応と判断した。切除後ワセリンを塗布し，トップドレッシングはガーゼとポリウレタンフィルムを使用した。

50 歳代，女性，薬剤漏出による足背壊死

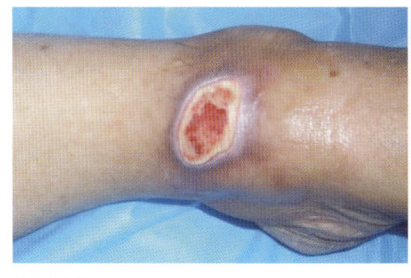
3 週間後
壊死組織は辺縁に残存していたが，中央部には良性肉芽が認められた。

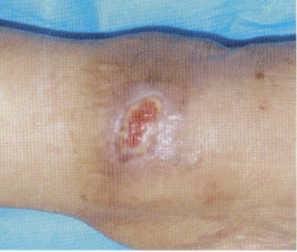
6 週間後
やや浮腫状の肉芽を認めた。この時点で抗菌剤含有軟膏を使用した結果，3 週間後に上皮化した。

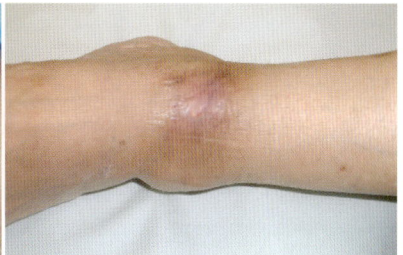
2 カ月後
治癒している。

3. 慢性創傷管理法

I 外科的デブリードマン

KEY POINTS
- 壊死が広範で，感染の危険が高い場合には外科的に，徹底的に壊死組織を切除すべきである
- 壊死組織がある場合，基本的にデブリードマン後の一期的閉鎖は考えない

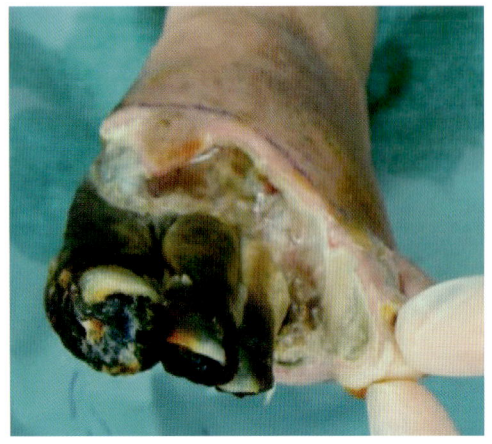

60歳代，女性，感染を伴った糖尿病性足壊疽，CLIを伴っている

〈評価と治療方針〉

他院でEVT（end vascualar treatment）を施行後8日目に来院した。感染状態で，発熱，排膿，発赤を認めていた。血流は良好であり，血流再開によって感染が増悪した状態と判断し，速やかに壊死組織切除を計画した。

心臓・脳などの大血管合併症が生じる可能性があるため，全身のCTA（computed tomography angiography）と循環器科への依頼を行った後，手術を計画した。

❶ デブリードマン

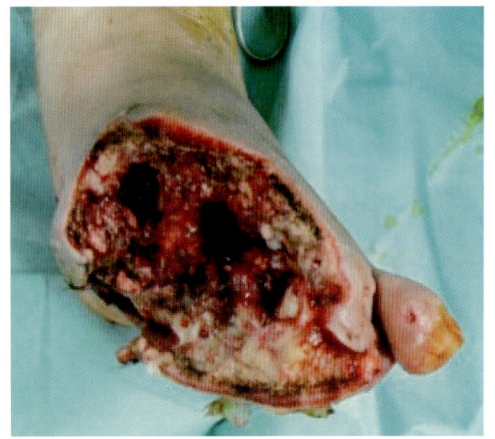

壊死組織を除去し，切開・排膿した直後

全身麻酔下で行った。血流の途絶が心配であったため，ターニケットは使用せずに施行した。

母趾から第Ⅳ趾まで壊死組織を切除し，中足骨は周囲の血管や軟部組織を温存しながら骨膜下を剥離し，切断面の骨髄から良好な出血が確認できるレベルまで5cmほど切断した。生理食塩水1ℓでジェット洗浄を行った。

デブリードマン後，銀含有のアルギン酸塩ドレッシングで被覆し，軽く圧迫固定を行って止血した。

Advice
・皮膚切除は皮弁状に薄くなっている部分以外は不要である。

❷ wound bed preparation

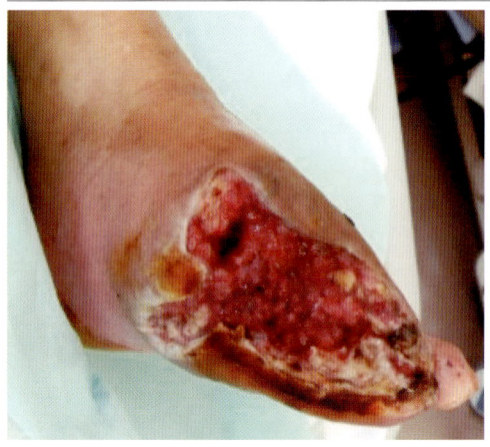

デブリードマン後2週（NPWTの開始時）

2週間，創を毎日洗浄し，抗菌剤含有軟膏を塗布した。

2週間後，明らかな感染や壊死組織がないことを確認し，wound bed preparationを目的に陰圧閉鎖療法（NPWT）を計画した。

33℃）にすると，血管収縮作用があってよいとされるが，通常は33〜35.5℃とする。水治療中は全身浴の場合，高齢者では体温，血圧などをモニターすることが推奨される。施行時間は5〜20分，肉芽が増加するまで数週間行う。水治療を行う場合には患者間の院内感染（cross-contamination）の対策と，医療者自身への感染対策を十分に行う。また，時として浸軟から細菌感染を生じる恐れもある。禁忌は心・肺機能不全，腎不全，認知症のある場合，乾燥した壊死，神経性糖尿病足，重症虚血肢などである。

■外科的デブリードマン

外科的デブリードマンには大きく2種類があり，外科的デブリードマン（surgical sharp wound debridement）と，保存的外科デブリードマン（conservative sharp wound debridement）に分けられる。

●外科的デブリードマン

感染症の治療のために，壊死組織あるいは感染部位を残さず切除することを目的とする，手術療法に属する手技である。壊死組織を完全に切除するために，正常組織まで切開が及び，全身麻酔あるいは局所麻酔下に施行する。麻酔による影響，出血の危険，敗血症の危険をより多く伴う。切除後は通常開放創とするので，止血は電気メスを用いてしっかりと行う必要がある。一時的に創縁を連続縫合することもよく行われている。

●保存的外科デブリードマン

選択的デブリードマンに属し，壊死組織の減量を目的として行う侵襲の少ない手技である。乾燥した黒色の壊死組織は除去が困難な場合がある。この場合には潰瘍部には水分を保持する作用をもつ被覆材か，あるいは水分含有量が高い軟膏を使用し，黄色壊死の状態にしてからデブリードマンする方が容易である。使用する道具はメスやハサミなど外科的デブリードマンと同じであるが，目的とするゴールが大きく異なる。どちらの方法を取るかは，創部の評価が基本となる。手順を示す。
①洗浄や消毒液などで，表面の細菌を流す。これは保存的外科デブリードマンであっても，菌血症になる可能性があるためである。
②メスによる切開やメスやハサミでの切除はゆっくり，少しずつ進める。
③原則的に疼痛は少ないが，壊死組織が創縁に固く接着している場合には痛みを感じることもある。痛みを感じる場合，予想より壊死組織の層が浅く深部に正常組織が残っている可能性もあるので，デブリードマンを原則的に中止する。
④刃をなるべく薄く当て，深く入らないようにする。
⑤出血した場合の処置：まったく出血しないことはむしろ少なく，多少の出血があることが多い。動脈性の出血は止血操作が必要であるが，末梢で挙上できる場合は挙上し，10分間圧迫する。少量の出血は，アルギン酸ドレッシングを当て，軽く圧迫する。
⑥最後に出血がなければ，よく洗浄後，被覆して終了する。洗浄には消毒液（10倍希釈のポビドンヨード溶液など）を用いてもよい。

■生物学的デブリードマン（マゴット療法）

マゴット（maggot）療法は，無菌的環境で生育された，ヒロズキンバエの医療用ウジを利用してデブリードマンを行うものである。1920〜1930年代には北米でよく使用された。その後，あまり施行されなくなっていたが，近年の耐性菌の出現とともに再び注目を集めている治療法である。FDAの認可は受けているが，わが国では保険適用はない。

以下に示す作用機序が考えられている。
①ウジの産生する蛋白分解酵素によって壊死組織が融解される。
②ウジが壊死組織と細菌を吸い上げ，体内で消化する。
③ウジの産生する物質が抗菌力を発揮する。
④ウジの産生するアンモニアや炭酸カルシウムが創内のpHを酸性からアルカリ性に変え，創傷治癒に有利に働く。
⑤ウジの産生する物質に創傷治癒促進効果がある。
⑥ウジが動き回ることで，機械的な刺激が創傷に働く。

●効果

糖尿病性足壊疽においてマゴット療法が治癒までの期間を有意に短縮したメタアナリシスがある。ただし，エビデンスレベルは高くなく，今後の質の良い研究が待たれる。

治療の実際は，以下の通りである。医療用マゴットは生後4〜5日のウジを使用する。銀製剤などの軟膏類は使用前日に中止する。マゴットを創部に付着させた後，ガーゼで周囲を保護し，メッシュバックとビニールで創部を保護する。注意点は疼痛と発熱である。疼痛は強いものではないが，チリチリとした痛みを訴えることがある。また，患者が心理的に嫌悪する場合もある。

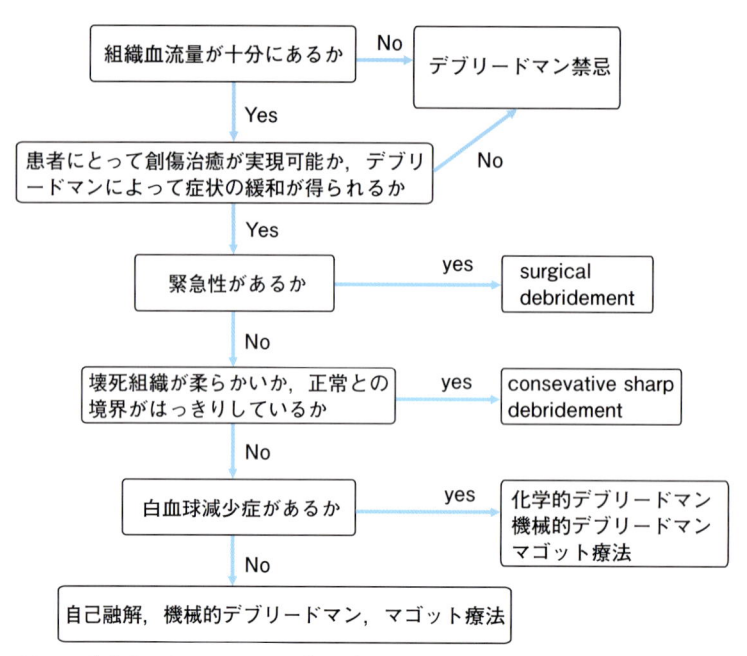

図3 デブリードマンのアルゴリズム

● 化学的 (chemical) デブリードマン

化学物質を用いるデブリードマンであり，Dakin水が海外で有名である。これは，次亜塩素酸ナトリウムとホウ酸水の溶液で，わが国では使用されることはほとんどない。

■ 機械的デブリードマン

機械的デブリードマンは，外科的なメスやハサミを使用せず，組織を徐々に除去する方法で，以下に示す方法が代表的である。

● Wet to dry dressing 法

黄色壊死組織のある場合に適応され，交換時にガーゼに壊死組織が付着することで，デブリードマンを進める。実際には創面には生理的食塩水を含侵したガーゼを置き，その上にガーゼを重ね，湿潤の勾配を作る。交換するガーゼに肉芽が接着して剥がれてしまうために肉芽が50％以下の場合に適応となる。抗凝固療法中の場合は禁忌であり，疼痛が強い場合には鎮痛薬が必要なこともある。12時間ごとの交換が原則であり，ドレッシングに水分をよく与えてから取り去ると疼痛緩和になる。

● 水治療（図4）

非選択的デブリードマンに属する。適応は黄色壊死組織がある創で，肉芽組織が少ない場合である。洗浄には洗い流すという物理的作用と，使用する溶液に抗菌作用を期待する2つの側面があるが，現在重要視されているのは物理的作用で

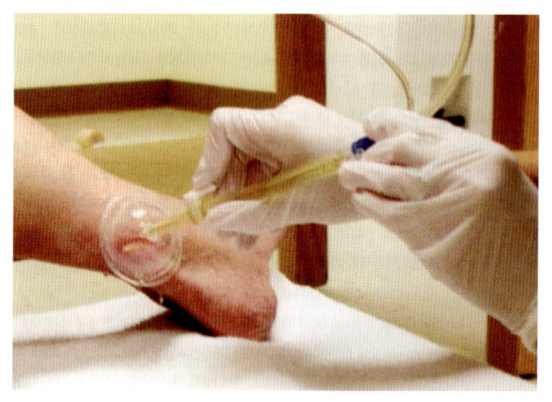

図4 水治療

ある。使用する溶液は生理的食塩水が原則であるが，水道水，冷却煮沸水，消毒薬を含む溶液なども使用される。水道水の使用が推奨されているのは，大量の水を使用できる簡便さ・安価さ・実際の臨床例で得られた安全性からである。

洗浄方法に関しては，綿棒や綿球で創を擦過することはかえって有害で，グローブをつけた手でやさしくこすることが推奨されている。洗浄圧もよく問題になる事項であるが，慢性皮膚潰瘍に関してはエビデンスがない。圧が高すぎる（30psi以上）場合には組織障害を起こすので禁忌である。洗浄量について研究した文献はないが，廃液がきれいになるまで十分な量を用いるべきである。温度は静脈性の潰瘍ではやや低め（26〜

III 生物学的デブリードマン（マゴット療法）

KEY POINTS
- 壊死組織除去と肉芽増生効果があるため，壊死組織と肉芽の混在する時期に用いるとよい
- 外科的デブリードマンが施行しにくいような潰瘍（狭くて深い潰瘍，ポケットを有する潰瘍）に用いると有効である

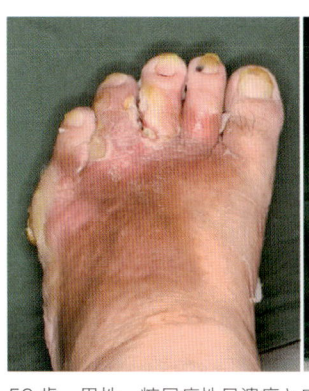

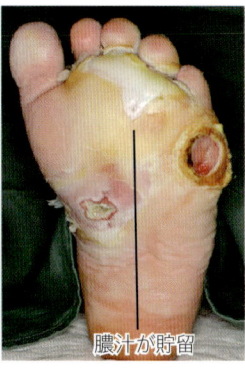

〈評価と治療方針〉

　左足前部を中心に腫脹，発赤を認め，足趾から足底へ屈筋腱に沿って皮下ポケットを形成していた。潰瘍内は灰白色の壊死組織と膿汁を認めた。

　緊急手術にて皮膚切開およびデブリードマンを行い，創を開放し，感染のコントロールを行った後，創の閉鎖を図った。

膿汁が貯留

52歳，男性，糖尿病性足潰瘍と感染（左足）

❶ 感染のコントロールと壊死組織の除去

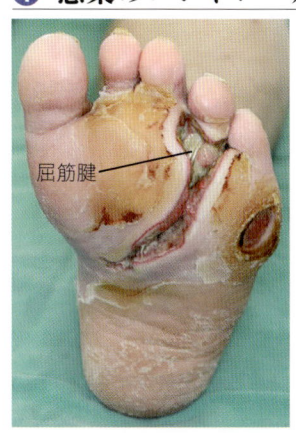

屈筋腱

　皮膚切開，壊死組織のデブリードマン後，毎日の創部洗浄とゲーベンクリーム塗布を行った。創部培養でアルカリゲネシス（*Alcaligenes spp*），腸球菌（*Enterococcus faecalis*）が検出されたため，感受性の高い抗生剤の全身投与を行い，感染を制御した。

　黄色壊死組織と良好な肉芽が混在し，腱が露出していた。黄色壊死組織の除去と肉芽の増生を目的にマゴットを用いたデブリードマンを計画した。

❷ マゴット療法開始時

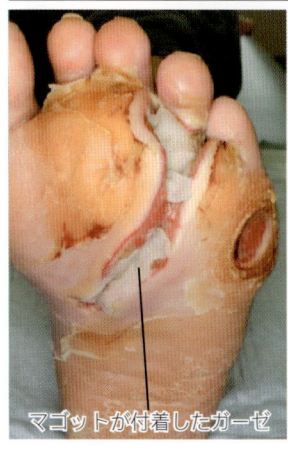

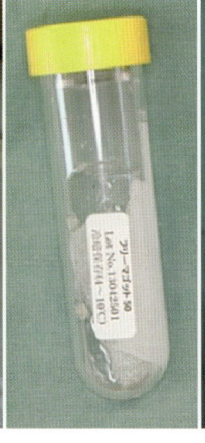

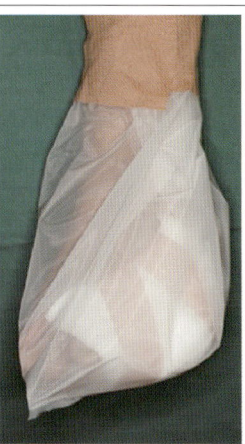

マゴットが付着したガーゼ

　$1cm^2$あたり5匹を目安として，マゴット50匹を含んだ生食ガーゼ6枚を創面に留置し，ガーゼで被覆後，特製ストッキングを被せ，テープで固定した。

　マゴットの留置期間は1クール48〜72時間とした。1クールごとに創部を開放して成長したマゴットをビニールに包んで密封した後，医療用廃棄物として破棄した。

第1章 創傷管理

❸ マゴット療法2クール施行後

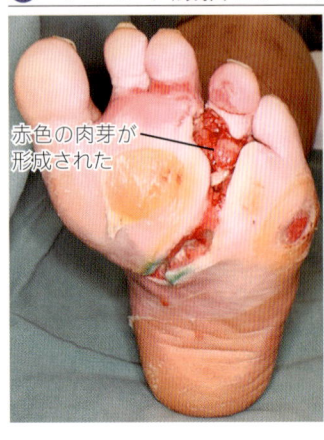

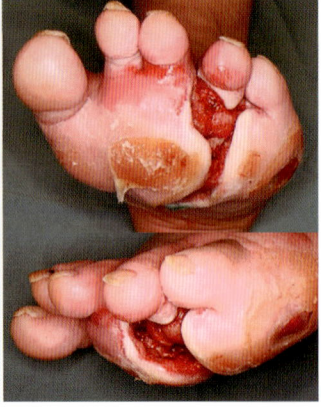

赤色の肉芽が形成された

マゴット療法を2回行ったところで露出した屈筋腱を切除した。潰瘍はほぼ良好な肉芽に置換されていた。

Advice
・マゴットは腱・骨・靭帯性組織は食べず，乾燥した黒色壊死組織もあまり食べない。創治癒を阻害するような腱や，骨髄炎を伴う骨は，外科的に切除しなければならない。

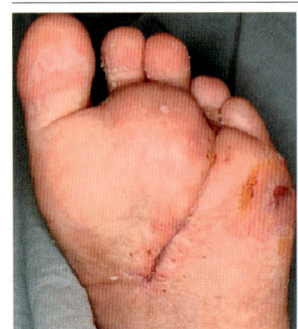

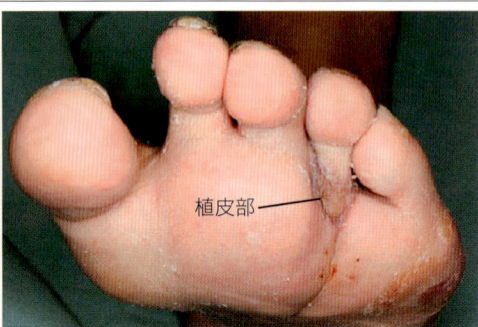

❹ 創閉鎖

植皮部

PRP（platelet rich plasma）療法，NPWTを行い，良好な肉芽形成を確認した後，分層植皮術で創を閉鎖した。

マゴット療法施行後81日で完全に創閉鎖した

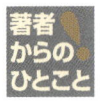

著者からのひとこと　マゴット療法中は創部の疼痛を伴うことが多いため，知覚麻痺を伴う糖尿病性足潰瘍を有する患者には使用しやすい。創傷治癒の豊富な知識をもち，外科的治療ができる形成外科医にとって，マゴット療法は必須の治療法ではないが，適応を選べば難治性潰瘍を治療する有効な手段である。

History & Review

- 日本褥瘡学会がまとめたエビデンスに基づく予防から治療に及ぶガイドライン。
  日本褥瘡学会編：科学的根拠に基づく褥瘡局所治療ガイドライン．日本褥瘡学会編，照林社，東京，2005
- Critical colonization に関する診断基準を提案している。
  Kingsley A: The wound infection continuum and its application to clinical practice. Ostomy Wound Manage 49（7A Suppl）: 1-7, 2003
- 慢性創傷の感染に関する概念の整理に適するテキスト。
  Scotts NA: Wound infection: diagnosis and management. Acute and Chronic Wounds, edited by Bryant RA, et al, pp161-175, Mosby Elsevier, Missouri, 2007
- 糖尿病性足潰瘍の診断から治療まで形成外科医の視点から非常によくまとまっている。
  Lipsky BA, Berendt AR, Deery HG, et al: Diagnosis and treatment of diabetic foot infections. Plast Reconstr Surg 117 Suppl 7: 212S-238S, 2006
- TIME コンセプトについての解説。
  Schultz GS, Sibbald RG, Falanga V, et al: Wound bed preparation; A systematic approach to wound management. Wound Repair Regen 11 Suppl 1: S1-S28, 2003

第1章 創傷管理

4. 軟膏療法

安田 浩

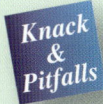

Knack & Pitfalls

◎軟膏の主剤と基剤を理解する
◎創部の局所管理をどのように行うか明確な方針のもとに軟膏を用いる
◎基剤の特性を理解し，皮膚面の状態に応じた適切な軟膏を選択する
◎創部からの滲出液の量をコントロールできる軟膏を選択し，適切な湿潤環境に管理する
◎1種類の軟膏を用いるのでなく，創傷治癒過程に応じて適宜変更する
◎「特定創傷＝特定軟膏」のような固定観念をもたない

軟膏療法は，形成外科領域では主に外傷，熱傷，褥瘡などの潰瘍性病変の治療や，潰瘍上皮化後や植皮後の保湿・保護に用いられる。
軟膏の目的は，
1) 感染制御
2) 壊死組織の除去
3) 肉芽形成促進
4) 保湿など上皮の保護
5) 抗炎症作用
などである。軟膏は主剤と基剤の組み合わせで構成される。主剤は軟膏の1)〜5)の使用目的によって選択される部分である。感染制御目的ではヨードに代表される抗菌剤や抗生剤がある。壊死組織の除去目的では化学的な酵素剤がある。肉芽形成促進領域は近年開発がめざましいが，血管拡張剤や線維芽細胞増殖因子製剤がある。保湿剤にはヘパリン類似物質や，尿素製剤などがある。

基剤は油脂性基剤，クリーム基剤（乳剤性基剤，水溶性基剤），水溶液，粉末などがあり，軟膏の性状を決定する。基剤は皮膚面の状態，特に乾燥性病巣，湿潤性病巣，湿潤性病巣の外用面の状態，滲出液の量や性状に応じて選択される。油

表 基剤からみた形成外科関連領域の薬剤

分類	基剤	代表的な外用薬	長所・適応部位	短所
油脂性基剤	ワセリン プラスチベース 単軟膏 亜鉛華軟膏	プロスタグランディン軟膏 抗生物質軟膏 ステロイド軟膏 亜鉛華軟膏	保湿性がよい 局所にとどまりやすい 多くの局面に適応	べたつく 除去しにくい
乳剤性基剤	親水軟膏	サルファダイアジン銀 トレチノイントコフェリル	湿潤環境にしやすい 塗布・除去が容易 乾燥傾向の創面に適応	潰瘍には原則禁忌 創部が過湿潤傾向に 局所刺激（疼痛）が強い
	吸水軟膏	ヘパリン類似物質軟膏* 幼牛血液抽出物軟膏 塩化リゾチーム軟膏 ステロイドクリーム*		
水溶性基剤	マクロゴール基剤	ブクラデシンナトリウム 白糖・ポビドンヨード ヨウ素含有軟膏 ブロメライン	吸水性がある マクロゴールの含有量で形態がかなり異なる 滲出液が多い局面	局所刺激性がある 局所を乾燥させやすい
	水溶液	bFGF	処置が簡便 局所刺激が少ない	局所滞留性が弱い 保湿効果はない

＊：複数の基剤があり代表的なものを記載

第1章 創傷管理

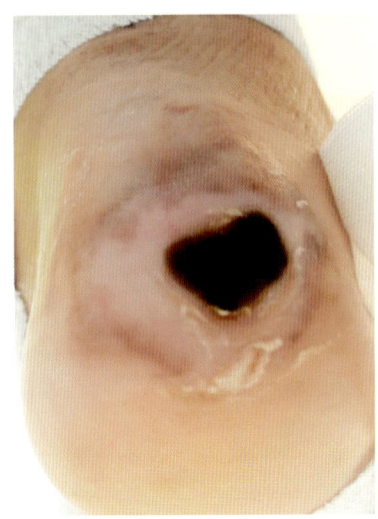

踵部褥瘡の初診時
乾燥した黒色の壊死組織が固着している。ブロメライン軟膏を壊死組織部に，周囲の皮膚にはワセリンを外用した。

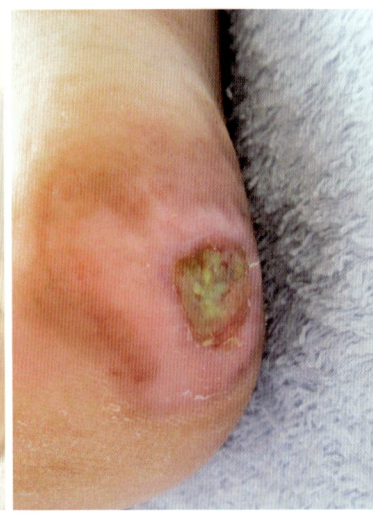

外用2週後
壊死組織は浸軟した黄色の組織となっている。

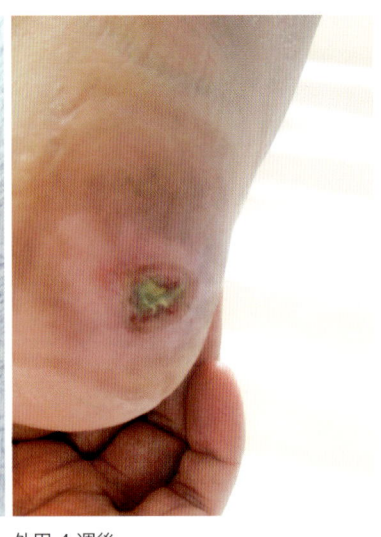

外用4週後
壊死組織はさらに改善し，潰瘍も縮小している。

図 ブロメライン軟膏の使用例

　脂性基剤はべたつき，クリーム基剤は局面への伸展性がよいなど使用感が異なる。またクリーム基剤は主剤の皮膚面への浸透性を高める一方，潰瘍性病変に用いると刺激感が強く，疼痛の原因になることがある。

　軟膏は主剤と基剤の組み合わせで決定されるが，主剤一成分に対して油脂性軟膏，クリームが選べるものもあれば，主剤一成分に対して一基剤しか選択できないものがある。軟膏を使用する目的が形成外科領域ではほとんど潰瘍性病変である。一般的には潰瘍病変にクリーム基剤は禁忌であり，油脂性基剤が第1選択となるが，主剤の観点から軟膏を考えるとクリーム基剤の製剤しかなく選択を余儀なくされることもある。形成外科領域で用いる軟膏に関して基剤を中心に分類したものを示す（表）。以下，軟膏療法を主剤による適応と基剤による適応に分け，述べる。

主剤による適応

■抗菌剤
①該当する薬剤
　ヨード製剤，サルファダイアジン銀製剤，抗生物質含有製剤
②適応となる病態
　感染を伴う急性創傷および慢性創傷
③適応となる薬剤の選択と使用法

　ヨード製剤は現在でも褥瘡のような慢性潰瘍の感染期に有効である。創傷治癒期においては，線維芽細胞の増殖抑制が指摘されているが，長期には影響がないという報告もある。サルファダイアジン銀製剤は特に緑膿菌に有効とされる。熱傷治療で主に用いられるが，ヨード製剤と同様に創傷治癒には抑制的とされている。長期大量使用で白血球数の減少を生じる可能性がある。また，Ⅱ度熱傷創では創傷治癒を阻害するだけでなく組織傷害性に働くことがあり注意を要する。抗生物質含有製剤は有効な場合もあるが，耐性や局所感作の問題があり，現状では局所感染に有効とは言えない。感染創においてどの抗菌剤を選択するのかは，緑膿菌ではサルファダイアジン銀製剤がよいという程度である。後述の基剤との組み合わせで局面の滲出液の量などで選択する。

■化学的壊死組織除去剤
①該当する薬剤
　ブロメライン軟膏
②適応となる病態
　壊死組織が付着した急性創傷および慢性創傷
③適応となる薬剤の選択と使用法

　ブロメラインはパイナップル酵素による蛋白分解作用を有する。正常皮膚にも作用するので外用すべき壊死組織部分の周囲の正常皮膚にワセリンを外用するなど保護が必要である（図）。また基剤が吸水性であり，乾燥した壊死組織の除去効果

は弱い．融解力は弱いので厚い壊死組織には外科的な切除が優先される．本剤は全身状態が悪いなど外科的に壊死組織の切除ができない状況で限定的に用いられる．また，本剤に代えて，壊死組織を浸軟させて外科的切除を容易にし，自己融解も促進させる目的で創部が浸軟しやすいサルファダイアジン銀などの乳剤性軟膏を用いることがある．

■肉芽形成促進剤
①該当する薬剤
　bFGF製剤，ブクラデシンナトリウム，プロスタグランディン，トレチノイントコフェリル，塩化リゾチームなど．
②適応となる病態
　創傷治癒過程において肉芽形成期にある急性創傷および慢性創傷．
③適応となる薬剤の選択と使用法
　bFGF製剤は血管新生作用，肉芽形成促進作用がある．ブクラデシンナトリウム，プロスタグランディンは血管新生促進による局所血流改善作用，表皮形成促進作用を有する．トレチノイントコフェリルはマクロファージや線維芽細胞遊走能を亢進させる．
　この領域は基剤との組み合わせが重要である．bFGF製剤は潰瘍全般に用いられるがなんらかのtop dressingによる湿潤環境維持が必要である．ブクラデシンナトリウムはマクロゴール基剤であるので滲出液が多めの潰瘍局面における滲出液制御に優れるが，時に疼痛を生じる．プロスタグランディンは油脂性基剤であり保湿効果に優れるのでやや乾燥傾向にある肉芽面が良い適応である．

■保湿剤
①該当する薬剤
　ヘパリン類似物質，尿素製剤など．
②適応となる病態
　上皮化した皮膚や生着した植皮片の保護，保湿に用いられる．
③適応となる薬剤の選択と使用法
　ヘパリン類似物質や尿素製剤はクリーム基剤と液体があり，外用しやすく使用感に優れている．

■ステロイド剤
①該当する薬剤
　ステロイド単独製剤と抗生物質含有製剤がある．
②適応となる病態
・局所炎症を伴う創傷（Ⅰ度熱傷や浅達性Ⅱ度熱傷の初療時など）に用いられる．
・過剰肉芽形成を伴う慢性創傷．
③適応となる薬剤の選択と使用法

　ステロイド剤は力価によってvery strongからweakまで分類されている．顔面は薬剤吸収性が高いので漫然と強い力価のステロイドを使用すると副作用を生じる．形成外科領域では湿潤病巣に用いることが多いので基本的に油脂性基剤を選択する．
　長期使用では易感染性の原因となり，毛細血管拡張，皮膚の菲薄化などを生じたりするので形成外科領域で用いる場合は短期使用が望ましく，数日～1週間以内に効果を判定し，外用継続の判断を行うべきである．

基剤による適応

主に形成外科領域で用いられている基剤を述べる．該当する薬剤は表を参照されたい．

■油脂性基剤（狭義の軟膏）
　局所の保護力に優れ，局所への滞留もよい．欠点は，べたつくなどの使用感，除去しにくい，などである．保護力が強く，局所刺激性も少ないので禁忌となる皮膚面はない．特に湿潤病巣は良い適応である．また乾燥した皮膚に対しても保湿性もあるので用いやすい．主剤との組み合わせで選択されるが，一般的な急性および慢性創傷，上皮化後の保護など適応範囲は広い．べたつきが強く直接患部へ外用しにくい場合もあるが，その際はガーゼなどのtop dressing材にやや厚めに塗布したものを貼付するとよい．一般的な洗浄で除去しにくい場合はオリーブ油を併用するなど除去に工夫が必要なことがある．

■親水性基剤（クリーム基剤）
　クリーム基剤は局所への主剤の浸透力を高め，また外用しやすく除去しやすいなどの利点がある．一方で潰瘍局面に用いた場合局所刺激性が強く，しばしば疼痛を生じる可能性がある．
　クリーム基剤はさらに乳剤性軟膏と水溶性軟膏に大別される．

●乳剤性基剤
　水中油のバニシングクリーム，油中水のコールドクリームにさらに分けられる．これらはクリーム基剤に含まれる水分が局所に放出され，加水的な作用を生じる．滲出液の少ない局面や，壊死組織が乾燥している場合に壊死組織を浸軟させて除去を容易にする場合に用いることがある．一方で滲出液が多い局面に用いると基剤自体も液状となり局面を過度に湿潤化させる．周囲正常皮膚まで浸軟することもある．

第1章 創傷管理

● 水溶性基剤

　マクロゴールが中心となるが，形成外科領域で用いる外用剤では白糖やポリマービーズと混合されており，マクロゴールの含有量が異なるため外用剤の外観はかなり異なっている。これら混合基剤では局面に対して吸水作用がある。滲出液が過剰な創面が最も良い適応である。一方で滲出液が少ないと創面を乾燥させる欠点があるので，特に湿潤環境維持が重要な肉芽形成期の創では局所状態を十分観察して用いる。

■ その他

　bFGF製剤の基剤は水溶液であるため局所での滞留性，保護力はまったくないので，湿潤環境を維持するためには創傷被覆材との併用などなんらかの方法を併用する。

I 感染・壊死を伴う褥瘡に対する軟膏療法

KEY POINTS
- 感染や壊死の程度で迅速な処置が必要か，待期的な治療でよいかを判断する

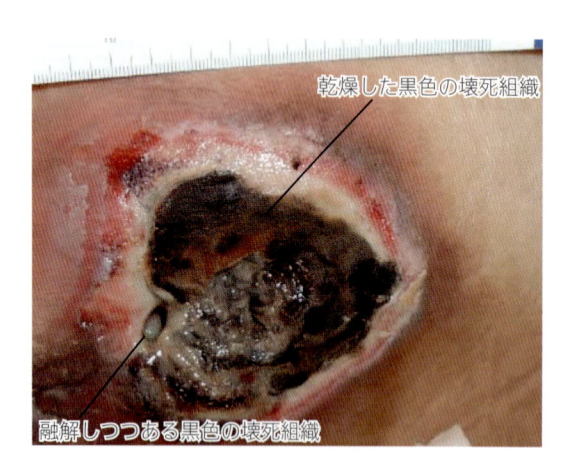

〈評価と治療方針〉

　79歳，女性，仙骨部の褥瘡，脳梗塞後で人工呼吸器管理中。

　融解しつつある黒色の壊死組織が固着し，壊死組織の下から膿汁の排出がある。潰瘍周辺も赤みを呈しており，皮下へ感染が波及しポケット形成を生じている可能性が高いことが示唆される（D4-E6s9I9G6N6P9：45）。

　外科的デブリードマンを行い抗菌剤（白糖・ポビドンヨード）の外用を開始する。

乾燥した黒色の壊死組織
融解しつつある黒色の壊死組織

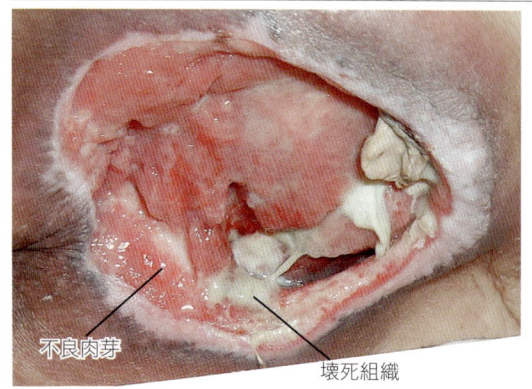

❶ 潰瘍を評価する

不良肉芽
壊死組織

治療開始後1カ月

　浸軟した白色の壊死組織が残存し，肉芽は浮腫状，貧血色である。また，滲出液も多く1日2回の交換が必要な状態である。初診時に見られた潰瘍周囲の発赤は改善している（D4-E6s9I9G4N3P9：40）。

　ベッドサイドで壊死組織の切除を行いながら引き続き白糖・ポビドンヨードの外用を継続した。

Advice
- 壊死組織は積極的に外科的切除を行うべきである。浮腫状の肉芽の場合は吸水性基剤を含む軟膏を選択するとよい。

❷ 潰瘍の変化に留意する

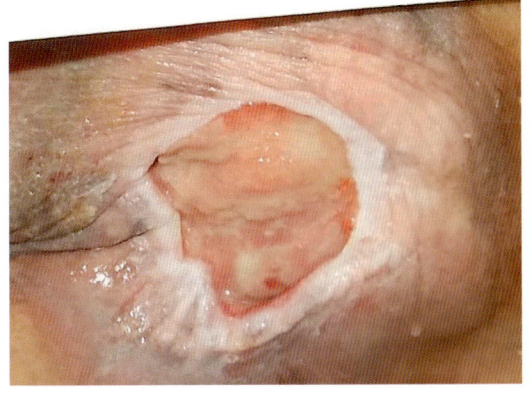

治療開始後9カ月

　潰瘍の縮小は得られている。肉芽は浮腫状で依然として滲出液が多いが，1日1回の交換でコントロールできるようになってきた（D3-e3s6i1g3n0p0：13）。引き続き白糖・ポビドンヨード外用を行った。

Advice
・肉芽の状態が一見よくても滲出液が多いのは炎症が制御されていないと考える。吸水性基剤を含む軟膏を継続すべき状態である。

❸ 肉芽組織の変化に留意する

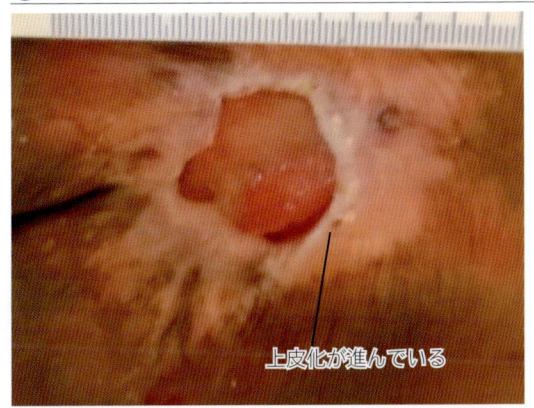

治療開始後1年1カ月

　潰瘍はさらに縮小し，浮腫状であった肉芽も改善している。周囲皮膚はむしろ乾燥傾向である（D3-e3s6i0g3n0p0：12）。本例は療養型病院での治療で，肉芽形成促進剤は用いにくい環境であったため，油脂性基剤のゲンタマイシン含有軟膏を外用した。

Advice
・滲出液が減少してきたら吸水性基剤を中止し，保湿性基剤（油脂性基剤）を中心とした軟膏を選択する。

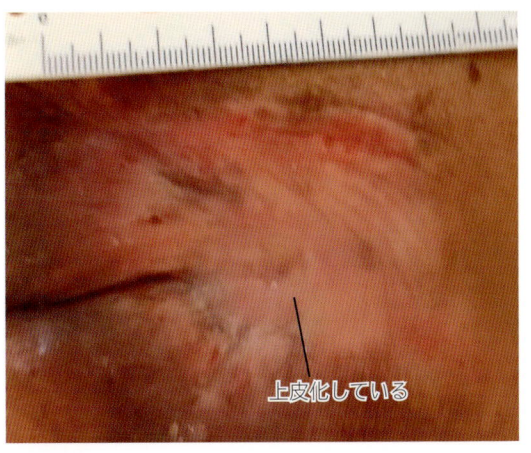

治療開始後1年4カ月

　創の治癒が得られた。今後は，上皮面の保湿を目的として，ヘパリン類似物質などの外用を行う。

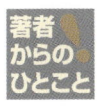

著者からのひとこと　経過中における局所の状態，特に肉芽の浮腫の程度や滲出液の量で基剤を適切に選択すると創部は治癒に向かいやすい。

第1章 創傷管理

II 肉芽と壊死組織が混在した潰瘍に対する軟膏療法

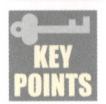

KEY POINTS
・潰瘍の深さ，壊死組織の付着状況，滲出液の量で軟膏を選択する

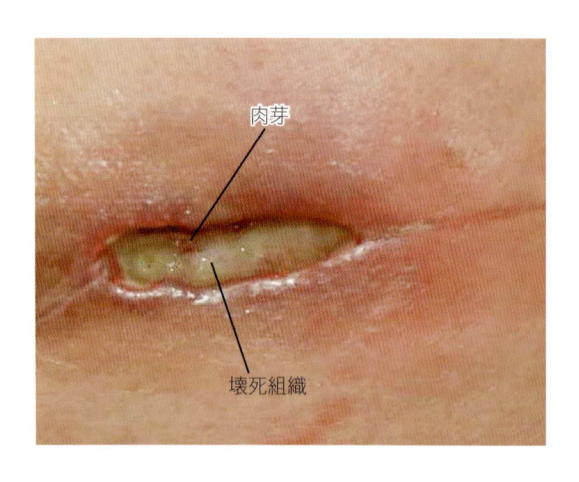

〈評価と治療方針〉

　45歳，女性．乳癌術後化学療法中に縫合部が離開してきた．外科でハイドロコロイド材を貼付していたが1カ月以上治癒していない．

　潰瘍は皮下に達し，浸軟した黄色の壊死組織が付着している．一部に肉芽形成も見られる．周囲皮膚は浸軟しており滲出液が多いことが示唆される．

　肉芽と壊死組織が混在している場合，ブロメライン軟膏では肉芽形成を防げる可能性がある．滲出液のコントロールを図り，徐々に壊死組織を除去することを第一としてカデキソマー・ヨウ素剤を用いた．

❶ 壊死組織が除去された潰瘍の治療

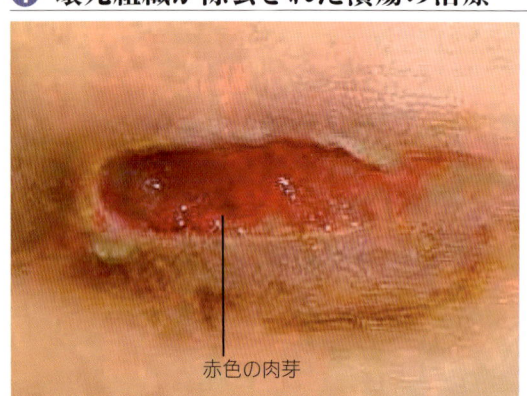

　壊死組織は消失し，良好な肉芽の増生が見られる．カデキソマー・ヨウ素剤を中止し，プロスタグランディン軟膏に変更した．

Advice
・軟膏に変更したことで肉芽が増生し，周囲皮膚は乾燥傾向であるので滲出液が減少したことが示唆される．

治療開始後9日

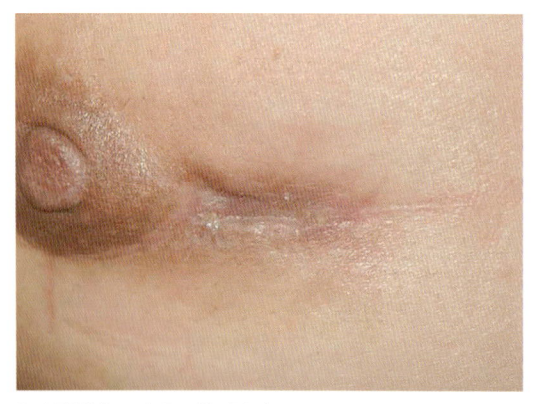

治療開始後1カ月で治癒した

28

4. 軟膏療法

著者からのひとこと
- 滲出液が多く壊死組織が混在する状態の場合は吸水性の基剤と抗菌剤の主剤を組み合わせる。
- 滲出液が減少して肉芽形成が良好な場合は保湿性の基剤と肉芽形成促進剤の主剤を組み合わせる。
- 潰瘍の状態に応じて主剤と基剤の組み合わせに留意すると潰瘍は迅速に治癒する。

III Ⅱ度熱傷潰瘍の保存的治療

KEY POINTS
- 熱傷, 熱傷潰瘍は適切な深度判定を行い, 外科的治療も視野に入れて軟膏を用いる
- Ⅱ度熱傷治療では初期は炎症を軽減するためにステロイド軟膏を用いてもよい
- bFGF製剤は治癒促進と瘢痕の形成軽減に有用である
- 経過中に過剰な肉芽形成を生じる場合は, 1週間前後の短期ステロイド外用も有用である
- 深達性の場合は, つねに外科的治療も考慮して治療を計画する

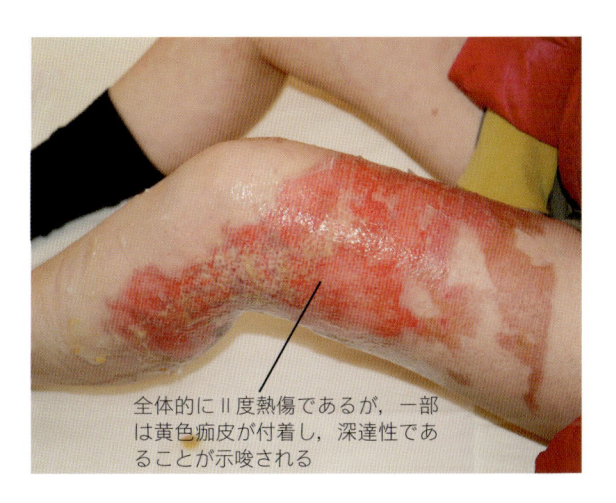

〈評価と治療方針〉
　29歳, 女性, 熱湯で受傷した。前医ではサルファダイアジン銀を外用し, 本人の判断で食品用ラップをあてて10日後に受診した。
　植皮の説明を行ったが保存的治療を希望した。bFGF製剤とステロイド軟膏（リンデロン®VG軟膏, 非固着性ガーゼ（エスアイエイド®ガーゼ）で管理を行うこととした。

全体的にⅡ度熱傷であるが, 一部は黄色痂皮が付着し, 深達性であることが示唆される

❶ 初期の炎症が除去された潰瘍の評価

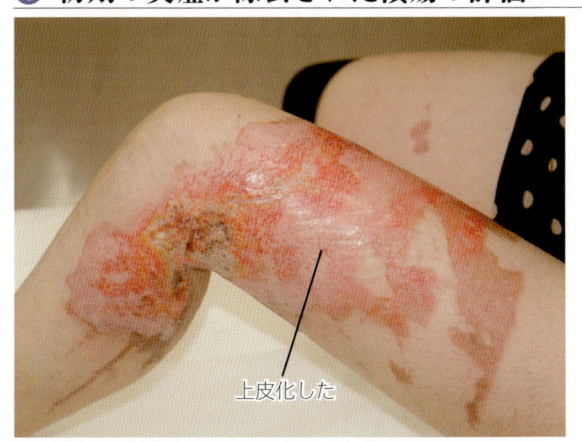

　浅達性Ⅱ度熱傷部分は急速に上皮化しているが, 膝周囲は治癒が遅い。シャワー洗浄後, b-FGF製剤＋非固着性ガーゼ（エスアイエイド®ガーゼ）を貼付した。自宅処置を指導し, 週2回の通院とした。

Advice
・上皮化が進み, 治癒傾向にあり初回治療を継続することを考えてもよいが, ステロイドの外用はできるだけ短期間にする方がよい。

上皮化した

治療開始後3日

❷ 残存潰瘍に対する治療

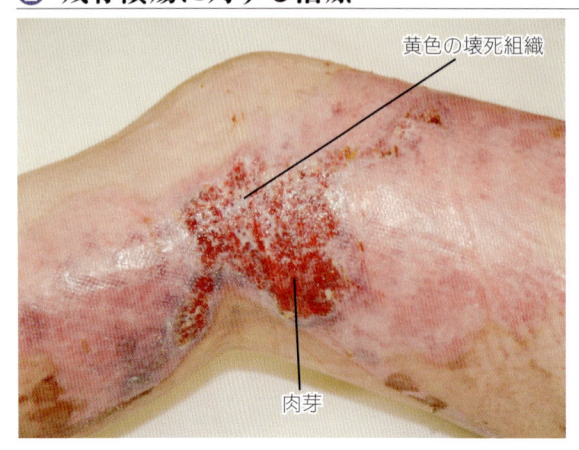

黄色の壊死組織

肉芽

治療開始後 14 日

さらに全体に上皮化が進み，深いと思われた膝周囲に潰瘍を形成している。一部黄色の壊死組織は残存しているが，肉芽形成は良好になっている。

残存した潰瘍は治癒に時間がかかることが予想される。湿潤環境維持と肉芽形成促進目的でbFGF製剤に加え，プロスタグランディン軟膏を外用した。

❸ 残存潰瘍の性状の変化に対する治療

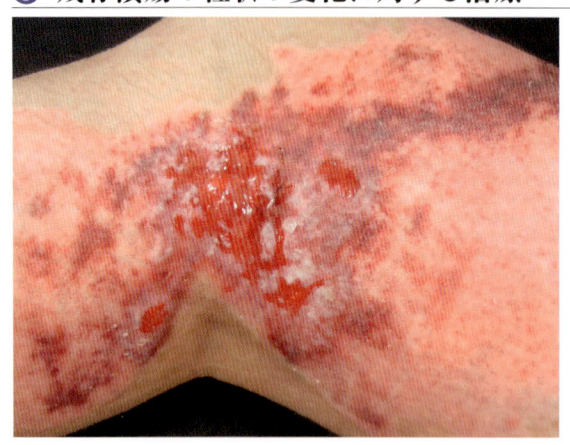

治療開始後 21 日

膝周囲の潰瘍は縮小し，中央部の肉芽はやや皮膚面より隆起し浮腫状である。ステロイド外用を再開した。

Advice
・肉芽が過増生の場合は短期的にステロイド軟膏を用いてみるが漫然と使用しない。使用する場合は必ず1週間以内に再評価するよう心がける。

❹ 変更した外用剤への評価

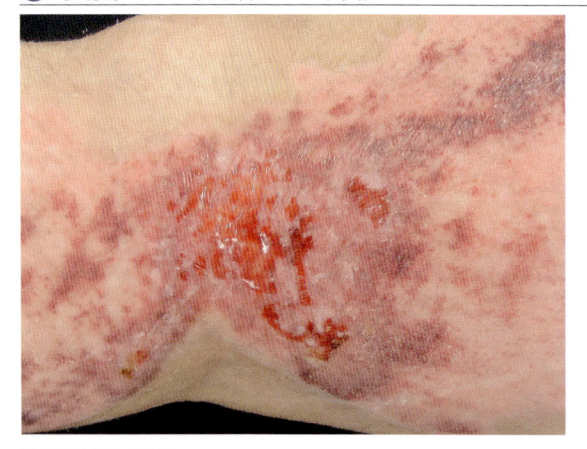

治療開始後 28 日

ステロイド軟膏外用1週でさらに潰瘍は縮小し，平坦な肉芽となった。ステロイド軟膏は短期間の使用にとどめ，再度プロスタグランディン軟膏に変更した。さらに2週間で治癒した。その後，膝の小範囲に拘縮を生じ，半年後に全層植皮を行った。

IV 指尖部損傷の保存的治療

KEY POINTS
- 指尖部損傷は軟膏による保存的療法でもかなり改善することが期待できる
- 滲出液の状態によって基剤を選択する
- 浮腫状で過剰な肉芽形成を生じたら，短期的にステロイド軟膏を外用すると肉芽の状態が改善することが期待できる
- ステロイド使用時には最長でも1週間で治療効果を判定し，創傷に対してステロイドを漫然と長期連用しないように心がける

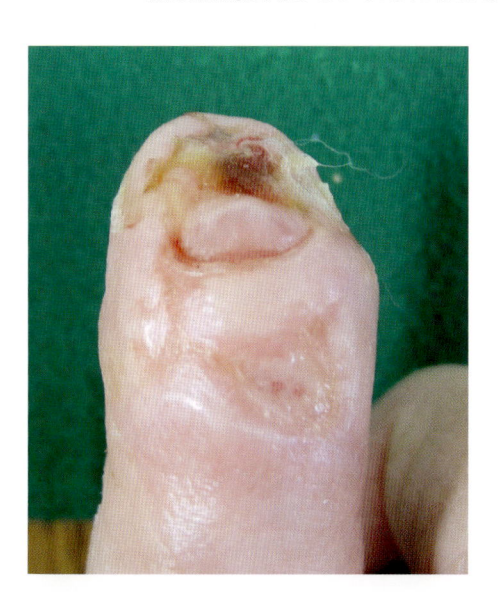

〈評価と治療方針〉

72歳，女性，車のドアで母指を挟んで受傷した。他院で治療を受けたが治癒傾向が見られなかった。

爪甲が欠損しており爪床の遠位は欠損していて薄い黄色の壊死組織が付着していた。壊死組織直下に末節骨が触れた。指背部には真皮レベルの皮膚欠損を認めた。滲出液は多かった。

断端形成も考慮したがあまり希望せず，また自宅での処置を希望した。感染対策としては十分な微温湯による洗浄を指示し，滲出液が多かったので吸水性基剤であるブクラデシンナトリウムの外用を指導した。

❶ 選択した外用剤の評価

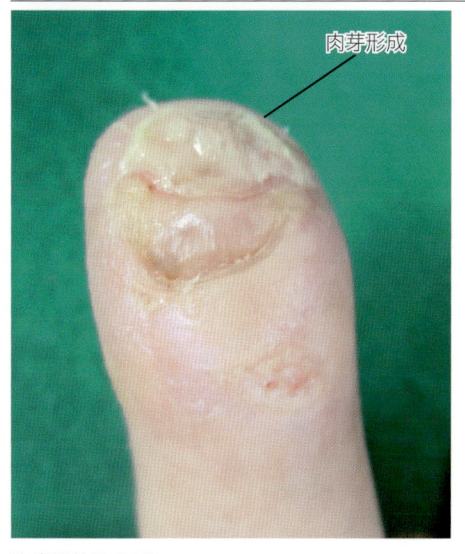

指尖部には黄色の壊死組織は軽度付着しているが，肉芽形成により欠損部位が改善している。指背部の潰瘍は急速に縮小している。

軟膏の選択が適切であったと判断し，引き続きブクラデシンナトリウム外用を継続した。

治療開始後1週

❷ 潰瘍面の変化の評価と治療方針の検討

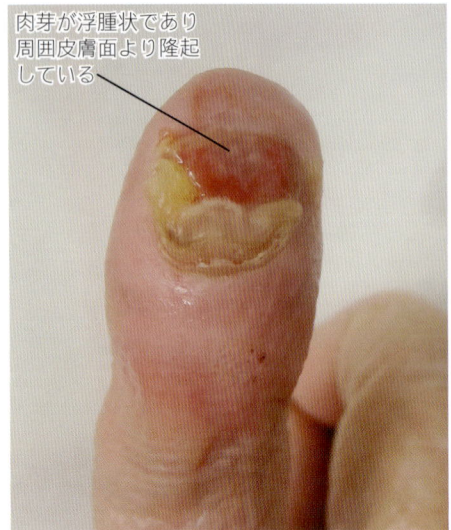

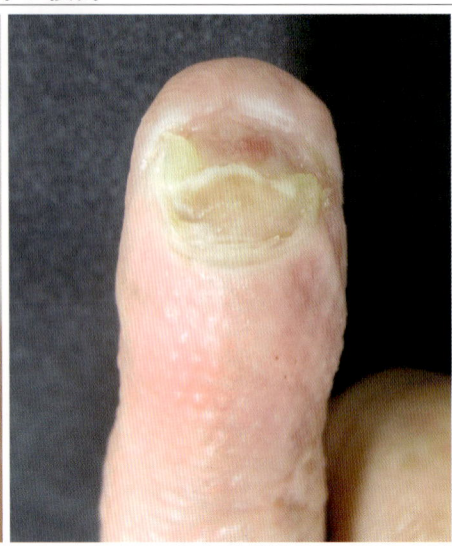

肉芽が浮腫状であり
周囲皮膚面より隆起
している

治療開始後1カ月　　　　　　　　　　ステロイド外用後1週。ほぼ治癒している

　指背部の潰瘍は治癒している。指尖部の潰瘍は黄色の壊死組織が除去され，さらに欠損部の形態の改善が得られている。過剰な肉芽増生と考え，抗生物質含有ステロイド軟膏（油脂性基剤）の外用に変更した。

History & Review

- 人体において湿潤環境による創傷促進が得られたとする最初の報告。
  Hinman CD, Mainbach HI: Effect of air exposure and occlusion on experimental human skin wound. Nature 200: 377-378, 1963
- ポビドンヨードが初期には創傷治癒遅延を生じるが長期にはあまり影響がないというレビュー。
  Mayer DA, Tsapogas MJ: Povidone –iodine and wound healing; A critical review. Wounds 5: 14-23, 1993
- 形成外科領域で用いる外用剤，創傷被覆材のエビデンスレベルが列挙されている。
  褥瘡予防・管理ガイドライン．日本褥瘡学会編，2009
- 熱傷治療における局所療法のエビデンスレベルが列挙されている。
  熱傷診療ガイドライン．日本熱傷学会学術委員会編，2009

第1章 創傷管理

5. 創傷被覆材

橋本一郎，安倍吉郎

Knack & Pitfalls
- ◎創傷被覆材は従来のガーゼドレッシングに比べて，創部の交換頻度を減らし，疼痛緩和効果も有する
- ◎創部からの滲出液の量に応じて被覆材を選択する
- ◎被覆材はそれ自体が異物であるため，感染兆候の有無に注意する
- ◎原則として被覆材は壊死物質や異物がない創に用いる
- ◎感染が疑われた場合には，デブリードマンや創部洗浄の追加，外用剤への変更，切開によるポケットの開放などを考慮する

創傷被覆材とは

　近年，創傷治癒過程において湿潤環境を保つことの重要性が強調されており，湿潤環境を保つ材料として，従来のガーゼに変わる創傷被覆材の役割は非常に大きくなっている。現在市販されている被覆材の材質や形状は多種類にわたり，使用方法を誤ると創治癒が遷延するだけでなく，創を悪化させることもあり，使用に際しておのおのの被覆材の特徴と適応を熟知しておく必要がある（表）。

　創傷被覆材は創の湿潤環境を保つことで，創傷治癒にかかわる各種サイトカインの遊走を惹起し自己治癒能力を高める。また，被覆材の使用により，乾燥で生じる痂皮形成を防ぎ，速やかな肉芽形成と上皮形成を促す。さらに，被覆材を用いると，創部の処置・交換頻度が減少し，非固着性の被覆材では交換時の疼痛緩和効果も期待できるため患者負担の軽減につながる。被覆材に使用されている材料は多岐にわたるが，基本的には創傷の下床から排出される滲出液を吸収し保持するものである。そのため，末梢動脈疾患（peripheral arterial disease，以下PAD）による虚血性の潰瘍や，放射線照射後などで血管床が乏しい潰瘍においては十分な効果を認めない場合がある。

被覆材の材質による分類

　現在，特定保険医療材料として市販され，医薬品医療機器等法上認可されている皮膚欠損用創傷被覆材は8種類である。これらは，使用している材質と適用する創の深さによって分類される（表）。真皮に至る創傷用の被覆材は単なる管理医療機器とされるが，皮下組織に至る創傷用と筋・骨に至る創傷用の被覆材は高度管理医療機器であり，人工骨や人工透析機器と同じく医薬品医療機器等法に基づいた医療機器のクラスⅢに区分され，医療従事者による適正な管理が必要とされる。また，便宜上これらの被覆材と一緒に扱われることの多いポリウレタンフィルムは，保険償還上は創傷被覆材に含まれず，技術料に包括される。

●ポリウレタンフィルム（図1-a）

　粘着面をもつ透明なフィルムで，酸素や水蒸気を透過するため内部は蒸れないが，外部からの水や細菌の侵入を防ぐ構造をもつ。しかし，単独では適切な湿潤環境を保持する力は乏しい。一般的に摩擦対策としてⅠ度の褥瘡や，後述するアルギン酸塩やハイドロジェルなどのトップドレッシングとして用いられることが多い。製品により，滅菌済みのものと未滅菌のものがあるので留意が必要である。

●ハイドロコロイド複合類（図1-b）

　外側が防水層，内側が親水性コロイド粒子を含む粘着面となっている。真皮に至る創傷用として非常に薄くしなやかな製品と，ポリウレタンフォームを用いてクッション性をもたせた皮下組織に至る創傷用の製品がある。内側の親水性コロイド粒子は滲出液を吸収することで浸潤したゲルとなり，創面の湿潤環境を保つ。滲出液が少なく，乾燥しやすい創面（擦過傷など）に適する。滲出液

33

第1章 創傷管理

表　創傷被覆材の材質による分類

医療機器分類		管理区分	保険償還			使用材料	商品名
外科・整形外科用手術材料	一般的名称						
	粘着性透明創傷被覆・保護材	管理医療機器	技術料に包括			ポリウレタンフィルム	オプサイト™ウンド，バイオクルーシブ®，キュティフィルム EX，パーミエイド®S，テガダーム™トランスペアレントドレッシング
	局所管理親水性ゲル化創傷被覆・保護材		特定保険医療材料	真皮に至る創傷用		キチン	ベスキチン®W
						ハイドロコロイド	アブソキュア®-サジカル，デュオアクティブ®ET，テガソーブ™ライトハイドロコロイドドレッシング
	局所管理ハイドロゲル創傷被覆・保護材					ハイドロジェル	ビューゲル®，ニュージェル®
	二次治癒ハイドロゲル創傷被覆・保護材	高度管理医療機器		皮膚欠損用創傷被覆材	皮下組織に至る創傷用 標準型	ハイドロコロイド	コムフィール®-アルカスドレッシング，テガソーブ™ハイドロコロイドドレッシング，デュオアクティブ®，デュオアクティブ®CGF，アブソキュア®-ウンド
						ハイドロジェル	クリアサイト®，ジェリパーム®（ウェットシートⅠ・Ⅱ型）
	二次治癒親水性ゲル化創傷被覆・保護材					キチン	ベスキチン®W-A
						アルギン酸塩	アルゴダーム®，ソーブサン®，カルトスタット®，アルジサイト®，クラビオAG
						ハイドロファイバー®	アクアセル®Ag，バーシバXC
	二次治癒フォーム状創傷被覆・保護材					ハイドロポリマー	ティエール®
						ポリウレタンフォーム	ハイドロサイト®，ハイドロサイト®AD
	二次治癒ハイドロゲル創傷被覆・保護材				異形型	ハイドロコロイド	コムフィール®ペースト
						ハイドロジェル	イントラサイト®ジェルシステム，ジェリパーム®（粒状ゲル），グラニュゲル®
	深部体腔創傷被覆・保護材			筋・骨に至る創傷用		キチン	ベスキチン®F

が多いとゲル化したコロイド粒子が溢れ出し，周囲の皮膚が浸軟することがある。

●ハイドロジェル（図1-c）
　親水性ポリマー分子からなる。これは架橋を作り，その中に水分を含んでいる。創面の湿潤環境を保ち，壊死組織の自己融解や肉芽形成を促す。含有する水分量は製品によって異なり，形状もシート状とゲル状のものがある。ゲル状のものは通常フィルムなどのトップドレッシングで密封する必要がある。

●キチン質（図1-d）
　甲殻類の外骨格から抽出したムコ多糖類の一種であるキチン（ポリ-N-アセチルゴルコサミン）を繊維状不織布にしたものである。生体親和性が高く，鎮痛効果と表皮形成効果を有する。さらに止血効果も有するため，一般的な創傷のほか採皮創にも用いられる。水分保持力は弱いため，ガーゼなどのトップドレッシングを定期的に交換する必要がある。深部体腔創傷用として，スポンジ状に加工したものをガーゼの両面にコートした製品もある。

●アルギン酸塩（図1-e）
　コンブなどの海藻から抽出したアルギン酸塩を繊維状不織布にしたもので，滲出液中のナトリウムイオンと接触するとただちにゲル化し，創面の湿潤環境を保つ。自重の約20倍の吸収力があり，滲出液の吸収速度が速い。また，ゲル化する際にカルシウムイオンを放出して強い止血効果を有するため，採皮創や新鮮外傷，特に指尖部損傷に好んで用いられる。通常はフィルムドレッシングで密封して使用する。ゲル化すると外力により断裂することがあるので瘻孔内に使用する場合には注意する。

●ハイドロファイバー®（図1-f）

(a) ポリウレタンフィルム
（テガダーム™ トランスペアレントフィルムロール）

(b) ハイドロコロイド複合類
（デュオアクティブ®ET）

(c) ハイドロジェル
（グラニュゲル®）

(d) キチン質（ベスキチン®W）

(e) アルギン酸塩（カルトスタット®）

(f) ハイドロファイバー®
（アクアセル®Ag）

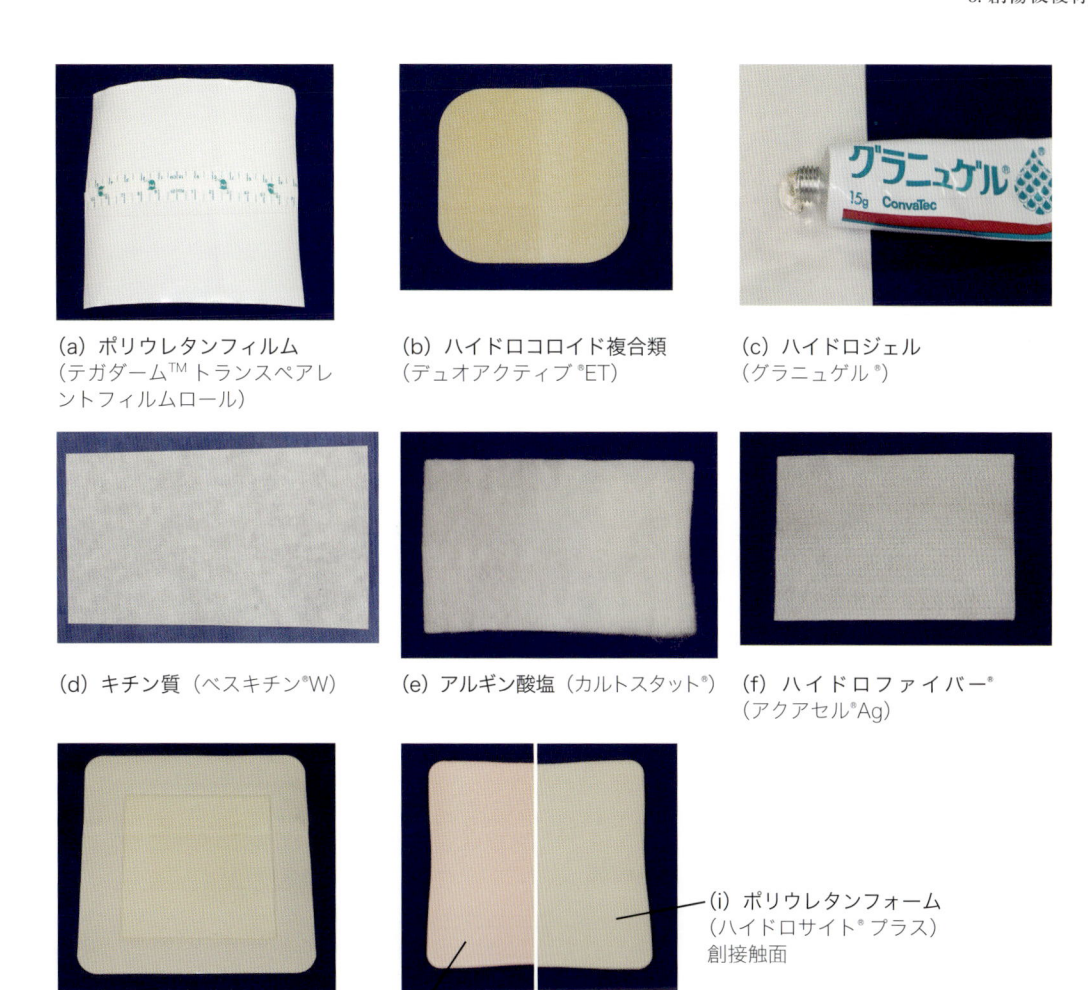

(g) ハイドロポリマー
（ティエール®）

(h) ポリウレタンフォーム
（ハイドロサイト®プラス）
外側面

(i) ポリウレタンフォーム
（ハイドロサイト®プラス）
創接触面

図1 代表的な創傷被覆材

親水性ポリマーであるカルボキシメチルセルロース-ナトリウム（CMC-Na）繊維からなる。滲出液を繊維の縦方向に吸収することで横方向への広がりを抑制する。また、吸収時にゲル化して細菌をゲル内部に保持するが、創面への固着は少ない。アルギン酸塩より吸収力は高く、自重の約30倍の吸収力がある。さらに緑膿菌やメチシリン耐性黄色ブドウ球菌（MRSA）に対して有効な銀（Ag）を含有した製材もある。外層に粘着性のハイドロコロイドを用いたもの以外はトップドレッシングを要する。

● ハイドロポリマー（図1-g）
ポリウレタンカバーフォーム、不織布吸収シートとハイドロポリマー・吸収パッドからなる。多孔構造を有するハイドロポリマー・吸収パッドが滲出液を内部に取り込み、さらに逆戻りを防ぐ。滲出液を吸収するとその方向に向かって吸収パッドが膨化する特徴を有し、創面にフィットしやすいため陥凹した創傷にも適している。

● ポリウレタンフォーム（図1-h, i）
親水性吸収フォーム（ポリウレタンフォーム）は高い吸水性をもち、滲出液が多くてもゲル化せずに水分を保持して創面の湿潤環境を保つ。自重の約10倍、ハイドロコロイドの約4倍の吸収力がある。フォーム材が厚いために、荷重部や指尖部などの外力を受けやすい部位の衝撃緩衝剤としても有効である。創接触面に非固着性のポリウレタンフィルムを有しているものは、交換時に疼痛がなく処置がしやすい反面、陥凹を有する創傷にはフィットしづらい。

創傷から見た被覆材の選択

適切な創傷被覆材を選択するためには、創傷を詳細に観察し評価する必要がある。そのために、褥瘡の重症度評価として用いられているDESIGN分類や慢性創傷に対するTIME理論は、あらゆる形態の創傷を評価するツールとして有効であり、被覆材の選択にも役立つ。DESIGN分類の中でも特に重要なのは、創の深さ（D）、滲出液（E）、炎症/感染（I）である。なお、DESIGN-Rは褥瘡を対象として評価点数の重み付けを行った評価ツールであるため、他の創傷の評価ツールとしては適当でない。また、TIME理論に基づき、現在の創が治癒過程においてどの時期にあるのかを把握することも重要である。炎症期、壊死期の創に対して創傷被覆材を使用した場合、湿潤環境を保つことで感染を助長するおそれがあるため、原則として壊死組織が除去され、感染が沈静化した後に創傷被覆材を使用する。被覆材はその材質によって水分を吸収・保持する能力が異なり、滲出液量が被覆材の吸収許容量を超えると創周囲の皮膚が浸軟し、創治癒が遷延する。滲出液量が適切にコントロールされれば、創は肉芽形成期を経て上皮化期へと進むため、創の状態を正確に評価し、創の深さや形状、滲出液の量を考えて、最適な被覆材を選択する。

創傷被覆材をその機能に注目して分類すると、①閉鎖した創面に湿潤環境を形成するもの、②乾燥した創を湿潤させるもの、③滲出液を吸収し保持するもの、になる。①として、ハイドロコロイドが挙げられる。ハイドロコロイドは閉鎖された創面で粘着層が滲出液によりゲル化し、創面の湿潤環境を保つ。過剰な滲出液は吸収できないが、滲出液が少なく乾燥気味の創面ではゲルの効果で湿潤環境が保持できる。②として、ハイドロジェルが挙げられる。これは乾燥した創に対して、水分を与え湿潤環境を提供することで壊死組織の自己融解を促す。③としてはアルギン酸塩、ハイドロファイバー®、ハイドロポリマー、ポリウレタンフォームなどがあり、滲出液の多い創に適している。

瘻孔やポケットを有する創傷に対しては、形状がゲル状のものや繊維状になっているものが有効である。ただし、ゲル化した被覆材が創内に留まり創治癒を妨害したり、感染を助長したりすることに注意する。狭い視野で瘻孔内に被覆材を挿入する場合には、壊死組織を深部に押し込むこともあるため創を十分に切開して深部まで観察できるようにすることも必要である。

■創の深さから見た選択
●真皮に至る創傷

真皮が残存する創傷では肉芽形成を必要としないため、創面の湿潤環境を保ち速やかな上皮化を期待できる被覆材を選択する。創の乾燥を防ぐために、ハイドロコロイド複合類やポリウレタンフォームを用いることが多い。指尖部などで出血が多い場合は止血効果のあるキチン質やアルギン酸

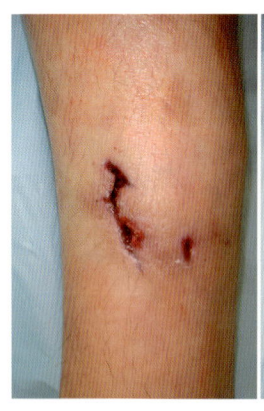

下腿の犬咬創で皮下組織に至る創傷。初療時に十分に洗浄して縫合したが中央部に瘻孔が残存したため切開を加えた。

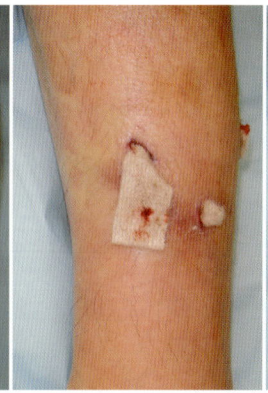

切開した瘻孔部に止血と抗菌効果を有する銀含有アルギン酸塩（アルジサイト®Ag）を挿入した。

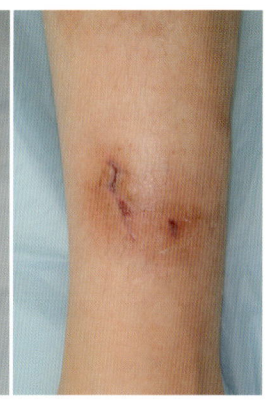

被覆材を2日に一度交換し、感染の増悪を来たすことなく処置後10日目にほぼ上皮化した。

図2　皮下組織に至る創傷例

塩を用いてもよいが，創と固着しやすく交換時に痛みを伴うため，止血が得られた後は創面と被覆材が癒着しないハイドロコロイドやシート状のハイドロジェルへの変更も考慮する．感染がなければ，通常貼付後1〜2週で上皮化が得られる．

● 皮下組織に至る創傷

皮下組織に至る創傷は肉芽形成期を経て上皮化するため，まず良好な肉芽の獲得を目指す．その際，感染を伴う壊死組織が付着していれば外科的にデブリードマンを行うか，あるいは壊死組織除去作用を有する外用薬を第1選択とする．感染を伴っていなければ壊死組織の自己融解を目的として被覆材の使用を考慮してもよい．その場合は材質に水分を多量に含むハイドロジェルが有効である．滲出液が多い創傷では，吸水力の高いハイドロポリマーやポリウレタンフォームが有効であり，瘻孔やポケットを形成している潰瘍，あるいは感染が危惧される創には銀含有のハイドロファイバー®やアルギン酸塩も肉芽形成に効果的である（図2）．

● 筋・骨に至る創傷

筋肉や骨に至る創傷は組織の欠損量が多いために，長期間に及ぶ肉芽形成期を経て上皮化期に至る．このような創傷では壊死物質や感染を伴うことが多いため，各種外用剤を使用して創面に肉芽が形成されはじめた後に被覆材を用いることが一般的であるが，一部に深部体腔創傷用として保険適用されている被覆材もある．とりわけ骨は感染に弱く，皮質骨が露出した創傷では肉芽形成も遷延することから，これらの製品を深部充填目的に使用した際には感染の増悪に十分注意する必要がある．筋肉や骨に至る創傷は治癒までに時間がかかるため，上皮化までの治療期間短縮の目的で，陰圧閉鎖療法を行い深部組織の肉芽形成を促すことや，良好な肉芽が形成された時点で外科的な閉創手術を行うことを考慮する．

■ 創傷治癒の時期からみた選択

● 肉芽形成期

壊死組織が除去され，良好な肉芽が形成される時期を肉芽形成期と呼ぶ．肉芽形成期の創傷では，創から排出される滲出液量に応じて被覆材を選択する．滲出液が多い場合は，その吸収と保持を目的としてハイドロファイバー®やアルギン酸塩，ハイドロポリマー，ポリウレタンフォームを用いることが多く，特に陥凹やポケットを有する創傷では前2者が有効である．創からの滲出液が異常に多い創では，創感染の他にcritical colonizationや深部の骨髄炎に注意する．感染のコントロールが困難な場合は，適宜，創を開放してデブリードマンを追加し，被覆材の使用中止や抗菌作用と滲出液の吸収作用があるヨウ素含有軟膏（カデックス®軟膏，ユーパスタ軟膏）塗布などの治療を考慮する．一方，創からの滲出液量が少ない場合は，浸潤したゲルを形成するハイドロコロイドなどの被覆材を選択するが，乾燥が著しい場合はハイドロジェルやサルファダイアジン銀クリーム（ゲーベン®クリーム）への変更も考慮する．肉芽形成期から上皮化期への移行が遷延する場合は，全身状態や局所の創治癒環境が整っていないことも考えられるため，PADに対する検査や治療，栄養状態の改善などを考慮する．

● 上皮化期

良好な肉芽が形成された後に，創部の収縮が起こるとともに創縁から上皮が形成される時期を上皮化期と呼ぶ．一般的に，この時期の創傷は肉芽形成期に比べて滲出液量が減少しており，外用剤を塗布する治療より創部の交換頻度を減らすことができるため，各種被覆材の良い適応である．創に固着しやすい被覆材は創縁からの上皮化を妨げるため，滲出液が減少してきた後は固着しにくいハイドロコロイドやポリウレタンフォームを使用すると上皮化を阻害しない．

● 慢性期

慢性期の創傷では，密閉した創面から排出された滲出液が細胞増殖を阻害するという報告がある．急性期の創傷と異なり創治癒が遷延する原因が存在するため，深部の感染や異物，あるいはPADや放射線障害，創圧迫などの原因を取り除くことが重要である．ポケットや瘻孔を形成している創傷も創治癒が遷延しやすいため，アルギン酸塩やハイドロファイバー®を挿入しても肉芽形成が進まない場合は，適宜ポケット上の皮膚を切開して創面を新鮮化し，その後に被覆材の使用を考慮する．その際に，bFGF製剤であるトラフェルミン（フィブラスト®スプレー）を併用すると肉芽が早く形成され，被覆材単独よりも高い治療効果が期待できる．

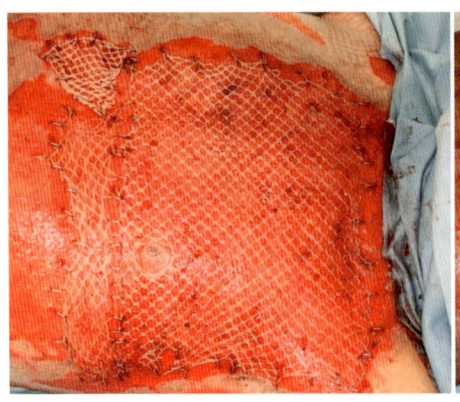

術中写真
胸部の熱傷に網状植皮術を行った。植皮片の上には抗菌作用のある銀含有ハイドロファイバー®(アクアセル®Ag)を用いて被覆した。

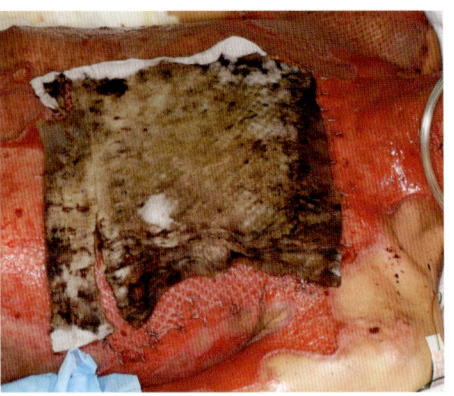

術後3日
ハイドロファイバー®は滲出液を吸着しているが融解せず容易に植皮片から除去できる。

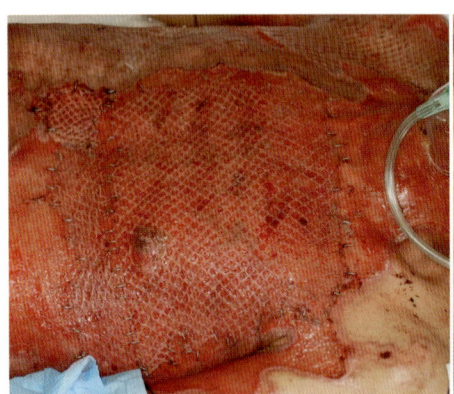

術後3日
植皮片は下床に固定されており順調な生着過程にある。この後もハイドロファイバー®の貼付を続けて行った。

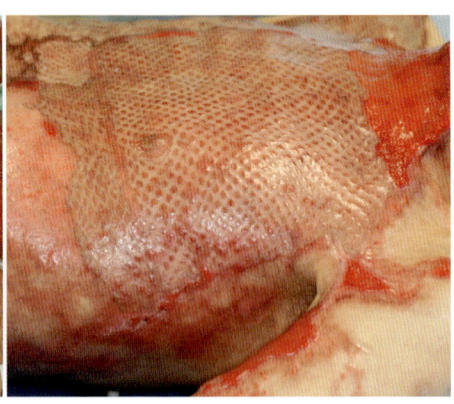

術後18日
植皮片は生着し，メッシュ間の上皮化が完了している。

図3　特殊な使用例

手技

■被覆材の交換頻度

　滲出液量に応じて決定する。滲出液が極端に多い時には毎日あるいは1日に2回の交換が必要である。滲出液の量が減少すれば2～3日に一度の交換頻度でよい。しかし，汚染や壊死組織が残存した創傷や瘻孔に使用する場合，また高齢者や糖尿病などの基礎疾患のある患者では，汚染の程度および貼付部位周囲に感染徴候がないか毎日観察し，発熱や全身倦怠などの全身状態にも注意する。創部や全身状態の悪化が疑われた場合は速やかに洗浄を行い，外用剤などの他の治療法に変更することも検討する。

■特殊な使用例

　周囲の皮膚が汚染しやすい部位や広範囲熱傷などで植皮術を行う場合は，網状植皮片を被覆するガーゼの代わりに銀含有ハイドロファイバー®を使用することで，感染を制御するとともに湿潤環境を維持して植皮の生着率向上が期待できる。その際には，感染の有無を慎重に観察し，吸収された滲出液でハイドロファイバー®が飽和していれば速やかにこれを交換する（図3）。

I 擦過傷

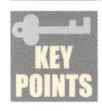

KEY POINTS
- 創部の異物を除去し，外傷性刺青や創感染を予防する
- 創の深さ，残存する真皮を評価し，滲出液の量を推測する

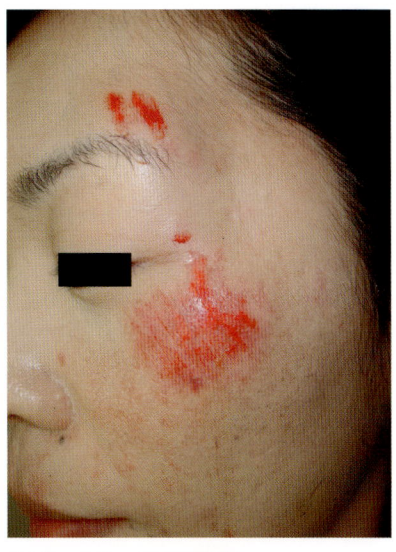

〈評価と治療方針〉
　真皮浅層までの擦過傷と診断してハイドロコロイド複合類を貼付することとした。

35歳，女性，顔面擦過傷

❶ 創部洗浄，異物除去，ハイドロコロイド複合類を貼付する

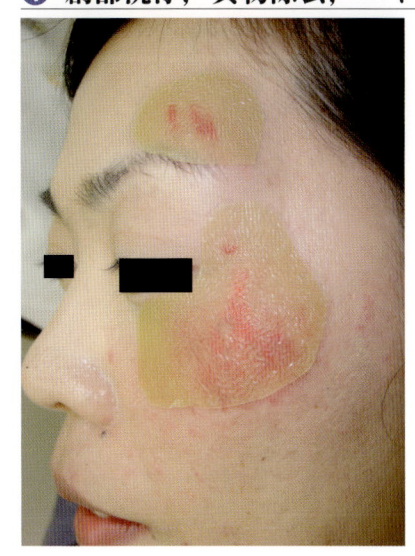

　キシロカイン®スプレーで表面麻酔を行い，異物を丁寧に除去した後に生理食塩水で洗浄した。擦過傷は乾燥させると痂皮を形成し上皮化が遅延するため，薄型のハイドロコロイド複合類（デュオアクティブ®ET）を使用して湿潤環境を保持した。被覆材は薄く色も目立たないため，顔面でも比較的違和感がなかった。翌日に外来で被覆材を交換し，後は2日ごとに交換を行った。

Advice
- キシロカイン®スプレーを真皮の残る創傷に外用すると，はじめは強い刺激があり疼痛を訴えるが，すぐに麻酔作用の効果が現れ，ブラシなどによる異物除去が可能になる。
- ゲル化したコロイド粒子が被覆材からあふれると，ゲルを膿と間違うことがある。ハイドロコロイド複合類を使用する場合には，ゲルがあふれても心配がなく，ティッシュペーパーなどで拭き取ればよいことを貼付時に説明しておく。ゲルがあふれにくくするために，創部より十分に大きい被覆材を貼付するとよい。

❷ 上皮化が完了後，遮光を指示する

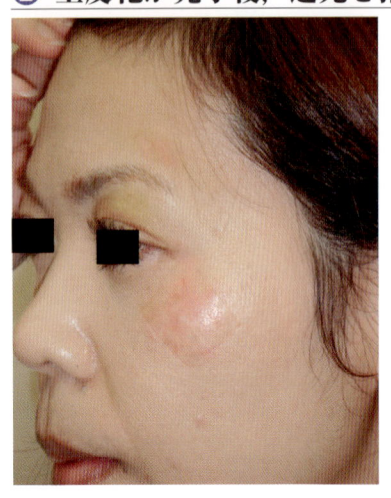

受傷後7日で上皮化した。3〜6カ月間，日焼け止めクリームなどによる遮光を指示した。

著者からのひとこと

顔面は真皮が厚いため，擦過傷で真皮が十分残ることが多く，創傷被覆材が顔面擦過傷の治療法として非常に有効である。下肢では真皮が薄く，血液循環が悪いために，擦過傷でも壊死組織が徐々に出現することがある。このような場合は，デブリードマンを行いながら治療を進める必要がある。経過中に滲出液が多くなるようであれば，吸水性の良い創傷被覆材に切り替える。

II 熱傷

KEY POINTS
- 熱傷深度を評価する
- II度熱傷では水疱膜を切除するか温存するかを判断し，滲出液の量を推測する

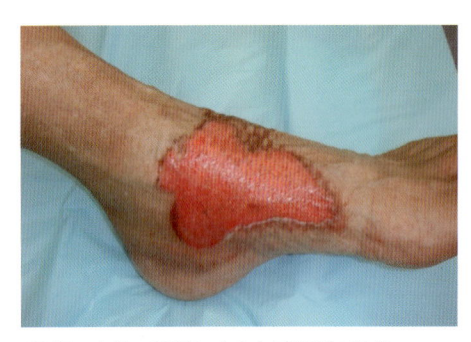

〈評価と治療方針〉

穿刺により水疱内容を除去したが，すぐに水疱形成が見られたため，すべての水疱蓋を除去した。水疱膜を除去すると，真皮は赤色であったために浅達性II度熱傷（superficial dermal burn：SDB）と診断した。創傷被覆材により上皮化を待つこととした。

45歳，女性，熱湯による左足背部の熱傷

❶ ポリウレタンフォームを貼付する

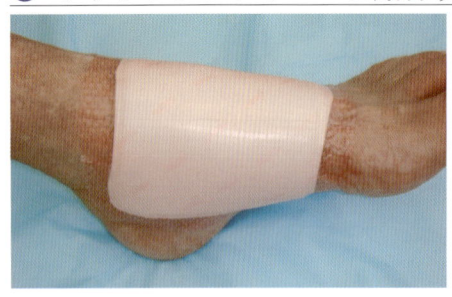

滲出液が多いと判断して，ポリウレタンフォーム（ハイドロサイト®ADジェントル）を使用した。翌日に外来で被覆材を交換し，後は2日ごとに交換を行った。

Advice

・水疱が小さく自然に水疱内容が吸収される場合や，水疱が大きくても内容を吸引・除去すると再び水疱が形成されない場合には，熱傷深度も浅いと考えられ，水疱膜の切除は必要ない。水疱内容を除去した後に再び水疱形成が見られる熱傷では，創面からの滲出液が多いと考えられる。このような症例では，感染予防と熱傷深度の観察のために，水疱膜の除去が必要である。

❷ 上皮化の完了

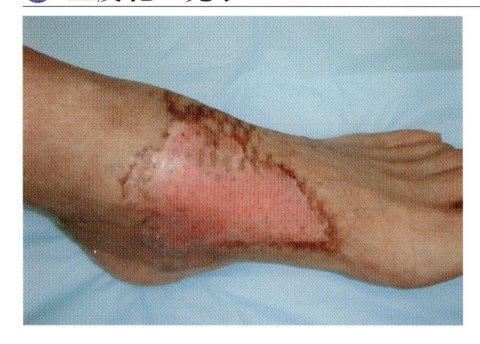

受傷後7日で瘢痕を形成せずに上皮化した．掻痒感を訴えたため，その後1週間はステロイド外用剤を塗布し，創部に発赤が残る期間は遮光するように指示した．

> **著者からのひとこと**　深達性Ⅱ度熱傷（DDB）あるいはⅢ度熱傷では，感染の助長を防ぐために創傷被覆材は原則として壊死物質を除去した後で用いる．

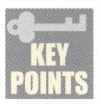

Ⅲ 指尖部損傷

KEY POINTS
- 末節骨の骨折や骨露出の有無をX線写真で評価する
- 組織欠損量を評価して手術が必要か検討する

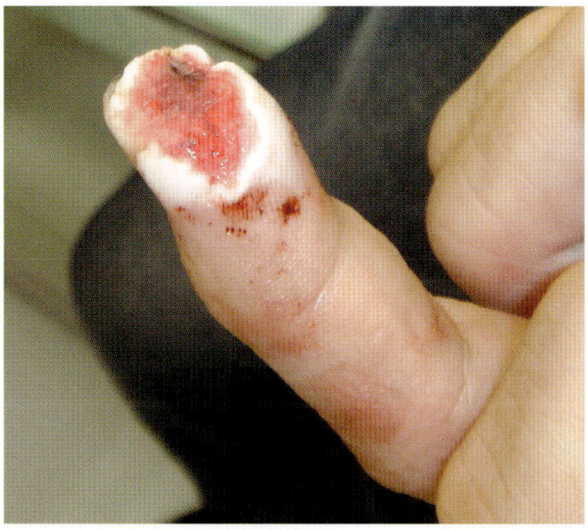

〈評価と治療方針〉

大工仕事中に受傷した．他院において初期治療としてアルギン酸塩の貼付が5日間行われ，当科受診時には出血は見られなかった．皮膚全層欠損が見られ皮下軟部組織が露出していたが，骨露出はなく，X線検査により末節骨骨折がないことを確認した後に，創傷被覆材で経過を見ることとした．

55歳，男性，左手中指の挫滅創

❶ ポリウレタンフォームを貼付する

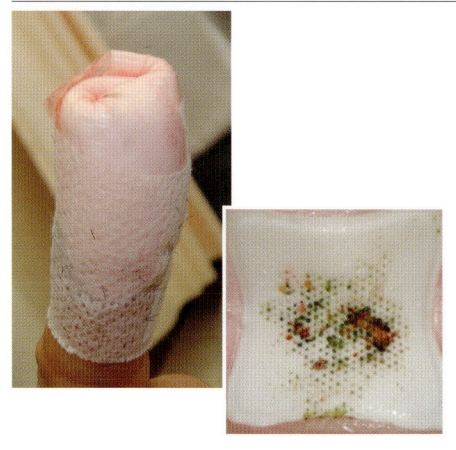

ポリウレタンフォーム（ハイドロサイト®ADジェントル）を貼付後，指が使いやすいように小さく折りたたみ，テープで固定した．被覆材は週2〜3回の頻度で交換した．

Advice
- 末節骨が欠損しているような指尖部の欠損では，治癒後に指尖部短縮と爪変形（parrot beak deformity）が生じて，疼痛や整容上の問題を訴えることがある．創部から末節骨が露出している場合には，骨欠損の有無を検索する．
- 受傷後7〜10日以上経過すると，異臭がしたり，創傷被覆材に膿が付着することがある．このような場合は創部培養を行い，創部を生理食塩水や水道水などで十分に洗浄する．さらに，被覆材の交換頻度を多くしたり，毎日の軟膏ガーゼ処置に切替えたりするのも有効な対策である．

感染を生じた被覆材（別症例）

❷ 上皮化の進行，水道水による洗浄

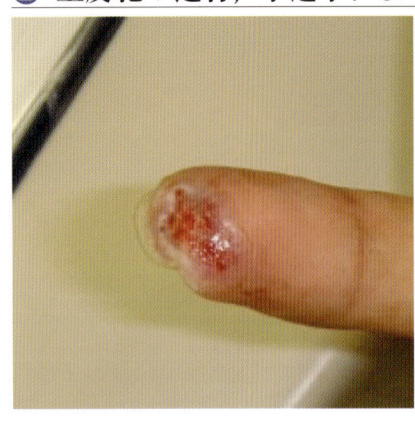

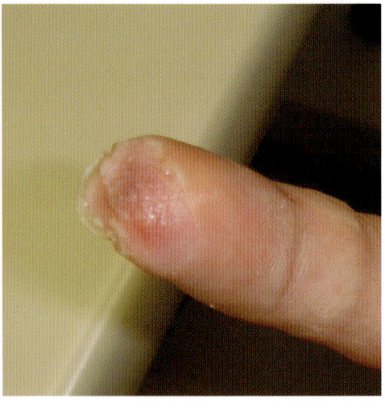

貼付後2週の状態で，良好な肉芽が形成され，その上に上皮が広がっている。被覆材の交換時には水道水と石けんで創部と指全体をよく洗うようにした。

感染を生じることなく肉芽形成期を経て，受傷後37日に上皮化した。

IV 背部正中の褥瘡

KEY POINTS
- DESIGN-Rを用いて創を評価する
- 創部の状態，滲出液の量に応じて被覆材を考える

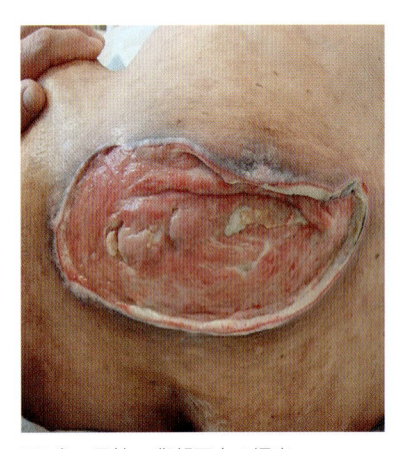

〈評価と治療方針〉

大腸癌手術後，廃用症候群。褥瘡は，一部靭帯や腱膜の露出を認めた。壊死組織が見られたが明らかな感染兆候は認めなかった。肉芽の状態が良くないため，肉芽形成と創収縮を目的として陰圧閉鎖療法を開始することとした。

77歳，男性，背部正中の褥瘡

❶ 陰圧閉鎖療法後，ポリウレタンフォームを貼付する

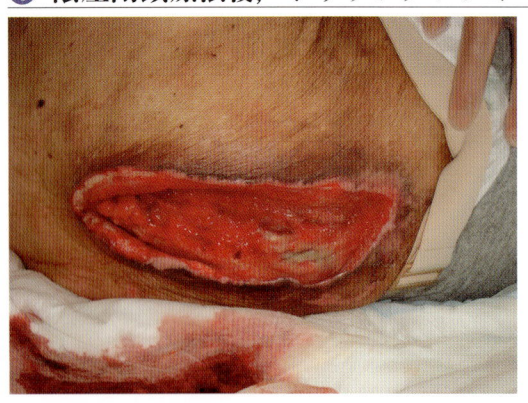

陰圧閉鎖療法を行い，創は収縮し肉芽の状態は良くなった。滲出液が多いためポリウレタンフォーム（ハイドロサイト®プラス）を使用した。

❷ 残存する潰瘍に銀含有ハイドロファイバーを挿入する

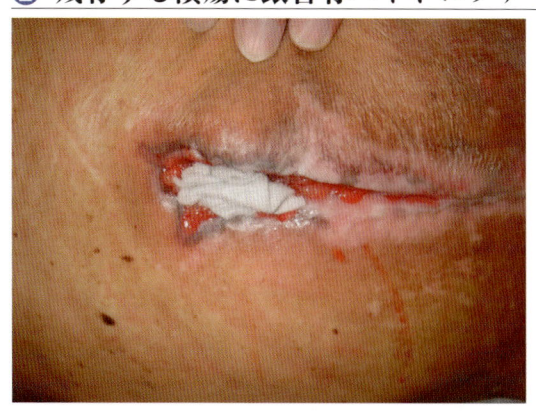

さらに創収縮が進んだが，一部に深い潰瘍が残った。滲出液が多く陥凹した創面であるため，銀含有ハイドロファイバー®（アクアセル®Ag）を外用しながら経過を見た。

Advice
・ポリウレタンフォームは吸水性能は良いが，陥凹した創面には密着しにくい。ハイドロファイバー®は創面に沿って挿入することが可能であり，ゲル化しても断裂しにくい特性があるため，陥凹した創面や瘻孔には適している。壊死物質が残っている場合にはデブリードマンを行い，サルファダイアジン銀クリーム（ゲーベン®クリーム）やヨウ素含有軟膏（カデックス®軟膏）などの外用も適宜行う。

❸ ポリウレタンフォームによる上皮化

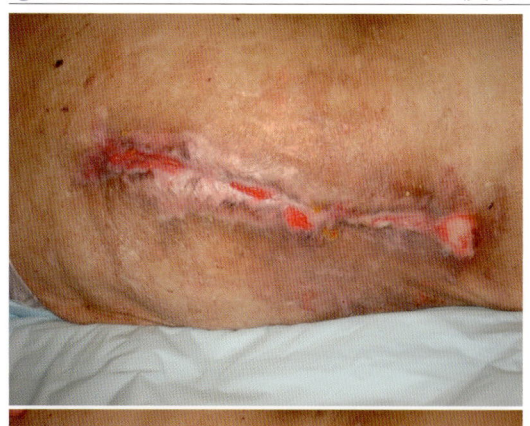

創が浅くなったが滲出液が多いため，ポリウレタンフォーム（ハイドロサイト®ADジェントル）を使用して上皮化を図った。

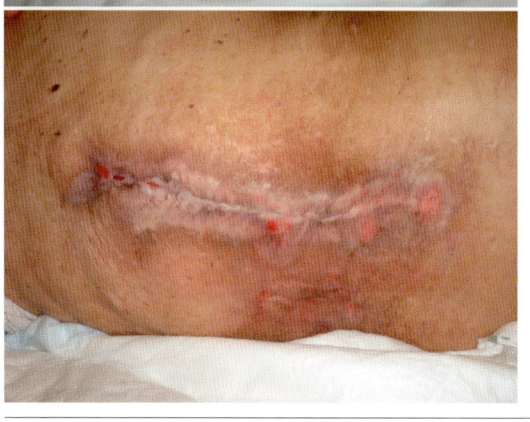

約6カ月でほぼ上皮化が完了した。

著者からのひとこと
褥瘡などの難治性潰瘍では，肉芽形成が思うように進まないことがある。そのような場合には感染を疑い細菌培養を行ったり，骨が露出している場合には骨髄炎の検索を行う。感染がない場合には，洗浄や鋭匙による創面の新鮮化も必要である。

V 静脈うっ滞性潰瘍

KEY POINTS
- 下腿潰瘍の原因を検索する
- 手術適応を検討する

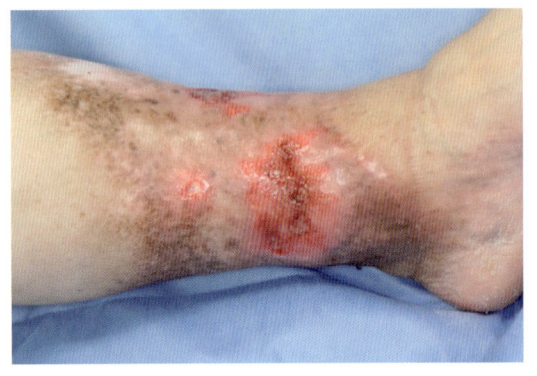

64歳，女性，難治性の静脈うっ滞性潰瘍

〈評価と治療方針〉

　検査で深部静脈の開存があり一次性静脈瘤と診断されたが手術を希望しないため，潰瘍の局所治療を行うこととした。潰瘍に壊死物質の付着がない，感染徴候がない，滲出液が多い，毎日の通院が困難である，軟膏ガーゼでは疼痛を訴える，などの理由により創傷被覆材の貼付を行う方針とした。

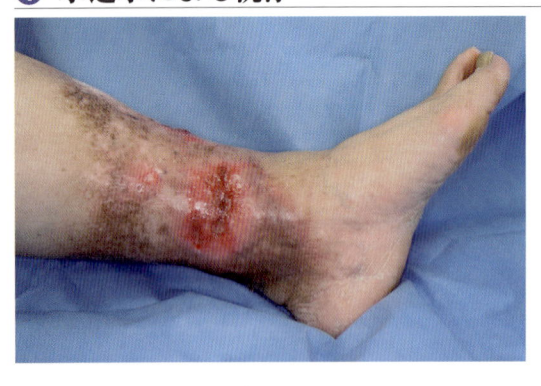

❶ 水道水による洗浄

　消毒薬は用いずに水道水による洗浄で創に付着する線維素苔（ベラーグ，デブリス）の除去を行った。

Advice
・他院で長期間の治療を受けていた患者では，外用剤や消毒薬に感作されていることがあるため注意が必要である。薬剤による感作が疑われる場合には，皮膚科医に相談してパッチテストを検討する。

❷ ポリウレタンフォームを貼付する

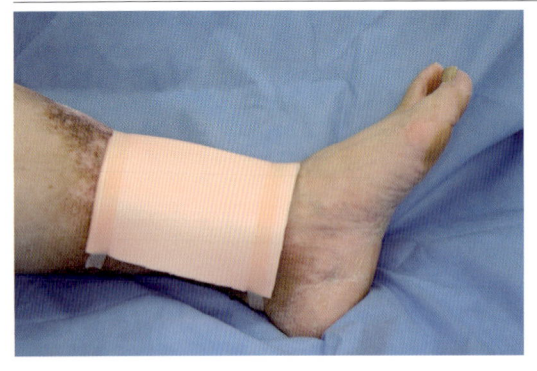

　滲出液が多いため，十分な大きさのポリウレタンフォーム（ハイドロサイト®プラス）を貼付後，テープで固定した。

❸ 圧迫包帯を行う

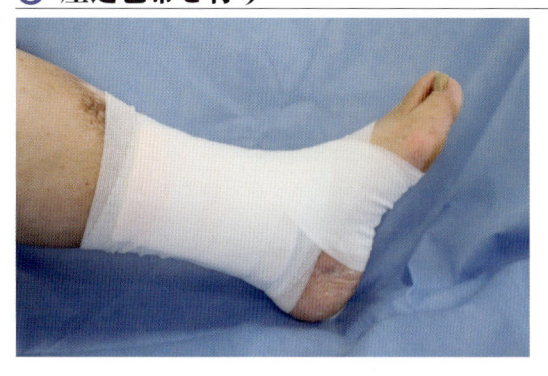

静脈うっ滞を軽減させるために，軽く圧迫包帯を行った。

❹ ハイドロコロイド複合類を貼付する

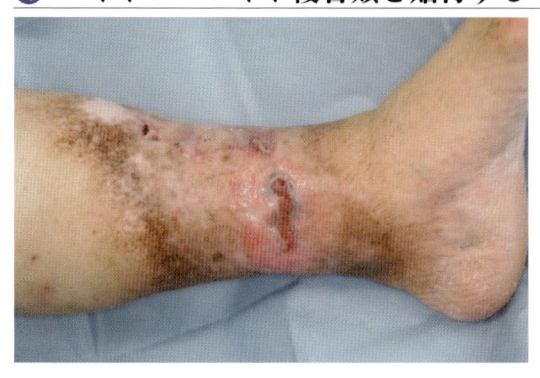

潰瘍が縮小し滲出液も減少したため，ハイドロコロイド複合類（デュオアクティブ®CGF）を貼付して上皮化を待つこととした。

著者からのひとこと　静脈うっ滞性潰瘍では，まず手術適応があるかどうかの検査を行う。手術を希望しない場合には，下肢挙上，弾性包帯や弾性ストッキングの着用も考慮する。

History & Review

- 創部の湿潤環境が表皮細胞の遊走と創傷治癒を促すことが記載された初期の論文。
  Hinman CD, Maibach H: Effect of air exposure and occlusion on experimental human skin wound. Nature 200: 377-378, 1963
- 各種被覆材とその適応について詳細に述べられている。
  稲川喜一, 森口隆彦：創傷被覆材の種類と選択. 形成外科 55: 237-246, 2012
- 慢性創傷において，従来のガーゼドレッシングに比べハイドロコロイドの方が早く治癒することが論述されている。
  Singh A, Haler S, Menon GR, et al: Meta-analysis of randomized controlled trials on hydrocolloid occlusive dressing vs conventional gauze dressing in the healing of chronic wounds. Asian J Surg 27: 326-332, 2004
- 銀含有ハイドロファイバー®は，細菌を含む滲出液を内部に閉じ込めた状態で銀イオンを放出し，迅速かつ効率的に抗菌することが可能であると記載されている。
  Jones SA, Bowler PG, Walker M, et al: Controlling wound bioburden with a novel silver-containing Hydrofiber® dressing. Wound Rep Reg 12: 288-294, 2004
- ランダム化比較試験を行い，ポリウレタンフォームの方がハイドロコロイドよりも滲出液吸収力において有意に優れていることが述べられている。
  Bale S, Squires D, Varnon T, et al: A comparison of two dressings in pressure sore management. J Wound Care 6: 463-466, 2008
- 慢性創傷では創面から排出された滲出液が細胞増殖を阻害することが論述されている。
  Bucalo B, Eaglstein WH, Falanga V: Inhibition of cell proliferation by chronic wound fluid. Wound Rep Reg 1: 181-186, 1993

第1章 創傷管理

6. 局所陰圧閉鎖療法

市岡　滋

Knack & Pitfalls

◎局所陰圧閉鎖療法は既存治療に奏効しない，あるいは奏効しないと考えられる難治性創傷が適応となる
◎悪性腫瘍がある創傷，重要臓器・大血管が露出している創傷，壊死組織を除去していない創傷などは禁忌である
◎適用部位に臨床的感染（骨髄炎を含む）を有する患者では感染が制御されてから使用する
◎虚血性疾患に起因する創傷は血行再建術を優先し，十分な血行を確保できてから適用する

局所陰圧閉鎖療法とは

　局所陰圧閉鎖療法とは，創傷を密封し，陰圧を付加することにより，創縁の引き寄せ（収縮），肉芽形成の促進，滲出液と感染性老廃物の除去を図り，創傷治癒を促進する治療法である。

　治療法の呼び名として英語では negative pressure wound therapy（以下，NPWT）が最も普及している。日本語においては「局所陰圧療法」「陰圧閉鎖療法」「陰圧療法」「吸引療法」などさまざまな呼称があるが，本稿では「局所陰圧閉鎖療法」を用いる。世界的に流通した機器の製品名をとって「VAC療法（VAC therapy）」と呼ばれることも多い。

　この治療法が創傷治癒を促進するメカニズムとして，①創収縮の促進，②過剰な滲出液の除去と浮腫の軽減，③細胞・組織に対する物理的刺激，④創傷血流の増加，⑤感染性老廃物の軽減，といった機序が考えられている（図1）。

適応となる疾患

　局所陰圧閉鎖療法の適応は「既存治療に奏効しない，あるいは奏効しないと考えられる難治性創傷」である。

■急性創傷

　一期的に閉鎖できない重度の外傷などが典型的適応である。急性創傷においては植皮が生着できる良好な肉芽組織を誘導するために局所陰圧閉鎖療法を用いることが多い。

■慢性創傷：下肢潰瘍

　慢性創傷に属する下肢潰瘍としては末梢動脈疾患（peripheral arterial disease：PAD），糖尿病性足病変，静脈うっ滞性下腿潰瘍，その他骨髄炎などによる潰瘍が代表的なものである。

　PAD・糖尿病性足病変による足壊死・潰瘍は，壊死部分を切除した後の開放創に適用して二次治癒または二期的に植皮や皮弁により閉鎖を目指す。

■慢性創傷：褥瘡

　褥瘡に対してはデブリードマン後，皮膚欠損創として局所陰圧閉鎖療法を適用する。褥瘡の状態によっては手術による閉鎖を要さず二次治癒を達成できることもある。従来であれば比較的大きな皮弁を適応していた程度の褥瘡においても，局所陰圧閉鎖療法により欠損全面に良好な肉芽組織を形成できれば植皮術で閉鎖できることも少なくな

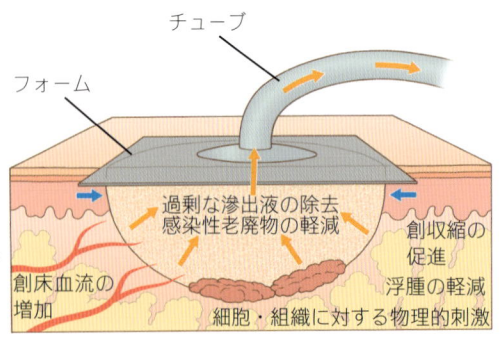

図1　局所陰圧閉鎖療法が創傷治癒を促進するメカニズム
→陰圧

い。坐骨部褥瘡などクッション性のある皮弁での再建が望ましい症例も局所陰圧閉鎖療法でできる限り創を縮小し，より小さな皮弁で閉鎖が可能となるように準備するのがよい。

■診療報酬からみた適応

わが国で診療報酬を算定できる対象として，①外傷性裂開創，②外科手術後離開創・開放創，③四肢切断端開放創，④デブリードマン後皮膚欠損創，という4種類の創傷が厚生労働省から通知されている。

●外傷性裂開創

外傷性裂開創は組織欠損が大きく，一期的閉鎖が困難な創が適応となる。具体的には，①縫合閉鎖不能な挫滅創，②銃創のような深い創，③骨や腱，筋膜が露出した皮膚欠損創，などが挙げられる（図2）。

●外科手術後離開創・開放創

手術で縫合した創が何らかの理由で離開したもので，手術部位感染（surgical site infection：SSI）によることが多い。SSIと診断された場合は早期に創を開放ドレナージをするのが治療の原則で，開放された創が局所陰圧閉鎖療法の対象となる（図3）。

●四肢切断端開放創

下肢潰瘍の項で前述したように，PADや糖尿病性足病変における壊死部分切除後の開放創に適用する。

●デブリードマン後皮膚欠損創

上記3つに該当しなくとも褥瘡，下肢潰瘍，組織壊死などで，既存の治療で奏効しない難治性創傷に対してデブリードマンを行えば，デブリードマン後皮膚欠損創として局所陰圧閉鎖療法を適用することができる。

禁忌，合併症

悪性腫瘍がある創傷，重要臓器・大血管が露出している創傷，臓器と交通している瘻孔，壊死組織を除去していない創傷などは禁忌である。

抗凝固剤・抗血小板剤の投与や血液疾患により，止血が困難な創傷では慎重な適用が必要となる。

適用部位に臨床的感染（骨髄炎を含む）を有する患者では感染が制御されてから使用する。

末梢動脈疾患など虚血性疾患に起因する創傷は血行再建術を優先し，創傷治癒が得られるのに十分な血行を確保できなければ適用するべきではない。

合併症として，わが国の治験において報告された主なものは疼痛，湿疹・皮膚炎，発熱・発赤などであった。一方海外では，重篤な合併症として出血による死亡例，アレルギー反応などが，軽微な合併症として皮膚炎，皮膚浸軟，フォームの置き忘れ，瘻孔形成などの報告がある。

■インフォームドコンセントの要点

・難治性創傷の治療では2回以上の手術を要するのが一般的である。
・まず壊死組織，不活性化組織，感染巣を外科的に除去（デブリードマン）する。
・デブリードマン後に創の状態を整えるため外用剤や局所陰圧閉鎖療法による治療を数週間行う。
・創の状態が整った時期に植皮や皮弁などの閉鎖手術を検討する。
・治癒が順調な場合は自然閉鎖を目指すこともある。

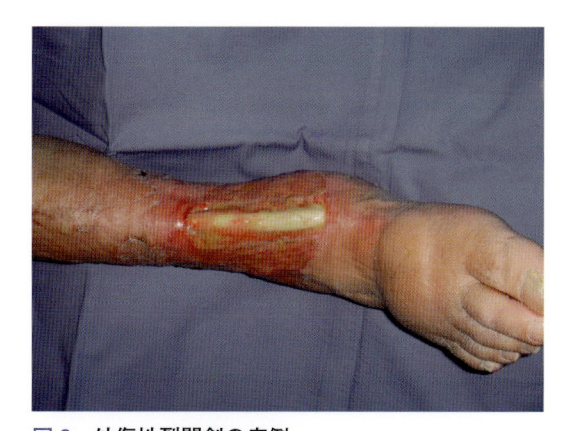

図2　外傷性裂開創の症例
足部外傷により腱が露出した皮膚欠損。

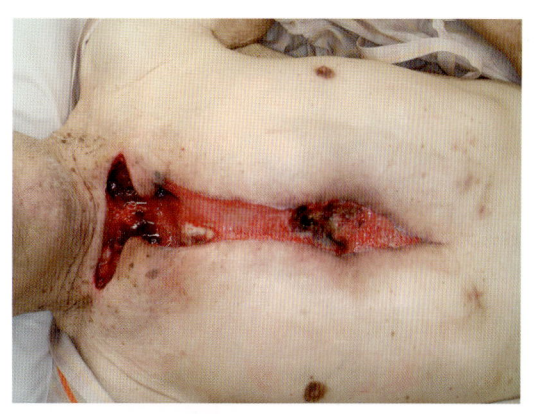

図3　外科手術後離開創・開放創の症例
心臓血管外科手術後のSSIによる開放創。

第1章 創傷管理

I 器具の装着

KEY POINTS
- 創に充填する材料を wound filler と呼び，ポリウレタンフォームまたはガーゼ（コットンフィラー）を用いる
- Wound filler の固着を防ぎたい際に創表面に置く膜状材料を wound contact layer という
- 創傷の状態に適した filler および contact layer を選択する
- 空気が漏れないように創を密閉する

❶ Filler の充填

　Wound filler としてポリウレタンフォームを創傷部以外の健常な皮膚に接触しない大きさに裁断し，創に充填する。

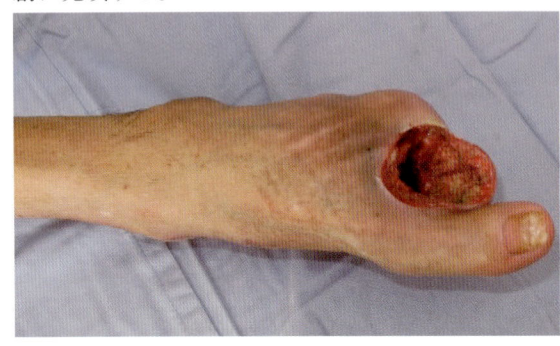

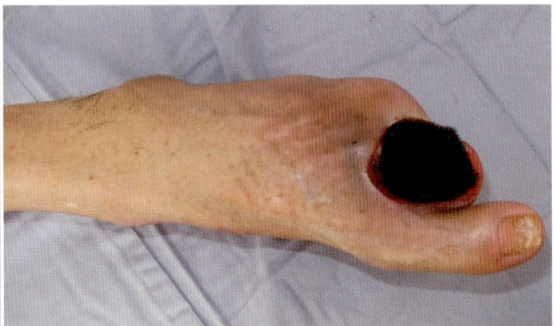

❷ ドレープで創を密閉する

　ドレープは創傷のサイズよりひとまわり大きい範囲（3〜5cm）で貼付する。皮膚とドレープの間に隙間を作らないように注意しながら創周囲全体を密閉する。
　周囲に水分や油分が残存するとドレープと皮膚に隙間ができリークの原因となるため，必要に応じてアルコール綿などで油分を取り除く。

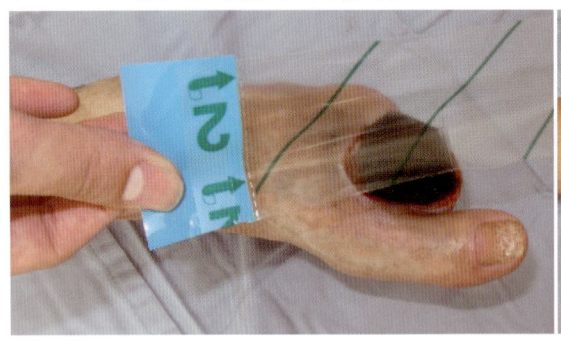

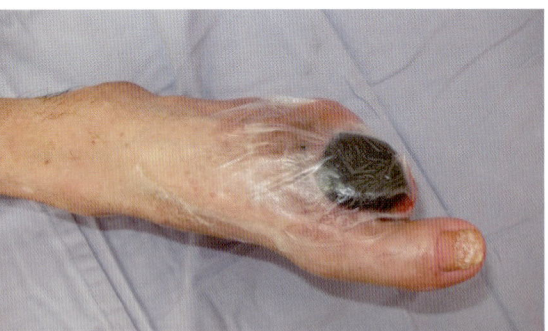

❸ ブリッジの設置

　フォーム上のドレープに2cm程度の穴を開ける。通常そこに連結チューブを接続するが，この症例のようにチューブ接着のためのスポンジ面積がやや狭い場合は穴に橋渡しのフォームを接続する（ブリッジングテクニック）。浸軟防止のためフォームの下の皮膚にもドレープを貼っておく。

Advice
・ブリッジングテクニックは創傷部のfillerの面積が狭い，局面が平坦でない，骨突出部などでチューブによる圧迫が予想されるなどの理由で創傷部直上に装着できない場合に用いる。

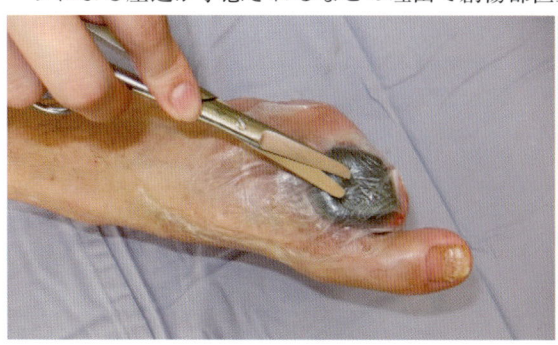

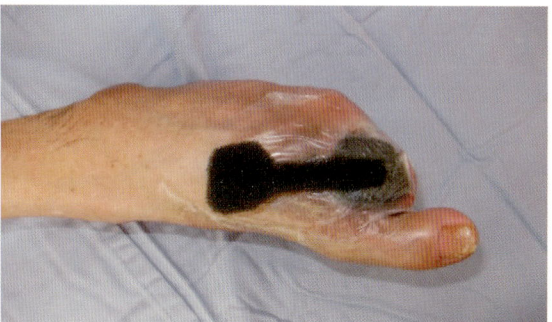

❹ 連結チューブの装着

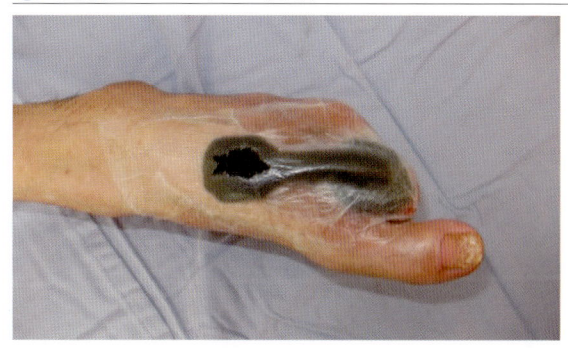

ブリッジングフォームをドレープで密閉して2cm程度の穴を開け，連結チューブを装着する。

❺ 陰圧付加の開始

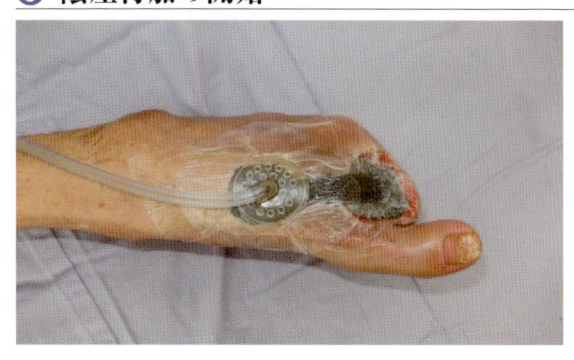

　陰圧付加が開始した後，リークのないことを確認する。陰圧として創部の血流が最も増加するとされる−125mmHgを付加した。

Advice
・陰圧は創部の血流が最も増加するとされる−125mmHgを基準とし，創傷の状態や患者の疼痛の訴えなどに応じて，通常−50〜−125mmHgの間で圧を調整する。リークを認めた場合，同部位へドレープを追加貼付する。

Ⅱ 下腿骨髄炎

KEY POINTS
- 壊死組織，不活性化組織，感染巣を十分に除去する
- 誘導された肉芽組織の量と状態によって皮弁形成，植皮術など再建術式を勘案する

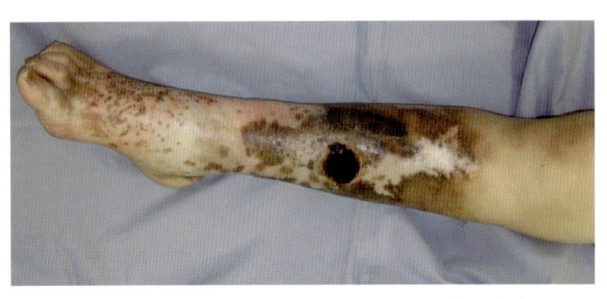

〈評価と治療方針〉

骨髄炎以外の鑑別診断として瘢痕癌も疑い生検・病理組織学的検査を行ったが，悪性所見はなく，慢性骨髄炎による難治性創傷と診断した。

治療方針は，不活性化組織・腐骨を完全に除去して，感染コントロールを主眼とした wound bed preparation を施行し，その後二期的に再建手術を計画した。

70歳，女性．幼少時に受けた下腿の外傷で，同部が潰瘍となり数十年来滲出液の分泌が続いていた．

❶ デブリードマン・腐骨摘出手術

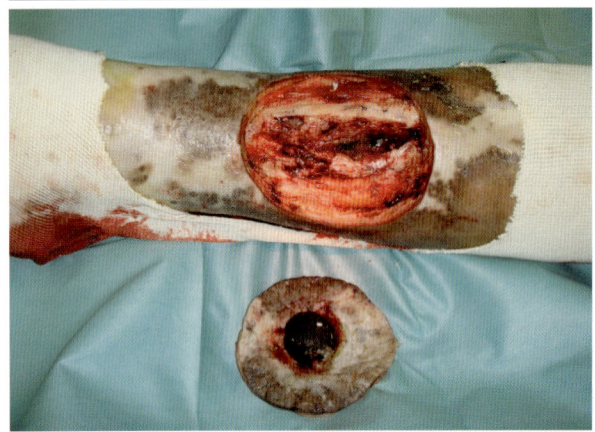

変性した皮膚・軟部組織を切除した。この時点で創底の腐骨を直視下に見ることができる。

健常な骨皮質に達するまで bone saw，骨ノミ，リウエルなどで硬組織に切り込み，腐骨を摘出した。術後は脛骨の皮質，骨髄腔が露出する欠損となった。

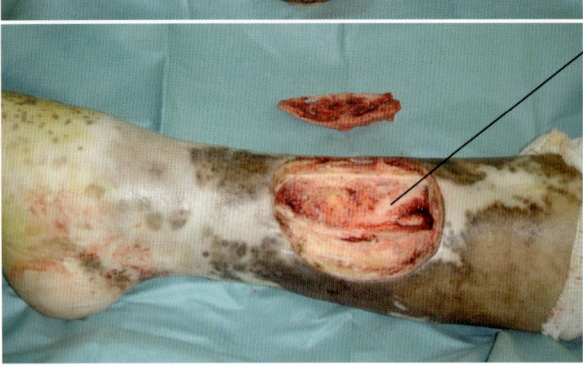

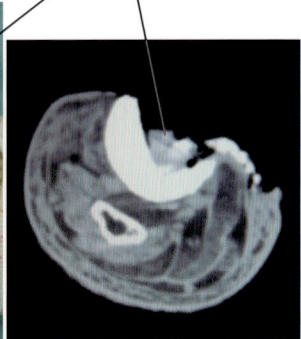

骨髄腔の露出

❷ 局所陰圧閉鎖療法の開始

疼痛緩和のため創縁を保護するドレッシング

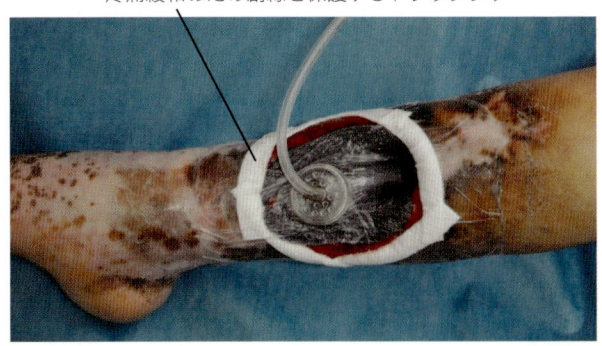

デブリードマン・腐骨摘出術から2日後，止血を確認して局所陰圧閉鎖療法を開始した。創傷処置時に強い疼痛を訴えたので創周囲にシリコーンゲルドレッシング（エスアイエイド®：アルケア社）を貼付して創縁を保護したうえで，局所陰圧閉鎖療法を適用した。
ドレッシング交換は週2回程度とした。交換の度に創傷および周囲皮膚を石けんとシャワーでよく洗浄し，成長因子製剤（フィブラスト®スプレー：科研製薬）を散布した。

Advice
・通常 −125mmHg 程度の陰圧が基準となるが，陰圧負荷時に疼痛を訴える場合は −75mmHg 程度に下げて施行する。

❸ 肉芽形成の完了

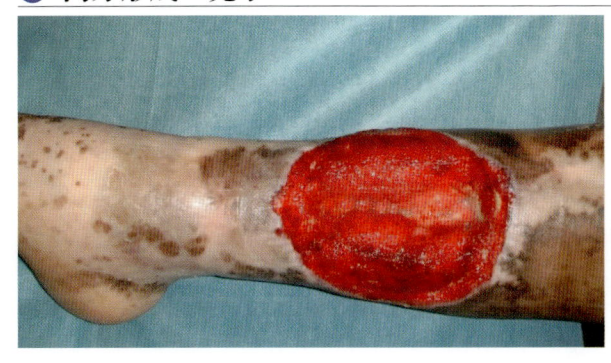

局所陰圧閉鎖療法を適用してから約4週で創傷は完全に良性の肉芽組織で覆われた。この時点で再建手術としては皮弁形成術より低侵襲で簡便な植皮術が適すると判断した。

Advice
・良性肉芽組織はやや濃い紅色で，組織は脆弱でなく，滲出液は少ない。これに対して明るい赤色や薄いピンク色で，触れるとすぐ崩れて出血するような脆弱な肉芽組織は多くは感染を伴う不良肉芽である。肉芽が不良な場合はその上に植皮術を計画するべきではなく，再度デブリードマンするか筋皮弁手術などを検討する。

❹ 分層植皮術

肉芽組織上への分層植皮術により創を閉鎖した。本症例のように血行豊富な良性肉芽組織が形成されれば，植皮直前のデブリードマンでは tangential excision のごとく組織を削除する必要はなく，軽く点状出血が見られる程度に鋭匙やガーゼで創表面を擦るだけでよい。

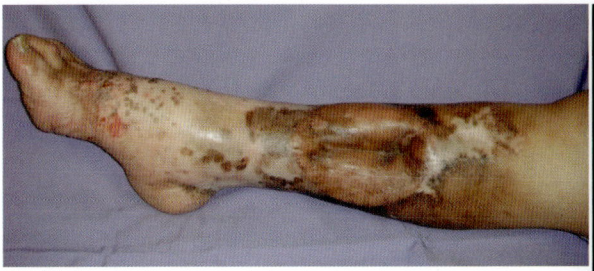

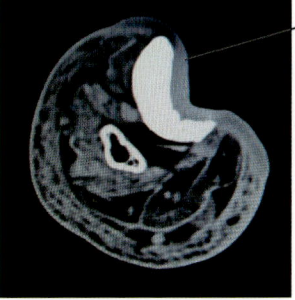

脛骨皮質・骨髄腔露出部は十分な軟部組織で覆われている

植皮術後6カ月

第1章 創傷管理

III 糖尿病性足潰瘍：局所陰圧閉鎖療法と人工真皮の併用

KEY POINTS
- 虚血を合併する場合は創傷治療の前に血行再建を優先するのが原則である
- 人工真皮の併用が有用な場合がある
- 創収縮・上皮化の状況を鑑みて閉鎖方法を検討する

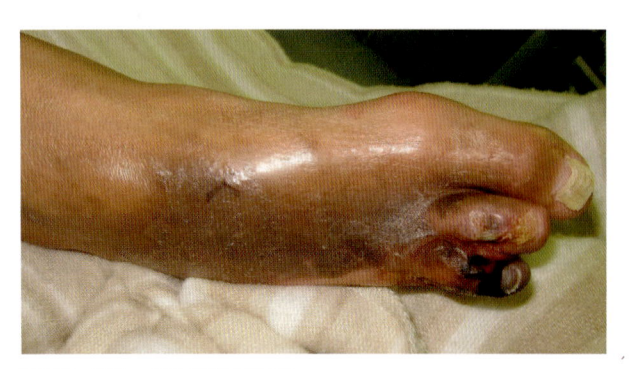

57歳，男性，糖尿病性足病変

〈評価と治療方針〉

右足第Ⅳ・Ⅴ趾はすでに切断されていた。今回は第Ⅱ・Ⅲ趾に生じた壊死・潰瘍が治療対象となった。

虚血による壊死・潰瘍と診断されたので創傷治療に先行して循環器内科による血管内治療が施行された。

治療方針は，血行改善後に中足骨部位で足趾を切断し，小切断（足関節より末梢における切断）後の開放創に対して局所陰圧閉鎖療法を適用する計画とした。

❶ 中足骨の切断

創面を囲むように残った皮膚

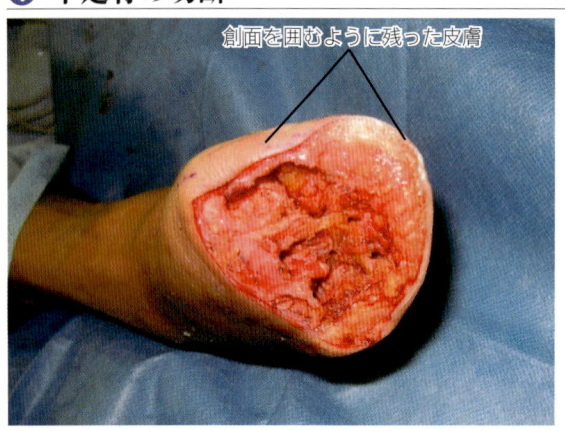

中足骨の中央部より末梢組織を切除した。本症例のように小切断後の創縁には，ある程度の皮膚が創面を囲むように残ることが多い。これを利用して創を完全に縫合閉鎖（断端形成）できれば理想的だが通常はそれほどの余裕はなく，また縫合によるtensionで皮膚が壊死する危険がある。

❷ 人工真皮の移植

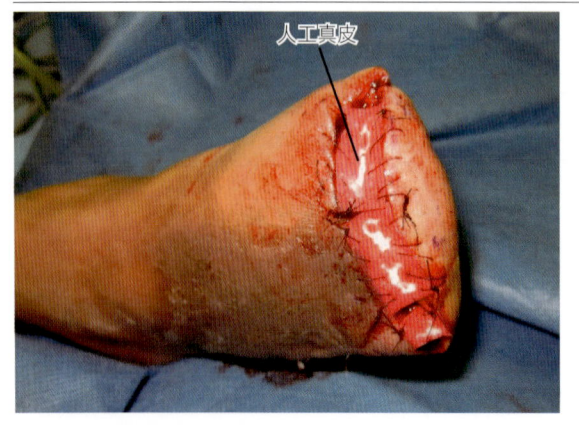

人工真皮

余剰皮膚を皮弁として創面に密着させ，できる限り創傷を小さくして早期治癒に結びつけたいが，足趾切断後の開放創底は骨露出などがあり皮弁辺縁を縫着することが困難である。その際，人工真皮を創中央に置き，これに各方向から皮弁を縫合して皮弁を固定する。

❸ 局所陰圧閉鎖療法の開始

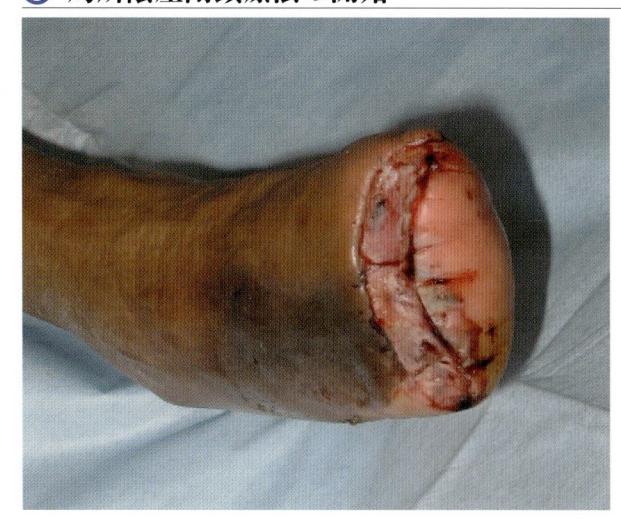

手術の翌日から人工真皮の上にポリウレタンフォームを置いて−125mmHgの局所陰圧閉鎖療法を開始した。

ドレッシング交換は週2回程度とし、交換時にシャワー洗浄し成長因子製剤（フィブラスト®スプレー：科研製薬）を散布した。

写真は局所陰圧閉鎖療法開始後7日の状態。人工真皮は赤みを帯びコラーゲンマトリックス内への血管新生が進んでいることがわかる。

Advice
・人工真皮を通して陰圧や外用剤の効果を及ぼしやすくするため、移植時に人工真皮をメッシュデルマトームにかけるか、11番メスを使ってスリット上の孔を開けておく。表層のシリコン膜は早めに除去する。

❹ 閉鎖方法の検討

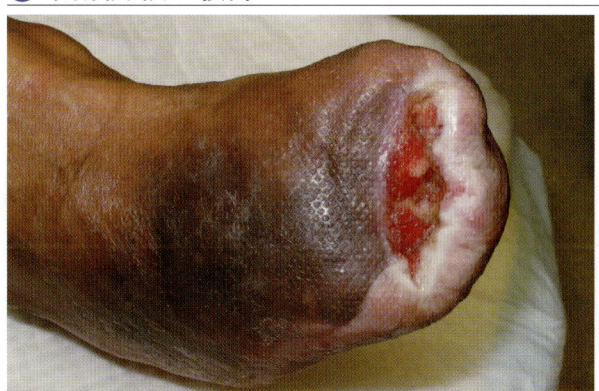

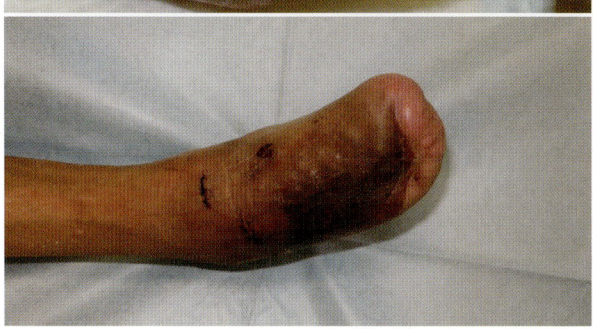

局所陰圧閉鎖療法開始後28日の状態で、本症例は創の縮小が著明であった。

植皮・皮弁手術ではなく自然閉鎖を目指し、局所陰圧閉鎖療法後にbFGF製剤（フィブラスト®スプレー）および抗菌性創傷被覆材（アクアセル®Ag）での保存加療を継続して、中足骨切断後約6週で自然閉鎖を達成した。

Advice
・局所陰圧閉鎖療法を施行している間に創全体が良性肉芽組織で被覆されれば、植皮などで閉鎖するのが早期の治癒に繋がる。しかし肉芽形成とともに創収縮・上皮化が順調な場合は、そのまま自然閉鎖（二次治癒）に誘導できることもある。

術後4カ月

第1章 創傷管理

Ⅳ 縦隔炎：局所陰圧閉鎖療法による wound bed preparation

KEY POINTS
- 血行不良組織，汚染・感染した骨，軟部組織は完全に除去する
- 局所陰圧閉鎖療法のみで自然閉鎖できる症例もあるが，縦隔炎では筋皮弁などによる再建手術を要する場合が少なくない

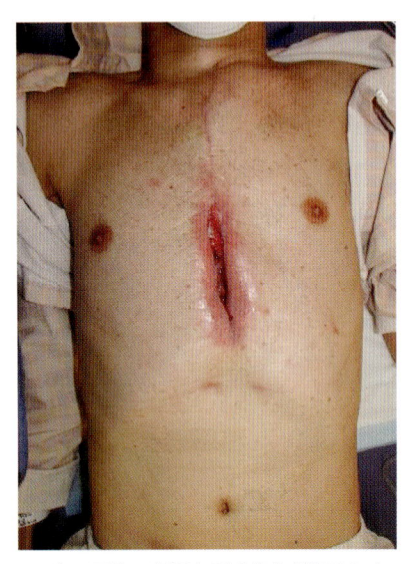

54歳，男性，僧帽弁形成術後縦隔炎による前胸部難治性潰瘍

〈評価と治療方針〉

　心臓血管外科手術後の縦隔炎による胸部潰瘍に対し，まず血行不良組織および感染巣を切除した。その後，局所陰圧閉鎖療法による保存治療を計画したが，施行後2〜3週の時点で自然閉鎖が困難または長期を要すると判断された場合は再建手術を行う方針とした。

❶ デブリードマン

　縦隔炎では創を開放するため通常胸骨が正中部で左右に割れている。左右胸骨を結合するワイヤーが残っている場合は除去する。前胸部潰瘍の創縁に皮膚切開を加え，左右に残存している胸骨を露出する。腐骨化した胸骨部分をリウエル骨鉗子で削除する。鉗子で咬んだ際に脆弱な部分は腐骨と考える。胸骨がすべて切除され肋軟骨に達することも多いが，胸骨縁から約2横指外側の肋軟骨下には内胸動脈が通っているのでこれを損傷しないように注意する。

❷ 局所陰圧閉鎖療法の開始

　デブリードマン後，創縁に発赤が見られたので皮膚保護を目的に創傷被覆材（ハイドロサイト®薄型）を貼付し，−125mmHgの陰圧で局所陰圧閉鎖療法を開始した。

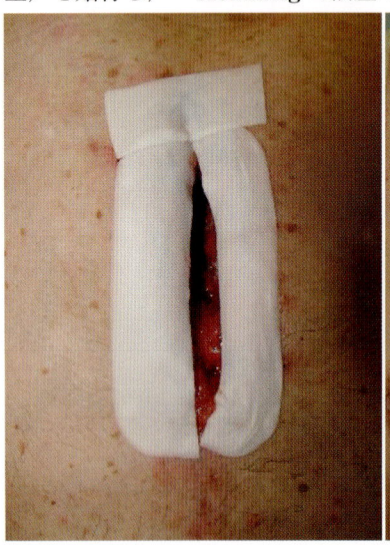

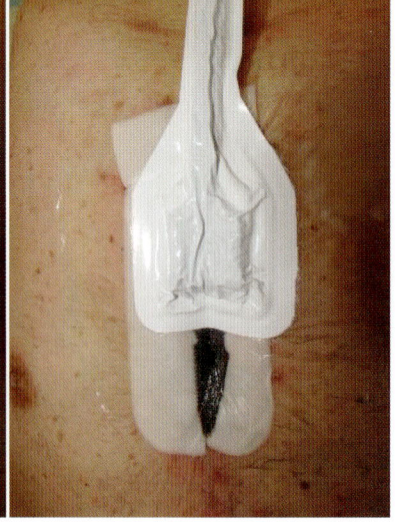

❸ 閉鎖方法の検討

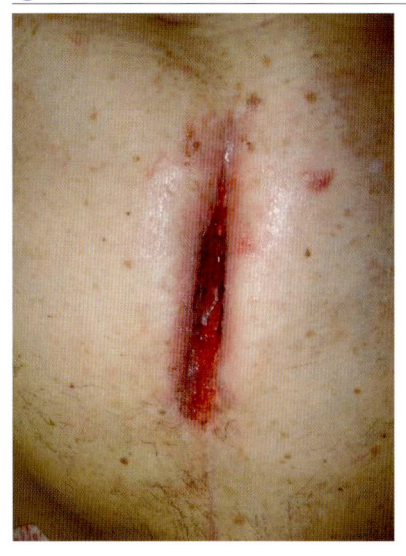

局所陰圧閉鎖療法を開始して3週目の状態。創容積は減少し，良性肉芽組織が誘導されたが，まだ骨が露出しており，創底に瘻孔状となった深い部分も残っていたため，自然治癒は困難であると判断した。

局所陰圧閉鎖療法を再建手術のための wound bed preparation と位置付け，筋皮弁による閉鎖を計画した。

❹ 有茎腹直筋皮弁による創の閉鎖

創部をデブリードマン後，有茎腹直筋皮弁をデザインした。上腹壁動静脈を茎として腹直筋皮弁を挙上し，上方に反転して前胸壁の欠損に充填した。筋皮弁採取部は一期的に縫縮した。術後は順調に経過し創は治癒した。術後5カ月で潰瘍の再発はない。

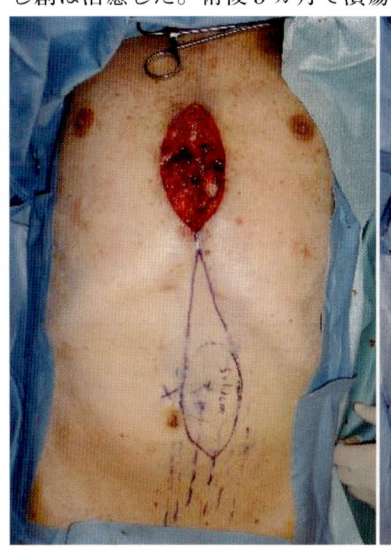

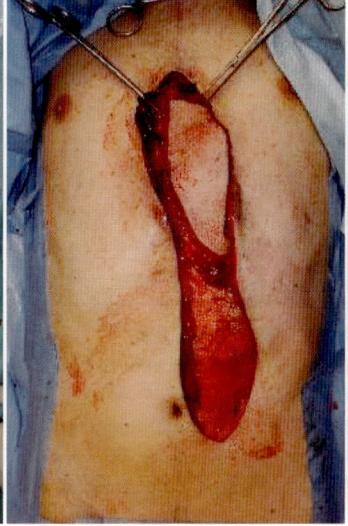

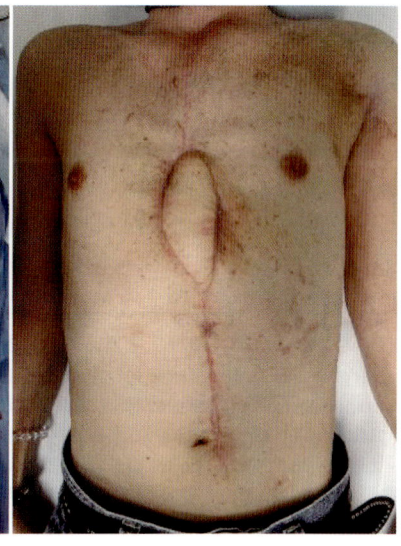

著者からのひとこと　局所陰圧閉鎖療法は難治性創傷の治癒を著明に促進するが，これだけでは完全な二次治癒に到達しないか，極めて長い治療期間を要する場合がある。その際は再建手術の成功率を高める wound bed preparation として局所陰圧閉鎖療法を位置付け，筋皮弁などによる閉鎖手術を計画する。自然閉鎖にこだわって長時間を費やすべきではない。

第1章 創傷管理

術前管理

■除毛
手術の支障にならない限り，除毛は行わない。カミソリによる剃毛はSSIのリスクを増加させる。除毛を行う場合には，電動クリッパーや除毛クリームを使用して，手術の直前に行う。

■入浴
シャワーや入浴は，手術前夜または当日に行い，汚れや異物を除去して清浄化する。

■遠隔部位感染
患者の他部位に感染創があれば，あらかじめ治療しておく。治療が終わるまで定時手術を延期する。

■糖尿病コントロール
糖尿病患者では術後感染が多い。術前に血糖コントロールを十分行う。

■禁煙
喫煙は術後の肺合併症と強く相関する。SSIのリスクファクターにもなっている。術前4週間の禁煙が必要である。

■術前入院期間
術前の入院期間を最小限とする。

■MRSA保菌者
MRSAを含むブドウ球菌の鼻腔保菌がSSIのリスクファクターになる。鼻腔保菌者に対して，ムピロシンによる除菌は有効である。

術中管理

■手術時手洗い
外科医は爪を短く切り，マニキュアは除去しておく。手術時手洗い法として，ブラシを使わず擦式消毒用アルコール製剤を手指から前腕に十分にすり込むラビング法が推奨されている。従来のスクラブ法に比べ，ラビング法はSSIの発生率に差がなく，手荒れも少ない。

■手術部位皮膚消毒
皮膚消毒には，アルコール製剤，ポビドンヨード製剤，クロルヘキシジン製剤などが使用されている。アルコールは引火性があり，ポビドンヨードは蛋白で失活しやすい。クロルヘキシジングルコン酸塩はアレルギーが多い。クロルヘキシジン製剤はポビドンヨード製剤よりも持続的な殺菌効果をもち，また血液や血清蛋白で不活化されない特徴をもつ。執刀直前に手術部位の消毒を行う。

■手術用手袋
手袋の穿孔リスクが高い場合，または汚染が重篤な結果をもたらす場合は，手袋は2重に着用する。

■全身管理
周術期の低体温，低酸素を避け，循環を維持する。正常体温を維持することはSSIの防止に有用である。低体温では局所血流が減少し，組織低酸素となり，好中球の殺菌作用が低下することで，SSIが起こりやすくなる。

■予防的抗菌薬投与
清潔手術では，皮膚常在菌を対象としたセファゾリンやペニシリン系抗菌薬の投与が推奨される。予防的抗菌薬は，術前2時間から手術直前までに投与する。この期間が，SSIの発生が最も低率であり，手術開始後3時間以上遅れて投与した場合は高いSSI率になる。予防的抗菌薬の術中投与は，3～4時間ごとに行うのが望ましい。予防的抗菌薬の投与期間が術後3～4日以上長くなると，耐性菌を誘導する危険が高くなるので，投与は原則24時間以内とする。

■手術操作
手術操作は愛護的に行う。止血を十分に行い，壊死組織や異物の遺残を最小限とする。死腔を残さない。

■縫合糸
縫合糸は絹糸でなく，吸収糸を使用すべきである。2014年に発表された日本外科感染症学会の調査では，以前の絹糸による皮膚縫合は1割にまで減少している。また，98%の外科医が筋膜縫合には合成吸収糸を使用し，抗菌コーティング糸も普及しつつある。外科や整形外科において，皮膚縫合は真皮縫合やskin staplerが主流となっている。現在では，SSIと肥厚性瘢痕発生率が少ないことから，真皮縫合が増えてきている。

■ドレーン
開放式ドレーンは外因性感染の原因となるので，できるだけ閉鎖陰圧式ドレーンを使用する。ドレーンは手術創から離れた部位から挿入し，できるだけ早期に抜去する。ドレーン留置期間は，CDCでは48時間以内とされているが，わが国の調査では第2病日の抜去はまだまれで，第4病日までに7割弱の外科医が抜去している。

■手術創被覆
縫合閉鎖した創は，適切な被覆材で閉鎖する。

術後管理

■手術創管理

一次縫合創では，術後創処置（創の消毒）は不要である．術後24〜48時間滅菌した被覆材で被覆して保護する．それ以降は被覆や消毒の必要はない．ただし，創の観察は重要である．創部は，術後48時間まで，滅菌水を用いて清浄化する．術後48時間を超えればシャワーを許可し，創の観察を密に行いSSIを早期に発見する．バスタブへの入浴は，手術創が浸らない，または滲出液が排出できる状態であれば可能である．

■抗菌薬

SSIのリスクを低減させる目的で，局所抗菌薬を用いない．蜂巣炎などのSSIを疑う場合には，予測する起炎菌をカバーする抗菌薬を使用する．

■周術期血糖コントロール

周術期の血糖値が高値になるとSSIの発生率が高くなる．周術期の血糖値は180〜200mg/dl以下にコントロールすることが，SSIの予防のために好ましい．

引用文献

1) Mangram AJ, Horan TC, Pearson ML, et al: Guideline for prevention of surgical site infection, 1999. Centers for disease control and prevention (CDC) hospital infection control practices advisory committee. Am J Infect Control 27: 97-132, 1999
2) CDC and HICPAC DRAFT guideline for prevention of surgical site infection. Healthcare infection control practices advisory committee meeting. March 14, 2013
   http://c.ymcdn.com/sites/www.cste.org/resource/dynamic/forums/20130319_111419_13595.pdf（Aug 28, 2014）
3) 中田精三，臼杵尚志，菊池龍明ほか：手術医療の実践ガイドライン（改訂版）．日本手術医学会誌 34：S1-S150, 2013

History & Review

● 手術部での安全管理，感染対策が述べられている．
　中田精三，臼杵尚志，菊池龍明ほか：手術医療の実践ガイドライン（改訂版）．日本手術医学会誌 34：S1-S150, 2013
● 形成外科領域のSSIに特化した論文である．
　Ariyan SL, Martin J, Lal A, et al: Antibiotic prophylaxis for preventing surgical-site infection in plastic surgery; An evidence-based consensus conference statement from the American Association of Plastic Surgeons. Plast Reconstr Surg 135: 1723-1739, 2015
● SSIサーベイランスによる積極的な感染対策について解説している．
　針原康：周術期感染症の制御と治療戦略　わが国のSSIサーベイランス．化学療法の領域 31：265-274, 2015
● 予防抗菌薬の投与期間で周術期感染症に差が生じるかをretrospectiveに検討した．
　榎本俊行：内視鏡下手術と術後感染—腹腔鏡下大腸切除術における予防抗菌薬の投与期間と周術期感染症の検討．日本外科感染症学会雑誌 11：303-306, 2014

第1章 創傷管理
7. 感染創の治療
2）感染創の管理

漆舘聡志，三上　誠

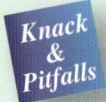

Knack & Pitfalls
◎創の観察を十分に行い，感染徴候の早期発見に努める
◎腫脹，発赤，熱感，疼痛のほか壊死組織，排膿，悪臭も重要な感染徴候である
◎創感染・皮下膿瘍が疑われたら切開・排膿を考慮する
◎切開はドレナージ効果とその後の治療を考慮して十分な大きさで行う
◎感染創に対しては十分なデブリードマンと創洗浄が有用である
◎感染創の管理に wet to dry dressing 法が有用である

診断のポイント

■臨床所見

　感染創とは病原菌が創内で増殖し組織炎症反応を起こした状態である。感染創の局所所見としては古くから知られている腫脹，発赤，熱感，疼痛のほかに，壊死組織や排膿，悪臭なども重要な所見である。これらの所見は感染創の典型的症状であり，このような症状が揃えば感染創の診断は比較的容易であるが，慢性創傷の場合には症状に乏しいこともある。慢性創傷は細菌負荷の程度により汚染創（contamination），コロニー形成創（colonization），限界保菌状態（critical colonization），感染創（wound infection）の4段階に分類される。感染創まで進行すると症状が顕著となり診断しやすくなるが，限界保菌状態では創治癒が遷延，または停止した状態となるものの明らかな排膿や炎症症状は見られず診断が難しいことも多い。感染が進行すると全身症状として発熱，白血球増加やCRPの上昇も見られ，さらには菌血症，敗血症へと段階的に進行する。壊死性筋膜炎やガス壊疽などでは急速に進行する場合があるため早急な外科的治療と全身管理が必要となる。感染創ではしばしば皮下膿瘍を形成し切開・排膿を必要とする。膿瘍が比較的浅層に存在する場合には波動を触知するため診断は容易であるが，深層に存在する場合には炎症を起こした組織が硬結として触知され波動が触れにくい。このような場合には画像診断や試験穿刺が有用である。

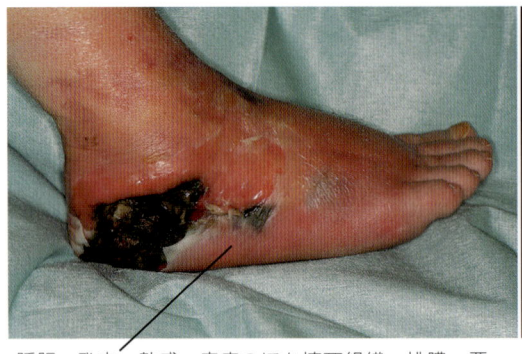

腫脹，発赤，熱感，疼痛のほか壊死組織，排膿，悪臭も認める。また触診にて握雪感を認める。同症例のCT画像では皮下にガス像を認める

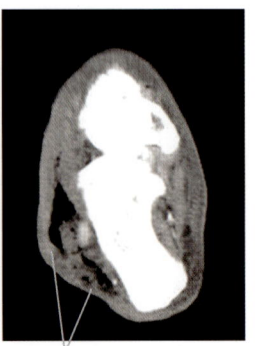

ガス

図1　糖尿病性足壊疽

■画像診断

皮下膿瘍が疑われる場合には超音波検査が侵襲も少なく有用である。壊死性筋膜炎やガス壊疽が疑われる場合にはCT, MRIを施行しガス像の有無や病変の範囲を確認する（図1）。足などの膿瘍で潰瘍底に骨が触れる場合にはX線にて骨破壊の有無を確認し，骨髄炎が疑われる場合にはCT, MRIを行う。

■その他の検査

必要に応じ炎症反応の確認のため白血球数，CRPなどを測定する。また中等症以上では起炎菌の確認のため創培養を提出し抗生剤の感受性検査も行う。

救急処置と治療法の選択

感染創治療の原則は切開・排膿とデブリードマン，創洗浄である。

■手術適応

感染創に伴う皮下膿瘍が疑われた場合には切開・排膿，デブリードマンの適応である。

■手術時期

感染創では可能な限り早期に創開放を行うのがよい。特に壊死性筋膜炎，ガス壊疽などでは躊躇せずにただちに創開放，デブリードマンを行う。

■インフォームドコンセントの要点

・切開の範囲と追加切開が必要となる可能性があること
・創を開放とし切開後通院あるいは入院治療が必要となること
・将来的に根治術が必要となる可能性があること
・皮膚切除が必要となった場合に後日皮膚移植の可能性があること
・二次治癒した場合に幅広い瘢痕が残ること

手術方法

比較的小さな皮下膿瘍であれば局所麻酔下での切開・排膿が可能である。炎症により出血しやすいのでエピネフリン添加リドカイン（1% E入りキシロカイン®）を用いて局所麻酔を行う。切開の範囲が広範な場合には全身麻酔下での創開放を行う。切開は可能であればrelaxed skin tension lines（RSTL）に沿う方向でドレナージが効くように十分な長さで行う。創を開放したら膿瘍の範囲を確認し必要であれば切開を追加する。壊死組織が存在する場合には積極的にデブリードマンを行うが，基礎疾患に末梢動脈疾患がある場合にはデブリードマン後にさらに壊死が進行する場合があるので，血行再建などを先行させることも考慮する。切開・排膿後はドレナージが効くようにガーゼやドレーンを挿入する。開放した創が広範囲で感染や壊死組織が残存している場合には生食ガーゼを用いたwet to dry dressing法が有用である（図2）。毎日洗浄を行い創の清浄化に努める。感染が制御されてきたら局所の滲出液の量，創面

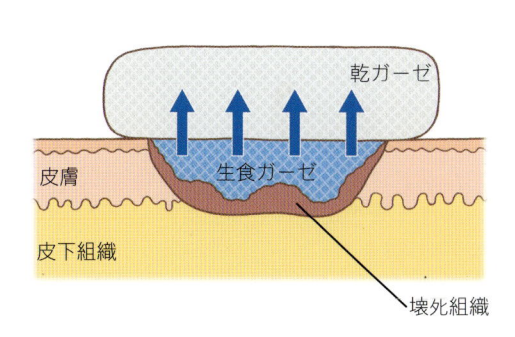

壊死組織を含む創面に生食ガーゼをまんべんなく接するように充填する。その上層に乾ガーゼを重ね，この乾ガーゼに生理食塩水および滲出液が吸い上げられることで創面は徐々に乾燥する。周囲皮膚が浸軟しないように生食ガーゼは創面からはみ出さないようにし，必要であれば皮膚保護剤を塗布する。

図2　Wet to dry dressing法の模式図

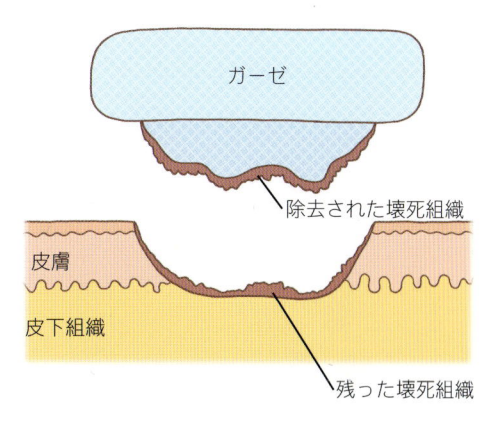

ガーゼ交換時にガーゼ表面に固着した壊死組織や不良肉芽がガーゼとともに除去されることでデブリードマンが行われる。

第1章 創傷管理

の湿潤状況にあわせてポビドンヨード・シュガー（ユーパスタ®など），カデキソマー・ヨウ素（カデックス®），サルファダイアジン銀（ゲーベン®クリーム）などの外用剤を使用し，滲出液が比較的少ない場合には創傷被覆材を用いてもよい。また全身症状がある場合には抗生剤の全身投与も考慮する。

I 切開・排膿

KEY POINTS
- 感染，膿瘍が疑われたら切開・排膿を考慮する
- ドレナージが効くよう十分な長さの切開を行う
- 膿汁などが貯留しないよう適切なドレナージを行う

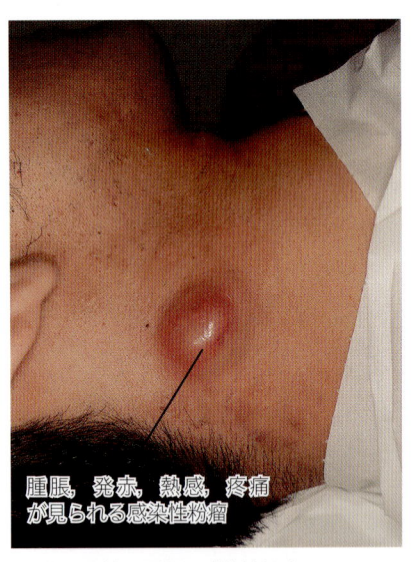

〈評価と治療方針〉

　以前より頸部に腫瘤を自覚しており，4日前から急激に増大した。初診時，腫脹，発赤，熱感，疼痛といった炎症徴候と，触診にて膿貯留を疑わせる波動を触れた。また中央には開口部を思わせる皮膚陥凹を認めたため感染症粉瘤と診断した。
　局所麻酔下に切開・排膿し，後日，根治術を行う方針とした。

腫脹，発赤，熱感，疼痛が見られる感染性粉瘤

27歳，男性，頸部の感染性粉瘤

❶ RSTLに沿って切開をデザインする

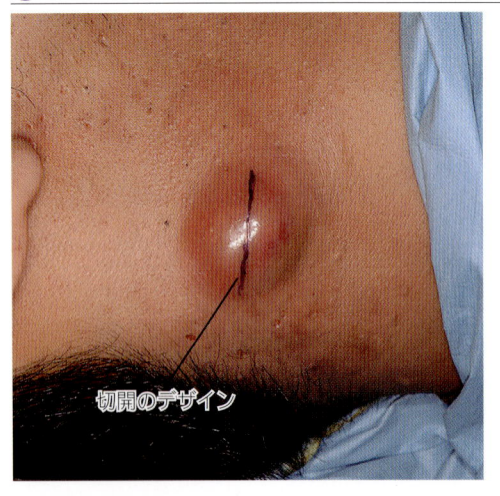

後日，摘出術を行うことを考えRSTLに沿って，囊腫の開口部付近の切開デザインを行った。

Advice
・開口部より尾側のスペースが大きい場合には膿汁の貯留を防止するため，より尾側での切開も考慮する。また皮膚が菲薄化している場合にはこの部を切除してもよい。

切開のデザイン

❷ 排膿し，創の自然閉鎖を図る

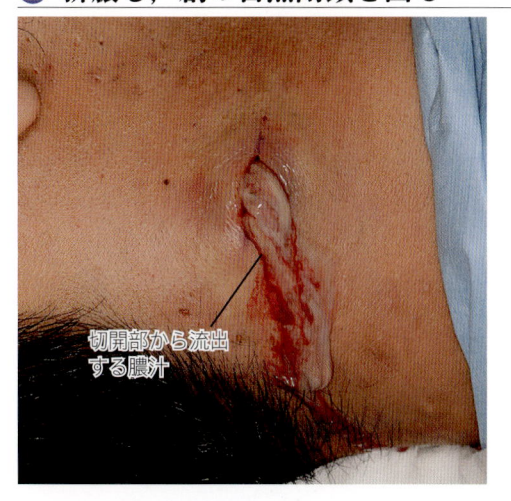

切開部から流出する膿汁

1%エピネフリン添加リドカイン（キシロカイン®）にて局所浸潤麻酔施行後皮膚切開した。膿汁，粥状物を圧出して内腔を確認し，十分なドレナージが得られるまで切開を追加した。その後，生食水にて十分に洗浄し，開口部が閉鎖しないよう，ガーゼにてドレナージを行った。

Advice
- 内容圧出後，必要であれば壊死組織のデブリードマンを行う。
- 囊腫壁が確認できる場合にはこれを可及的に摘出してもよい。
- ドレナージはタンポナーデとならないように注意する。

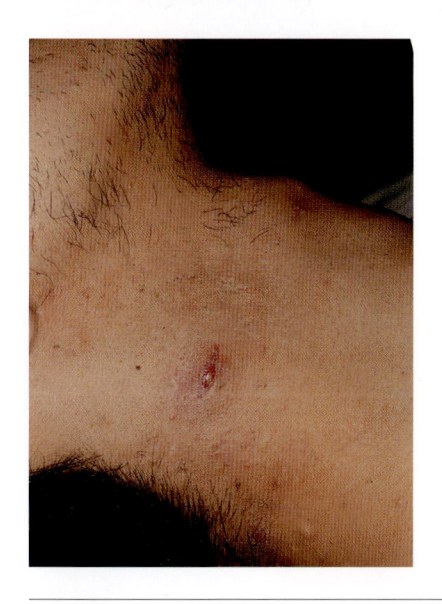

切開後約2週間で感染は軽快し瘢痕治癒した。
　根治のためには，炎症の軽快を待って皮膚腫瘍摘出術を計画する。

Advice
- 腫瘍切除術の際には通常の粉瘤のような囊腫壁は明らかでないことが多いため，上皮成分が残存しないように瘢痕組織を十分に切除する。

著者からのひとこと　穿刺吸引や皮膚生検用の皮膚トレパン（デルマパンチ®）による排膿という手段もあるが，効果が十分でないことも多い。切開して内腔を確認し，十分なドレナージを得た方が効果的である。

第1章 創傷管理

II 壊死を伴う感染創の処置：創の開放・排膿

KEY POINTS
- 画像診断も併用し感染の範囲を的確に判断する
- ドレナージが効くよう十分な切開を行う
- 徹底的なデブリードマンと創洗浄を行う

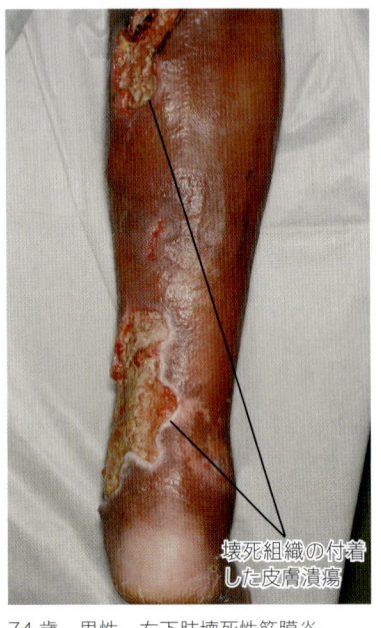

〈評価と治療方針〉

　多院にて蜂窩織炎として治療されたが，難治のため当科に紹介された。

　初診時，下腿全域にわたって腫脹，発赤，熱感が見られた。潰瘍面には壊死組織の付着が見られ，潰瘍間の皮下より膿汁の排出を認めた。血液検査にて白血球数，CRPの上昇を認め，CTでは，右下腿約1/3周にわたる広範囲の皮下膿瘍を認めた。このため壊死性筋膜炎と診断し，創の開放とデブリードマン，創洗浄を行う方針とした。

壊死組織の付着した皮膚潰瘍

74歳，男性，右下肢壊死性筋膜炎

❶ 創を開放し，デブリードマンする

　広範な皮下膿瘍を形成しており，全身麻酔下に創開放とデブリードマンを行った。

　創を開放し，壊死組織のデブリードマン，創洗浄を行った。創は開放とし連日創洗浄とサルファダイアジン銀（ゲーベン®クリーム）による創処置を行った。

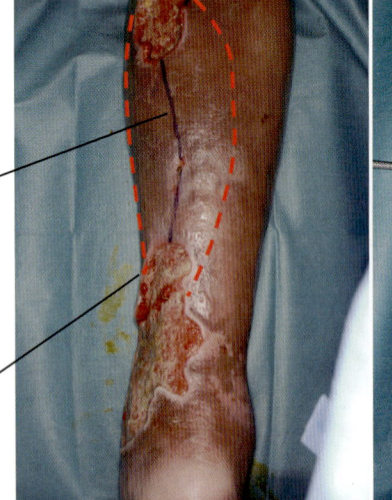

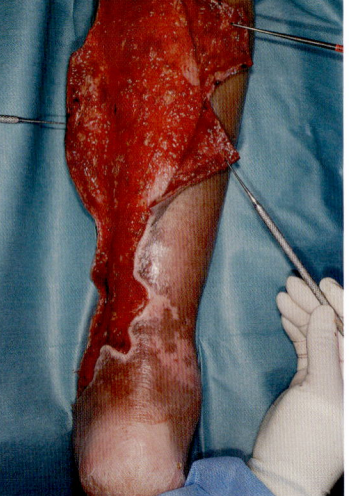

創開放のための切開線

皮下膿瘍の範囲

Advice
・膿瘍は複雑に広がっていることもあり，見逃さないようにゾンデなどで十分確認して切開・創開放を行う。

❷ 創の閉鎖

　創開放と連日の処置により創感染は軽快し，創面は良好な肉芽組織で覆われた．壊死組織も除去され良好な移植床が形成されたため，植皮術による創閉鎖を行った．

Advice
・Critical colonization の制御には壊死組織や不良肉芽，膿苔などを連日除去することが有効である．

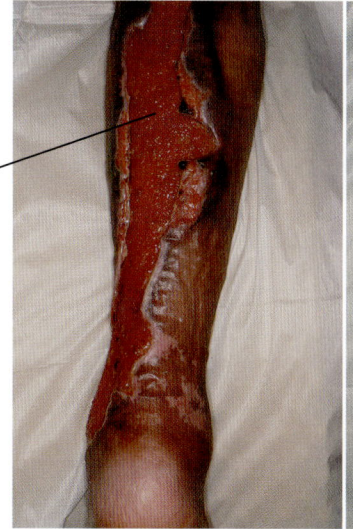

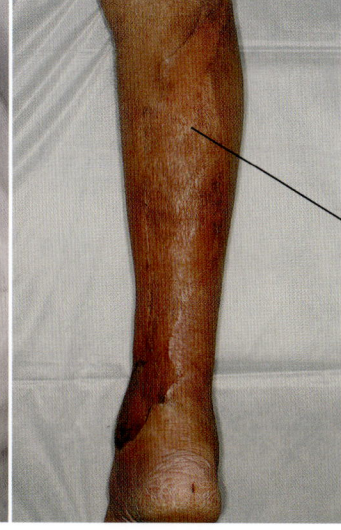

良好な肉芽で覆われた

植皮にて創閉鎖した

著者からのひとこと
- 組織に薄く残存した壊死組織は剪刀，メスなどではデブリードマンが困難である．そのような場合には水圧式ナイフ（VERSAJET®）が有用である．
- 壊死組織が除去され感染が制御されたら，陰圧閉鎖療法（NPWT）による wound bed preparation も有効である．

Ⅲ 壊死を伴う感染創の処置：wet to dry dressing 法による創底管理

KEY POINTS
- 生食ガーゼを創面すべてに接するように充填する
- 上層の乾ガーゼは滲出液を十分吸収できる量にする
- 基本は1日2回の処置で感染を制御する

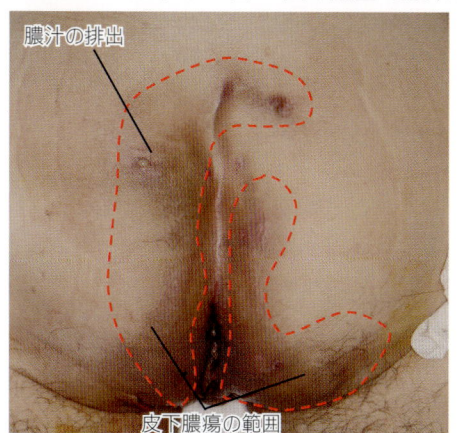

〈評価と治療方針〉
　肛門周囲から仙骨部にかけて広範な皮下膿瘍と複数の開口部を認めた．圧迫により開口部から膿汁が排出された．
　切開，排膿，デブリードマンによる感染のコントロールを図ることとした．

膿汁の排出

皮下膿瘍の範囲

43歳，男性，両殿部膿皮症

❶ Wet to dry dressing 法

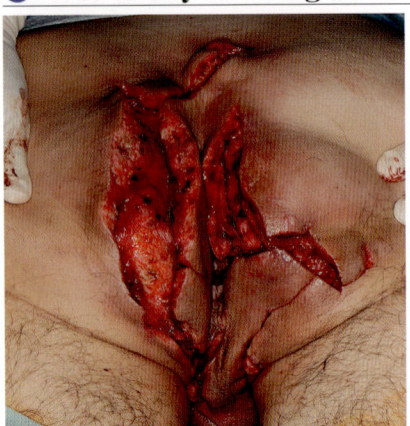

　全身麻酔下に切開，排膿を施行し壊死組織を可及的に切除した。十分洗浄後開放創とし，wet to dry dressing 法で処置した。

Advice
・肛門周囲の膿瘍では痔瘻の除外が必要である。
・盲目的に切開せず，ゾンデなどで内腔を確認しながら効果的な切開を行う。

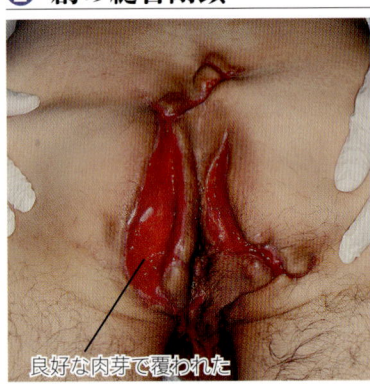

良好な肉芽で覆われた

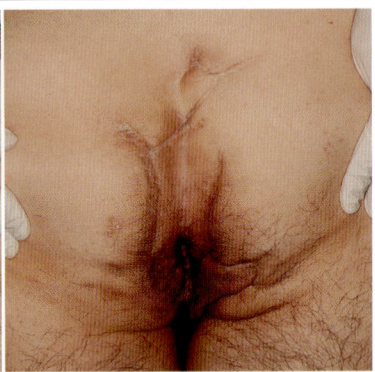

❷ 創の縫合閉鎖

　Wet to dry dressing 法により感染は軽快し壊死組織も消失した。創面は良好な肉芽組織で覆われたため，このあとデブリードマンと創縫合を施行し創閉鎖を得た。

Advice
・創の縮小傾向が顕著であれば，あえて縫合せずに瘢痕治癒を待ってもよい。

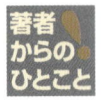

著者からのひとこと　皮膚のダメージが強い場合にはその皮膚を切除し，感染が制御されたあとに植皮術を行ってもよい。また，肛門周囲の創では便管理のための直腸カテーテルも有用である。

History & Review

●急性創傷と慢性創傷の管理につき詳しく述べられている。
　大慈弥裕之：急性創傷と慢性創傷における創傷管理の違い．形成外科 50: 523-532, 2007
●感染創，汚染創の管理についてエビデンスをもとに解説している。
　棚瀬信太郎：術後創処置の基本，汚染創，感染創の創処置；感染症・合併症ゼロを目指す創閉鎖．pp107-112, 羊土社，東京，2010
●TIME コンセプトを用いた慢性創傷の管理をわかりやすく解説している。
　簗由一郎：慢性創傷；TIME コンセプトにのっとった治療．日本創傷・オストミー・失禁管理学会誌 18: 285-292, 2014
●感染の段階とその対処法を表を用いて詳しく解説している。
　牧野太郎，大慈弥裕之：感染性潰瘍の対処と遊離植皮術．PEPARS 34: 51-58, 2009
●慢性創傷の創感染を 4 段階に分類した。
　Kingsley A: The wound infection continuum and its application to clinical practice. Ostomy Wound Manage 49: S1-S7, 2003
●米国感染症学会の皮膚軟部組織感染症ガイドライン。
　Stevens DL, Bisno AL, Chambers HF, et al: Practice guidelines for the diagnosis and management of skin and soft tissue infections; 2014 update by the Infectious Diseases Society of America. Clin Infect Dis 59: e10-e52, 2014

形成外科治療手技全書 I

形成外科の基本手技1

第2章　周術期管理と麻酔

p.67

第2章 周術期管理と麻酔

1. 術前準備と術後管理

櫻井裕之

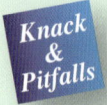

Knack & Pitfalls
◎手術前夜または当日朝の入浴・シャワー浴は重要である。一方，剃毛が必要な場合は手術室入室後の処置として行うべきである
◎術中の褥瘡予防に術者自身も気を配るべきである
◎手洗いの目的は術中の手袋破損により術野が汚染される細菌数を最小限にすることにある
◎皮膚消毒は執刀予定部位から同心円上に周囲に向かって充分広い領域に対して行うのが原則である
◎予防的抗生剤投与では手術開始時に血中濃度，組織内濃度を高めておくべきである

入室前病棟管理

　術前準備としては，術当日までに行う入室前病棟管理と手術室入室後手術開始直前に行う入室後準備がある。近年，手術部位感染（surgical site infection：SSI）に対する医療者の意識が高まり，その予防に向けてさまざまなガイドラインが提唱されている。術前病棟管理に関してもSSI防止の観点からいくつかの項目が推奨されている。手術開始前に行う術野の消毒効果を高めるためには，消毒前の洗浄により可能な限り汚れや付着物を除去しておくことが重要である。したがって，手術前夜または当日朝の入浴・シャワー浴は重要であり，特に高齢者，糖尿病患者，ステロイド使用中の患者など免疫能の低下が予測される症例では励行すべきである。形成外科手術において，頭皮，腋窩，鼠径部，外陰部をはじめとして有毛部が術野となる場合も多い。かつては，術前病棟処置として剃刀による剃毛を行う施設も多かったが，剃刀による剃毛は創を作りやすく，そこに細菌感染を伴うことでSSI発生率が上昇するため，剃毛が必要な場合は入室後処置として行うべきである。

　形態を重視する形成外科手術において，SSI予防以上に重視すべき入室前病棟準備として手術前デザインが挙げられる。ことに，麻酔後の筋弛緩状態や術中体位（多くの場合仰臥位）では確認しにくい体表面上のメルクマールは，入室前に目的とする体位でマーキングしておくことが重要である。

入室後術前準備

　個々の手術において予定されている体位や麻酔法に関して最終チェックを行い，麻酔導入後は各種モニター類，チューブ類の固定，電気メスの対極板の貼付など，手術内容に即して適切に指示あるいは実行する。

　手術室には各種枕類が常備されているが（図1），これらを適切に用いて術中の褥瘡予防に術者自身も気を配るべきである。さらに，細かな体位の修正にもこの枕類を上手に利用することで，手術操作が格段にやりやすくなる。これらも，症例ごとの手術内容により術者が指示すべきことである。

■頭部手術

　前述のごとく剃毛は麻酔導入後手術直前に行うのが望ましく，通常は電動サージカルクリッパー（図2）を用いて行うのがSSI予防の観点から推奨されている。しかし，頭皮からの分層皮膚採取などでは，剃毛が不十分であることが手術の妨げになることもあり，剃刀を用いた剃毛も時に必要となる。必ずしも頭皮全体の剃毛が必要なわけではなく，特に若年女性の場合，必要最低限の剃毛範囲に留めるよう配慮すべきである。また切開線があらかじめ決定されており，高い清潔度が要求されない手術であれば，手術直前に頭髪を輪ゴムなどを用いて束ねておくことで対応できる。

■顔面手術

　頭髪は通常手術用帽子内に納め，術野に出てこないようにテープで固定しておく。顔面手術では

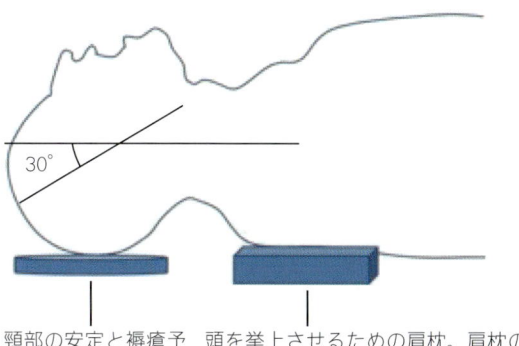

(a) 頭位，肢位，体位の固定と褥瘡予防に使用する各種枕

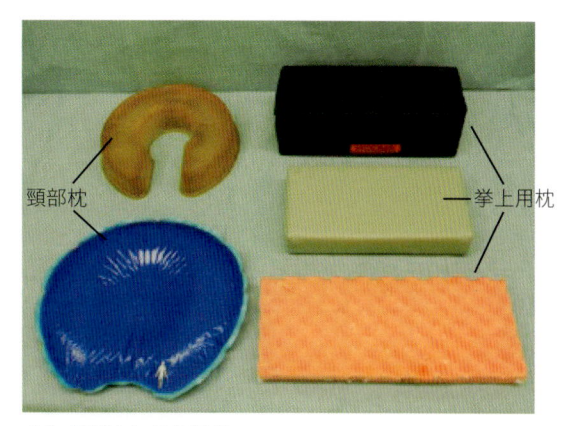

頸部の安定と褥瘡予防を目的とした円座枕

頭を挙上させるための肩枕。肩枕の高さにより後屈位の角度（30°）を調整する

(b) 使用される各種枕

頸部枕
挙上用枕

図1 形成外科手術で用いられる各種枕類

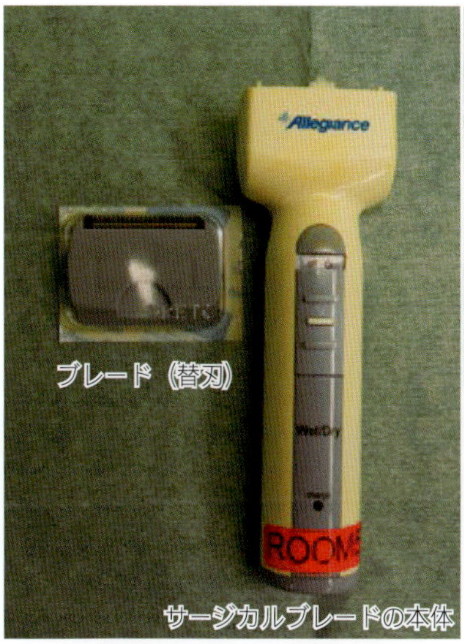

ブレード（替刃）

サージカルブレードの本体

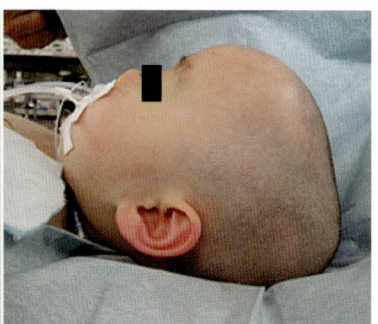

入室後にサージカルクリッパーを用いて全頭髪の剃毛を行った

電動のサージカルクリッパー。症例ごとにブレード（替刃）を交換する。皮膚に対して15～30°の角度にクリッパーブレードを保持し，体毛の生えている方向に逆らうように刈り込むと刈り残しを最小にできる

図2 頭部手術における術前剃毛

術者が患者の頭側に立つことが多く，頭部後屈位で行う方が手術をしやすい。肩枕を入れて頭部後屈位を保持するとともに，後頭部の褥瘡回避のための枕類も使用する（図3）。全身麻酔の場合，眼軟膏を使用し眼球・結膜を保護するとともに，耳介が術野に露出する場合は綿球などで外耳道パッキングを行う。

■ **体幹手術**

心電図モニター用のパッチ貼付場所を，術野を避けるように指示する。麻酔器は患者の頭側に配置し，術者・助手が患者の左右からアプローチできるようにする。乳房手術など，術中座位での形態確認が必要な場合は，その旨を麻酔科医師や看護スタッフにも伝え，手術台での患者の腰の位置を確認しておく。さらに膝下に大きめの枕を挿入しておき股関節・膝関節を軽度屈曲位にするとともに，頭部をテープ類で固定し体位変換に伴う頭位の不安定さを解消しておく。

■ **四肢手術**

無血野での手術が必要な場合はターニケットを装着する。大腿後面～膝窩部が術野となる場合は腹臥位，大腿頭側の外側面は側臥位が望ましいが，それ以外は仰臥位で対応できることが多い。四肢の手術の場合，体位以外に肢位の工夫も手術のやりやすさに影響する。足底の手術は，仰臥位でも膝関節屈曲，股関節外旋・外転，足関節内反で可能であり，下腿外後方は股関節内旋・内転・軽度屈曲，膝関節屈曲に腰枕を併用することで対

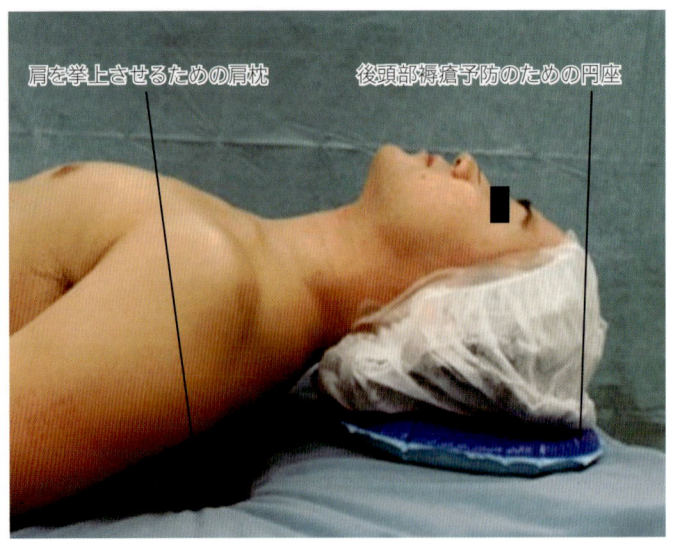

図3　顔面手術時の頭部背屈位

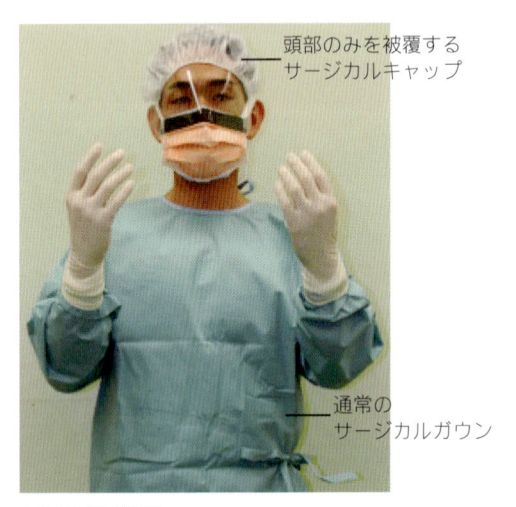

(a) 通常手術用

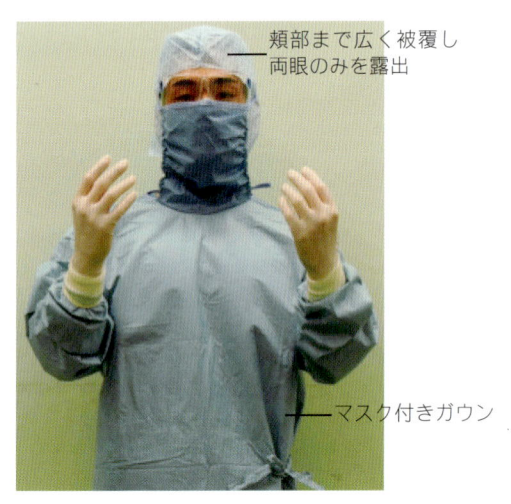

(b) 異物埋入手術などの高い清潔度が要求される手術用

図4　形成外科手術用ガウン

応できる。また上腕・前腕伸側は，上肢を胸部の上に乗せることで，仰臥位のままでも十分アプローチできる。

手洗い・ガウン

　手術に向け，術者自身は体調を整え，整髪し帽子内に頭髪を納め，爪を短く切り，手・腕・耳などの装身具を外しておく。手洗い法に関しても，施設内で定められた方法に準拠すべきであるが，いかなる手洗い法においても手指を滅菌することは不可能である。手洗いの目的は，術中の手袋破損により術野が汚染される細菌数を最小限にすることであり，滅菌水使用か水道水使用か，ブラッシング法かラビング法かでその効果に大きな違いはない。

　一方，形成外科手術においては，汚染創デブリードマンから始まる不潔術野の処置を伴う手術もあれば，プロテーゼ，エキスパンダー，人工骨などの異物を，厳密な清潔操作のもとで生体内に埋入させる手術もあるなど，術野清潔度の相違が著しい。すべての手術において，SSI予防のため最大限の対策を講ずるべきであるが，手術用手袋の二重装着（ダブルグローブ）やガウンなどに関し

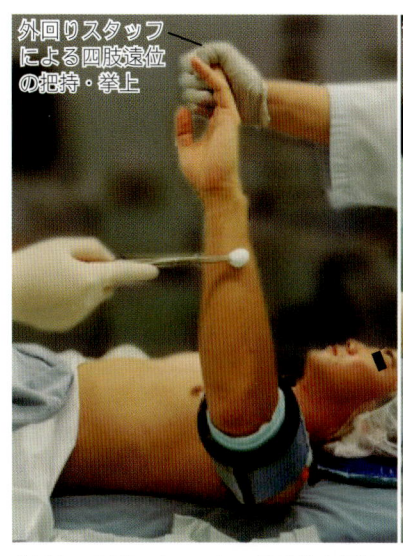

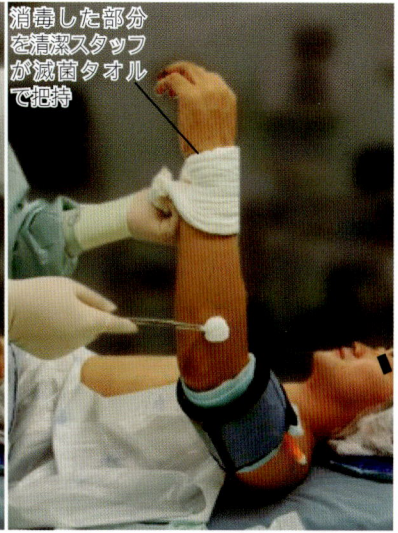

1. 術前準備と術後管理

外回りスタッフによる四肢遠位の把持・挙上

消毒した部分を清潔スタッフが滅菌タオルで把持

外回りの医療スタッフに四肢遠位を保持してもらい，消毒を開始する

消毒した部位は術者・助手が把持し，全体を消毒する

図5 四肢の消毒法

ては手術の清潔度に応じて選択すべきである（図4）。

術野の消毒

　術前の消毒の目的は，術者の手洗いと同様に，術野の常在菌・表在菌を減少させることである。皮膚消毒に一般的に使用される消毒薬はポビドンヨード製剤，クロルヘキシジン製剤，アルコール製剤である（表）。それぞれの消毒薬によるSSIの発生率に明らかな差はなく，以下の特性を理解して使い分けるのがよい。すなわち，ポビドンヨード製剤は着色するので消毒範囲がわかりやすく，皮膚に付着している限り静菌作用をもっている。一方，血液などで不活性化されやすい欠点があり，またヨードアレルギー患者には禁忌である。細かなデザインを要する形成外科手術においては，ヨードにより着色された術野は不都合なためハイポエタノールで還元させるが，それに伴い抗菌作用が失われるので十分に時間をおいてから行うべきである。クロルヘキシジン製剤はポビドンヨードと比較し持続的な殺菌効果をもち，また血液や体液によって不活性化されにくいという特徴がある。アルコール製剤は広い抗菌効果があり，持続時間が長いという利点があるが，クロルヘキシジン製剤と同様に粘膜面には使用できない。また，アルコールが術野に残ったまま電気メ

表　術野消毒に使用する生体消毒薬とその濃度

対象	薬物
正常皮膚	0.1～0.5％ クロルヘキシジンアルコール 7.5％，10％ ポビドンヨード 0.5％ クロルヘキシジン
熱傷皮膚	10％ ポビドンヨード
皮膚創傷部位	0.05％ クロルヘキシジン 10％ ポビドンヨード 原液あるいは2～3倍希釈オキシドール 0.025％ 塩化ベンザルコニウム 0.025％ 塩化ベンゼトニウム
粘膜	10％ ポビドンヨード 0.025％ 塩化ベンザルコニウム 0.025％ 塩化ベンゼトニウム

スを使用することにより，引火して熱傷を生じる危険があるので，十分に乾燥してから手術を行うべきである。

　感染創に対する手術や汚染された四肢の緊急手術では，実際の消毒前に術前処置としてブラッシングを行う。通常，創部のブラッシングは疼痛を伴うため，麻酔導入後に行うことが多い。その際は，手洗い用のポビドンヨード，手洗い用のブラシ，生理食塩水などを用いてブラッシングを行うとともに，手術台・術野の汚染を防止する目的で膿盆や吸引チューブなどを用いる。

　皮膚消毒は執刀予定部位から同心円状に周囲に

向かって十分広い領域に対して行うのが原則である。しかし，顔面の手術において鼻腔・口腔が露出した術野で手術を行う場合，より不潔と考えられる口腔内・鼻腔内から先に消毒を行うべきである。顔面表面の消毒を先に行った場合，口腔，鼻腔より溢れ出る分泌物で再度汚染されるのを防ぐためである。同様に，外陰部，会陰部の手術においても肛門・膣の消毒の後に周囲の皮膚を消毒すべきである。

十分な清潔術野を確保するため，術野消毒の際に外回りの医療スタッフの協力が必要である。四肢の消毒の際，まずは四肢遠位部を外回りスタッフに把持・挙上してもらった状態で消毒を始め，清潔スタッフが保持できる部位を確保した後に外回りスタッフが保持していた部位も含め消毒を行う（図5）。同様に，仰臥位での後頭部も含めた頭部全体の消毒や，側胸部も含めた体幹の消毒などにおいても，外回りスタッフの協力を得ながら十分な清潔術野の確保が必要である。

術野の覆布（ドレープ）

十分な消毒により広い清潔野が確保できた後，隣接した不潔区域を被覆する目的で各種ドレープが用いられる。単純な皮膚腫瘍切除や小手術の場合は，接着テープ付きの穴空きドレープが簡便であり，確保した術野の大きさに応じて穴のサイズを選択する（図6）。術野を制限することは感染のリスクを低減させるうえで重要であるが，形成外科手術においては，左右の対称性やバランス，瘢痕の向きなどに配慮すべき手術が多く，他の手術に比べ術野が広く求められる。そのため，他科手術とは異なったドレープ法が求められることも多い。

心臓外科，脳神経外科，整形外科など深部組織を対象とする手術においては，皮膚の常在菌がSSIの原因となる可能性が高いので，薄い透明または半透明の膜を皮膚に貼付し皮膚切開を加えるインサイズドレープの有用性が高い。しかし，皮膚そのものが手術対象となる形成外科手術においては，皮膚切開線が複雑であり，また皮膚の移動を伴う場合かえって手術操作の邪魔になることもあるので，その使用頻度は低い。しかし，複数の術野の手術で，各術野間の清潔度に違いがある場合，汚染もしくは準清潔術野から清潔術野への細菌拡散を防止する目的で，このドレープが使用される場合もある（図7）。

形成外科においては，複数のドレープを組み合わせて手術を行う場合が多く，各ドレープ間の固定も清潔野保持のために不可欠である。ドレープ間の固定には布鉗子，ドレープテープ，絹糸などを用いることが多い。形態改善を求める形成外科手術において術中記録写真は重要であり，記録画像を意識しながら鉗子類をドレープの折り目から挿入し固定するなどの配慮が必要である。

■頭部手術におけるドレープ

限局した頭部の手術であれば，前述のごとく切開線を意識しながら輪ゴムなどで頭髪を束ねることにより，小範囲のドレープで対応できる。もちろん，この場合も術野の剃毛が行われていれば，格段に手術はやりやすくなる。一方，広い術野が

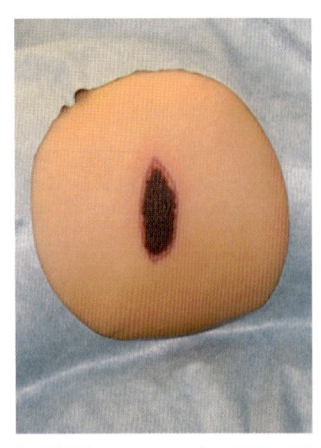

図6　小手術時のドレープ：体幹の母斑切除

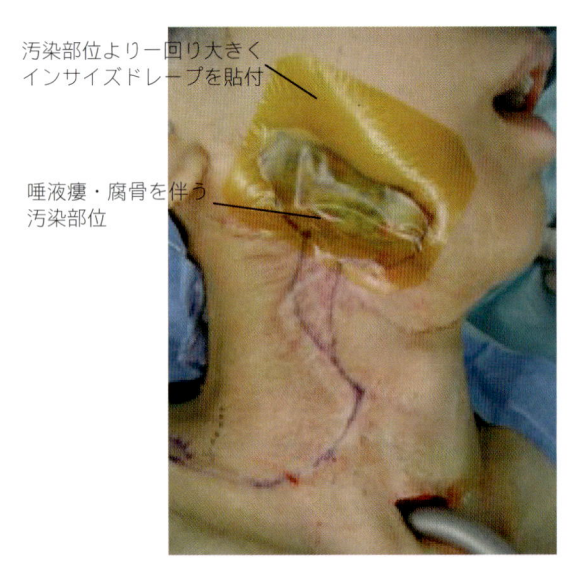

図7　汚染部位隔離のためのインサイズドレープ
唾液瘻，腐骨部分を隔離するために用いる。

1. 術前準備と術後管理

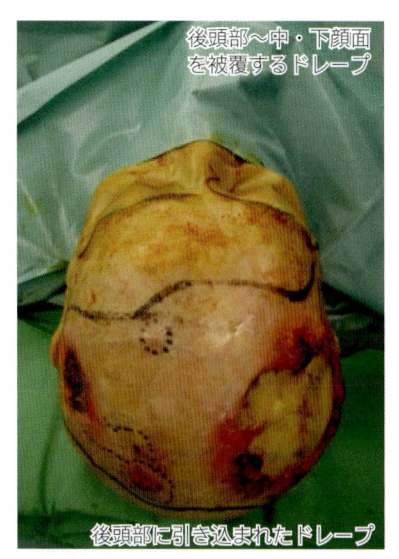

図8 広範囲頭部手術のドレープ
術中頭位変換にも対応できる。

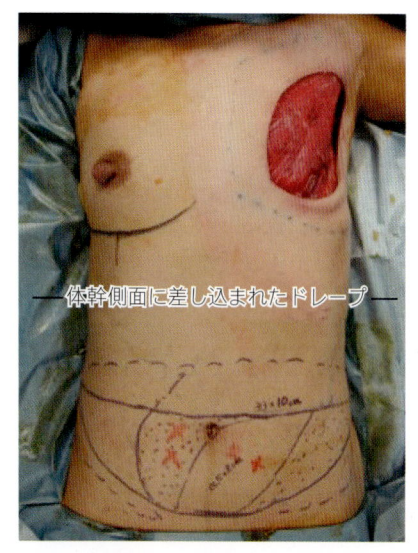

図9 体幹のドレープ

必要な場合は，剃毛を行ったうえで頭部全体を消毒し後頭部〜中・下顔面にドレープをかける。術野を広く確保することにより，術中頭位を自由に変換でき，また清潔な四角巾を後頭部に入れることにより頭頂部へのアプローチもしやすくなる（図8）。

■顔面手術のドレープ

形成外科手術において顔面の術野確保は非常に重要である。眼科・耳鼻科の手術と異なり，手術部位，手術目的，手術内容が多彩であるため，形成外科の顔面手術に関しても画一的なドレープ法はない。また，術者自身のこだわりや流儀もあるため，それぞれに見合ったドレープ法を術者自身が熟慮のうえ決定すべきである。

形成外科手術においては顔面全体のバランスや左右対称性を重視する手術が多いため，顔面皮膚腫瘍切除などであっても，瘢痕の位置や方向，眼瞼・口角・鼻孔などへの影響を確認できるようにドレープを行う。

■体幹手術のドレープ

体幹手術の場合も，正中や左右対称性を意識する必要のある手術においては，広範囲の術野確保が必要となる。現在はディスポーザブル（シングルユース）シーツが多く普及しており，個々の手術の目的に応じてドレープ法にも工夫が必要な形成外科手術において汎用度が高い。体幹は全周性の消毒は実質不可能なため，側面をできるだけ広く消毒した後，シーツの端を折り込み，体幹の裏面に差し込むように挿入するとよい。両側面にシ

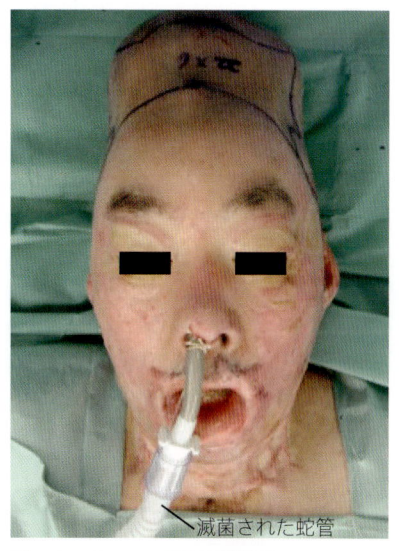

図10 チューブ類の清潔化
清潔蛇管を用いて麻酔器に繋がるチューブ類を清潔野で管理する。

ーツを差し込んだ後に，体幹頭側・尾側にシーツをかけた方が，十分な清潔野を保ちやすい（図9）。

■四肢のドレープ

四肢手術の際のドレープは，前述のごとく遠位側から全周性に消毒し，肢位を清潔野で自由に変えることができると手術が容易になる。この際のドレープも，ディスポーザブルのものを使用することが多く，折れ目から布鉗子で固定する場合が多い。一方，四肢近位側が術野となる場合は，全体を消毒した後，遠位側はストッキネットなどで

73

包んでおくこともある。

　以上，形成外科手術における各術野での代表的なドレープ法を述べてきたが，いずれにしてもさまざまな可能性に対応できる術野の確保が必要である。例えば，頭部〜顔面全体が術野となる手術や，体幹からの組織移植を用いた顔面再建手術など，麻酔のためのチューブ類を覆うこと自体が困難な場合もある。このような場合は，麻酔器と繋がる蛇管全体を清潔なものに変え，清潔野で管理した方が医療安全上も好ましい（図10）。同様に，尿道カテーテルや胃管などのチューブ類も清潔野で管理された方がよい場合もある。個々の手術において手術目的を明確に認識したうえで，ドレープを行うべきである。

抗生剤の選択と投与

　形成外科手術においてもSSI予防の観点から抗生剤の使用は重要であるが，術後感染防止の基本は術前・術中を通じての滅菌法と無菌操作の徹底にある。この基本を守らずに，抗菌薬の力に頼ってはならない。使用薬剤は，①手術時の汚染菌に対する十分な抗菌力を有する，②菌交代や耐性菌が出現しにくい，③目的とする組織への移行性がある，④副作用が少なく，発生しても対応が容易である，⑤耐性菌が分離されても，対応薬剤がある，⑥同じ効果であれば，安価で抗菌スペクトラムをターゲットとする菌に絞った薬剤を使用する，などを判断基準として選択する。

　予防的抗生剤投与では手術開始時に血中濃度，組織内濃度を高めておくべきである。そのためには執刀前に初回投与することが望ましく，また抗生剤の皮内反応の廃止とともに十分な監視下での投与が必要となったため，入室後術前準備として行われることが一般的となっている。また抗菌薬の有効血中濃度を維持するため，抗菌薬血中半減期の2倍程度の時間を目途に追加投与するのが適当とされる。術後の予防的抗菌薬投与は，疾患にもよるが，手術日を含めて2〜3日間以内とする。

術後の創管理と包帯交換

　無菌操作下に縫合閉鎖された手術創部は，術後48〜72時間に一次治癒が得られるため，皮膚表面からの細菌汚染のリスクはなくなる。したがってSSI予防の観点からは術後48時間以降は創部の消毒と被覆の必要はなく，従来繰り返されていた抜糸までの連日包交処置は近年行われなくなっている。また，一般的にその時期であれば入浴やシャワー浴も可能である。しかし，体表面の形態を重視する形成外科手術において，術後の創部観察と適切な管理を軽視することはできない。なぜならば，形成外科手術の目的は創治癒を得ることだけではなく，可及的に瘢痕を残さないことをも目的にしているからである。

　皮下剥離は形成外科手術においてしばしば行われる基本操作の1つであるが，これにより生じる剥離腔は術後血腫・漿液腫形成の場となり得る。血腫・漿液腫は創部感染や創傷治癒遅延の要因となるため，形成外科手術後の創管理において見逃してはならないポイントの1つである。皮下出血斑は血腫形成時の重要なサインである。皮下剥離範囲における膨隆・緊満と同時に出血斑の有無を術後包交時にチェックする必要がある。また触診上，波動（fluctuation）の有無も，液体貯留があるかどうかの重要な判断材料であるため形成外科医として身につけておくべき診断技術である。近年は，ポータブルの超音波検査機器が普及しており，病棟での創管理において血腫・漿液腫が疑われた場合は躊躇なく確認し，必要な処置を講じるべきである。

　皮下剥離面での血腫・漿液腫の予防に各種ドレーンが用いられるが，腹腔内ドレーンや胸腔ドレーンなどの元来存在する体腔からのドレナージと異なり，剥離腔自体の閉鎖を目的とするため同部への圧迫療法を併用することが多い。形成外科手術後の創部圧迫は，四肢においては弾性包帯，それ以外では圧迫テープを用いて行う場合が多く，形成外科医はどちらの圧迫療法にも精通し，術後創管理に応用すべきである。また術後の圧迫療法は血腫予防のためだけでなく，局所の浮腫や腫脹の防止にも効果的であり，ことに顔面手術などの場合術後のダウンタイムを短縮する目的で行われる場合もある。一方で，頬骨弓骨折整復後や陥没乳頭手術後など術後の局所圧迫が禁忌とされる手術もある。また，皮弁移植術における血管茎など部分的に圧迫を回避すべき術後管理もある。

顔面手術のドレープ法

- 3枚のドレープを用いて頭部・顔面を包み込むように覆う

❶ 四角巾と三角巾の保持

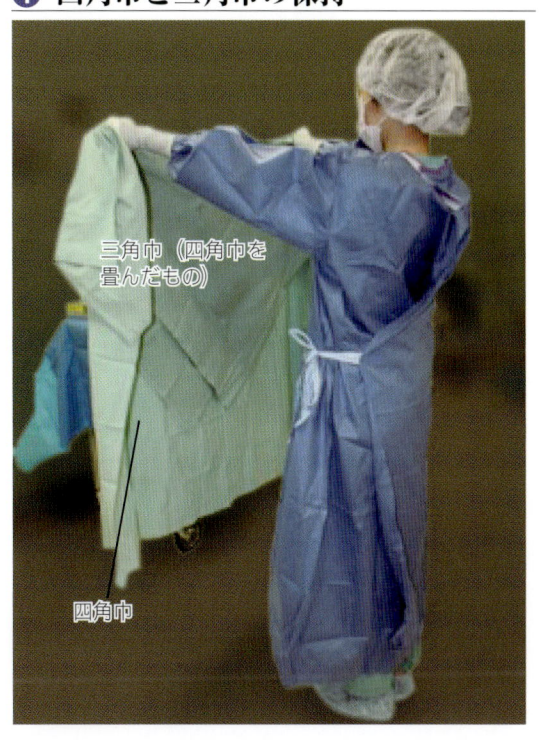

三角巾（四角巾を畳んだもの）

四角巾

挿管チューブなども含め顔面全体を消毒の後，四角巾と三角巾（四角巾を畳んだもの）を重ね，一緒に広げた状態で保持し，患者の頭側に立つ。

Advice
・把持する手は四角巾に隠れるように持つことで，その後の操作において術者自身が不潔にならないように留意する。

❷ 四角巾の後頭部への挿入

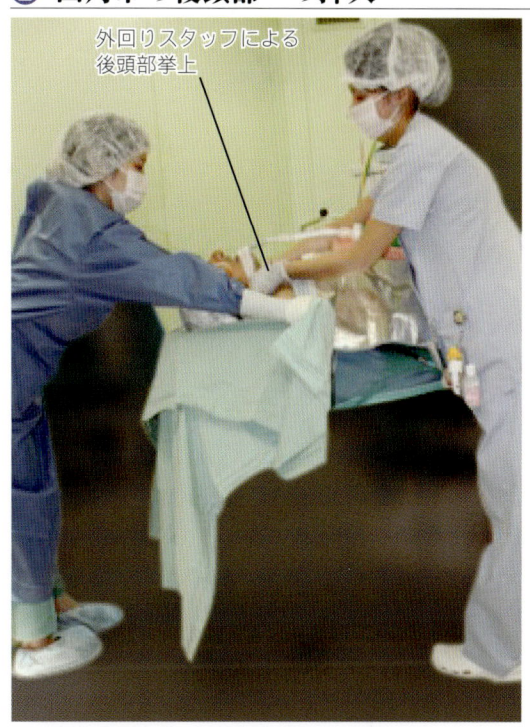

外回りスタッフによる後頭部挙上

その状態で，患者の尾側に立つ外回りスタッフに後頭部を持ち上げてもらい，後頭部〜後頸部に保持したドレープを滑り込ませる。

Advice
・外回りスタッフは患者の尾側に立ち，手を伸ばして後頭部を挙上してもらうと操作がしやすい。

❸ 三角巾による頭部被覆

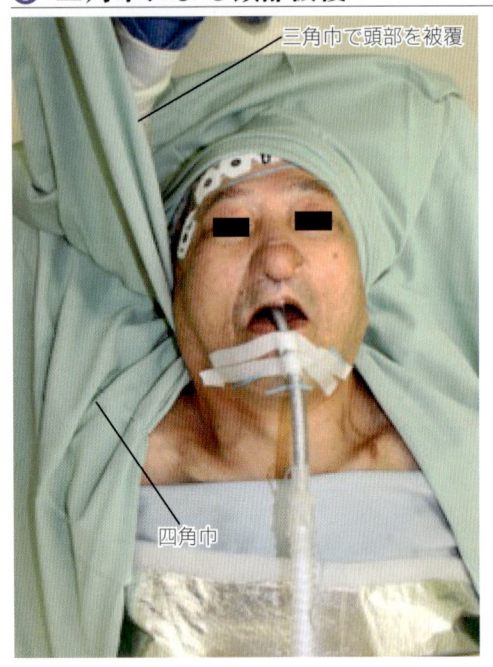

三角巾で頭部を被覆
四角巾

　ゆっくりと後頭部を下ろしてもらった後，下の四角巾の両端を外回りスタッフに渡し両肩を被覆してもらうとともに，術者は後頭部から頭部の不潔領域を覆うように三角巾で覆ってゆく。

Advice
・術者は三角巾の両端を引っ張りながら頭部に巻き付けると清潔野を自在に確保しやすい。

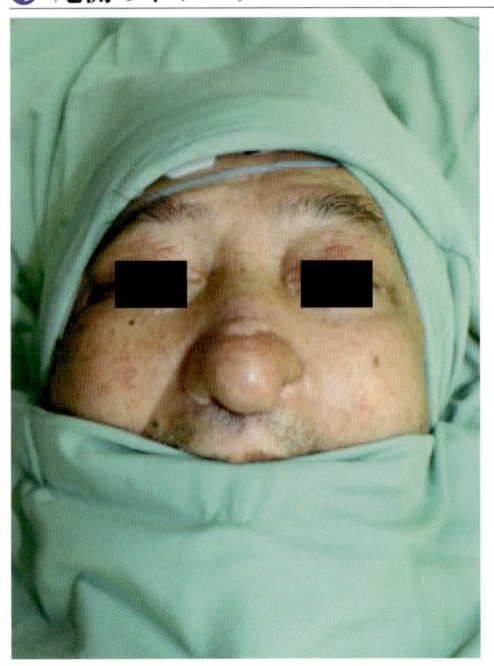

❹ 尾側のドレープ

　頭部全体を三角巾で覆った後，尾側を別の四角巾で覆うことにより必要な範囲の顔面清潔術野の確保ができ，また頭位を左右に振っても側面の不潔野が露出しない。

History & Review

●手術時の感染予防に関してのガイドラインが示されている。
　手術医療の実践ガイドライン．第7章　手術と感染防止．手術医学 35：S59–S80, 2013
●術前日の剃刀による剃毛は，感染のリスクを高めるとした論文。
　Seropian R, Reynolds BM: Wound infections after preoperative depilatory versus razor preparation. Am J Surg 121: 251–254, 1971
●周術期抗菌薬に関する総説。
　品川長夫：周術期抗菌薬投与の基本的な考え方．日本化学療法学会雑誌 50: 313–318, 2002

第2章 周術期管理と麻酔

2. 形成外科で用いる局所麻酔法

松村　一

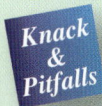

Knack & Pitfalls
◎局所麻酔は適切に行えば，患者の全身状態に与える影響は少なく，非常に有用である
◎形成外科で施行される顔面や四肢の手術の多くは，局所浸潤麻酔や伝達麻酔で十分な麻酔効果が得られる
◎全身麻酔で手術を行う場合でも，局所麻酔を併用することで，術後の疼痛が緩和される
◎局所麻酔の副作用は，アナフィラキシーショックを含むアレルギー反応と血中濃度上昇による局所麻酔薬中毒で，重篤な症状を呈することもある
◎エピネフリン添加局所麻酔薬は終動脈となっている部位では禁忌である

　局所麻酔は，脊髄から知覚神経受容体までのそれぞれ神経の働きを遮断するものを言い，その遮断する部位によって，表面麻酔，浸潤麻酔，伝達麻酔，硬膜外麻酔，脊椎麻酔の5つに分類される。ここでは，形成外科医が行うことを前提にして，表面麻酔，浸潤麻酔，伝達麻酔について述べる。

麻酔法の選択

■表面麻酔
　表面麻酔は皮膚や粘膜表面などに直接塗布し，皮下，粘膜下へ麻酔薬を浸透させて除痛する。一般的には，テープ剤やクリーム，点眼・点鼻薬などを外用する。レーザー治療時の麻酔や，点滴や局所麻酔などの針刺入の疼痛を軽減するために用いられる。
　リドカイン塩酸塩などの外用薬としての皮膚浸潤麻酔剤も皮膚レーザー照射時の疼痛緩和に多く用いられるようになった。現在，テープタイプ（ペンレステープ®）とクリーム（エムラクリーム®）がわが国では使用でき，頻用されている。

■浸潤麻酔
　皮膚・皮下腫瘍摘出などの形成外科領域の手術で，最も一般的な局所麻酔である。皮膚，皮下に麻酔薬を細い注射針にて浸潤させて，麻酔効果を得るものであり，通常は薬液の浸潤した部位のみに効果を発揮する。エピネフリンを添加した麻酔薬を用いることで，手術に際しての出血の減少，麻酔持続時間の延長が得られる。

■伝達麻酔
　伝達麻酔は神経ブロックとも言われ，解剖学的なランドマーク（末梢神経周囲）に麻酔薬を注射し，その神経の支配領域の麻酔を得る。時には放散痛を得て麻酔薬の注入が行われる。
　超音波機器が臨床医療に多用されるようになった現在では，超音波エコー下の伝達麻酔も頻用されるようになって来ている。超音波エコー下では麻酔効果が高率に得られ，また動脈穿刺などの合併症も少ないため，皮下深部や血管が近傍にある場合の伝達麻酔では有用であり，取り入れられるべき手技となる（本稿においては，ランドマーク法を中心に説明するので，超音波エコー下伝達麻酔に関しては別途参照願いたい）。
　また，伝達麻酔では，原則的に，出血傾向のある患者，合併症を生じた時に緊急の入院ができない患者は避けるべきである。その他，上肢の伝達麻酔においては，手指の繊細な知覚・運動が必要な職業の患者，例えば演奏家などでは，穿刺針による微細な神経損傷の可能性を否定できないので，極力避けるべきである。

■全身麻酔と局所麻酔の併用
　全身麻酔での手術時でも，局所麻酔を併用することは非常に有用である。使用する全身麻酔薬の量も減量することができるため，高齢者などでの覚醒遅延の頻度も減少する。さらに，Wallら[1]が提唱したpre-emptive analgesiaの概念により，局所より発生する疼痛刺激はなくなり，術後の疼痛も緩和されるだけでなく，覚醒時に疼痛を少なくできるため，覚醒時の不穏・せん妄も少なくで

77

きる。さらに麻酔覚醒時に疼痛がないことは，手術部位の安静にもつながり，内出血などの合併症も減る可能性が高い。このため著者は，全身麻酔手術でも止血目的の10～20万倍エピネフリンの局所注射に変えて，エピネフリン添加リドカインの局所注射を頻用している。

静脈麻酔との併用
～特にプロポフォールの危険性について

　局所麻酔下の手術時での鎮静を目的に静脈麻酔を用いることもある。ジアゼパムやミダゾラムなどのベンゾジアゼピン系の注射薬が併用されてきたが，近年では麻酔導入薬として多く使用されているプロポフォールも用いられるようになった。

　しかし，局所麻酔薬とプロポフォールの併用に関しては，重大な事故も起きており，十分な注意が必要である。

　プロポフォールの麻酔導入に用いられる目標血中濃度は4μg/ml以上であるが，通常の用量よりも低用量で適切な麻酔深度が得られ，併用により血圧および心拍出量が低下することがあるので，投与速度を減ずるなど慎重に投与すべきである。また，一般に高齢者では循環器系などへの副作用が現れやすいので，投与速度を減ずるなど患者の全身状態を観察しながら慎重に投与する。したがって，血圧，心電図モニターなどに加えて，パルスオキシメーターによる経皮的動脈血酸素飽和度モニターは必須であり，酸素を2～3ℓ投与して自発呼吸下でも適切な酸素飽和度を維持するようにする。また，入眠時に一時的な舌根沈下が起きることがあるので下顎挙上することで気道を確保し，必要ならエアウェイを用いることが必要である。

　なお，現在プロポフォールの局所麻酔あるいは検査時の鎮静の保険適用はない。

■プロポフォール症候群

　4mg/kg/hr以上の高用量プロポフォールを48時間以上使用している患者では，代謝性アシドーシス，徐脈を伴うショック，横紋筋融解症からの急性腎不全，高カリウム血症，高脂血症，腫大肝・脂肪肝などを呈するプロポフォール症候群が知られている。小児例の報告が多いが，成人でも起こし得る疾患である。治療はプロポフォールの中止，そして血液浄化を含めた対症療法のみで，死亡率が高い。病態は不明な部分が多いが，ミトコンドリア障害からブドウ糖代謝がまわらなくなりアシドーシスを来たすと考えられている。

局所麻酔薬の種類と安全確保のための必須事項

■局所麻酔薬の種類

　局所麻酔薬は，エステル型とアミド型に大別することができるが，最近使用される局所麻酔薬は，ほとんどがアミド型である。アミド型のリドカイン塩酸塩（商品名：キシロカイン®）は組織浸透性が最もよく，作用発現も早く，（短時間作用型ではあるが）60分は効果が持続するため，第1選択の局所麻酔薬である。

　長時間作用型では，エステル型のテトラカイン塩酸塩（商品名：テトカイン®ほか）や，アミド型のブピバカイン塩酸塩（商品名：マーカイン®）が使用されている。このうち，テトラカインはアナフィラキシーやアレルギーの発現の危険性があることで，ブピバカインに比べて使用頻度が低い。一方，ブピバカインは，血管内誤投与時や大量投与時における心毒性が強く，痙攣が発現する投与量と心停止が発現する投与量の差が少ないことも問題である。また，重篤な心血管系症状（心室性不整脈など）が生じた場合，長時間作用型であるがゆえに蘇生が難しくなるという問題も指摘されている。このため，最近ではアミド型長時間作用性局所麻酔薬のロピバカイン塩酸塩（アナペイン®）も，単独で（またはリドカイン塩酸塩と併用で）多く用いられるようになった（後述の局所麻酔薬別の持続時間と基準最高用量を参照）。

　なお，国保の審査情報提供事例としてロピバカイン塩酸塩は浸潤麻酔に用いることが保険診療として認められている。レボブピバカイン塩酸塩（ポプスカイン®）も長時間作用型の局所麻酔薬であるが，保険診療上は硬膜外麻酔・伝達麻酔に用いる薬剤とされている（表1）。

　局所麻酔薬にエピネフリンの添加は主にリドカインで行われる。これは，エピネフリンを添加することで血管収縮が生じ，出血が押さえられる，吸収が遅く作用時間が長くなる，局所に麻酔薬がとどまるために血中濃度が上がりにくいなどの利点がある。しかし，終動脈となっている部位では壊死を生じる可能性があるために禁忌である。また，甲状腺機能亢進症，重症の高血圧といった場合には頻脈や血圧の上昇の副作用があるために使用に注意が必要である。

　また，局所麻酔薬メピバカイン塩酸塩に炭酸水素ナトリウム注射液（メイロン®）を添加しアルカリ性に調整すると，作用の発現が早くなり，作

表1　局所麻酔薬別の持続時間および基準最高容量

薬剤名	エステル型			アミド型			
	プロカイン塩酸塩	テトラカイン塩酸塩	リドカイン塩酸塩	メピバカイン塩酸塩	ブピバカイン塩酸塩	ロピバカイン塩酸塩	レボブピバカイン塩酸塩
代表的な商品名	塩酸プロカイン®　ロカイン®	テトカイン®	リドカイン®　キシロカイン®　キシロカインエピネフリン含有	カルボカイン®	マーカイン®	アナペイン®	ポプスカイン®
持続時間	〜1時間	1〜2時間	1〜2時間	1〜2時間	2〜3時間	〜10時間	〜10時間
基準最高容量（浸潤麻酔）	1,000mg	100mg	200mg	500mg	—	—	—
基準最高容量（伝達麻酔）	400mg	100mg	200mg	500mg	100mg	300mg	150mg
その他		異常エステラーゼや血清エラスターゼの減少している患者では注意して投与			心毒性が高いとされる		

用持続時間も延長する。

■局所麻酔法における不測事態と緊急対応

局所麻酔での重大な副作用はアレルギー反応と局所麻酔薬中毒である。

●アレルギー反応

投与後短時間で，全身性の浮腫，呼吸困難，蕁麻疹・発疹などの皮膚症状，低血圧（循環虚脱を起こせばアナフィラキシーショック）を起こす。エステル型の局所麻酔薬に多いと言われるが，アミド型でも生じる。予防には，薬剤に対する既往，家族歴を聴くことが重要である。

ひとたび生じた場合には，太い静脈路の確保，酸素，人工呼吸，気管内挿管などの Advanced cardiovascular life support（ACLS）などのガイドラインに沿った蘇生術，エピネフリンの皮下投与，ステロイド薬の投与などの対応が必要である。

●局所麻酔薬中毒

血中濃度が上昇するに従い，めまいや耳鳴り，口周囲のしびれから始まり，徐々に多弁や興奮状態になり，その後意識消失，痙攣が生じる，さらに濃度が上昇すると昏睡，呼吸停止に陥る。重症な場合は心毒性（血圧の低下や徐脈や頻脈，心室性不整脈，心停止）も生じる。

一般に，局所麻酔時の血中濃度が同用量の静注時の血中濃度を超える可能性は非常に低い。最も頻用されるリドカイン塩酸塩の場合，心臓の期外収縮の治療目的での投与量は 1〜2mg/kg であり，この量の局所麻酔であれば比較的安全と考えられる。したがって，リドカイン塩酸塩の場合には 2mg/kg を投与した時点でいったん投与を止め（体重 50kg で 100mg ＝ 1％液で 10ml），口周囲の異常知覚の訴えや興奮症状が生じていないかを確認するのがよい。追加が必要な場合には，この後に適宜注射することが望ましい（1％液の基準最高用量は 20ml）。

局所麻酔薬中毒の治療は，まず，局所麻酔薬の投与を中止し，ACLS などのガイドラインに沿った蘇生術，ベンゾジアゼピン，チオペンタール，プロポフォールなどによる痙攣のコントロールを行う。また，近年では，脂肪乳剤が血管内に分布することで脂溶性の高い局所麻酔薬と結合して血中濃度を下げるとされ，脂肪乳剤投与の有効性が明らかになりつつある。具体的には，20％脂肪乳剤製剤（イントラピッド®）100ml（体重 70kg の場合）をボーラス静注，続けて 400ml を 20 分で（0.25ml/kg/min）持続静注，ボーラス静注は 5 分ごとに 2 回，計 3 回まで繰り返す。その後は 400ml を 10 分で（0.5ml/kg/min）持続投与，改善しなければさらに継続可能とされている。

■安全確保のための必須モニターと，蘇生を直ちに行うための環境整備

前述したように局所麻酔下手術においても，適切な患者のモニタリングと蘇生術を含む緊急時の対応が必要となる。

表2　局所麻酔をすることで起きることのある障害（合併症）

1. 注射した部位における合併症
    ①浮腫：注射した部位が腫れます
    ②出血・血腫：注射針を刺すことで，血管から出血し，血液の塊（血腫）を作ることがあります．
    ③炎症：注射した部位を中心に腫れて赤くなります．時には痛みも伴います．
    ④膿瘍：皮膚には汗や脂を分泌する穴が多数あって，その中には細菌（皮膚常在菌）がいます．皮膚表面を消毒してもこれらの常在菌は残るので，菌が創に侵入して感染を生じ，炎症に引き続き膿（うみ）ができることがあります．
    ⑤壊死：組織が壊死することがあります．
    ⑥壊疽：比較的広い範囲の組織が壊死することがあります．
    ⑦末梢神経損傷：注射針にて神経自体を傷つける可能性があります．それにより，疼痛や知覚異常などのさまざまな症状を来たす可能性があります．
2. 全身の合併症
    局所麻酔薬によって「神経系」や「循環系」の反応が引き起こされる危険があります．これにより，「呼吸停止」や「血圧の低下」が生じ，これに対する治療が必要となります．念のため手術開始前に静脈に点滴針を留置し，輸液ルートを確保します．
    過去に局所麻酔が安全に施行された経験をおもちの方では　針を刺さずに静脈確保の準備だけをすることもあります．
3. 心理的な反応
    「心理的緊張」と「注射の痛み」によって反射的に全身の血管緊張が変化し，顔面蒼白，嘔気，冷や汗，血圧下降を見ることがあります．また，神経性の意識消失（気絶）に至ることも報告されています．
    局所麻酔に不安を感じる方は申し出てください．麻酔方法の変更や不安を除く薬剤の使用を検討いたします（不安を除く薬剤は外来手術では使えないことがあります）．

　患者のモニターとしては，全身麻酔などと同様に，酸素化の状態，循環の状態，出血量のチェックが必要である．酸素化のチェックについては，皮膚や血液の色などを監視し，パルスオキシメーターを装着することが望ましい．循環のチェックのために心電図モニターおよび適宜血圧測定を行う．また急変時に備えて，静脈路を確保しておくことが望まれる．局所麻酔に加えて，鎮静をする場合には，全身麻酔と同様に扱う必要がある．

　局所麻酔下の手術中は，患者の状態のチェックのために，適宜患者に話しかけながら行うことも良い方法で，これは同時に患者の緊張緩和や心因反応に対しても役立つと考えられる．また，蘇生を直ちに行うための整備として，局所麻酔であっても，酸素投与，吸引，気管内挿管が行える準備，除細動器またはAED，救急蘇生カート（薬品，物品など），20％脂肪乳剤製剤が必要である．また，同時にすぐに麻酔科医を含めた医療スタッフを呼べる仕組みや，日常での手術室の整理整頓，整備も重要である．

■インフォームド・コンセント

　局所麻酔，特に表面麻酔や浸潤麻酔においても，頻度は少ないものの，重症の合併症の危険があるので，十分なインフォームド・コンセントが必要である．すべての局所麻酔においては，アナフィラキシーショックを含むアレルギー反応と局所麻酔薬中毒は起こり得る．また，浸潤麻酔や伝達麻酔においては，末梢神経の直接穿刺に伴う合併症を起こし得る．

　術前説明に用いているパンフレットの局所麻酔に関する説明文の一部を挙げたので，参考にされたい（表2）．

I 皮膚の表面麻酔

KEY POINTS
- テープ（ペンレス®テープ）では，約30分間の貼付で効果が得られる
- クリームタイプ（エムラ®クリーム）では塗布後にポリウレタンテープなどで覆い，約1時間で効果が得られる

❶ クリームを塗布する

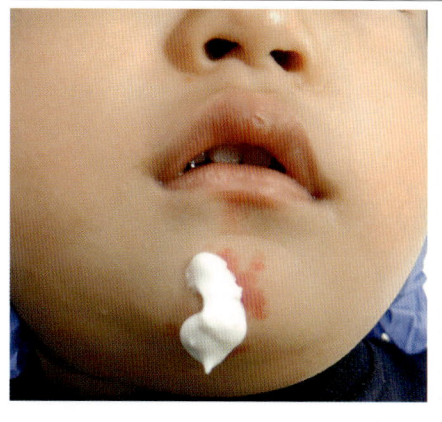

1歳，男児，下顎部の単純性血管腫

単純性血管腫に対する色素レーザー治療のための麻酔。エムラ®クリームを使用する。

エムラ®クリームの場合，10cm²あたり1gを塗布する。

Advice
・厚く塗らないと効果が低いので注意する。

❷ ポリウレタンテープで覆い，約1時間待つ

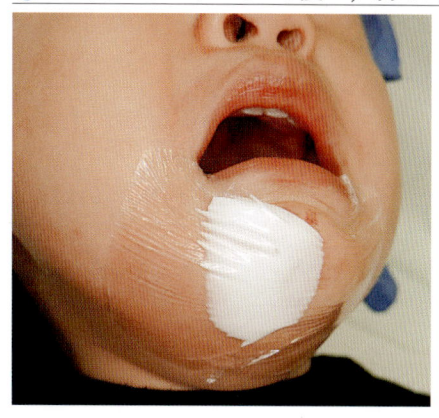

塗ったクリームが広がらないように，厚さをキープしたまま覆う。

Advice
・損傷皮膚，性器，粘膜（口唇，鼻，眼）には使用しない。

II 粘膜の表面麻酔

KEY POINTS
- 通常，4%リドカイン塩酸塩スプレーを噴霧後に行う
- 20万倍エピネフリン添加4%リドカイン塩酸塩液（麻酔薬20mlに1,000倍エピネフリンを0.1ml）に浸した綿棒やガーゼを鼻腔内につめて麻酔する
- 麻酔効果が得られるまで15分程度を要する

〈解剖〉

前篩骨神経
翼口蓋神経

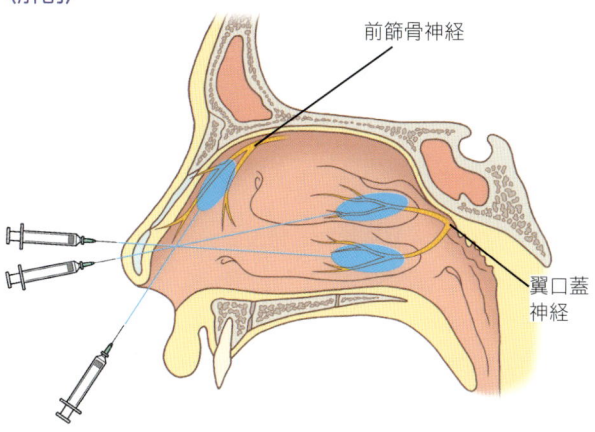

形成外科領域では，鼻粘膜の表面麻酔が多用される。鼻腔は非常に血管が豊富で出血が多いので，エピネフリン添加リドカイン塩酸塩液を用いる。

Advice
・上鼻道深部で前篩骨神経，中鼻道深部で翼口蓋神経を麻酔することが重要である。

鼻粘膜の浸潤麻酔

鼻道深部をコメガーゼや綿棒を用いて行う。

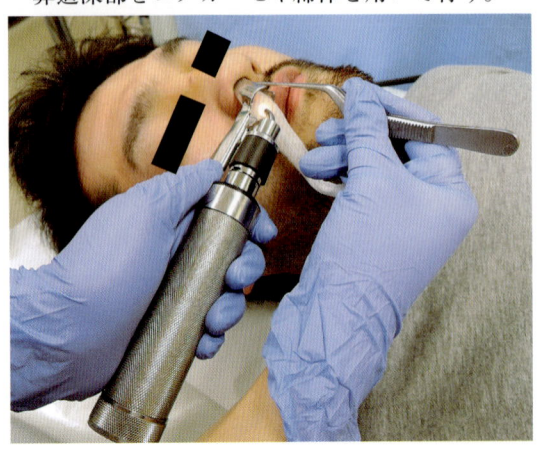

細めの綿棒で順次追加しながら行うのも良い。

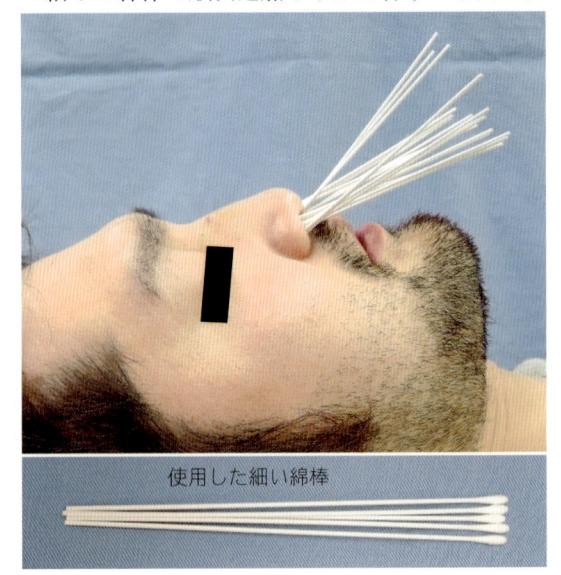

鼻鏡，膝状鑷子を用いて，正確に各鼻道の奥まで，ガーゼを挿入する。

使用した細い綿棒

鼻骨骨折で，粘膜の腫脹が著しい場合には，良い方法である。

細い綿棒に麻酔薬を浸したものを，鼻道に挿入していく。

エピネフリンが添加されているため，粘膜の収縮が起こる。順次綿棒を追加していく。

滑車下神経ブロック

鼻骨整復術を行う場合は滑車下神経ブロックを併用するとよい。

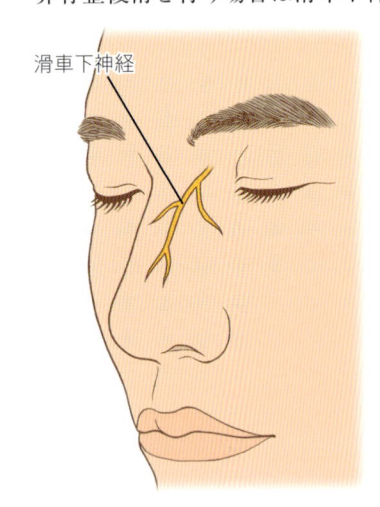

滑車下神経

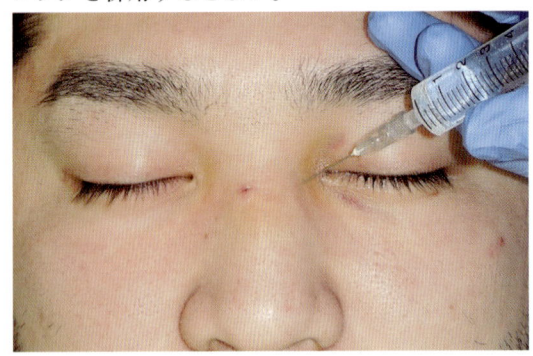

鼻根部外側で，皮下に局所麻酔薬を注入する。

Advice
・この時，注入量が多いと鼻背の形態がわかりにくくなるために，少量とする。

III 皮膚浸潤麻酔

KEY POINTS
- 麻酔薬の注入はゆっくり行う
- 必要最小限の麻酔薬量で施行する

● 局所麻酔薬の注入法

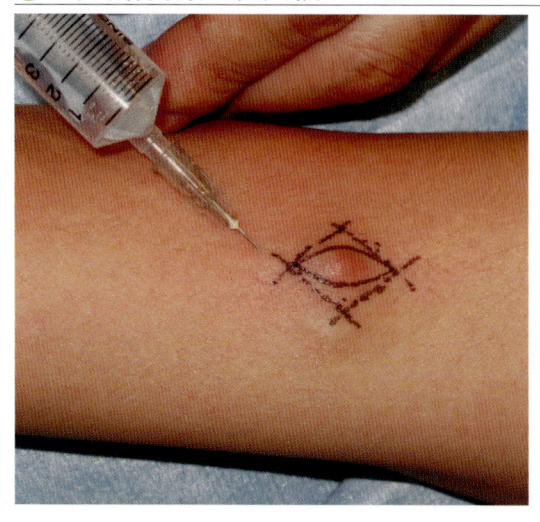

①まず皮内に局所麻酔薬を注入し膨隆を作る。
②切開線部，剥離部の皮下に局所麻酔薬を注入させながら針を進める。皮膚・皮下腫瘍などの切除では，周囲を菱形に囲むように深部を含めて注入を行う。
③時々吸引テストを行い，血液の逆流のないことを確認する。

Advice
・27Gや30Gのなるべく細い針を用い，注入液量の倍程度のシリンジで，ゆっくりと注入することで麻酔時の痛みは少なくなる。針は真皮内を進めるのでなく，真皮直下を進める。

● 眼瞼への注入

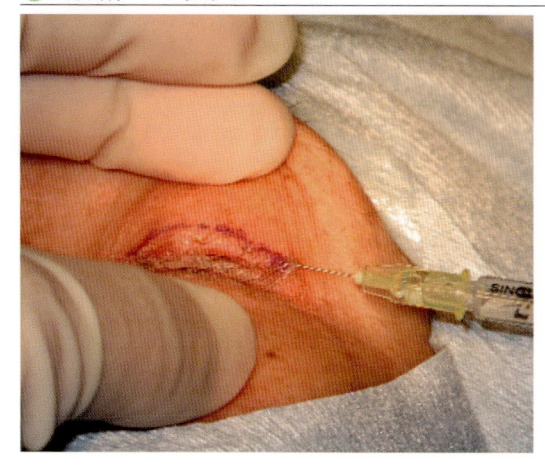

眼瞼などの部位においては，麻酔薬の皮下への注入により，組織が緊満し変形するので，浸潤麻酔前に十分な手術デザインを行い，必要最小限の麻酔薬量で施行することが重要である。
①刺入は外側部から行い，内側方向に麻酔を行う。
②麻酔施行後は，内出血を防ぐために十分な時間軽く圧迫する。

Advice
・刺入時には，皮下の血管が透見できる場合もあり，血管を損傷しないように十分に針の進め方に注意する。

IV 眼窩上神経ブロック

KEY POINTS
- 眼窩上孔の位置を認識する
- 眼窩内に注射針を刺入しない

〈解剖〉

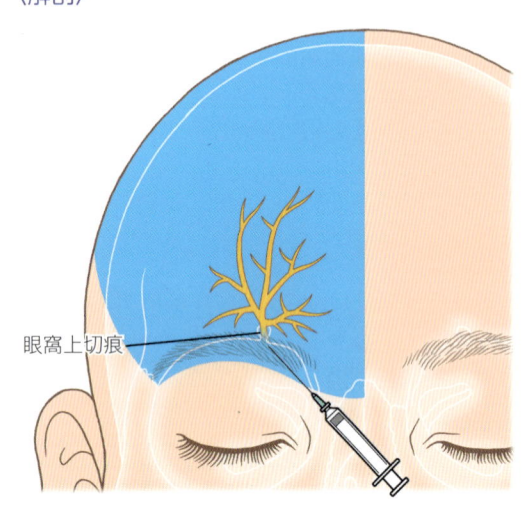

眼神経は，上眼窩裂を通り，眼窩上神経と滑車上神経に分岐する。眼窩上神経は眼窩上壁に沿って走り，内側枝と外側枝に分かれる。外側枝は眼窩上孔を通り，内側枝はその約1cm内側に出てくる。内側枝のすぐ内側には滑車上神経が走行する。眼窩上神経は前頭筋の下を上方に走行する前に，下方に枝を出し，上眼瞼，結膜に枝を出す。

したがって，眼窩上孔部から内側の部分で神経をブロックすることにより，頭皮，上眼瞼，鼻背の一部の麻酔が得られる。

眼窩上切痕

〈注入法〉

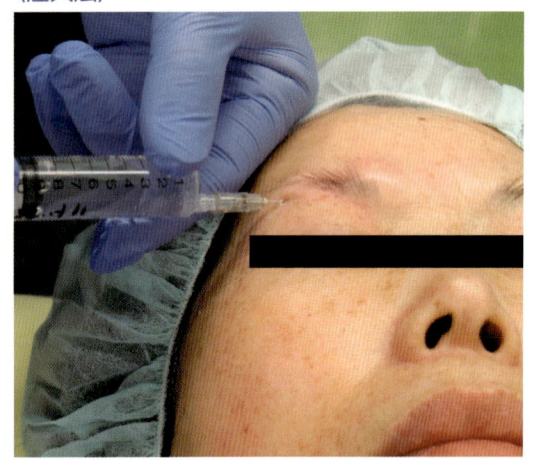

① 眼窩上孔を触れながら，眉毛の下方で針を刺入する。
② 眼窩上縁を内側に進め，吸引テスト後に約2mlの1%リドカイン塩酸塩を注入し，その後に針を内側に向けて，内側枝，滑車上神経周囲で約1mlを注入する。

Advice
・合併症は少ないが，眼窩内に刺入した際に球後出血，外眼筋麻痺の可能性があり，麻酔後に複視がないことを確認するのがよい。

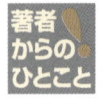

著者からのひとこと

眼瞼下垂などの手術において，片眼で約0.5ml程度の1%エピネフリン添加リドカイン塩酸塩を皮下浸潤させる。この薬液量では皮下深部には麻酔効果は少なく，ミューラー筋にも麻酔効果が及ばず好都合である。しかしながら，瞼板には疼痛刺激が少し残る。このため，局所浸潤麻酔前に眼窩上神経ブロックを併用している。これにより，腱板部にも疼痛はなくなる。

V 眼窩下神経ブロック

KEY POINTS
- 眼窩下孔の位置を認識する
- 神経孔内に注射針を刺入しない
- 注入法には，経皮的方法と経口的方法がある

〈解剖〉

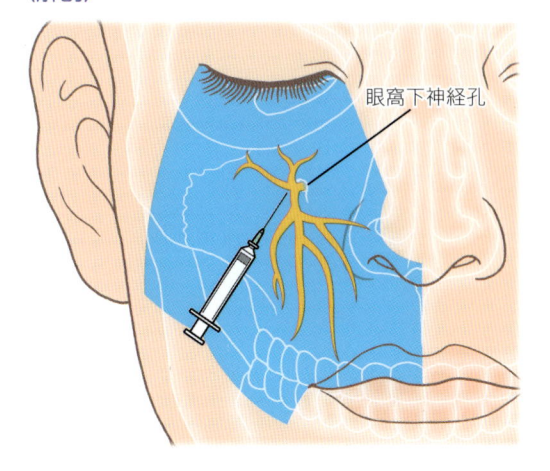

眼窩下神経孔

眼窩下神経は下眼窩裂を通り眼窩下孔より皮下に出て，鼻翼，下眼瞼，頬，上口唇の皮膚知覚を支配する。また，眼窩下孔より麻酔薬が逆行性に広がると，前歯部にも麻酔が広がる。

● 経皮的方法

眼窩下縁の中点から約1cm付近に眼窩下孔があり，この周囲に吸引テスト後に約2mlの1％リドカイン塩酸塩を注入する。

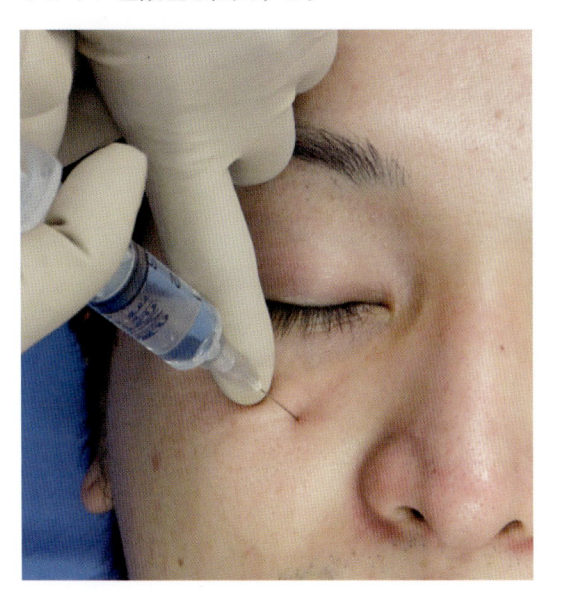

● 経口的方法

左指で眼窩下孔部を触れながら，歯槽部から針を刺入し，指で針先を感じたところで薬液を刺入する。

Advice
・麻酔薬の注入は，神経損傷や神経の虚血障害を起こす可能性があるので神経孔内では行わない。このため，頬骨，上顎骨前面に一度針先を当てて，針先の深さを確認する。

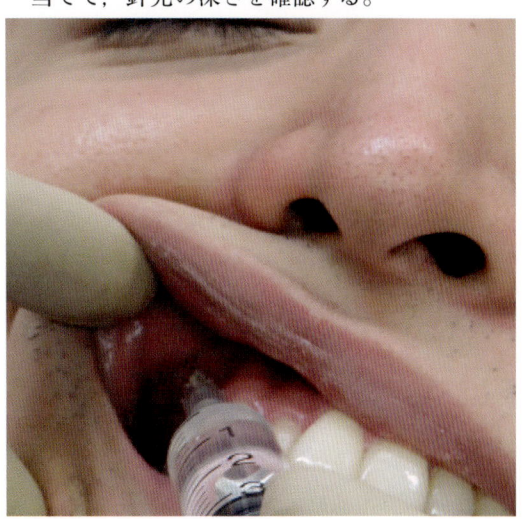

VI おとがい神経ブロック

KEY POINTS
- おとがい孔に直接針を刺入しない

〈解剖〉

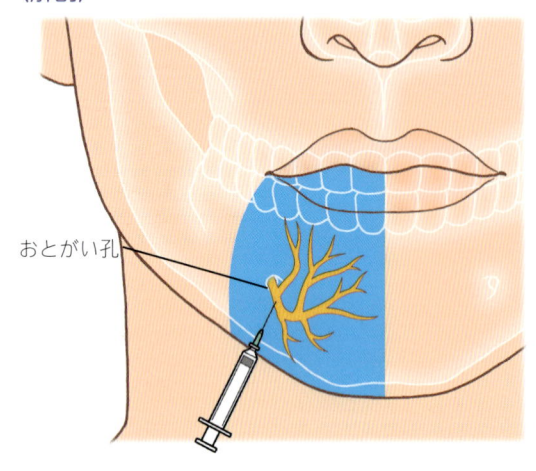

下顎神経から出た下歯槽神経は下顎枝内側面の下顎孔に入り，下顎管を通り下顎の歯肉を支配する。その後，おとがい孔から皮下に出ておとがい部皮膚と下口唇の粘膜・皮膚を支配する。

〈注入法〉

下顎第1小臼歯歯肉縁の1cm下方におとがい神経孔があるので，その部位に，経皮的，あるいは経口的に針を刺入し，エピネフリン添加1％もしくは2％リドカイン塩酸塩を吸引テスト後に1～2ml注入する。

経皮的方法

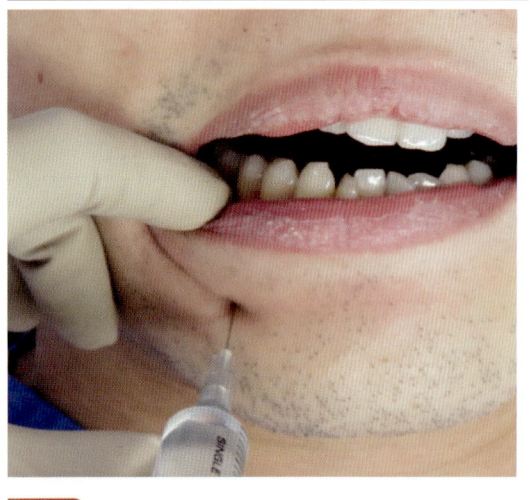

経口的方法

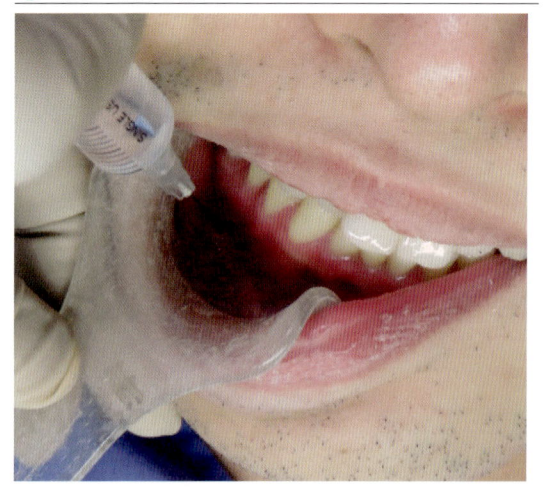

Advice
・眼窩下神経ブロックと同様に，麻酔薬の注入は，神経損傷や神経の虚血障害を起こす可能性があるので神経孔内では行わない。このため，下顎骨前面に一度針先を当てて，針先の深さを確認する。

VII 後頭神経ブロック

KEY POINTS
- 注射針の刺入部位を理解する
- 血腫形成に注意する

〈解剖〉

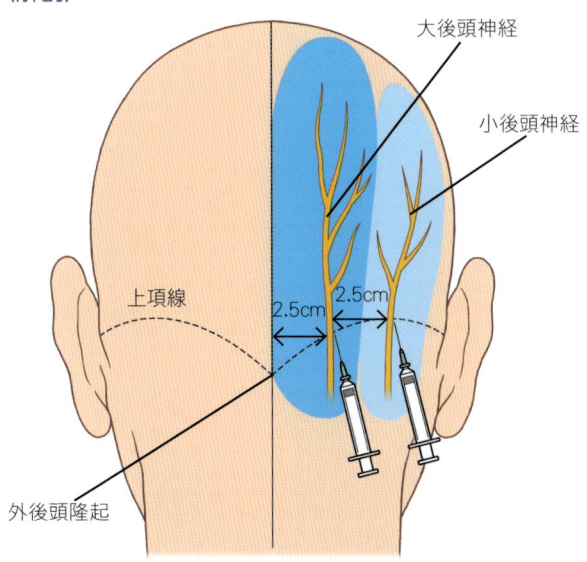

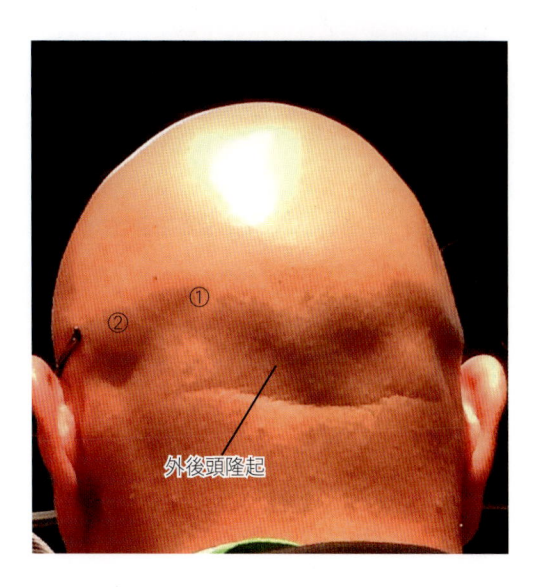

大後頭神経は，上項線の付近で皮下に達し後頭動脈とともに上行し，後頭部から頭頂部の皮膚に分布する。

小後頭神経は頭蓋骨付着部付近で大後頭神経と左大耳介神経の間で皮下に現れ，耳の後部・後頭部の皮膚に分布する。

〈注入法〉

● 大後頭神経ブロック

上項線上で外後頭隆起中点より2.5cm程で，後頭動脈の拍動を触れる内側の直上を刺入点とし，皮膚に垂直に針を刺入する。吸引テスト後に約1〜2mlの1％リドカイン塩酸塩を注入する。放散痛を得てもよい。

● 小後頭神経ブロック

大後頭神経ブロックの刺入点よりさらに外側2.5cm直上より刺入する。同様に注入する。

Advice
・血管穿刺以外に大きな合併症はない。

VIII 腕神経叢ブロック：腋窩アプローチ

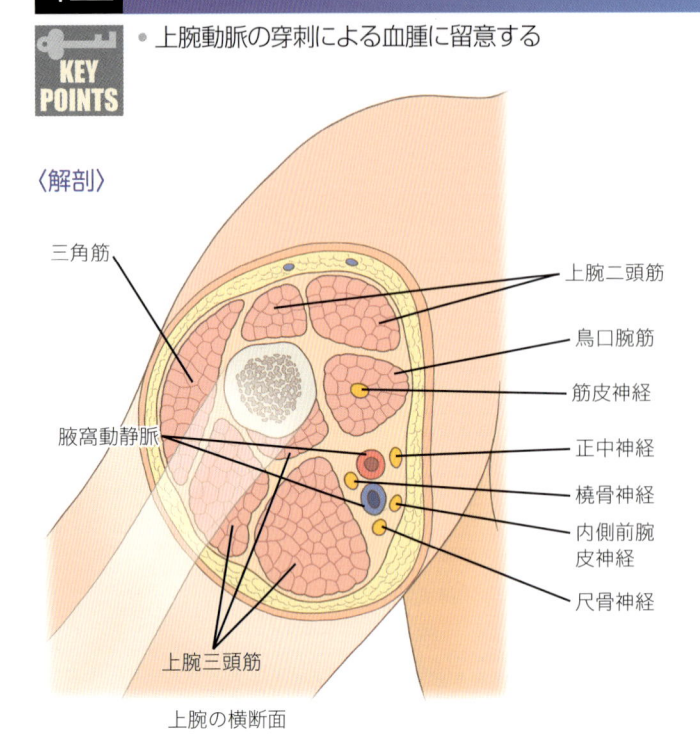

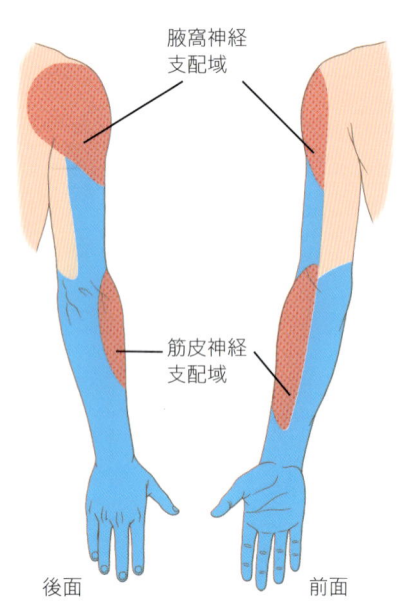

KEY POINTS
- 上腕動脈の穿刺による血腫に留意する

〈解剖〉

上腕の横断面 — 三角筋、上腕二頭筋、烏口腕筋、筋皮神経、正中神経、橈骨神経、内側前腕皮神経、尺骨神経、上腕三頭筋、腋窩動静脈

腋窩神経支配域、筋皮神経支配域（後面・前面）

　腋窩部近位で腕神経叢は外側，内側，後神経束になり，腋窩血管周囲鞘の中を走行し，腋窩遠位で正中神経，橈骨神経，尺骨神経，筋皮神経になるが，筋皮神経はすぐに血管鞘から烏口腕筋に入る。

　肋間神経支配域の腋窩上腕内側は麻酔されない。また，麻酔薬が少なく腕神経束レベルまで浸潤していない場合には，筋皮神経と腋窩神経はブロックされない（■部分）。

〈注入法〉
　ブロックは，肩を外転，肘を90°屈曲させて前腕を頭側におく。
　大胸筋の外側縁で上腕動脈の拍動を触れ，そのすぐ外方を穿刺し血管神経鞘内に中枢に向けてエピネフリン添加1％リドカイン塩酸塩を，吸引テスト後20mlを注入する。放散痛を得る必要はないが，放散痛があった場合には針をその場で止めて注入する。
　動脈を穿刺した場合には，動脈壁を貫いたところで注入する。
　上腕動脈穿刺による血腫の可能性があるため，なるべく細い針（通常25G）を用い，出血傾向のある場合は避けるのが望ましい。

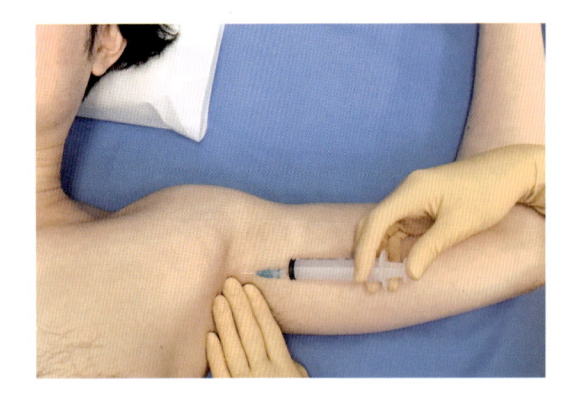

Advice
・筋皮神経は外側神経束から腋窩高位で早くに分岐するため，ブロックが不完全となる。また，腋窩神経ブロックのみでは上肢内側の知覚がブロックされないので，駆血帯を使用する時には腋窩部で肋間上腕神経と内側上腕皮神経を浸潤麻酔する必要がある。

IX 手関節部掌側でのブロック

KEY POINTS
- 尺骨・正中・橈骨神経ブロックは手関節で容易に行うことができる
- 腕神経叢ブロックの補助にも有用である

〈解剖〉

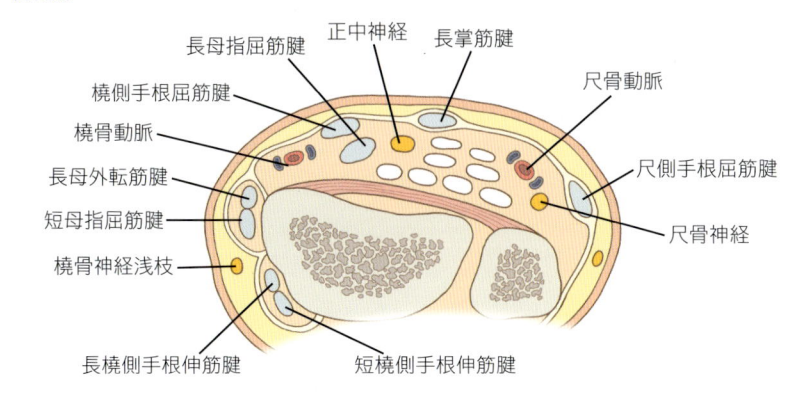

正中神経は，長掌筋腱と橈側手根屈筋腱の間を走行する。

尺骨神経は，尺側手根屈筋腱の橈側を走行する。

橈骨神経は，橈骨動脈から橈側手根伸筋腱までの浅筋膜内を通過する。

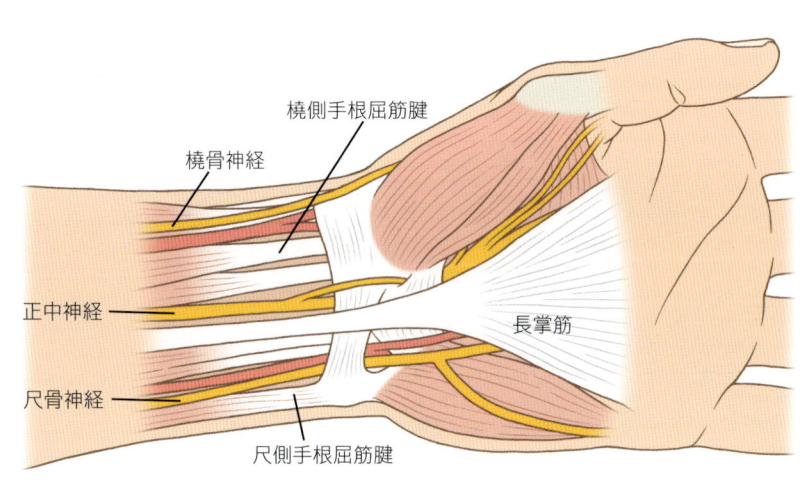

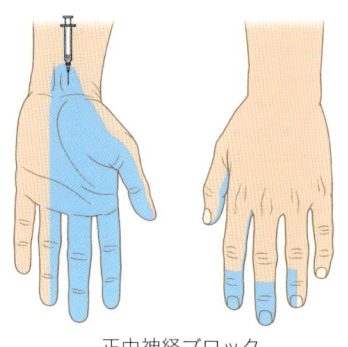

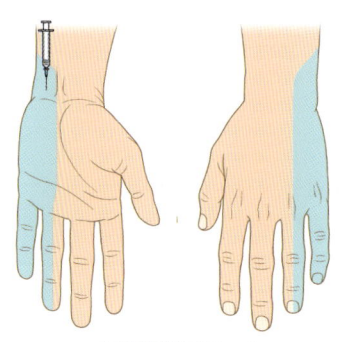

正中神経ブロック　　尺骨神経ブロック　　橈骨神経ブロック

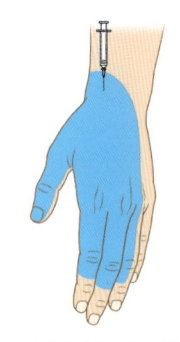

いずれも，放散痛を得たところで，吸引テスト後，2〜3ml の1％リドカイン塩酸塩を注入する。

89

〈注入法〉

● 正中神経ブロック

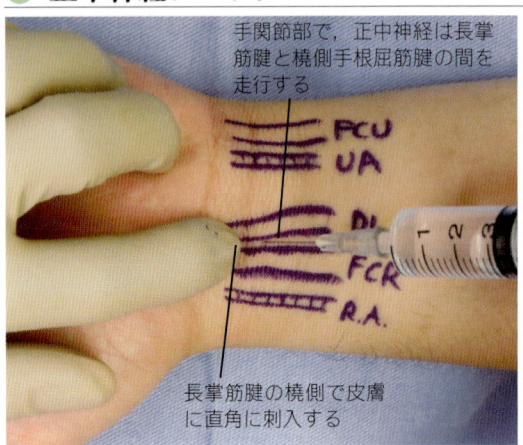

手関節部で，正中神経は長掌筋腱と橈側手根屈筋腱の間を走行する

長掌筋腱の橈側で皮膚に直角に刺入する

● 尺骨神経ブロック

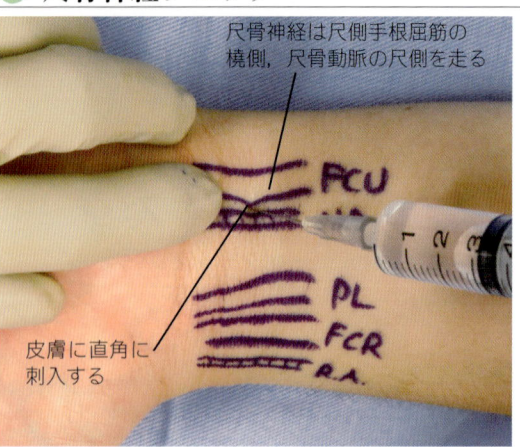

尺骨神経は尺側手根屈筋の橈側，尺骨動脈の尺側を走る

皮膚に直角に刺入する

● 橈骨神経ブロック

橈骨動脈から橈側手根伸筋の浅筋膜内を通るため，同部に皮下浸潤麻酔をする。

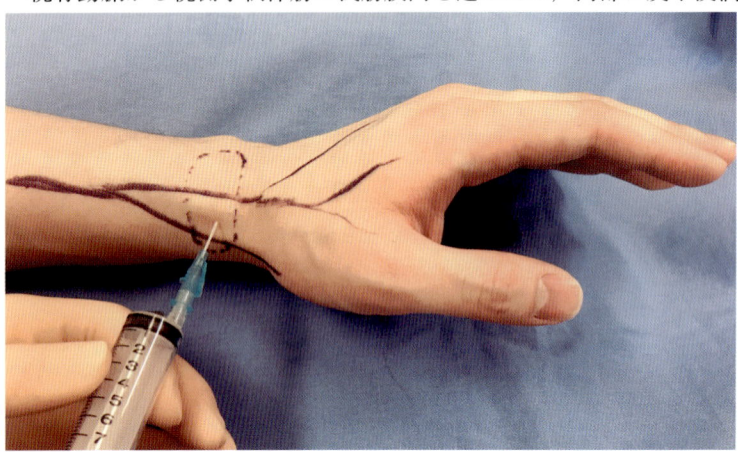

X 足関節でのブロック

KEY POINTS
- 比較的神経が細いため，神経内に注入すると神経障害の可能性がある
- 放散痛を得た場合には，針先をずらして注入する

　足の知覚は，足関節部皮下を走行する伏在神経，浅腓骨神経，腓腹神経，および深筋膜下を走行する脛骨神経，深腓骨神経の5つの神経で支配される。これら5つ全てをブロックすれば，足首から先は完全な無痛となる。

　足首から先の処置を行う場合，通常，5つ全ての神経をブロックする。その場合，内（外）果の1〜2cm中枢側を1周するように皮下に麻酔薬を注入し，伏在神経，浅腓骨神経，腓腹神経をブロックするとよい。

　以下に，個々の神経をブロックする方法を記載する。

● 脛骨神経ブロック

〈解剖〉

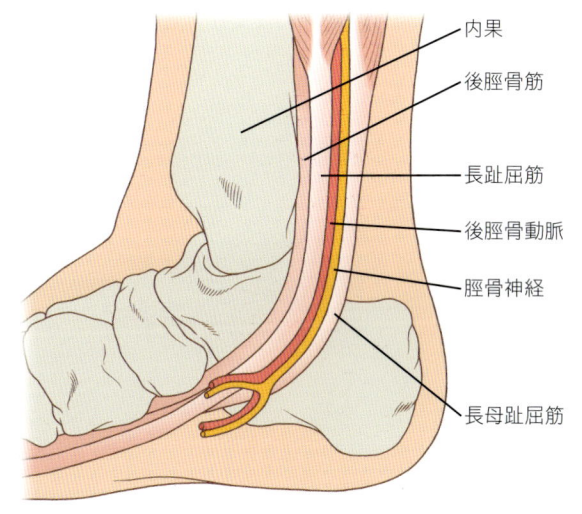

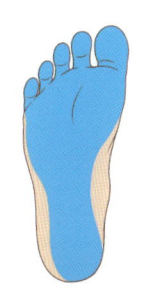

内果
後脛骨筋
長趾屈筋
後脛骨動脈
脛骨神経
長母趾屈筋

　脛骨神経は内側と外側足底神経に分岐し，足底皮膚と深部組織を支配する。足関節内果部では，後脛骨動脈の後方にある。

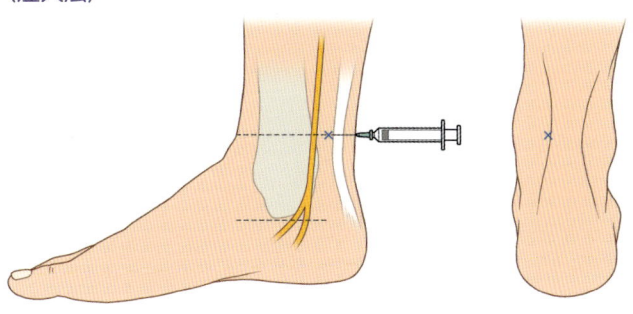

〈注入法〉

　動脈を触知しながらその後方で深筋膜を貫き，骨に達するところで1%リドカイン塩酸塩を5〜7ml注入する。

第2章 周術期管理と麻酔

● 深腓骨神経ブロック

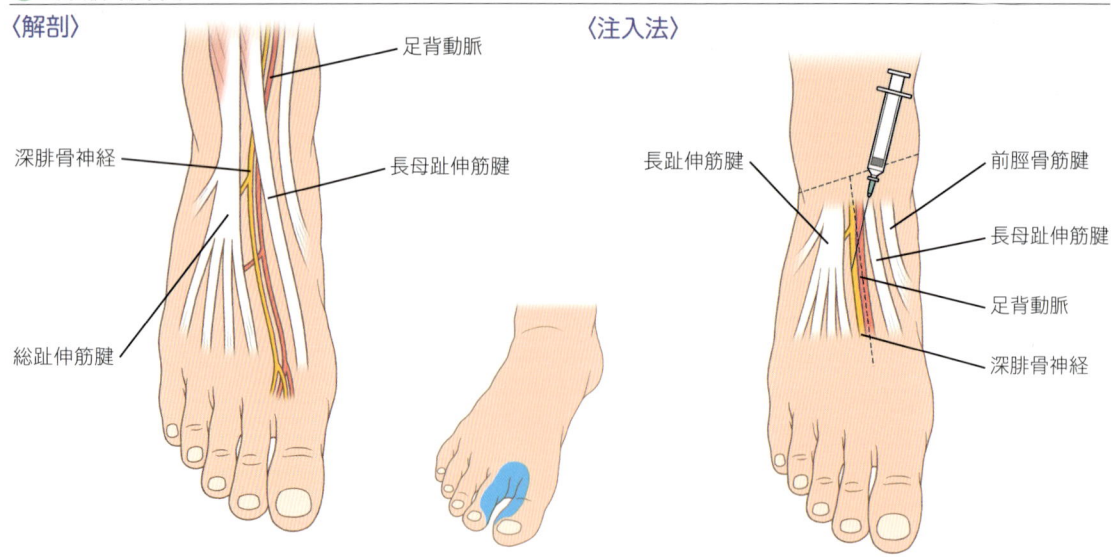

〈解剖〉 〈注入法〉

足関節前面で深腓骨神経は足背動脈の外側を走り，深部組織と第1趾間の皮膚に分布する。

動脈を触知しながら，その外側で深筋膜を貫き，骨に達するところで1％リドカイン塩酸塩を約3ml注入する。

● 浅腓骨神経ブロック

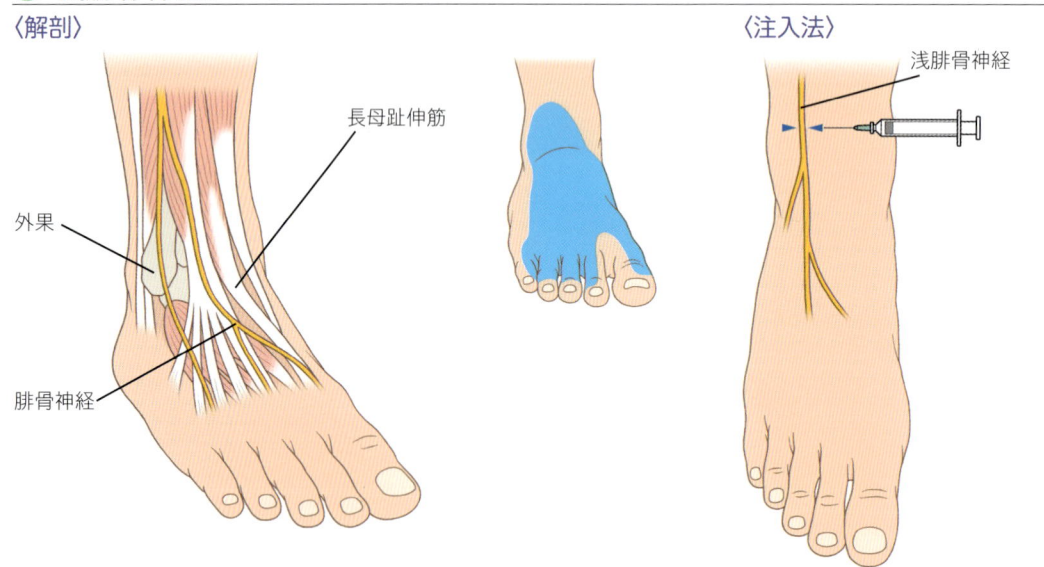

〈解剖〉 〈注入法〉

浅腓骨神経は足関節前面皮下を走行，分岐して足背部皮下に至る。
外果の上方5cmで，下腿前面中央から外側は外果付近まで，1％リドカイン塩酸塩3〜5mlを皮下に注入する。

伏在神経ブロック

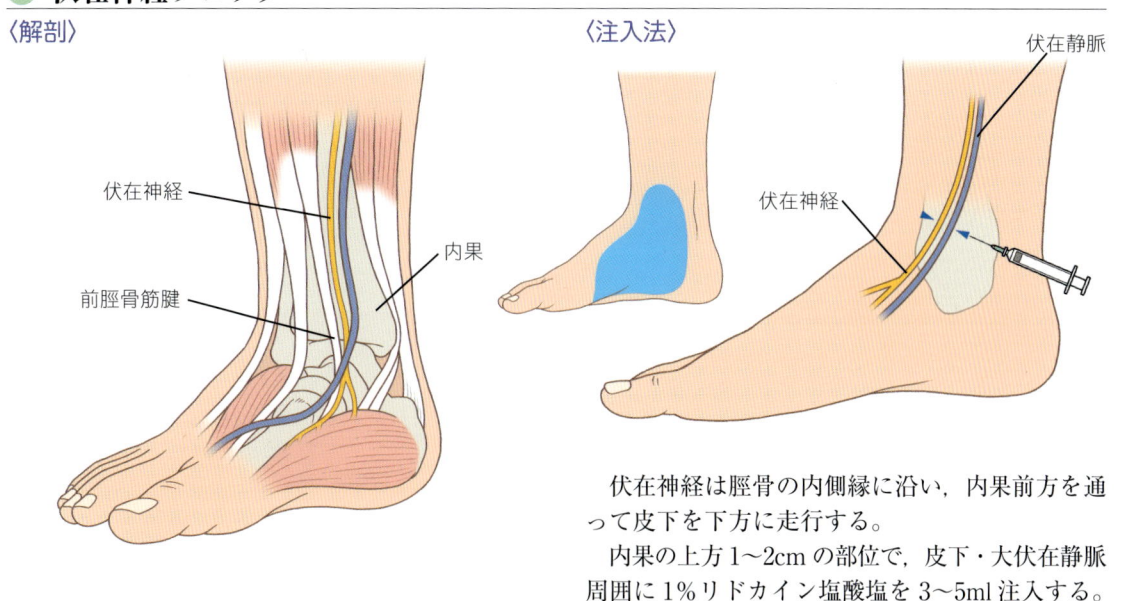

〈解剖〉 〈注入法〉

伏在神経は脛骨の内側縁に沿い，内果前方を通って皮下を下方に走行する。

内果の上方1～2cmの部位で，皮下・大伏在静脈周囲に1%リドカイン塩酸塩を3～5ml注入する。

腓腹神経ブロック

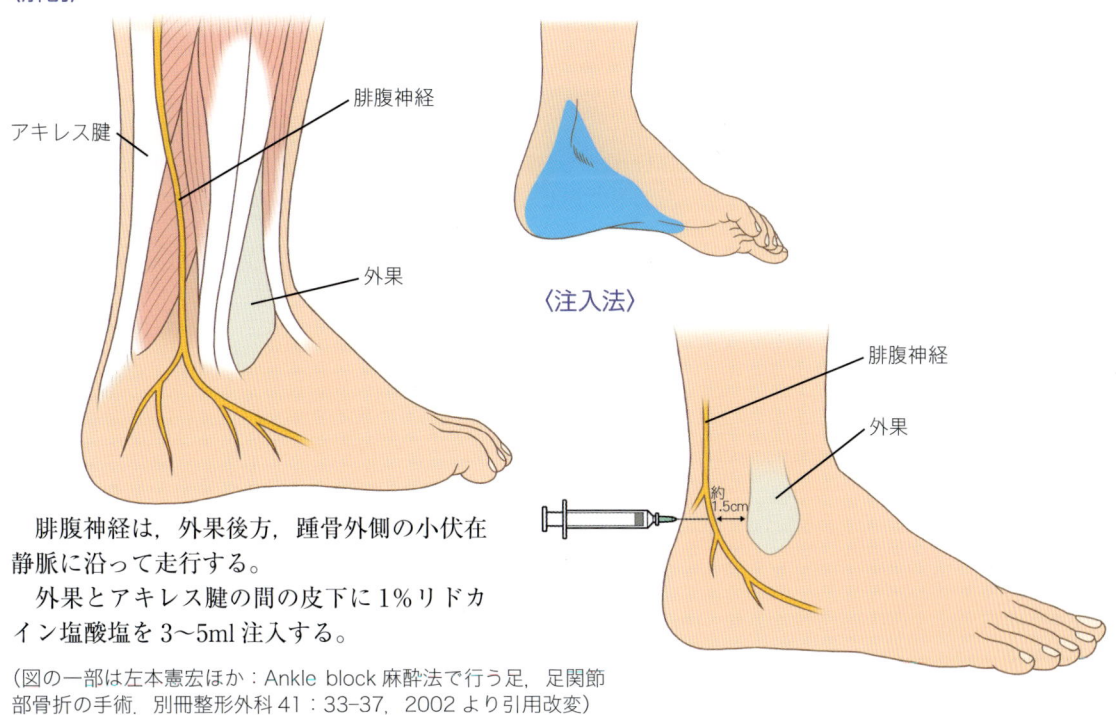

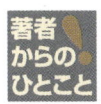

〈解剖〉

〈注入法〉

腓腹神経は，外果後方，踵骨外側の小伏在静脈に沿って走行する。

外果とアキレス腱の間の皮下に1%リドカイン塩酸塩を3～5ml注入する。

(図の一部は左本憲宏ほか：Ankle block 麻酔法で行う足，足関節部骨折の手術，別冊整形外科41：33-37, 2002 より引用改変)

著者からのひとこと
- 足関節部でのブロックにおいては，比較的神経が細いため，神経内に注入すると神経損傷を起こす可能性が高い．放散痛を得る必要はなく，放散痛を得た時には，針先をずらして注入すべきである．
- 虚血肢では，動脈の損傷や血腫を起こすことのないように十分な注意が必要である．

XI 指神経ブロック

KEY POINTS
- 一般にエピネフリン添加の麻酔薬の使用は禁忌である（指尖部の血行障害や壊死を来たす可能性があるため）

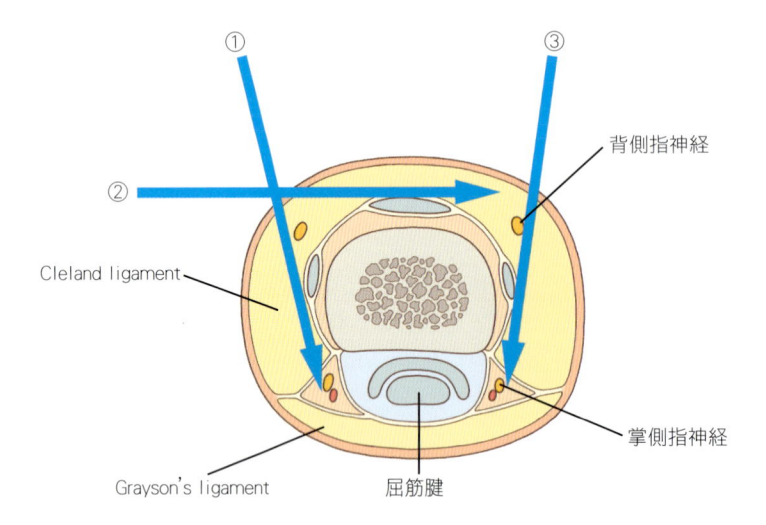

〈解剖〉
　指節骨の2時と10時の方向に2本の背側指神経があり，4時と8時の方向に掌側指神経がある。背側指神経は橈骨神経と尺骨神経の枝で，掌側指神経は正中神経と尺骨神経の枝であり，掌側指神経は掌側の指動静脈に併走する。この神経血管束は，屈筋腱鞘，Grayson's ligament，Cleland ligament の中に存在する。

〈注入法〉
① 疼痛の少ない指基部の背側皮膚より針を刺入し，骨に沿って針を進める。
② 掌側の神経血管束のスペースに到達したことを確認して，吸引テスト後に1％リドカイン塩酸塩を注入する。
③ 針先を後退させ，背側皮下で再度注入を行う。この時は背側で針の向きを対側に変えて，対側の刺入部の麻酔を得るのも良い方法である。指1本で約2〜4mlで十分な麻酔が得られる。

引用文献

1) Wall PD: The prevention of postoperatine pain. Pain 33: 289-290, 1988

History & Review

- 局所麻酔法のバイブル的な存在の D Bruce Scott の Techniques of Regional Anesthesia の和訳。
  Scott D Bruce：図解局所麻酔法マニュアル．吉矢生人，根岸孝明監訳，南江堂，東京，1990
- 局所麻酔薬に関しての日本麻酔学会のガイドライン。
  日本麻酔学会編：麻酔薬および麻酔薬関連薬使用ガイドライン（第3版）．V　局所麻酔薬（http://www.anesth.or.jp/guide/pdf/publication4-5_20121106.pdf Last accessed on Sep. 23, 2013）
- 形成外科手術における麻酔に関しての実践テクニックを満載している。
  渡辺克益編：形成外科手術麻酔パーフェクトガイド．PEPARS No.54, 全日本病院出版会，2011
- 局所麻酔薬中毒に関して，脂肪乳剤の効用に関して記載している。
  小田裕：脂肪乳剤は局所麻酔薬中毒の救命に役立つか．日臨麻会誌 30：522-533, 2010
- プロポフォール使用での医療事故に関する最高裁判決。
  http://kanz.jp/hanrei/data/html/200903/20090327131758.html Last accessed on Sep. 23, 2013

形成外科治療手技全書 Ⅰ

形成外科の基本手技1

第3章 形成外科手術手技の特徴と基本手術器具

p.95

第3章 形成外科手術手技の特徴と基本手術器具

宇田宏一

形成外科手技の特徴

　形成外科は基本的に専門臓器をもたず，頭の先から足の先までの身体外表の軟部組織を中心に扱い，また新生児から老人までを広くその対象としている。さらに頭蓋顎顔面領域および手外科領域においては，軟部組織に加えて硬組織も幅広く取り扱い，外傷，先天異常，癌切除後の組織欠損の再建，さらにはそれらの延長として美容までも対象として網羅する特殊な科であると言える。その治療結果は外観上一目で評価されやすいため，形成外科の手技はおのずと正確かつ繊細で，組織に対してa traumaticな操作が要求される。

　もしも治療戦略が正しいのにかかわらず手術の結果が不良であるなら，その原因はtraumaticな操作にあると反省すべきである。鑷子の使い方，剥離の仕方，糸の選択，止血，縫合の仕方などすべてが細胞死に結びつき，瘢痕の形成へと移行して不良な結果へと至る。使用する手術器具の選択には特に注意を払い，一つ一つの手術はもちろん，一つ一つの操作についても，よりatraumaticに行うことが，形成外科手技においては重要である。

表1　形成外科基本セットの1例　（　）は小手術用セット

持針器		剪刀	
ヘガール持針器	×4 (2)	クーパー剪刀	
マチュー持針器	×2 (1)	直	×1
メスホルダー	×2 (1)	曲	×1 (1)
鑷子		メッツェンバーム剪刀	
マッカンドー鑷子		曲	×1
有鉤	×2	形成剪刀	
無鉤	×2	直	×2 (1)
アドソン鑷子		曲	×2 (1)
有鉤	×2 (1)	眼科用細部剪刀	
無鉤	×2 (1)	直	×1 (1)
ビショップハーモン鑷子		曲	×1 (1)
有鉤	×2 (1)		
無鉤	×2 (1)	その他	
鉗子		メジャー	×1 (1)
消毒鉗子	×2 (1)	皮膚ペン	×1 (1)
モスキートペアン曲	×10 (4)	金属カップ	×3 (1)
ペアン曲	×4 (2)	金属ビーカー	×2 (1)
コッヘル曲	×2	金属シャーレ	×2 (1)
ケリー鉗子	×2	膿盆	×2 (1)
布鉗子	×6		
筋鉤			
スキンフック	×4 (2)		
ハンド用二爪鉤	×2 (2)		
ハンド用小筋鉤	×4 (2)		

表2　縫合糸の種類

天然素材	非吸収糸：絹糸 吸収糸　：カットグット（販売中止）
人工素材	非吸収糸：ナイロン, Prolene, Surgilon 吸収糸　：Monocryl, PDS Ⅱ, Maxon, Vicryl, Vicryl rapid, Dexon

表3　代表的な吸収性縫合糸とその特徴および適応

吸収性縫合糸	強度半減期間	吸収期間	形状	固さ	主な適応
Vicryl rapid®	5日	約42日	多線維糸（multifilament）	柔らかい	粘膜縫合
Monocryl®	7～10日	約91～119日	単線維糸（monofilament）	普通	真皮縫合 粘膜縫合
Vicryl®	2～3週	約56～70日	多線維糸（multifilament）	柔らかい	皮下組織縫合
Dexon®	2～3週	約60日	多線維糸（multifilament）	柔らかい	皮下組織縫合
PDS Ⅱ®	4週	約182～238日	単線維糸（monofilament）	硬い	真皮縫合 皮下組織縫合
Maxon®	4週	約180日	単線維糸（monofilament）	硬い	真皮縫合 皮下組織縫合

形成外科手術器具セット

　形成外科の手術は，その対象や手術内容も定型的でないため，すべてに共通する基本手技である皮膚切開，縫合，剥離，植皮や皮弁の採取と移植などに対応した基本手術器具セットを準備し，特殊な手術においてはこの基本器具に補足的なセット（筋鈎セット，骨切りセット，マイクロセットなど）を追加するようにすれば対応性に優れる。

■形成小手術用基本セット

　日帰りの局所麻酔の手術や，術野が1カ所で複雑でない手術の場合には，小手術用のセットを準備しておくとよい（表1）。

■形成一般用基本セット

　通常，形成外科の全身麻酔手術で複雑なものや，皮弁挙上や植皮術を伴う再建手術などでは，術野が広く，また2カ所以上に分かれることが多い。そのような場合は，複数術野での同時進行手術が円滑に行えるように，小手術用基本セットにやや大きめの組織を扱う鋼製小物を加えて拡張させたものが便利である（表1）。

■縫合糸の特徴とその使用法

　縫合糸は素材，構造，そして非吸収性か吸収性かといった性質の違いで各種存在するが（表2），天然素材のものは組織反応性が強く，形成外科の縫合には向かない。また，単線維糸より多線維糸の方が柔らかく結びやすいが，組織反応性が強くて細菌が付着しやすい。特に吸収性縫合糸は，それぞれの特徴を熟知して適材適所に使用する必要がある（表3）。形成外科の縫合は，深さによって表皮，真皮，そして皮下軟部組織の3層に分けられる。表皮縫合は刺激の少ないナイロンなどの非吸収性モノフィラメント糸が望ましい。真皮縫合は同じく皮膚付属器に富む場所のため，刺激が少なくかつ抗張力が長く保たれる吸収糸であるPDS ⅡやMaxonが好んで使用される。口腔粘膜においては創治癒も早く，瘢痕形成も少ないことから吸収が早くて抜糸が不要なVicryl rapidなどがよく使用されている。皮下深部の軟部組織の縫合には，PDS Ⅱや柔らかく結びやすくて組織の切れにくいVicrylなどの吸収糸がよく使用される。

第3章 形成外科手術手技の特徴と基本手術器具

I 形成外科手術器具（材料）の特徴とその使用法

● 剪刀

主に使用するのは形成剪刀と眼科用細部剪刀である。両者とも曲がりと直の形状の2種類がある。形成剪刀はメッツェンバームを小型にした形状で、皮膚軟部組織の剪断と剥離に頻用される。先端はやや丸みを帯び、鈍的な剥離の際に誤って組織を損傷しないような形状となっている。眼科用細部剪刀はさらに繊細な形状で、先端も鋭で、眼瞼の手術などの繊細な部位の剥離や、薄い皮膚の切離、また採皮した植皮片などの形成に使用されることが多い。両者ともatraumaticな形成外科手術には欠かせない剪刀である。

通常は、組織の剥離や切離には曲剪刀が用いられるが、この際は曲がりを下に向けて把持するのが基本である。一方、直剪刀は主に縫合糸の切離に使用することが多い。このように用途別にしっかりと分けて使用することで、器具の切れと寿命を長持ちさせることができる。

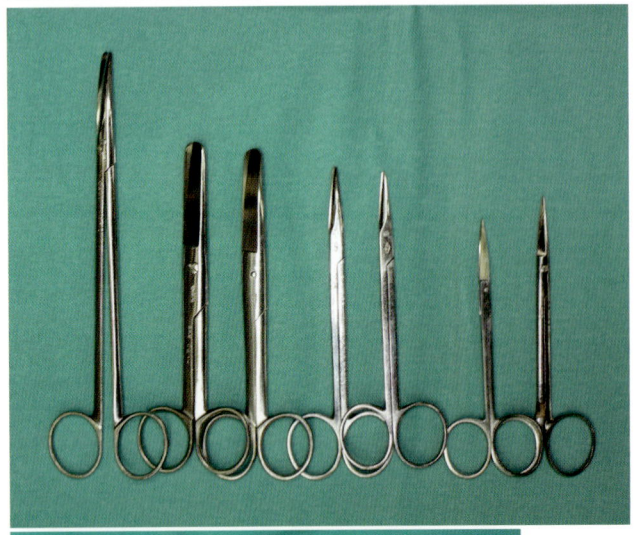

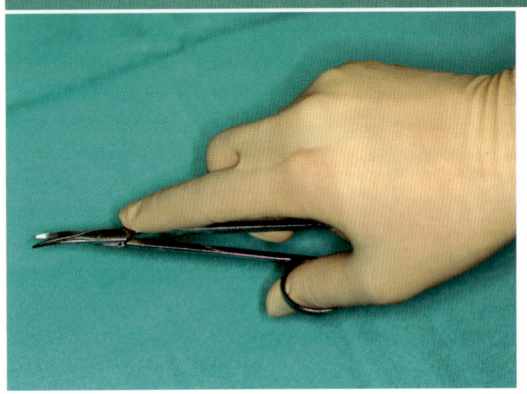

形成剪刀の持ち方

● メス

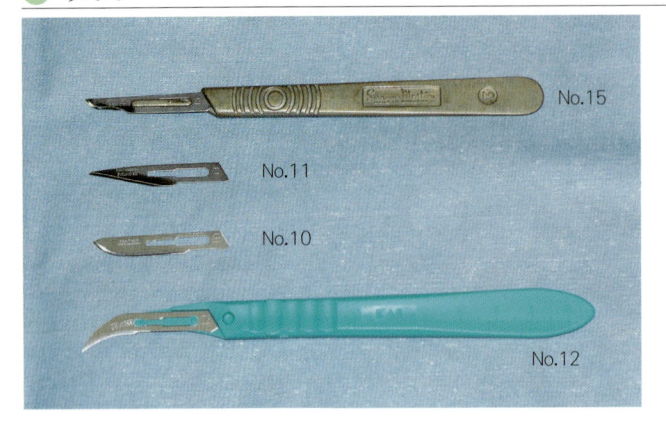

形成外科手術では通常、No. 10, 11, 15の3種類で必要十分であり、なかでもNo. 11（尖刃）とNo. 15（小円刃）を多用する。皮弁挙上など比較的大きな切開を行う際は術者によってはNo. 10（中円刃）を使用することもある。その他、特殊なものとしてはNo. 12のようなものも口蓋裂などの手術に使用される。メスホルダーは扁平なステンレスホルダーが一般的だが、軽量でより操作性に優れた丸形チタンホルダーもある。

98

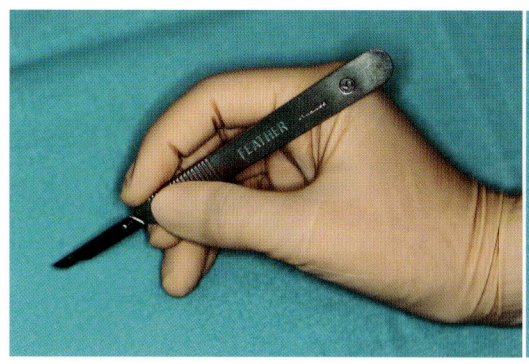

形成外科手術手技の特徴と基本手術器具

Pen-holding

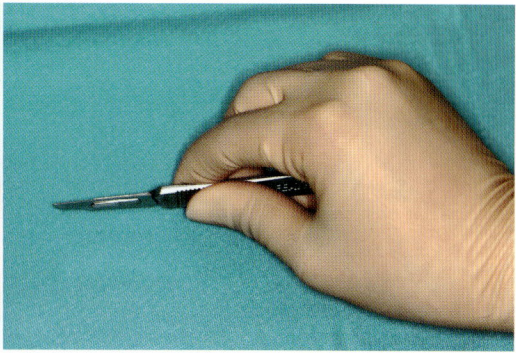

Violin-bow holding

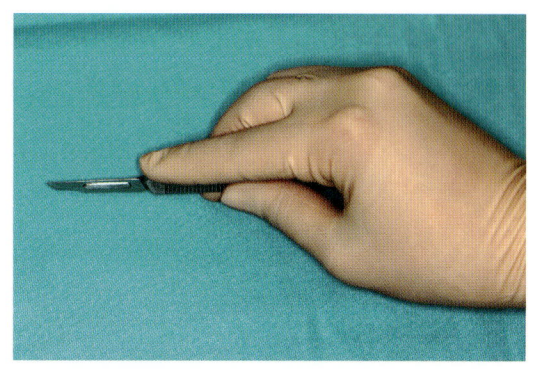

Table-knife holding

　メスの握り方は，pen-holding が基本である。その他のメスの把持法（violin-bow holding や table-knife holding）は，細かな彎曲を伴う切開がほとんどの形成外科の手術ではあまり用いられない。

● 持針器

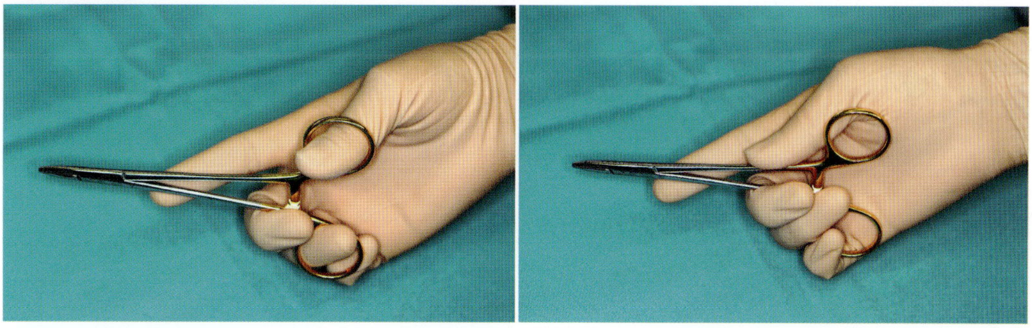

ヘガール持針器の把持

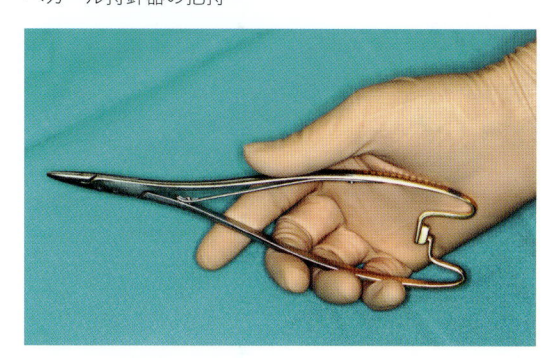

マチュー持針器の把持

　通常，形成外科手術で使用頻度の高い，3-0〜7-0といった細手の針付き縫合糸を使用した繊細な縫合には，ヘガール持針器が適している。
　一方，これより太く針の大きな縫合糸や，弾機針に絹糸などをかけて使用する場合には，マチュー持針器を使用する。

Advice
・大きな針を把持するのに繊細なヘガール持針器を使用すると器具の寿命を縮めてしまうので注意する。

第3章 形成外科手術手技の特徴と基本手術器具

● 針

　針には使用する組織や状況によってさまざまな形状がある。形成外科では体表の軟部組織を中心に扱うため，特に多い皮膚の縫合には，糸付きの角針，なかでも逆三角形の針で，3/8円の弱彎針がよく使われる。一方，深部組織の縫合や，鼻翼基部または耳垂基部などの陥凹部の真皮縫合には1/2円または5/8円といった強彎の角針が便利である。また，皮弁採取後などの筋膜や皮下組織の縫合，またはマイクロサージャリーにおける血管吻合では3/8円の弱彎針で丸針がよく使用される。

表　針の種類と適応

針型	形・断面形態	特徴・適応	彎曲の種類
上向三角針	針先 △	皮膚	弱弱彎 1/4、弱彎 3/8、強彎 1/2、強強彎 5/8、直針
逆三角針	針先 ▽	皮膚，口腔・鼻腔粘膜，腱，靱帯，軟骨	
ヘラ型針	針先 ▽	皮膚，角膜	
丸針	針先 ○	腹腔内臓器，腹膜，硬膜，筋膜，皮下組織，血管吻合（マイクロサージャリー）	
鈍針	針先 ◎	肝臓，腎臓	

● 鑷子・フック

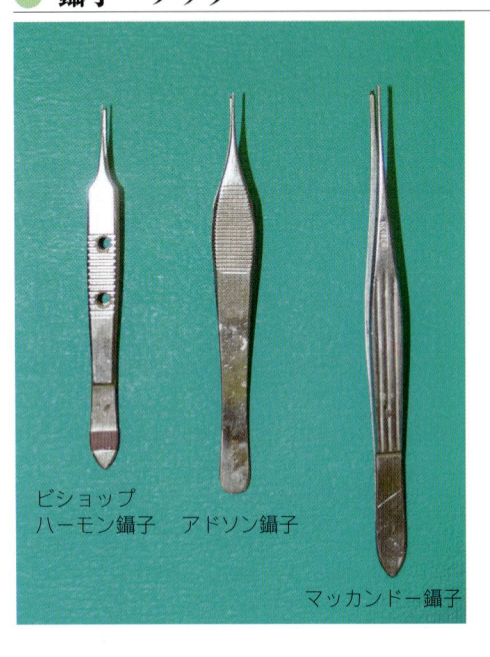

　マッカンドー鑷子，アドソン鑷子，そしてビショップハーモン鑷子の3種類が代表的で，それぞれ有鉤と無鉤を用意し，組織に合った大きさの鑷子を用いる。

ビショップハーモン鑷子　アドソン鑷子　マッカンドー鑷子

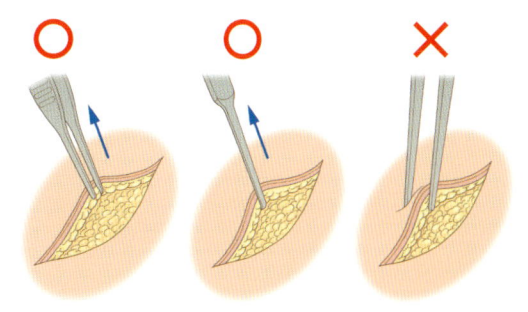

形成外科手術手技の特徴と基本手術器具

皮膚への愛護的操作；鑷子で直接皮膚を把持しない

通常，皮膚の縫合や皮下の剥離では，有鈎鑷子を用いることが多い。その際，皮膚そのものではなく，皮下組織を把持するようにして，皮膚に対する atraumatic な操作を心がけることが重要である。また，皮下剥離の際は，鑷子の代わりにスキンフックを用いるのもよい。

Advice
・これらの鑷子は先端が正確に合うように非常に繊細にできている。そのため乱雑に使用せず，把持する組織やその硬さ，また大きさによって使い分ける。それによって器具の寿命も延びる。持ち方は pen-holding である。

電気メス（モノポーラ・バイポーラ）

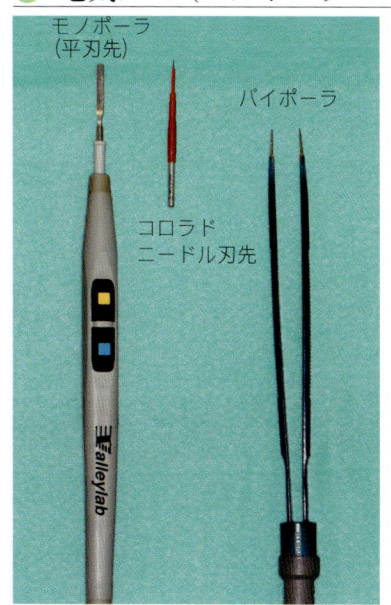

通常，電気メスと言えばモノポーラを指し，皮下や深部組織の切開と凝固に使用する。メスのように押し滑らせるのではなく，周囲組織に緊張をかけた状態で先端を組織に軽く接触させて切開する。凝固においては 0.5mm 程度の小血管ではそのまま圧着のみで可能で，2mm 程度の血管であれば鑷子で挟んで接触凝固にて止血可能である。メス先にコロラドニードルを使用すれば，皮膚や粘膜切開にも使用できる。一方，バイポーラは鑷子型の電極と本体からなる。鑷子先端の間のみ通電させて凝固が可能で他部位に漏電しないため繊細な術野の凝固に用いられる。持ち方はともに pen-holding である。

筋鈎

皮弁挙上などを伴う手術のような術野が広く深い場合は，各種の大きさの筋鈎が必要となる。これらは筋鈎セットとして別途に組んでおき，必要な場合に形成基本セットに追加して使用できるようにするとよい。筋鈎は術野に合った大きさのものを選択し，術者の操作中は展開した術野を維持して，動かさないことが重要である。

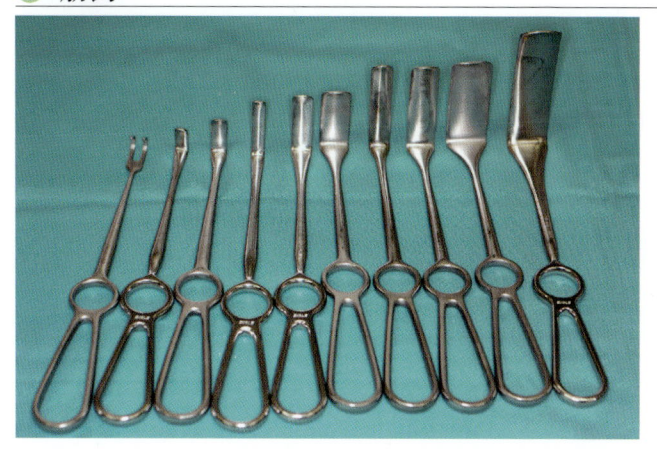

通常はおのおの，同一の筋鈎 2 本で 1 セットとする

101

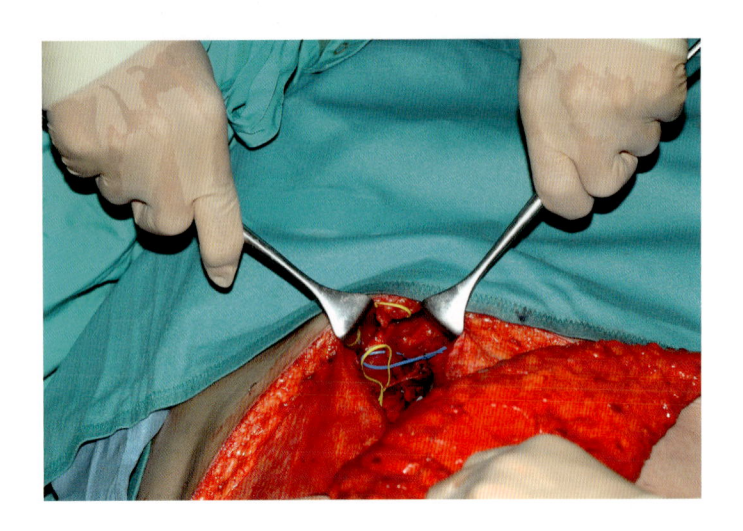

第3章 形成外科手術手技の特徴と基本手術器具

〈使用方法〉
　筋鉤を使用して鼠径深部の術野を確保し，腹部皮弁の血管茎である下腹壁動静脈根部の剥離を行っている。筋鉤の先を深部にしっかりかけてハの字に広げるように術野を展開し，持ち手は順手で先を効かせるように使用する。

● 開創器（自在鉤）

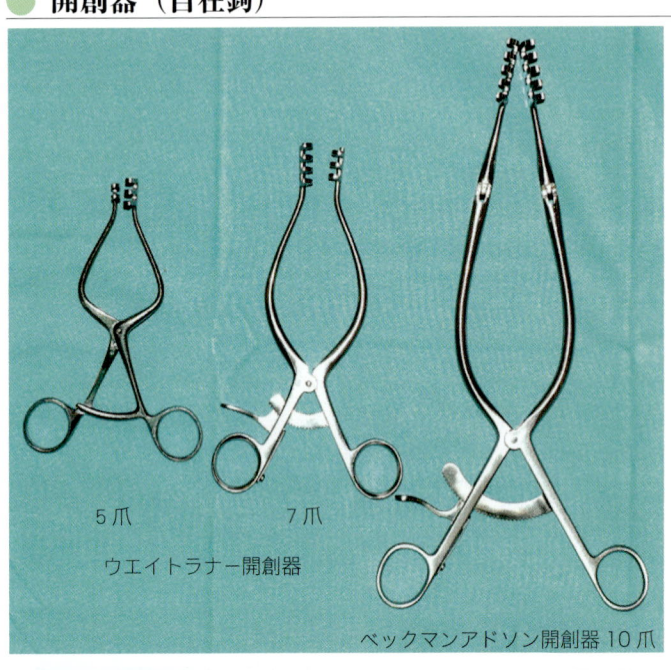

　開創器（自在鉤）には各種の大きさがあり，また，柄も直，曲，また可動可能なものなどさまざまである。展開する術野の大きさや局在によって使い分ける。

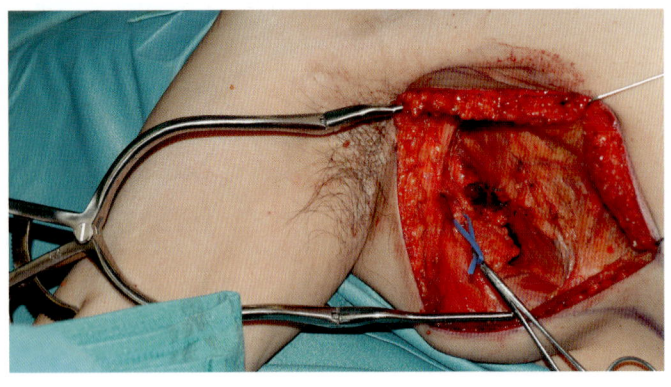

5爪　　7爪
ウエイトラナー開創器
ベックマンアドソン開創器 10爪

　ベックマンアドソン開創器を使用して腋窩深部の術野を確保し，広背筋皮弁の血管茎である胸背動静脈の剥離を行っている。術野にあった大きさの開創器の選択が重要である。

II デルマトーム

　分層植皮を採取する器械である。ドラム式デルマトーム，フリーハンドデルマトーム，そして気動（電動）式デルマトームがある。また，採皮した皮膚片に均一な網目状の切れ目を入れて，伸展拡大して広い面積を被覆する網状植皮片を作成するものとしてメッシュデルマトームがある。

● 気動（電動）式デルマトーム

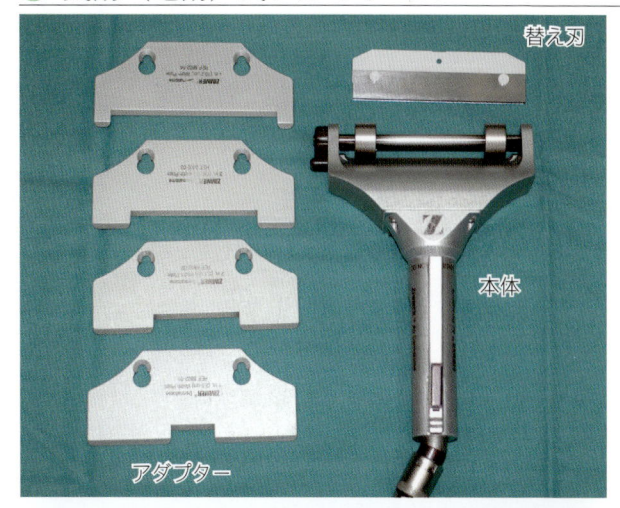

　刃の左右の高速微動によって一定の厚さの分層皮膚が正確に，素早く，かつ長く採れるため，全身熱傷のような中〜大面積の植皮に頻用される。欠点は，押し当てて左右の振動で採皮するため，母床の緩い腹部や陥没した場所などからは採皮しづらいことである。

Advice
・植皮片の幅は，アダプターを取り替えることによって変更が可能である。

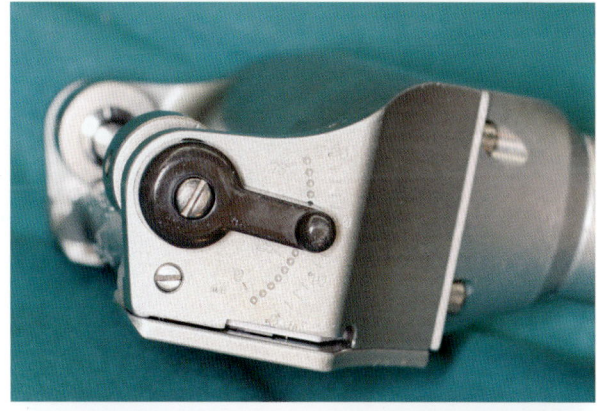

〈使用方法〉
①アダプターを選択して替え刃をセットした後，採皮する皮膚の厚みを決定し，デルマトームの目盛りを合わせる。

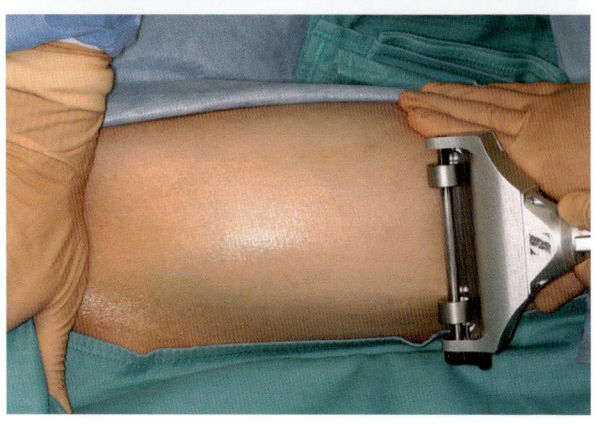

②採皮部表面の滑りをよくするためにワセリン軟膏などを塗布して，採皮部両端をけん引してしっかりと圧をかけて固定する。

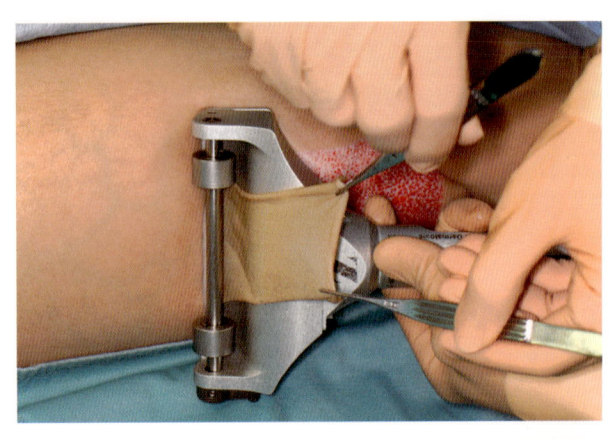

③一定の圧と角度を保ったまま，本体をゆっくりと進めていく．採皮片は本体上部に排出されるので，鑷子で軽く把持して採皮片の巻き込みを防ぐ．途中で採皮を止め，そのまま目盛りを調節して採皮片の厚さを変えることも可能である．

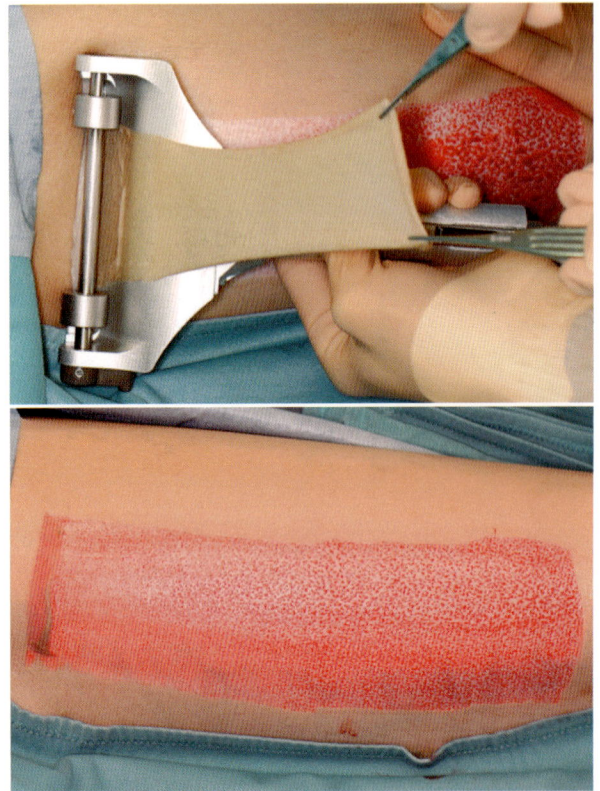

④採皮終了時には，デルマトームのスイッチを入れたまま本体を止め，手首を返すようにそのまま持ち上げると採皮片がそこでうまく切れる．

分層の採皮が終了したところ．真皮層からの均一な点状出血を認める．

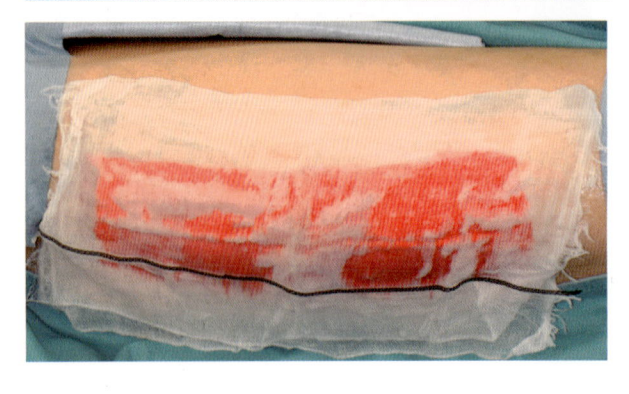

⑤5,000倍ボスミン入り生食ガーゼで止血し，その後にドレッシングを行う．

● フリーハンドデルマトーム

　Ａ＆Ｈフリーハンドデルマトームに代表される手動式デルマトームである。器械自体が軽くて構造が単純なため自由度が高い。反面，均一な採皮には比較的熟練を要し，また母床が柔らかい腹部などの採皮には向かない。そのため比較的小面積の分層植皮の採取に使用されることが多い。

採皮部の両端をしっかり助手に伸展させて採皮する

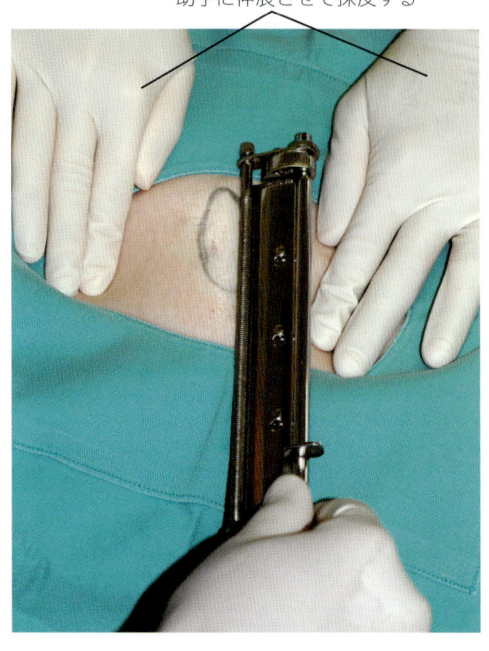

〈使用方法〉

　採皮部の両端をしっかり助手に伸展させておき緊張をかけて平坦化させる。次いで採皮部にワセリンなどを塗布して滑りをよくした後，替え刃をセットして採皮する厚さに目盛りを合わせ，デルマトームを左右に動かしながら必要な分だけ採皮する。

Advice
・刃を寝かせ気味にすると薄く，立て気味にすると厚く採れるため，一定の角度と圧を保つようにする。

● ドラム式デルマトーム

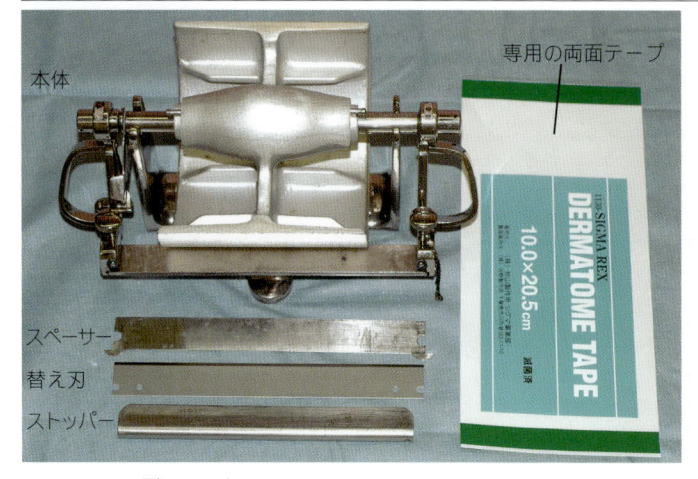

本体
専用の両面テープ
スペーサー
替え刃
ストッパー

Paget-Hood 型デルマトーム

　代表的なものとしては手動式 Paget-Hood 型デルマトームがあり，通常「パジェット」と呼ばれる。ドラム右手にあるインチ表示（x/1,000）の目盛りにて採取する皮膚の厚さを決定する。以前は皮膚の採取部位とドラムに接着剤（セメント）を塗布していたが，現在では専用の両面テープをドラムに貼付した後に採皮部に圧着させて採皮する。

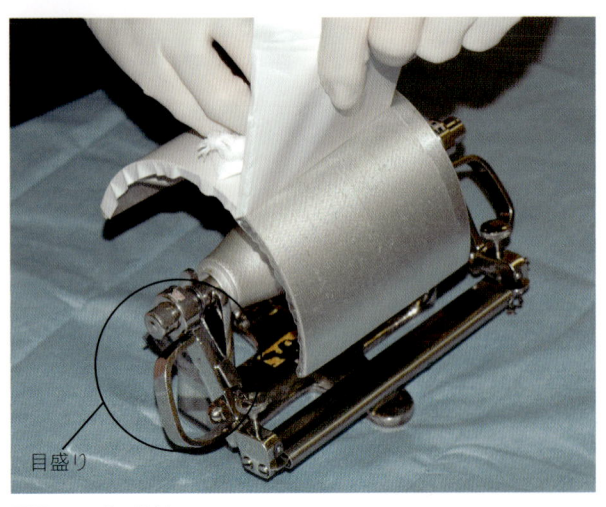

第3章 形成外科手術手技の特徴と基本手術器具

両面テープの貼付

目盛り

〈使用方法〉
①採皮部の剃毛を行い，エーテルなどで脱脂をしておく．刃台は最初にスペーサーをセットした上に使い捨ての替え刃を挿入し，さらにストッパーを装着して固定する．次いでドラムに先の両面テープを気泡が入らないように貼付する．この際，採皮開始部から均一に皮膚を採取するためにテープの端はドラムを越えて内方に包むように貼る．

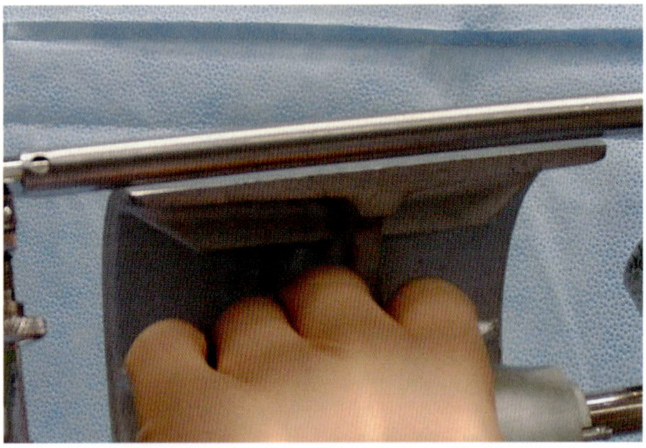

②次いで採皮する厚さに目盛りを合わせるが，この際，刃とドラムが等幅で平行か，また本体右手の目盛りが正しく合っているかを確認する．

Advice
・メス刃の厚みがちょうど中間分層皮膚と同じ15/1000インチ程度であることを目安にするとよい．

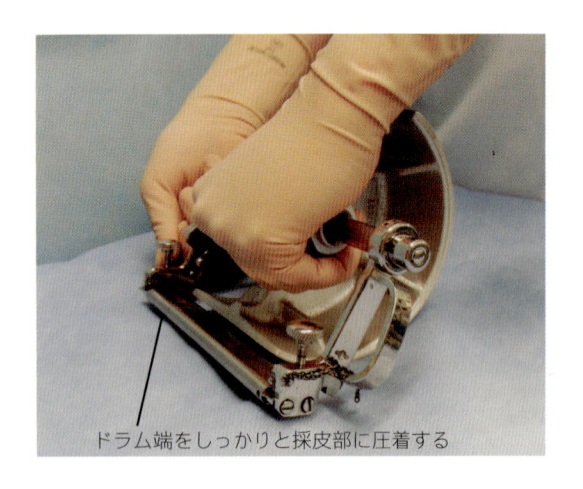

刃とドラムが等幅平行で，かつ目盛りが正しいか確認する

③ドラム端を採皮部にしっかりと圧着した後，順手に持ったドラムをゆっくりと転がすように回転させながら皮膚を軽度に挙上伸展させた状態で刃を左右に動かして採皮する．この際，採皮創の出血斑を確認して途中で厚みを再調整することが可能である．

④後半はドラムを逆手に持ち替えて最後まで回転させる．

ドラム端をしっかりと採皮部に圧着する

Advice

- 習熟すれば，身体のほとんどの平面から，広く均一な厚みの分層植皮片の採取が可能である。ドラムに付着した採皮片は，生食ガーゼで軽くこすれば容易に剥がれる。

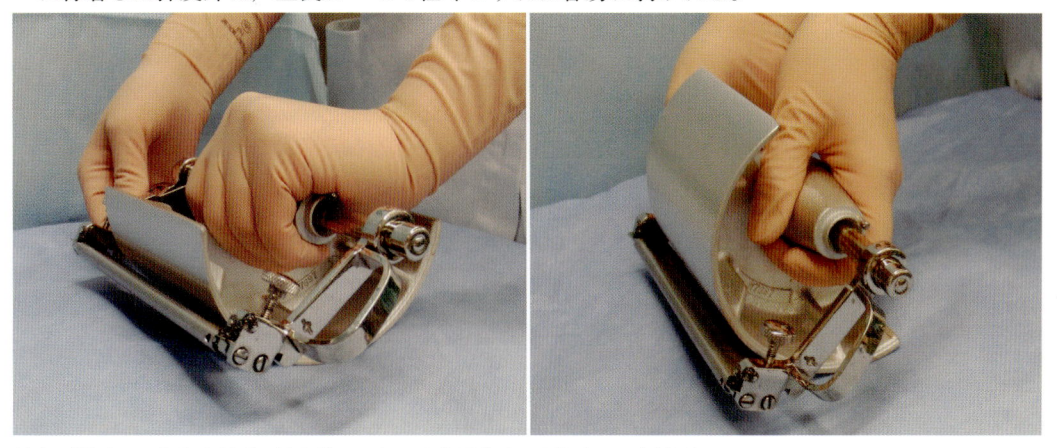

前半は順手で，後半は逆手に持ち替えてドラムを最後まで回転させて採皮する

● メッシュデルマトーム

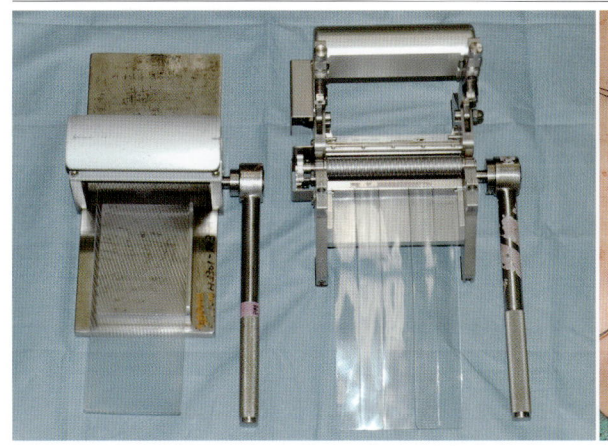

メッシュデルマトーム
植皮片を載せるダーマキャリア（透明のプラスチック板）を変えることで拡大倍率を変えるタイプ（左）と刃の交換によって拡大倍率を変えるタイプ（右）がある

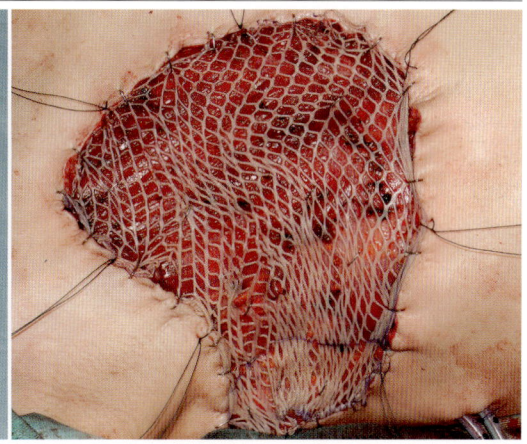

網状植皮（メッシュスキングラフト）
3倍に拡大した植皮片

　網状植皮（メッシュスキングラフト）のための皮膚を作成するデルマトームである。植皮の拡大倍率をダーマキャリア（植皮片を載せる使い捨てのプラスチック板）で変えるタイプや，刃の交換によって変えるタイプなどがある。最小で1.5倍から最大で9倍の皮膚片の拡大加工が可能となる。

Advice

- 拡大倍率が低いと被覆する面積が限られ，高いと術後の上皮化に時間を要する。通常は3倍程度の網状植皮がよく用いられる。

形成外科治療手技全書 I

形成外科の基本手技1

第4章 皮膚切開と縫合法

第4章 皮膚切開と縫合法

1. 皮膚切開

大西 清

Knack & Pitfalls
◎皮膚切開は RSTL やしわの方向に行うのが原則である
◎皮膚切開は皮膚に対して垂直に行うのが原則である
◎皮膚切開はエピネフリンの血管収縮効果が得られるまで待って開始する。待っている間に手術に使用する器械を点検する

RSTL と Langer 割線

　縫合したきずあとの形状は，創縁にかかる張力に大きく影響を受ける。しわの方向に切開をおくと張力は弱く，創内に生じるコラーゲンの生成量も少なく，きずあとは広がらず目立たない。したがって，皮膚切開はしわの方向におくことを原則とする。一般に，しわの方向は皮下の筋肉の走行に直交している。しわを横切る切開が必要な時にはジグザグの切開とする。

　Relaxed skin tension line（RSTL）とは，1962年 Borges の提唱した皮膚切開をおく方向線であり，皮膚にかかる緊張を緩めた状態で，最も皮膚に緊張のかかっている方向を示す。この方向は，口唇や眉間，手掌などの一部を除き Kraissl の報告した皺線の方向とほぼ一致し，現在，皮膚切開をおく指標として推奨されている（図1，2）。Borges は，皮膚を母指と示指でつまみ寄せた時にできるしわを観察することで RSTL の方向がわかるとし，指の間にできる細いしわが平行に長く走る方向が RSTL であり，間違っていればし

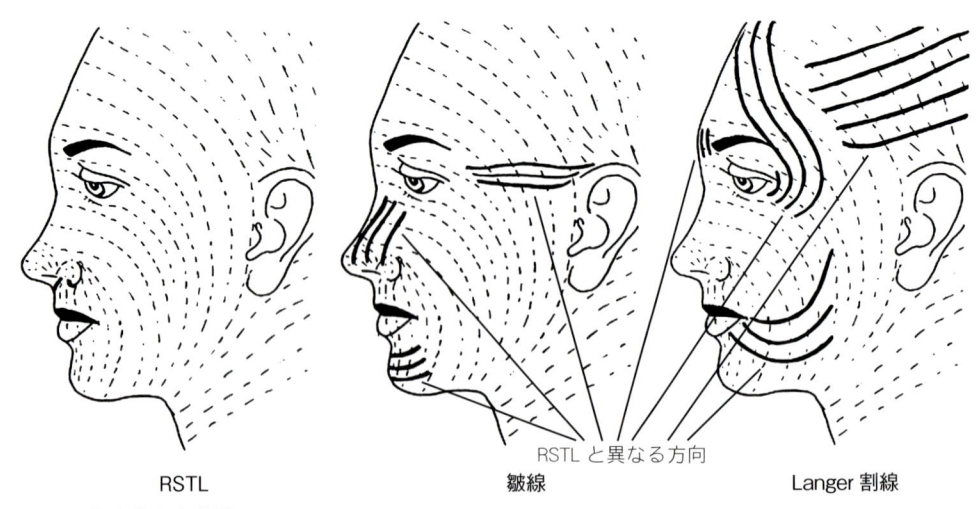

図1　代表的な皮膚線
RSTL との違いは実線で示している。
(Borges AF: Relaxed skin tension lines (RSTL) versus other skin lines. Plast Reconstr Surg 73: 144-150, 1984 より引用)

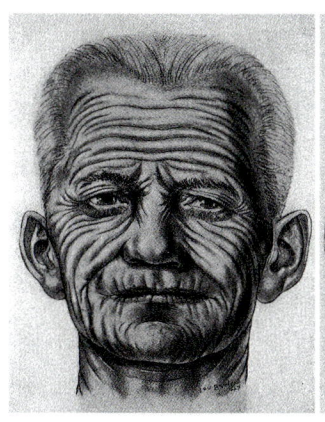

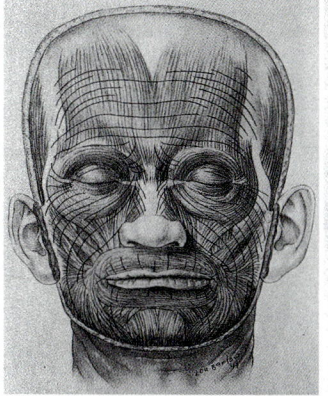

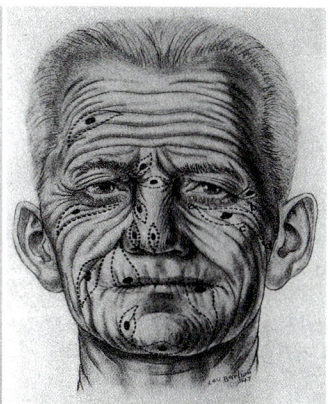

1. 皮膚切開

皺線　　　　　　　　表情筋と皺線　　　　　皮膚腫瘍などの切除線

図2　顔面の皺線
しわの方向は，皮下の筋肉の走行に直交している。このしわの方向に切開するときずあとは目立たない。
(Kraissl CJ: The selection of appropriate lines for elective surgical incisions. Plast Reconstr Surg 8: 1-28, 1951 より引用)

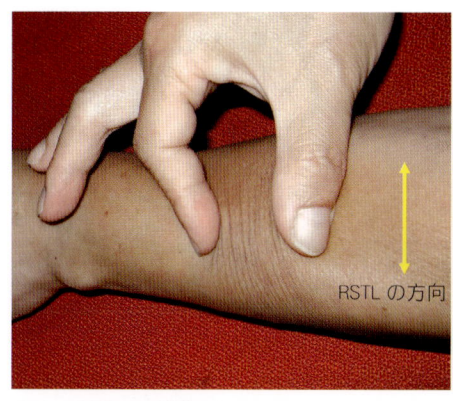

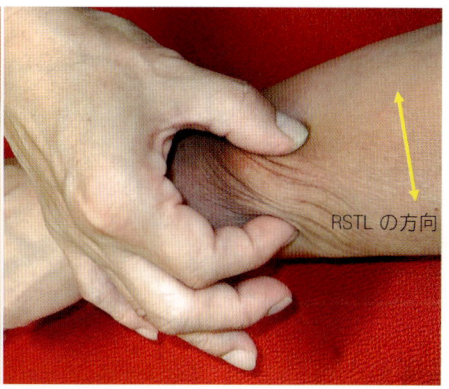

図3　RSTLの方向
皮膚をつまんだ時，平行なしわのできる方向がRSTLである。

わの走行はS字状になると述べている（図3）。
　一方，Langer割線は，1861年に解剖学者であるLangerが死体から作成した方向線であり，皮膚切開の指標として報告したものではない。死体の皮膚に円形の穴をあけ，一定の方向性をもって細くなる穴の方向を結んだ線がLanger割線であり，1892年Kocherが皮膚切開線の指標として推奨した。しかし，眼瞼では同心円状となる，口唇では放射状となるなど実際のしわの方向とはかなり異なり，皮膚切開の指標として推奨できるものではない。

デザイン

　皮膚切開線のデザインには，ピオクタニンが使用される。竹串や楊枝，綿棒の先を細く削った木の柄を用い，3〜5%ピオクタニンを先端につけデザインを描く。かなり細い線による繊細なデザインを行うことができる。書き直す時には，アルコール綿やチオ硫酸ナトリウム（ハイポエタノール®）を含んだガーゼで拭くことにより消すことができる。また，先端は多少太くなるが，ピオクタニンの入ったディスポーザブルの皮膚ペンも市販されている（図4）。
　切開線上のポイントを合わせて縫合したい時には，注射針を用いピオクタニンを切開線の横に刺

第4章 皮膚切開と縫合法

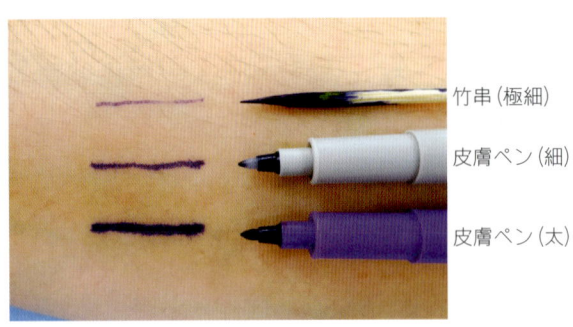

図4 切開線のデザイン
デザインは竹串や市販の皮膚ペンを用いて行う。

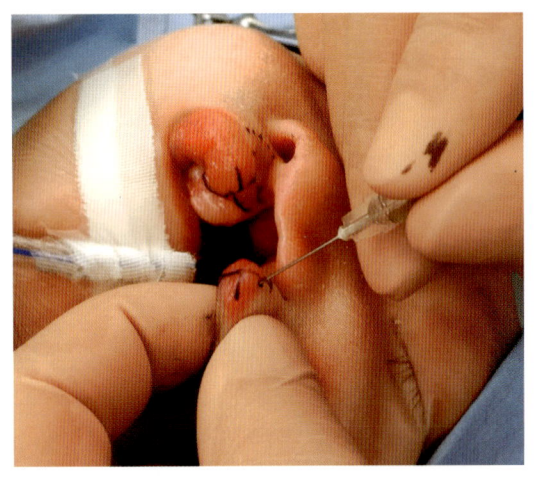

図5 ピオクタニンの刺青
唇裂の症例：健側・患側の赤唇縁に，注射針を用いてピオクタニンの刺青によるマーキングを行う。

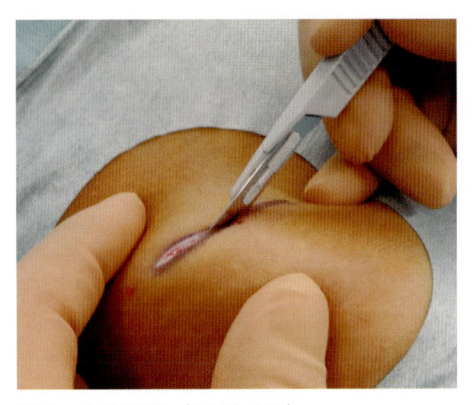

図6 皮膚切開（15番メス）
ペンを持つ持ち方でメスを持ち，環指や小指を皮膚につけて安定させメスの先端で皮膚を切る。

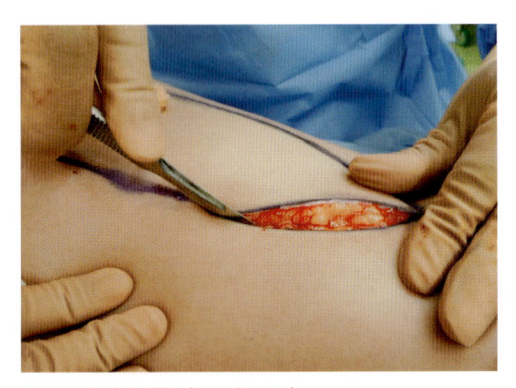

図7 皮膚切開（10番メス）
ナイフを持つ持ち方でメスを持ち，メスの腹の部分で皮膚を切る。

青しておくとよい。縫合はこのポイントを合わせるように行う（図5）。

皮膚切開のデザインが終了したら，切開線周囲や剥離などの手術操作が及ぶ範囲に局所麻酔剤（以下，局麻剤）やボスミン添加生理食塩水を注射する。局麻剤では10万倍エピネフリン加1％リドカイン塩酸塩（1％キシロカイン®E注射液）を使用するのが一般的である。エピネフリンの添加により，その血管収縮作用から出血を抑え，局麻剤の吸収も遅延して麻酔の持続時間を長くすることができる。また，注射により切開線の皮膚は緊張して膨らみ，切開がやりやすくなる。顔面の手術では，切開線周囲だけでなく，手術操作部の血行を司る支配動脈の走行部にも注射を行う。支配血管の収縮により手術野の出血を抑えることができる。

全身麻酔の手術でもこの局麻剤を使用することが多い。これは，その局所麻酔効果により手術中に麻酔が浅くなっても痛みが出ないので，患者の体動を抑えられるからである。手術範囲が広く，多量の注射液を必要とする時には，0.5％または1％キシロカイン®E注射液を生理食塩水でうすめたり，ボスミン添加生理食塩水を注射したりする。エピネフリンの血管収縮効果は20万倍前後が適切であり，生理食塩水500mlにボスミン®注1mg1Aを加えると約50万倍となる。

皮膚切開は，血管収縮効果が得られ皮膚が白くなるまで5〜10分待って開始する。

皮膚切開

顔面や手足などの手術では11番（小尖刀）や15番（小円刀）のメス刃を，筋皮弁の採取など大きな手術では10番（中円刀）や21番（円刀）のメス刃を用いる。形成外科の手術では，メスの持ち方はペンを持つ持ち方が基本で，環指や小指

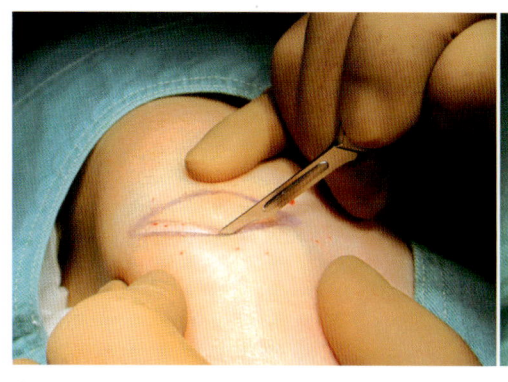

1. 皮膚切開

①真皮浅層まで垂直に切開を加える。 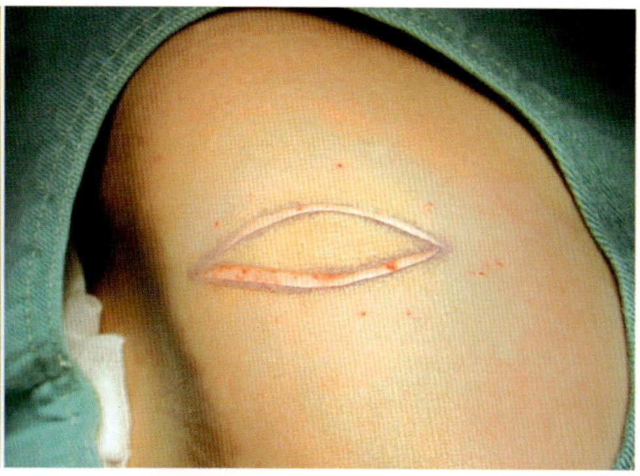　　　　②真皮浅層切開後

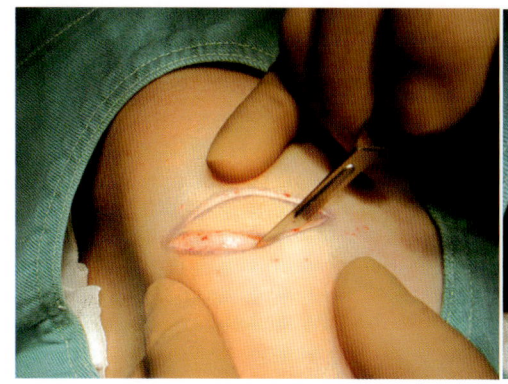

③真皮深層からは70〜80°の角度をつけて斜めに切開する。 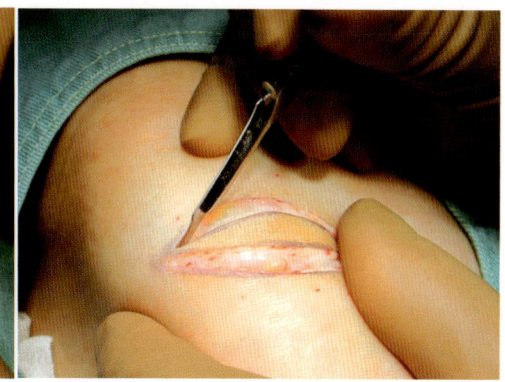　　　　④切開線の交点では、いったんメスを引き抜き、逆方向にメスを刺入して押し切りする。

図8　皮膚切除を伴う皮膚切開（紡錘形切除）

を皮膚につけて安定させメスの先端で皮膚を切る（図6）。これにより細かい複雑な切開も安全に行うことができる。10番や21番のメス刃を用いる場合には、ナイフを持つ持ち方でメスの腹の部分で皮膚を切る（図7）。切開は引き切りが原則で、術者の左手や助手の手を用い、周囲を均等に緊張させた状態で行う。紡錘形に皮膚を切除する時など、切開線の交点を正確に合わせたい場合には、その点に近づいたらメスをいったん引き抜き、逆方向にメスを刺入して押し切りをするのがよい。メス刃はすぐ切れなくなるので、切れなくなったら新しいメス刃に交換する。

皮膚切開は、皮膚に対して垂直に行うのが原則である。しかし、皮膚の切除を伴う際には、縫合時に真皮縫合により創を外反させるため多少斜めに切開を入れる。真皮浅層までは垂直に切開を入れ、真皮深層からは70〜80°の角度をつけて斜めに切開する（図8）。はじめの切開を丁寧に、なぞるように切り、真皮に複数の切り込みを入れないよう注意する。皮膚全層を一気に切ろうとすると創縁がギザギザになったり、また、斜め切りを意識しすぎると皮膚表面が薄くなり縫合後の表皮壊死を引き起こす原因となる。

筋皮弁の挙上など大きな手術では、皮膚切開ののち電気メスを用いることもある。出血を抑える効果があるが、接触による創縁の熱傷に十分注意する。

第4章 皮膚切開と縫合法

I 頭部の皮膚切開

KEY POINTS
- 皮膚切開は毛流と垂直またはジグザグとする
- メスは毛向と平行に斜めに入れる

毛流の方向

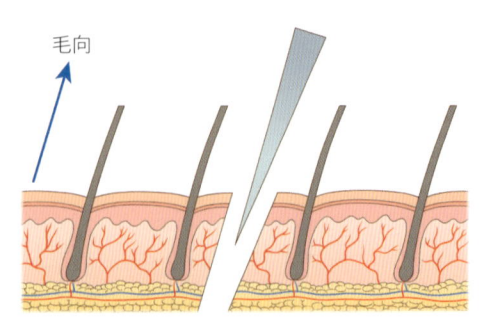

毛向

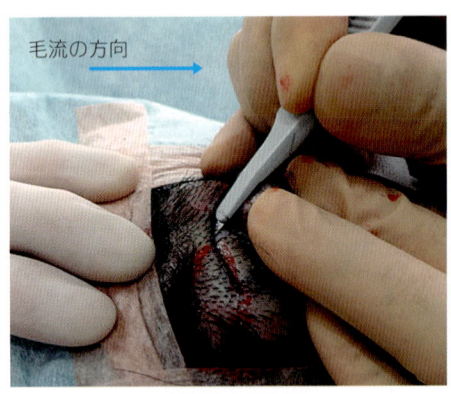

シェーマ

　頭部では，きずあとが頭髪で隠れるよう毛流に垂直に切開線をデザインし，毛根を損傷しないよう毛向と平行に斜めにメス刃を入れる．そのため，剃毛を行う場合には，十分にこれらを確認してから行うか，毛流が理解できるぐらい少し長めに頭髪を残しておく．
　毛流と平行な切開が必要な時には，切開線はジグザグとする．

II 頭部の冠状切開

KEY POINTS
- メスは毛向と平行に斜めに入れる

❶ デザイン

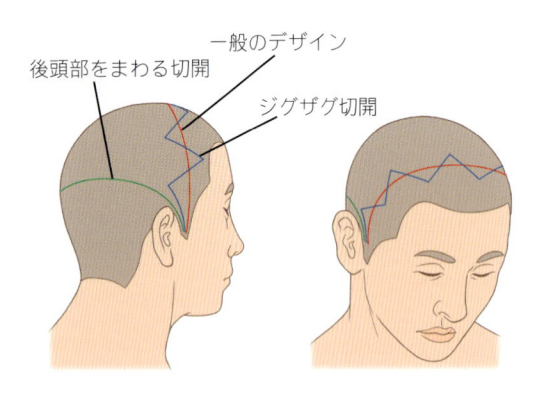

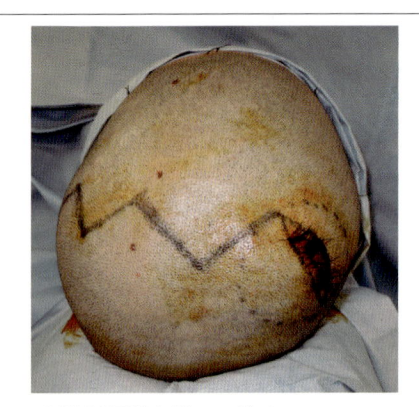

後頭部をまわる切開　一般のデザイン　ジグザグ切開

ジグザグ冠状切開のデザイン
（好酸性肉芽腫症例）

　冠状切開は，一般には両側耳前部から頭頂部を結ぶ線でデザインされるが，術後の瘢痕を目立たなくするようジグザグな切開や後頭部をまわる切開も報告されている．いずれにしても側頭部では浅側頭動脈より後方に切開線がくるようデザインする．これにより前方へ翻転される頭皮弁への良好な血行が確保される．また，予定手術の術後骨欠損部や骨接合部が縫合線の直下とならないよう注意する．

❷ 切開

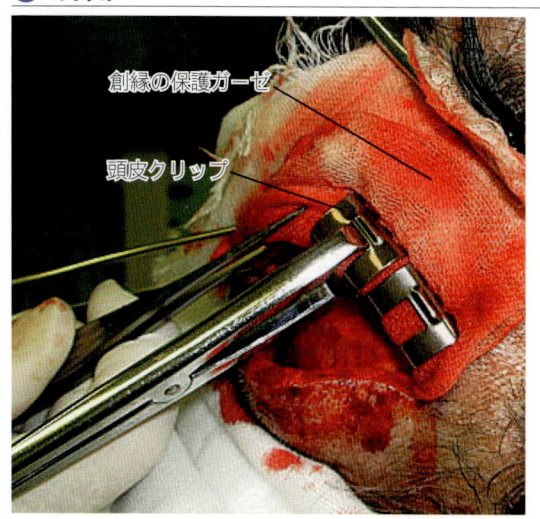

皮膚切開は10番か15番のメス刃を用い，帽状腱膜まで一気に行う。頭皮は血行に富むため，漠然と切開を繰り返していると出血量を増大させることになる。術者と助手の手指で切開線の両側を強く圧迫しその範囲を切開する。続いて帽状腱膜下を剥離し頭皮クリップをかける。この操作を繰り返して切開を終了する。

頭皮クリップにより創縁からの出血はかなり抑えることができるが，大きな血管からの出血は，毛根の熱傷に注意してバイポーラなどによりきちんと止血する。

Advice
・帽状腱膜下に局所注射をしていると剥離がしやすく，頭皮クリップをかけやすい。

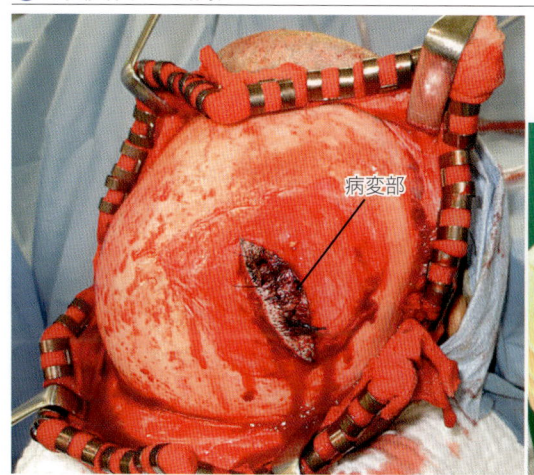

（創縁の保護ガーゼ／頭皮クリップ）

❸ 頭皮弁の翻転

骨膜上または骨膜下を剥離して頭皮弁を翻転し，術野を展開する。

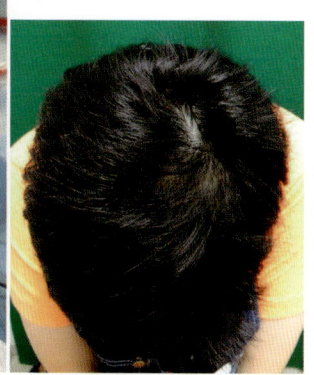

（病変部）

術後6カ月，ジグザグ切開により瘢痕は目立たない。

● 小児の冠状切開（舟状頭症例）

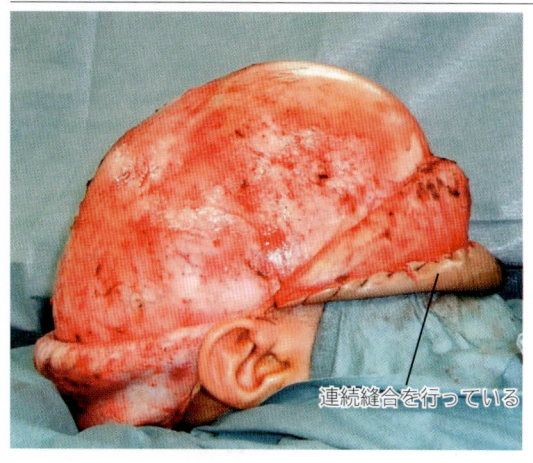

小児では小児用の小さな頭皮クリップも市販されているが，クリップの代わりに，針付きナイロン糸などを用いて創縁を連続縫合してもよい。

（連続縫合を行っている）

第4章 皮膚切開と縫合法

III 顔面の皮膚切開

KEY POINTS
- 皮膚切開はしわの方向や境界線にデザインする。しわの方向が不明瞭な場合には，笑う，目を強くつぶる，口笛を吹くなどの表情をさせると明らかになる
- 顔面にはいくつかのユニットがある。大きなユニットの境界線だけでなく，ユニットを分割するサブユニットの境界線の瘢痕も目立たない

● 前額部の切開

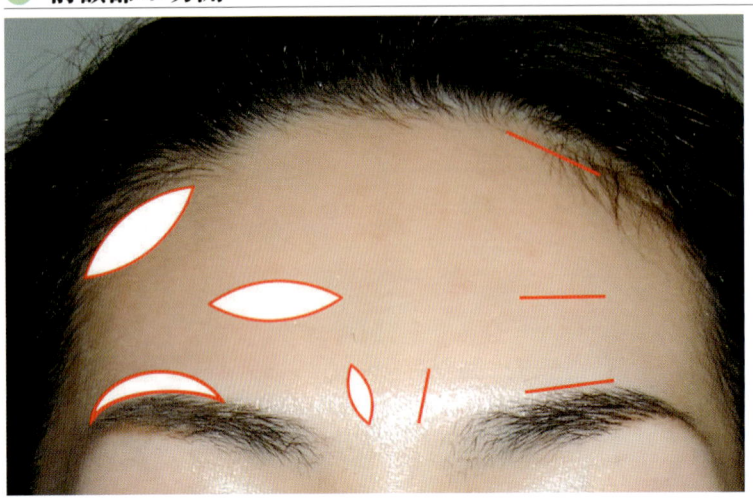

皮膚腫瘍切除のデザイン｜切開のデザイン

前額では横じわや眉間の縦じわが代表的な皺線で，切開はこのしわに沿ったり，頭髪や眉毛の境界線（生え際）で行う。

● 眼瞼の切開

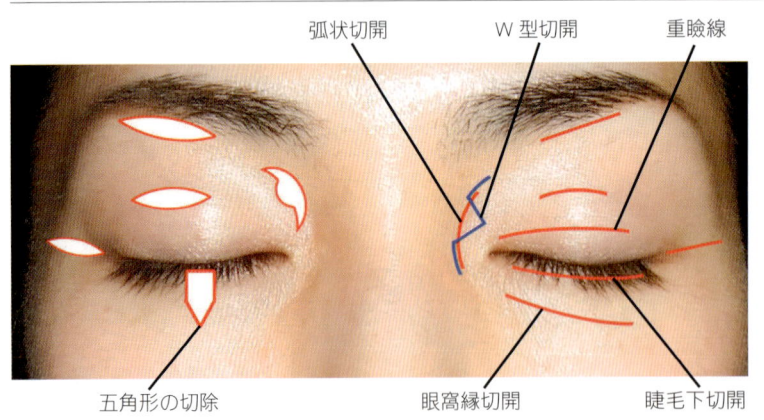

弧状切開　W型切開　重瞼線
五角形の切除　眼窩縁切開　睫毛下切開

皮膚腫瘍切除のデザイン｜切開のデザイン

眼瞼ではしわに沿った横方向の切開が基本であり，上眼瞼では重瞼線や眉毛縁，内眥部では弧状切開やW型切開が選択される。下眼瞼では睫毛下切開や眼窩縁切開が一般的で，眼瞼結膜の切開が選択される場合もある。また，瞼縁の部分切除を行う際には五角形に切除する。これにより縫合部に生じるnotchを予防することができる。

顔面の腫瘍切除では，ほとんどの部位で真皮縫合を行うため斜めに切開を加えるが，皮膚の薄い眼瞼では垂直に行う。

1. 皮膚切開

🟢 頬部の切開

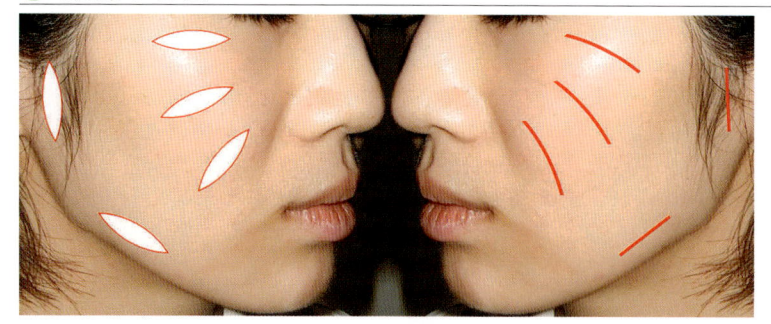

皮膚腫瘍切除のデザイン｜切開のデザイン

　頬部では，鼻唇溝とこれにほぼ平行に走るしわの方向に切開を行う。頬のしわは眼瞼から口唇へと下がるにつれ，斜めの方向へと変化する。下顎縁ではこれに平行に切開する。

🟢 口唇の切開

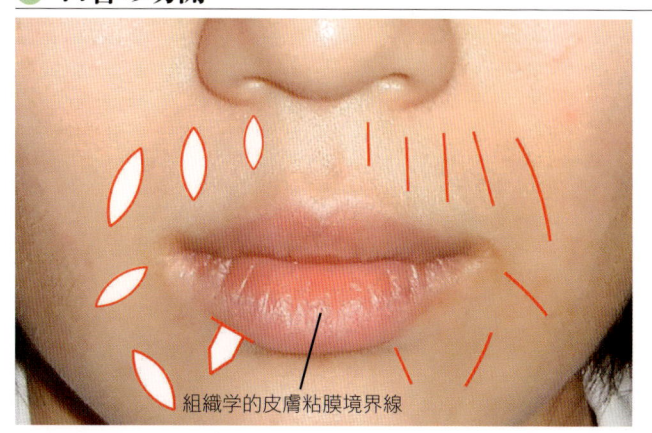

組織学的皮膚粘膜境界線

皮膚腫瘍切除のデザイン｜切開のデザイン

　口唇周囲のRSTLは口唇を中心に放射状に広がる。切開はこのしわの方向に行うことを基本とする。
　白唇から赤唇へと連続する切開は極力避け，連続しなければならない時には赤唇縁に垂直なデザインとする。そして，縫合時のずれを予防するため，赤唇縁や赤唇内の組織学的皮膚粘膜境界線にピオクタニンの刺青でマーキングを行っておく。
　赤唇縁に近接する母斑などを切除する際にも，五角形に切除しT字型に縫合する方法などを選択し，白唇から赤唇へ連続する切開は避けた方がよい。

🟢 鼻部の切開

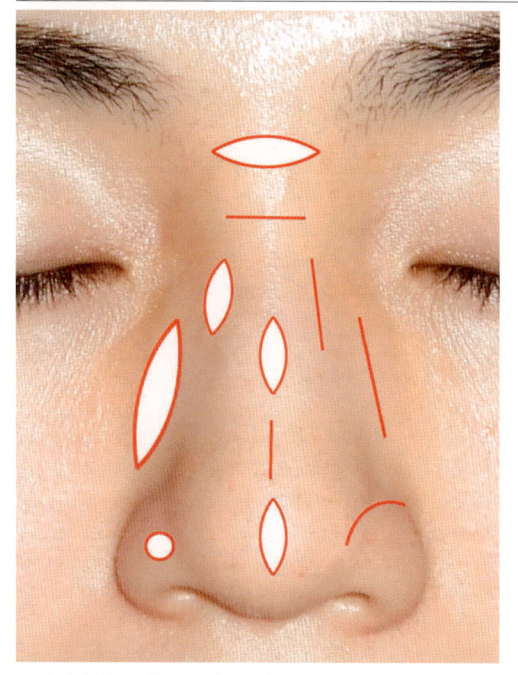

皮膚腫瘍切除のデザイン｜切開のデザイン

　鼻部においてもしわの方向への切開が基本となるが，鼻尖や鼻翼，鼻背，側壁などサブユニットの境界線や，正中線上での縦切開，鼻根部での横切開なども瘢痕が目立たない。
　鼻翼の母斑など小腫瘍を切除する時には，円形に切除して縫合せず上皮化を待つ開放療法も選択される。

著者からのひとこと　顔面のRSTLはしわの方向にほぼ一致しているが，眉間や鼻部，おとがい部では多少異なる。これらの部位では張力が各方向に均一にかかっているためであり，どちらの方向に合わせた切開線がよりよいかは明確に示されていない。

117

Ⅳ 体幹の皮膚切開

KEY POINTS
- 皮膚切開はしわの方向にデザインする。しわの方向はRSTLとほぼ一致し，胸背部や殿部を除きほとんどの部位で体幹長軸に直交する形で水平に走り，鎖骨部と鼠径部では斜めに向きを変える
- 胸背部のRSTLは，大胸筋や広背筋，前鋸筋の走行に直交するように腋窩を中心として同心円状に走行する
- 殿部のRSTLは，大殿筋の走行に直交するように走行する

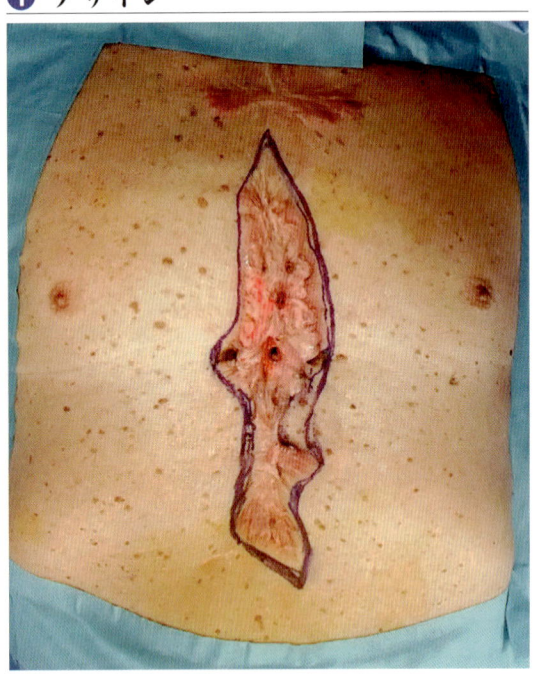

❶ デザイン

　胸部肥厚性瘢痕の切除デザインを示す。瘢痕に沿った切開線をデザインする。この際，左右の切開線の長さが大きく異ならないように注意し，W形成術や波状切開としてもよい。

　切除部では皮下脂肪組織も含め瘢痕はすべて切除し，拘縮を完全に解除する。

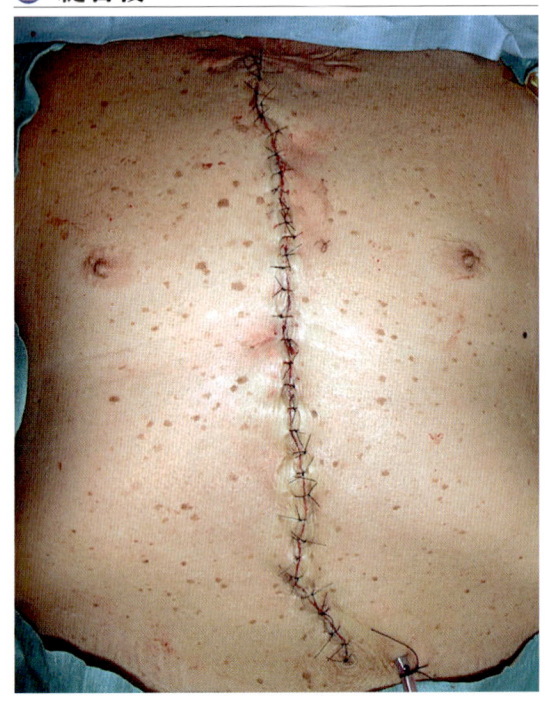

❷ 縫合後

　左右大胸筋の筋膜下を剥離し，これを縫合して創縁にかかる張力を減じる減張縫合とする。続いて真皮縫合，皮膚縫合を行う。皮膚縫合は連続埋没縫合としてもよい。

Advice
- 皺線と平行な縫合線となり，創の緊張を緩和するためZ形成術を加えてもよい。

著者からのひとこと
- 胸部の横切開では，正中線を越えるとその部分がケロイド化しやすいので注意する。
- 乳輪縁では，乳輪内に切開をおくと瘢痕が白くなるので注意する。

Ⅴ 四肢の皮膚切開：手指部の機能的皮膚切開

KEY POINTS
- 日常生活で物に触れる部位への切開は可能な限り避ける
- 皮線と直交する切開は避け，ジグザグの切開とする
- 皮線上の切開は避け，皮線に沿った切開とする

❶ デュプイトラン拘縮の腱膜切除術（術前の状態）

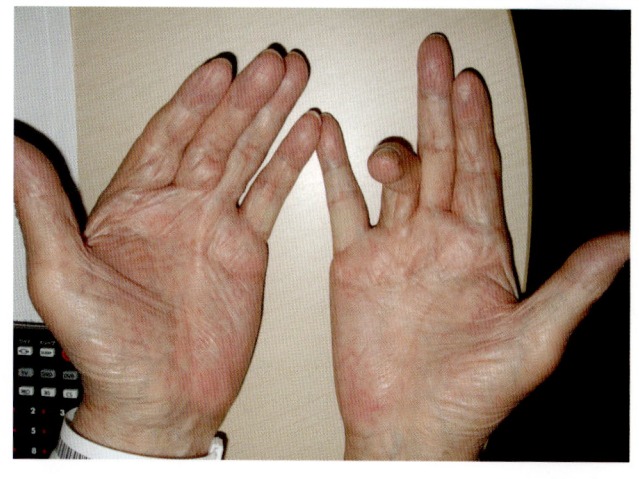

両環指基部の手掌から指掌側に結節や索状物を認め，屈曲拘縮を呈する。

例えば上図の右手には，右図のような切開デザインが考えられる。ジグザグ切開と連続Z形成術を応用した。

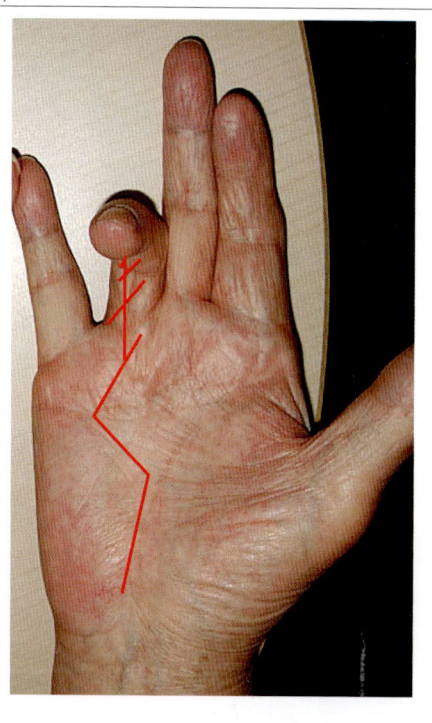

❷ 切開線の基本デザイン

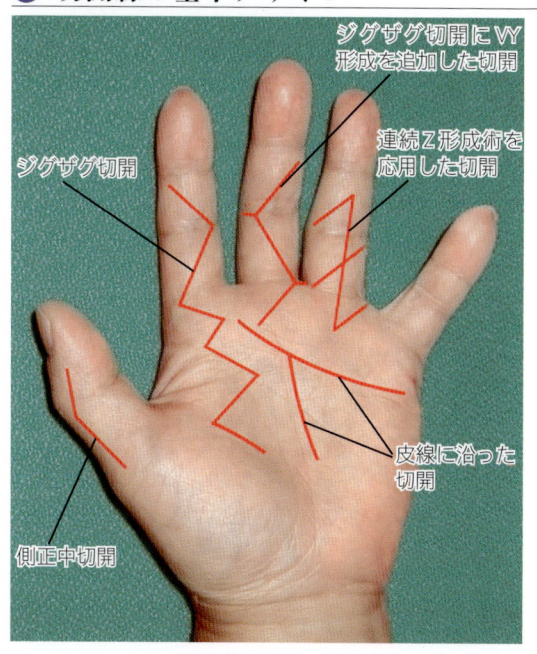

手掌・指掌側では，ジグザグ切開やこれにVY形成を追加した切開，連続Z形成術を応用した切開，皮線に沿った切開などが選択される。

第4章 皮膚切開と縫合法

❸ 手掌腱膜の露出

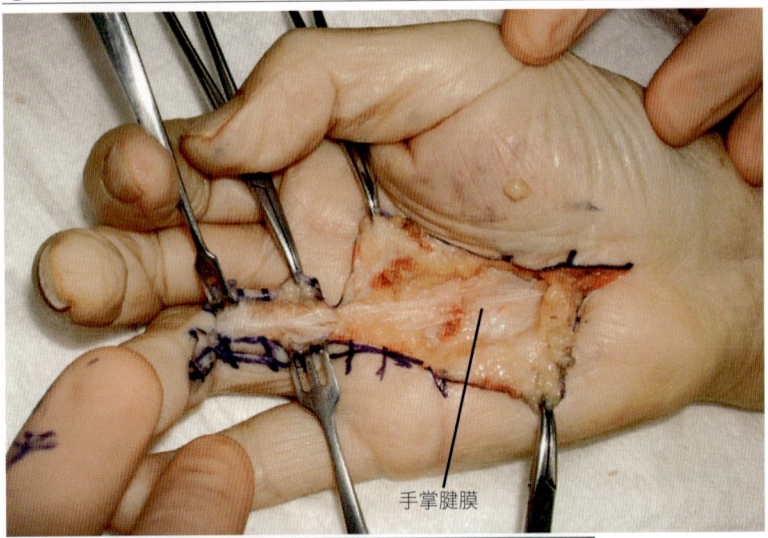

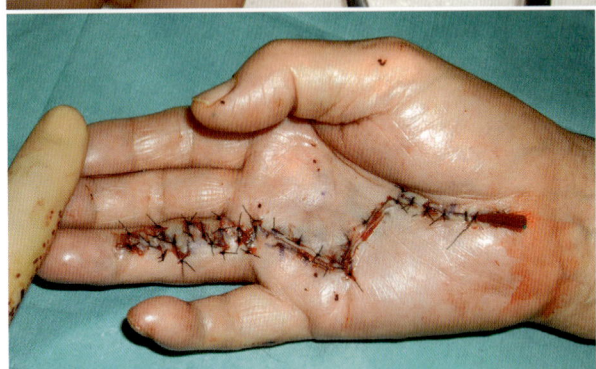

手掌腱膜

手術終了時

　皮膚切開ののち，皮下脂肪を鈍的鋭的に分けて手掌腱膜を露出する．

　MP関節周囲では神経血管束がspiral cordなどに巻き込まれ，通常認められる屈筋腱外側から大きく偏位していることがあるため注意する．そのため，手掌腱膜切除では，はじめに切除予定部の中枢側を切離し，同部で神経血管束を確認して，そこから末梢に向かいこれを挙上し，神経血管束を温存しながら索状組織を剥離していく．

　皮下の剥離は必要最小限とする．創の閉鎖は止血ののち，適宜Z形成術を追加して行う．

History & Review

- 皺線のオリジナル論文．Langer割線との比較など全身について述べている．
  Kraissl CJ: The selection of appropriate lines for elective surgical incisions. Plast Reconstr Surg 8: 1–28, 1951
- RSTLのオリジナル論文．Z形成術やW形成術による線状瘢痕治療のデザインにも言及している．
  Borges AF, Alexander JE: Relaxed skin tension lines, Z-plasties on scars, and fusiform excision of lesions. Br J Plast Surg 15: 242–254, 1962
- RSTLと報告されている他の皮膚切開線の比較を述べている．
  Borges AF: Relaxed skin tension lines (RSTL) versus other skin lines. Plast Reconstr Surg 73: 144–150, 1984
- 手の領域の各種疾患に対する皮膚切開や手術法のアトラス．
  Tubiana R, Gilbert A, Masquelet AC: An atlas of surgical techniques of the hand and wrist. Martin Dunitz Ltd, London, 1999

第4章 皮膚切開と縫合法

2. 剥離，止血，ドレナージ法

三鍋俊春，大西文夫

Knack & Pitfalls
◎容易かつ出血も少ない適切な剥離を行うには，組織の層構造（真皮，皮下脂肪，浅筋膜，深筋膜）を正しく理解することが重要である
◎鋭的剥離にはメス（10番，15番円刃），モノポーラ（電気メス）や剥離剪刃などを用いる
◎鈍的剥離にはペアン鉗子，剥離剪刃や指により，剥離面に作った隙間を押し広げるイメージで行う
◎できる限り無血野で操作を行うが，創部の状況に応じてドレナージを必ず考慮し，開放ドレナージ・閉鎖ドレナージを使い分ける

基本的な剥離手技

剥離は，創縁を緊張なく正しく接合するため，または皮弁を挙上するため，などで行う手技である。どの層で剥離を行うかはその目的にもよるが，まずは皮下組織の層構造を正しく理解しなければならない。正しい剥離の層は容易に剥離可能であり，かつ出血も少ない。

一定の層で剥離するためには剥離面に適度な緊張をかけるカウンタートラクションが重要である。助手が創縁にスキンフックや筋鉤をかけて牽引し剥離面を展開する。この時に単に平面的に展開するのでなく，牽引に上下方向のベクトルを加えることによって剥離面を立体的に展開するようにすると剥離予定のラインがより明瞭になる。術者は左手や鑷子などを用いて剥離ラインに対して助手と反対の方向に緊張をかければ立体的に展開できる。

剥離操作は鋭的剥離と鈍的剥離がある。鋭的剥離はメス，単極性電気メス（モノポーラ）や剥離剪刃などを用いる。剥離に用いるメスは円刃（10番または15番ブレード）が適している。メスやモノポーラは，刃をなるべく剥離面に平行にして滑らせるように動かす。モノポーラでは凝固モードで使用すれば細かい出血点を抑えながら剥離操作を行えるが，周囲組織の熱損傷が生じ得る。それを回避するにはメスや剥離剪刃を用いて剥離する（図1）。小血管などを確認した場合は，あらかじめ双極性電気凝固器（バイポーラ）などで焼

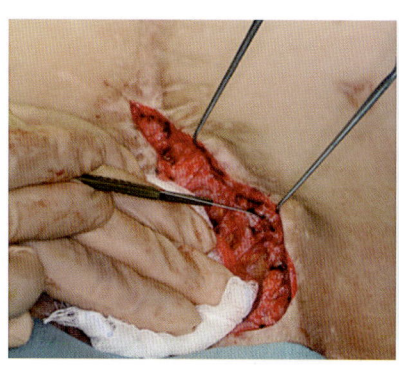

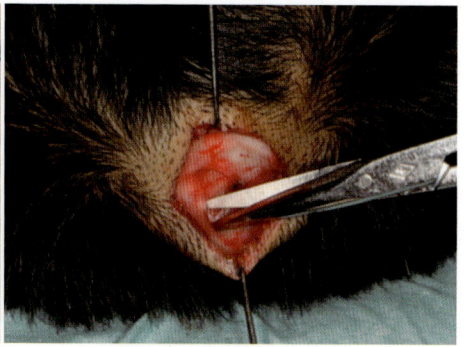

(a) メスによる剥離
助手が創縁をスキンフックで牽引すると同時に術者が左手で下方にカウンタートラクションをかけ剥離層を展開している。

(b) 剥離剪刃による剥離
刃先を開きながら剥離層を押し広げる。結合組織は鋭的に切離する。

図1 メス，剥離剪刃による剥離

灼してから剥離を進める。鈍的剥離はモスキートペアンや剥離剪刃の刃先を開閉する動作で剥離面に作った隙間を押し広げるイメージで行う。結合が疎な部位の剥離であればツッペルやガーゼ，指を用いても鈍的剥離を行うことができる。また温存すべき血管・神経周囲の剥離にはモノポーラは用いず，鈍的剥離とメスや剥離剪刃などによる鋭的剥離を行う。

一般に剥離が小範囲の場合は皮下脂肪層内での剥離でよいが，頭頸部における剥離や，体幹・四肢において一定以上の範囲を剥離する場合はその解剖学的な組織層（真皮，皮下脂肪，浅筋膜，深筋膜）に基づいて行う。いずれの部位でも確実な止血を心がけ，できる限り無血野で操作を行うことが正しく均一な剥離を行うコツである。

部位別に見た剥離層と剥離手技

■頭部
頭皮の層構造を理解することが重要である（図2）。多くの場合，帽状腱膜下（galea aponeurotica）の疎性結合織層で剥離を行う。この層で剥離すれば頭皮の主要な血管・神経，毛根を傷めることがない（図3）。

皮膚切開は帽状腱膜までメスで鋭的に切開する。スキンフックなどで皮膚・皮下組織を展開し帽状腱膜を確認する。これを鋭的に切開し，帽状腱膜下（骨膜上）に入ると指などによる鈍的剥離も可能である（図4）。

■側頭部
側頭部の層構造
筋膜構造は浅層と深層に存在する。浅層のものはいわゆる側頭頭頂筋膜（temporoparietal fascia：TPF）とよばれ，帽状腱膜と連続する。深層の側頭筋膜（temporal fascia）は側頭筋を覆っている。2層の間は結合が疎であり，容易に剥離可能で出血も少ない（図5）。

側頭筋膜上の剥離
メスで皮膚切開し，皮下組織を筋鉤などで展開するとTPFが確認できる。血管が視野に確認できる場合はこれを止血処理した後，TPFを切開しその下層（側頭筋膜上）で適宜止血を行いな

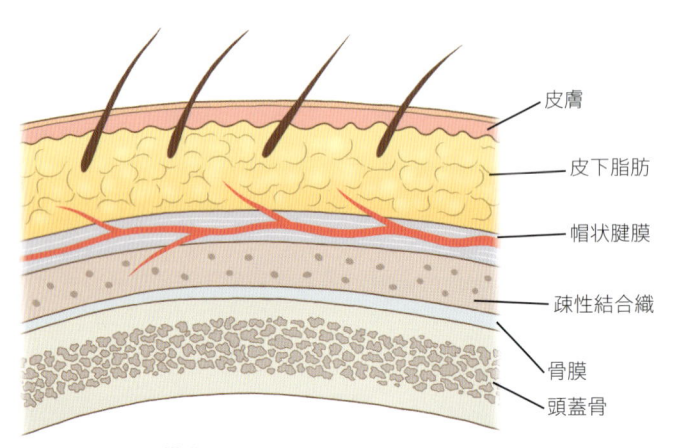

図2　頭皮の層構造

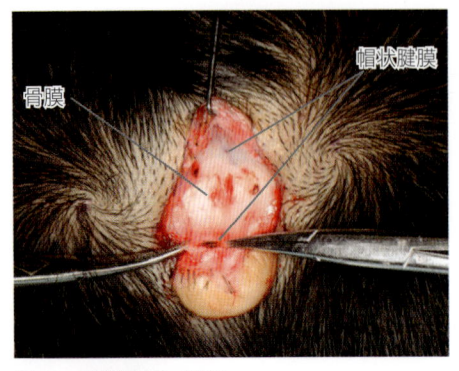

図3　帽状腱膜下剥離

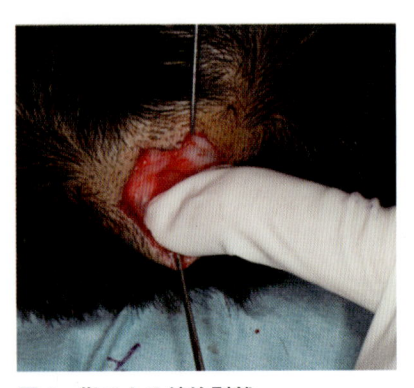

図4　指による鈍的剥離

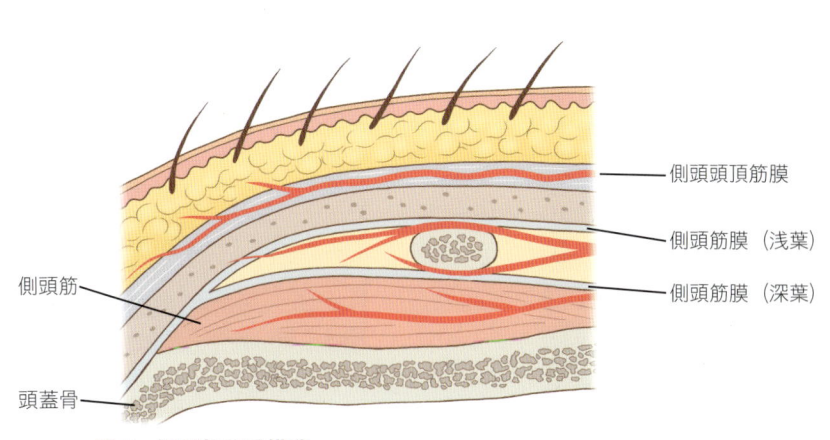

図5　側頭部の層構造

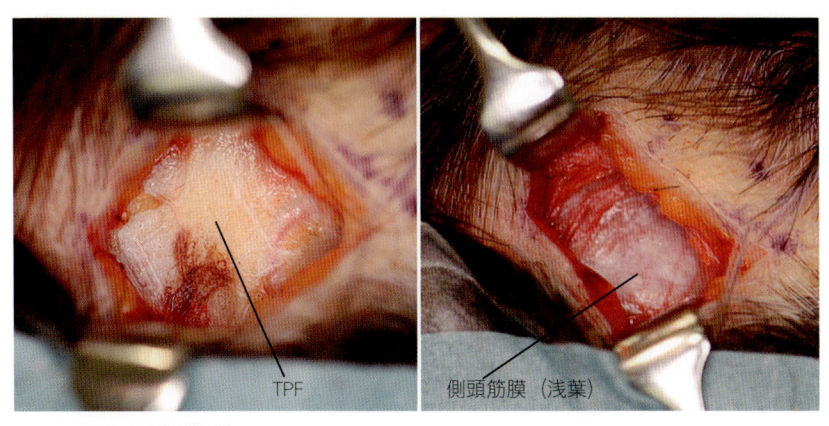

図6　TPFと側頭筋膜

ら剥離剪刃などを用いて剥離する．特に耳前部から眉毛外側にかけては顔面神経側頭枝がTPF内または直下を走行するため，これを損傷しないよう剥離操作を側頭筋膜直上で行い，可能であれば鈍的剥離を行うなどした方がよい（図6）．

あらかじめ，切開・剥離部位にエピネフリン加生理的食塩水などの局注を行い目的とする層をhydrodissectionしておくと，実際の剥離操作がやりやすい．

■顔面

耳前部や下顎下縁などからの剥離は，浅筋膜（superficial facial fascia）上で行う．Superficial facial fasciaはSMAS（superficial musculo-aponeurotic system）とも称され，種々の顔面手術において重要な構造である．頭側で帽状腱膜（galea aponeurotica），側頭部でTPF，下方で広頸筋（platysma）に連なる膜様組織層であり，下顎下縁などにおいて広頸筋を見つけるか側頭部などでTPFを見つけ，そこからSMAS上への剥離層へ連続させればよい．

剥離操作においては神経温存の点から周囲に熱損傷の及ぶ電気メスの使用は避け，剪刃やメスなどを用いる．出血しそうな小血管はバイポーラで止血しながら進めていく．頭側は眼輪筋，内側は大頬骨筋を越える範囲まで剥離可能だが，内側に進むほどSMASは薄くなり難易度は高くなる（図7）．頰部では一般的に皮下脂肪中間層での剥離を行う．

SMAS上での剥離は顔面神経損傷を避けられるが，皮下脂肪を薄くしすぎると皮膚血行を障害する可能性がある．

顔面における深筋膜（deep facial fascia）は耳下腺咬筋筋膜（parotidomasseteric fascia）であり，顔面神経は耳下腺内を走行し前縁より出た後，はじめこの筋膜の深層を走行するがその末梢でこれを貫き表情筋を裏面より神経支配する．例外的におとがい筋（mentalis），口角挙筋（levator anguli oris），頰筋（buccinator）は筋体表面より神経支配される．

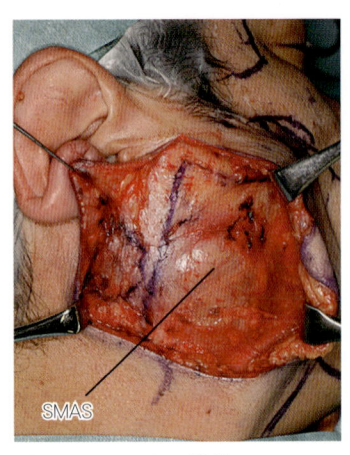

図7　SMAS 上の剝離

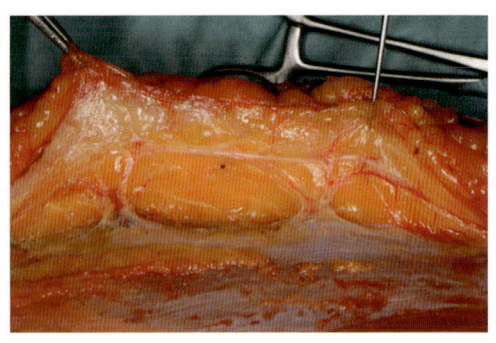

図8　大腿部における深筋膜上剝離

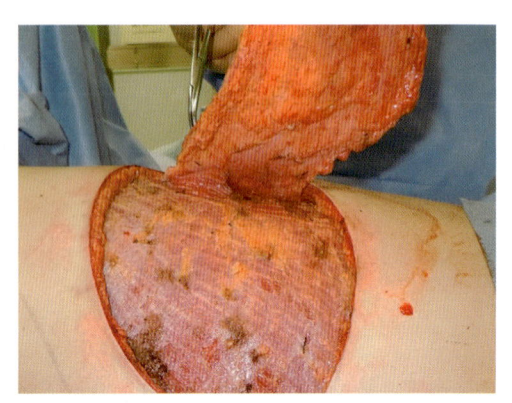

図9　広背筋筋膜上の剝離

■四肢

皮膚切開した後，そのままメスまたは電気メスなどで脂肪組織を深筋膜上まで切開する．この際，脂肪組織内を走行する皮神経を認めることも多く，必要に応じて温存または結紮切離する．四肢では大腿後面などを除いて，皮下脂肪筋膜組織は浅層と深層の2層構造になっているが，両者の間に介在する浅筋膜（superficial fascia）は明瞭ではない．大腿内側部などでは浅筋膜が比較的明瞭で，近位で厚く遠位で薄くなっている．鼠径靱帯では浅筋膜は深筋膜と融合する．この層の剝離は剪刃や電気メスを用いて行うのが便利である．

深筋膜は皮下脂肪や浅筋膜の深部で全周性に大腿部を覆っている丈夫な固有筋膜（大腿筋膜：fascia lata）である．下腿においても同様に2層構造が存在するがやはり浅筋膜はさほど明瞭ではない．四肢における広範な剝離は深筋膜上で行うことが多い（図8）．

この層の剝離はメス・剪刃いずれを用いても可能であるが，結合組織が疎であるため指，ツッペルガーゼなどにより鈍的にも剝離しやすい．筋膜穿通血管を認めた場合には適宜止血操作を行いながら剝離を進める．

剝離の際，助手がスキンフックなどで創縁を牽引すると同時に術者が左手で下床を下方に軽く抑えるなどして剝離面を立体的に展開することがコツである．

浅筋膜上の剝離は主に組織拡張器挿入などの，また深筋膜上の剝離は主に穿通枝皮弁挙上などの際に行われることが多い．創縫合前の減張剝離はいずれの層においても可能である．

■体幹

メスにて皮膚切開を加えた後，電気メスに持ち替え，剝離層に達する．浅筋膜上での剝離には剪刃，電気メスが用いられる．また，深筋膜上の剝離は剪刃，メス，電気メスなどいずれも用いられるが，腹直筋前鞘上などはツッペルガーゼなどで押し分ける動作による鈍的剝離も可能である．細かい出血などの止血も兼ねる電気メスの使用が便利であるが穿通血管を温存する場合などでは剪刃やメスで鋭的に剝離し，細かい血管が見えたらバイポーラで止血しながら剝離を進める．他の部位と同様，助手による剝離面の展開が重要である．浅層の剝離は主に創縫合前の減張剝離や組織拡張器挿入などの際に行われ，深層の剝離は穿通枝皮弁挙上の際に行われることが多い．

●背部

外力や荷重を受けやすい部位であるため真皮は厚く，皮膚と浅筋膜の結合が密である．また，深筋膜は固有背筋を覆う胸腰筋膜（thoracolumber fascia）とよばれ，外側の広背筋や僧帽筋筋膜に連続する．背部における剝離面はこの深筋膜上で行うことが多い（図9）．

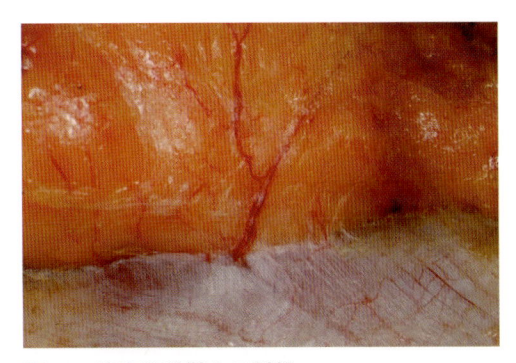

図10　腹直筋前鞘上の剥離

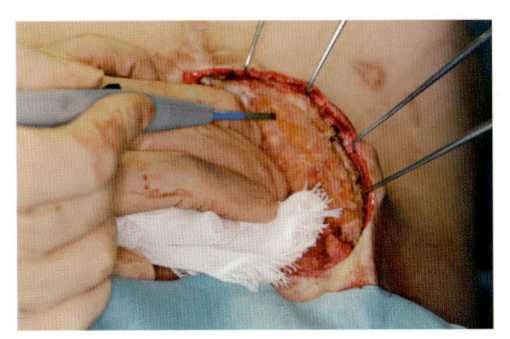

図11　モノポーラによる皮下脂肪織層内の剥離

●胸部
　皮膚・皮下組織の下に浅筋膜が乳腺組織を被包し，腹部における浅筋膜（Scarpa's fascia）に連続する。その深部では深筋膜にあたる胸筋膜（pectral fascia）が大胸筋を覆っており，腋窩，側胸部に連続する。尾側では腹直筋前鞘に連なる。通常この胸筋膜上で剥離を行う。

●腹部
　腹部において，この浅筋膜（Scarpa's fascia）の上に存在する皮下の浅在脂肪層はCamper's fasciaとも称される。浅筋膜は正中で深側の白線と結合し外側では外腹斜筋膜と連なる。深筋膜は腹直筋前鞘，外腹斜筋腱膜である。通常，腹部における皮下剥離はこの浅筋膜上，深筋膜上などで行う（図10）。
　これらの部位の剥離は電気メスを用いるのが便利である（図11）。

●殿部
　荷重部位であるため他部位に見られるような皮下脂肪層内の浅筋膜による2層構造は存在せず，蜂巣状の筋膜脂肪構造を有する。このような構造は手掌や足底など他の荷重部位でも認められる。殿部の深筋膜は固有筋膜であり，大殿筋上では薄いが中殿筋上では厚く強靭な腱膜状となっている。殿部における剥離は深筋膜上で行う。
　穿通血管などを確認する必要がある時は剪刃または電気メスの先端で筋膜上の組織を少しずつこそぐようにして筋膜と脂肪組織との間に隙間を作り，剥離面における結合を疎にしながら慎重に剥離を進めるとよい。
　広く面状に剥離を行う場合，1点だけ剥離を進めるのではなく剥離ライン全体を均等に押し進めていくのがよい。

止血手技

　止血は外科手術において極めて基本的かつ重要な手技である。不測の出血に迅速かつ的確に対応するためにはさまざまな止血法に習熟し，臨機応変に使い分ける必要がある。
　止血手技としては凝固止血法と結紮法，縫合結紮法などが一般的である。小出血ならバイポーラやモノポーラによる電気凝固による止血を行う。拍動性の動脈出血や太い静脈からの出血は結紮止血を行う方が確実である。

ドレナージ法

　ドレナージの目的には予防的ドレナージ，情報ドレナージ，治療的ドレナージがある。予防的ドレナージとは出血・感染の懸念のある創において，創腔内の血腫・漿液貯留の予防のためドレーンを留置する。情報ドレナージは表面に表れない術後出血や縫合不全などの情報を得るために留置するが，通常は予防的ドレナージを兼ねる。治療的ドレナージは体内に形成された膿瘍や血腫・体液貯留に対して排液を促し創傷治癒に導くものである。
　また，ドレナージ法には開放ドレナージ法と閉鎖ドレナージ法があり，場面と目的によって使い分ける。

第4章 皮膚切開と縫合法

I 頬部皮弁の剥離・挙上

KEY POINTS
- 頬部の剥離は，皮下脂肪中間層で行う
- メッツェンバウムなどの剥離剪刃を用いて行う

❶ 皮下脂肪の剥離層を見出す

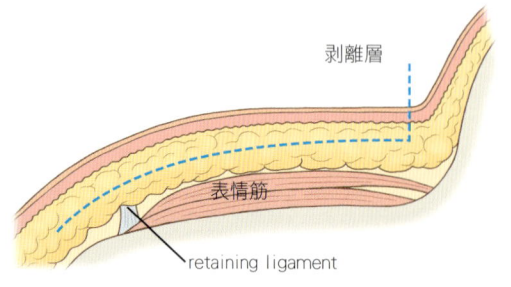

剥離層
表情筋
retaining ligament

頬部皮下剥離層

まずは皮下脂肪浅層までの皮膚切開を行う。

ついで，創縁をスキンフックで牽引し，皮下脂肪層を立体的に展開しながら剥離層を見出す。特に正中寄りでは皮下脂肪中間層に明瞭な膜構造があるわけではなく，皮下脂肪の脂肪滴が浅層は小さく深層は大きいため剥離はこの層間を目安にする。

❷ 皮弁の挙上

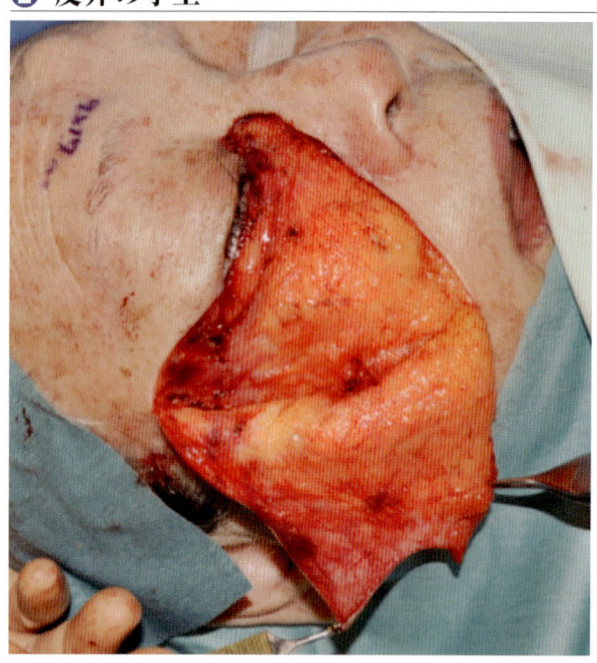

頬部皮弁の挙上

剪刃の開閉操作で鈍的に剥離しつつretaining ligamentなど線維組織は鋭的に切離しながら進めていく。

Advice
・途中で皮弁の厚みが変わらないよう，左手の指の腹を皮弁にあてがい厚みを感じながら一定の剥離層を維持する。

II 四肢・体幹における穿通枝皮弁の挙上

KEY POINTS
- 穿通枝皮弁挙上の際は，穿通枝は通常深筋膜上で同定することが多い

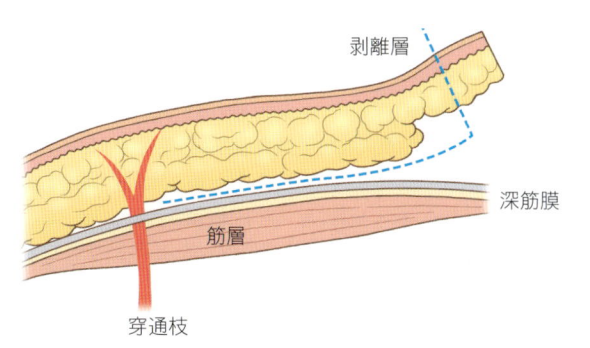

穿通枝皮弁挙上時の剥離

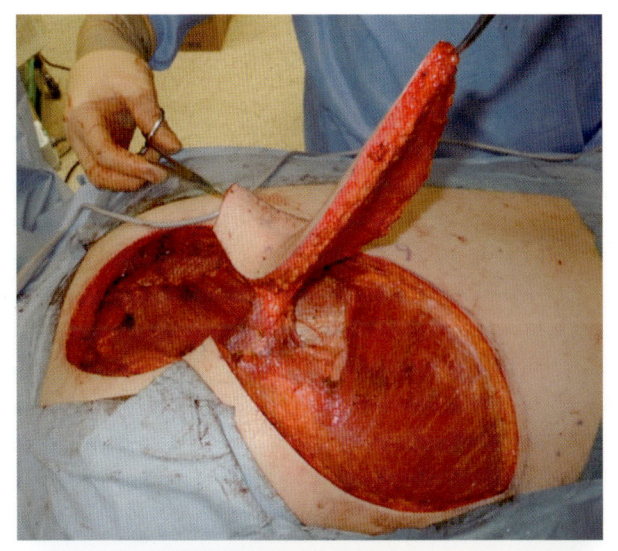

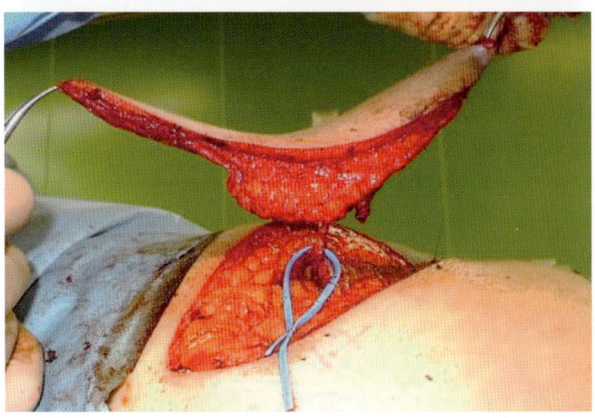

穿通枝周囲は深筋膜上で剥離を行う

皮弁デザインに沿って皮膚切開を深筋膜上まで行う．または既存の皮膚欠損部より深筋膜を同定する．

スキンフックで創縁を牽引・展開しながらメス，電気メスで深筋膜上を剥離するが，剥離剪刃による鋭的・鈍的剥離も可能である．部位によって深筋膜の厚みは異なるが，おおむねこの層の剥離は容易である．

目的とする穿通枝周囲では電気メスによる熱損傷を避けるためメスや剥離剪刃を用い，止血はバイポーラを用いて行う．

有茎穿通枝皮弁とする場合には穿通枝の剥離を，皮弁の授動に必要十分な程度とする．また，授動が十分であれば必ずしも穿通枝を周囲軟部組織から剥離する必要はない．

目的とする皮弁の厚みによっては浅筋膜上など皮下脂肪中間層で剥離を行うことが可能であるが，穿通枝周囲は血管温存のため深筋膜上剥離とする必要がある．

第4章 皮膚切開と縫合法

III 四肢・体幹における組織拡張器の挿入

KEY POINTS
- 組織拡張器は皮膚を拡張伸展する目的に用いるため，その挿入・留置にあたっては最も効率よく皮膚を伸展できる層を選択する
- 挿入する層が浅すぎると拡張過程で皮膚が菲薄化，破綻露出する可能性がある
- 組織拡張器は浅筋膜上など皮下脂肪中間層に挿入する

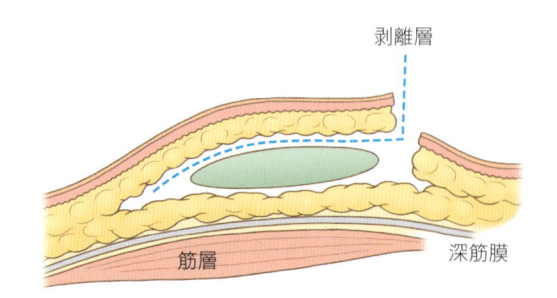

剥離層／筋層／深筋膜

　皮膚切開は，組織拡張器留置予定部の直上ではなく，その辺縁または少し離れた部位におく。
　皮下脂肪中間層まで皮膚切開を行い，スキンフックなどで創縁を牽引しながら皮弁が適度な厚みとなるようメスや電気メス，剥離剪刃を用いて皮下剥離を行う。浅筋膜が明瞭な場合はその層で剥離するとよい。

　剥離を奥へ進めるに従い，適宜筋鉤による牽引とカウンタートラクションにて剥離面を十分展開する。皮弁が薄くなりすぎると血行を阻害したり，電気メスの熱損傷で熱傷を生じたりすることがあるので注意が必要である。また，術後出血や血腫を生じないよう十分に止血を行いながら剥離を進めていく。

Advice
・皮弁の厚みが一定となるよう，術者は左手の指先を皮膚にあてがい厚みを感じながら剥離を行うとよい。

著者からのひとこと　剥離スペースが広範で奥行が深い場合は光源付き筋鉤などを用いるとよい。

IV 止血法

KEY POINTS
- 止血には，凝固止血法，結紮止血法，縫合結紮法などがあり，状況に応じて使い分ける

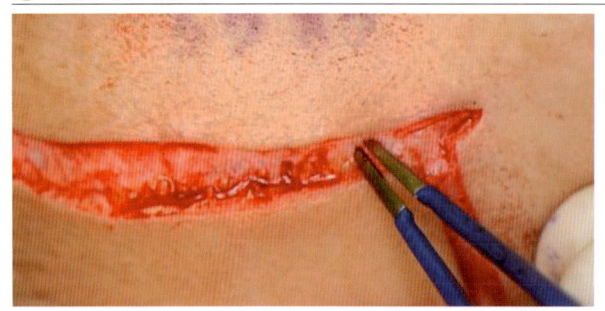

● 凝固止血法

〈双極性電気凝固器　バイポーラ〉
　なるべく出血点をピンポイントでつまむようにし，効率よくかつ健常な組織への影響は最小限度とする。

2. 剥離，止血，ドレナージ法

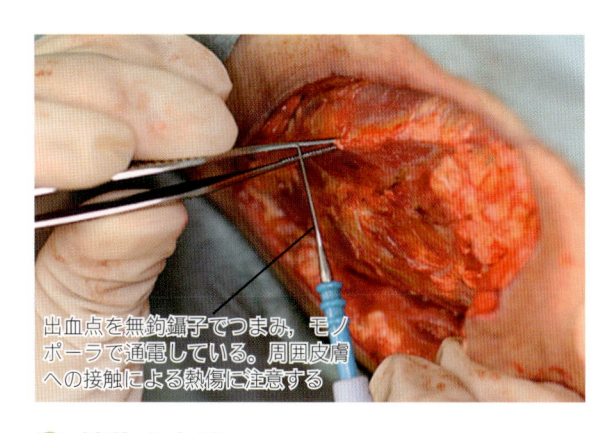

〈単極性電気メス　モノポーラ〉
　ブレードを出血点に直接当て通電することでも止血できるが，周囲健常組織への熱損傷がバイポーラ止血に比べると大きくなる。無鈎鑷子で出血点をつまみ，そのピンセットにモノポーラで通電する方法も有効である。

Advice
・出血点を確実に捉えるためには創の展開も重要である。
・十分な止血と周囲組織への熱損傷を最小限にするよう，出力や通電時間を調節する。

出血点を無鈎鑷子でつまみ，モノポーラで通電している。周囲皮膚への接触による熱傷に注意する

● 結紮止血法

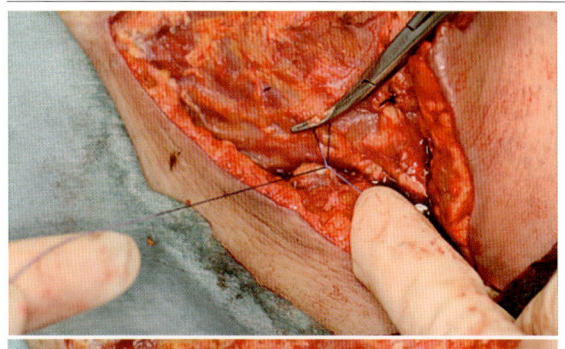

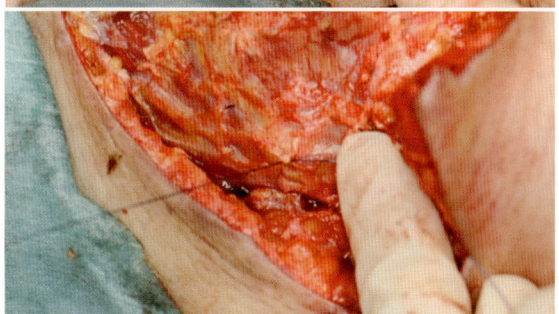

　出血点である血管のみをモスキートペアンなどで把持し，非吸収性の縫り糸などで結紮する。出血している血管断端などをモスキートペアンで把持する。その際，モスキートペアンの先端が上を向くような把持の仕方がよい。血管を把持した根元で結紮する。第1結紮が締まると同時に把持していたモスキートペアンを外し，第2結紮以降を行う。血管の太さに応じて結紮糸の太さを選ぶ（4-0, 3-0, 2-0）。

Advice
・術者が血管を把持したモスキートペアンを軽く持ち上げコントロールし，助手が血管を結紮することが多いが，状況に応じてそれらの役割を交替することもある。

● 縫合結紮法

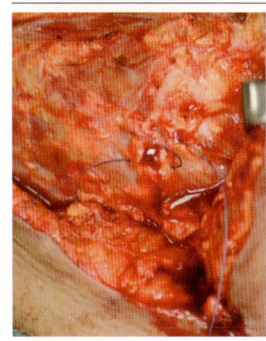

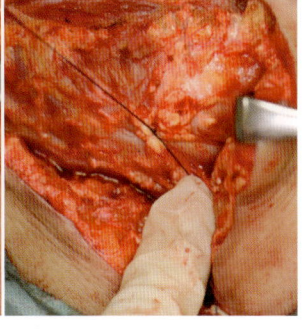

　電気凝固や結紮止血などで直接出血点を止血しにくい場合，隣接する組織を縫合結紮して止血を行うことがある。出血点をまたぐように針付き縫合糸を用いてZ字型などに糸をかけ結紮することで出血点を含む軟部組織を縫合する。

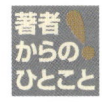

著者からのひとこと
創面からの点状出血など個別の出血点に対して止血を行うことが難しい場合，冷生食ガーゼ，5,000倍希釈エピネフリン加生食液ガーゼなどによる圧迫止血が有効なことがある。また，トロンビン製剤，酸化セルロースやコラーゲンなど可吸収性止血製剤の散布も有効である。

V ドレナージ法

KEY POINTS
- 創内に死腔が存在する場合，用途に応じて開放ドレナージ，閉鎖ドレナージを行い，速やかな創傷治癒を図る
- ドレナージの目的を達したら速やかに抜去する

● 開放ドレナージ（ペンローズドレーンの留置）

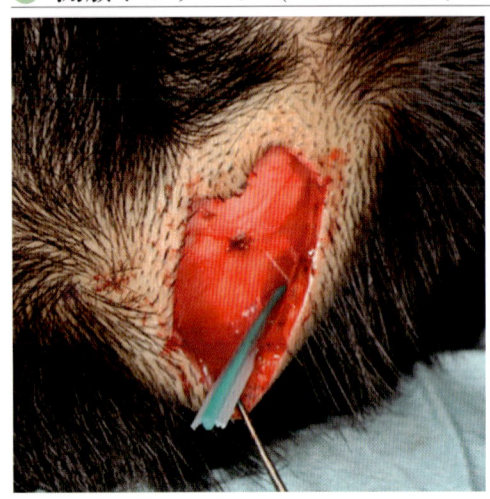

開放ドレナージはドレーンの留置により創腔を大気圧に開放し貯留する出血，滲出液を体外に排出する。通常シリコンチューブやペンローズドレーンが汎用されるが静脈留置針の外筒などで代用することもある。ペンローズドレーンは創腔の大きさに応じて太さ，長さを調節し，縫合創の隙間あるいは近傍から挿入留置する。挿入したら自然脱落しないようにナイロン糸などで創縁に軽く縫合固定しておく。創が小さい場合やドレナージの目的が短期間で達成される場合，排膿や創内の洗浄などを目的とする場合にも用いられる。

Advice
・閉創の際に誤ってドレーンを縫いこんでしまわないよう注意する。

● 閉鎖ドレナージ（閉鎖式ドレーンの留置）

閉鎖ドレナージとしては持続吸引式ドレーンを用いることが多い。

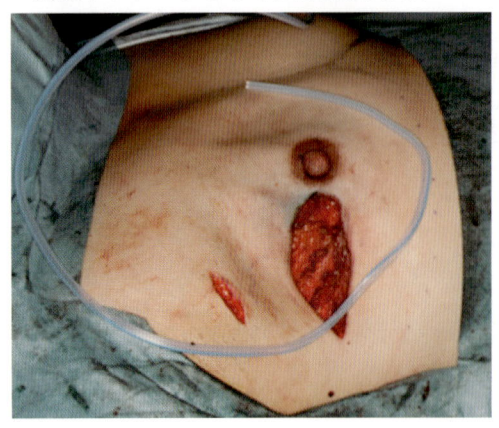

①まずドレーン留置のレイアウトを決定する。刺入部も後に瘢痕が問題になることがあるので，目立たない位置を考慮する。また，創腔全体をドレナージできるような留置の仕方を計画する

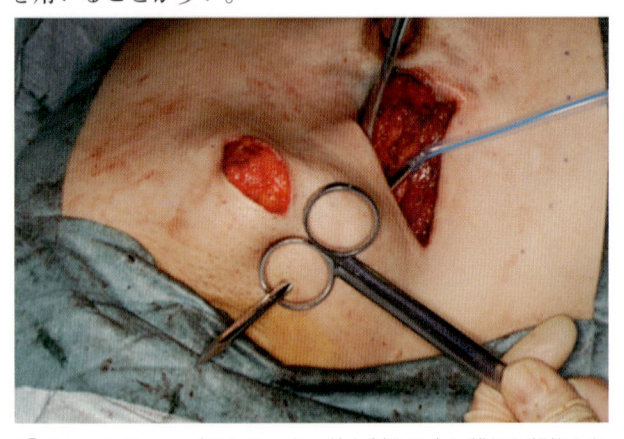

②ドレーンチューブのトロッカー針を創から少し離れた部位より刺入する（製品により創内から皮膚を貫くものや創外から皮膚を貫くものがある）

2. 剥離，止血，ドレナージ法

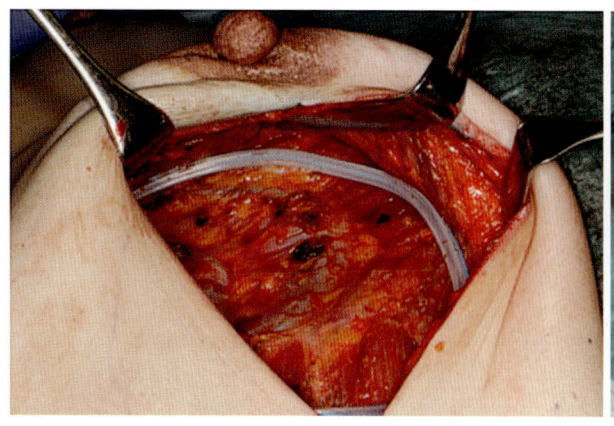

③ドレーンチューブは創内でストレート，または緩やかなカーブを描くように適度な長さに調節し留置する

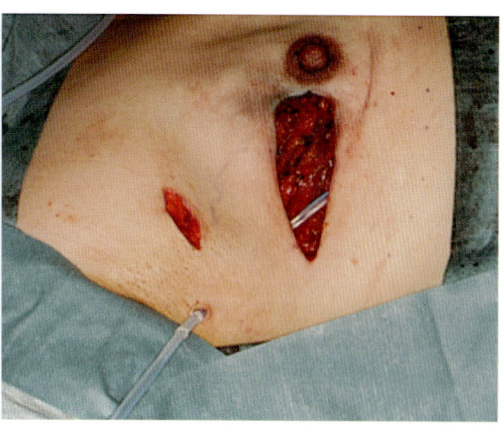

④留置したドレーンは抜けたり，創内に迷入したりしないようナイロン糸などで皮膚に固定しておく

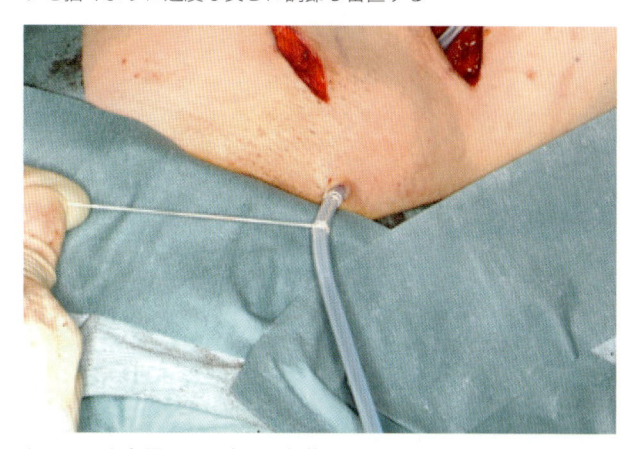

ドレーンを留置し，固定した状態

Advice
- 血性の排液が多い時は，チューブ内が凝血塊により閉塞してしまうこともあるため，太めの口径のものを使用したり，術後にチューブ内のミルキングをするなど工夫する。
- ドレーンの留置位置と血管や神経などが近い場合は，それらへの干渉を避けるように留意する。

著者からのひとこと　いずれの方法においても，創が大きい場合は貯留が予想される局面ごとに複数留置する必要がある。排液量が十分減少し，ドレーン留置の目的が達成されたら速やかに抜去する。

History & Review

- 皮下筋膜脂肪層の解剖学的意義について考察されている。
  Nakajima H, Imanishi N, Minabe T, et al: Anatomical study of subcutaneous adipofascial tissue; A concept of the protective adipofascial system (PAFS) and lubricant adipofascial system (LAFS). Scand J Plast Reconstr Surg Hand Surg 38: 261–266, 2004
- 頭皮の層構造および血流解剖に詳しい。
  三鍋俊春，百澤明，塩川一郎：頭蓋頸椎移行部の臨床解剖「形成外科からみた必要知識」．Clinical Neuroscience 25: 1331–1334, 2007
- 18世紀にしてすでに解剖学的な層構造について言及されており興味深い。
  Mian A, Bertino F, Shipley E, et al: Petrus Camper; A history and overview of the clinical importance of Camper's fascia in surgical anatomy. Clin Anat 27: 537–544, 2014

第4章 皮膚切開と縫合法

3. 結紮法

1) 用手結紮

福積 聡，鳥海正博

Knack & Pitfalls
◎手術での結紮の原則は駒結び（男結び）である．糸を引く方向も重要である
◎引き結びにならないように，両方の糸に同じように緊張をかけながら結紮を行う
◎結紮を確実とするために，糸の両端を把持する点と結紮点が一直線となるようにする
◎水平面での結紮は手が交差しないように，糸を持ち替えて行う
◎血管の結紮では，糸に緊張をかけずに結ぶループを作り，下方向へ押さえ込むようにして結紮を行う

結紮の種類と選択

■半結紮と結紮

半結紮は，2本の糸を交差させできたループの中にもう一方の糸の端を通し，反対側に出して結ぶことである．半結紮は，1本の糸に，もう一方の糸を上から，あるいは下からくぐらせ反対側へ出すため2種類の半結びがある．外科手術では，結紮はこの半結紮を2回以上行う．2種類の半結紮の組み合わせにより，駒結び（男結び），縦結び（女結び）ができる．原則は駒結び（男結び）である（実際に結紮するのは1本の糸であるが，両端を2本の糸として説明する）．

両手の指を用いてループの中に糸を通して，左右均等に糸を締める両手結紮と，主に片手の指だけでループに糸を通し，対側の手をほとんど動かさないで結紮する片手結紮がある．いずれも指先だけでなく，手首の回旋も使って結紮を行う．

半結紮では，2本の糸の端は交差するため，結ぶ前の糸の先の方向とかならず反対方向に引き締めることが必要である．自分から見て左右（水平面）に糸を締める場合には，順方向に締めるために，左右の手を交差させないよう糸を持ち替える操作が必要となる．これには結紮の前に糸を交差させておくか，結紮中に左右の糸を持ち替えるかのいずれかの方法で，糸をねじらないようにする．

■駒結び（男結び）（図1）

2回目の半結紮を1回目とは異なる半結紮で行う（結び目が異なる方向となる）．同じ結びを反対の手で行うとこの結びになる．外科手術の結紮の基本であり，正しい方向に結び目を引っぱり締めると，ゆるみにくい．基本は駒結びであるが，実際には，2回目の結びに対して駒結びになるように，もう1回の半結びを加えた3回で行うことが多い．

■縦結び（女結び）（図2）

1回目の半結紮を締めたあとで，2回目も同じ結び目を作る．同じ手で同じ結びを行うとこの結紮になる．結び目がしっかりとかみ合うようにならず，この結びでは組織側の糸に対して糸の両端は垂直（縦）となり，緊張がかかるとゆるみやす

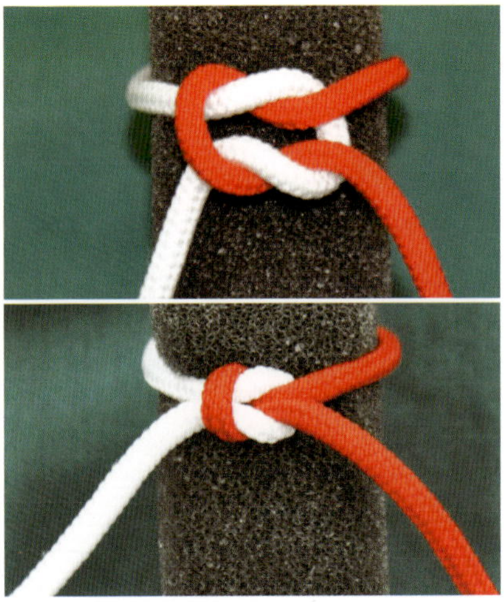

図1 駒結び（男結び）
2回目の半結紮を1回目とは異なる結紮で行う．

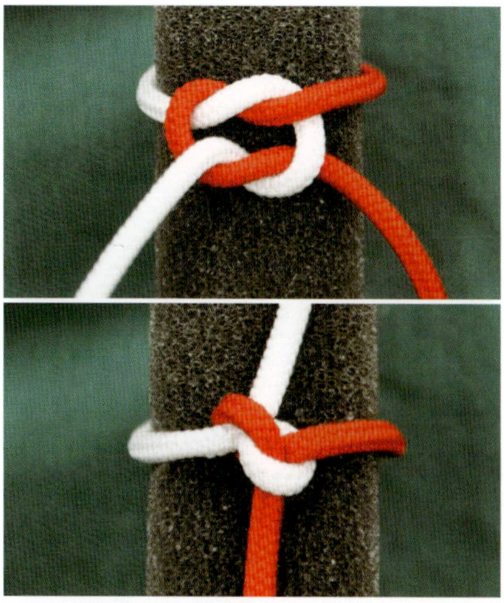

3. 結紮法―1) 用手結紮

図2 縦結び（女結び）
同じ半結紮を繰り返す。

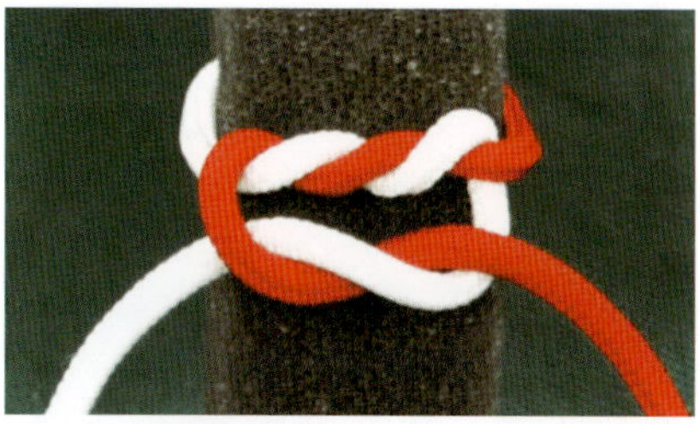

図3 外科結紮
1回目の半結紮で，糸を2回締める。

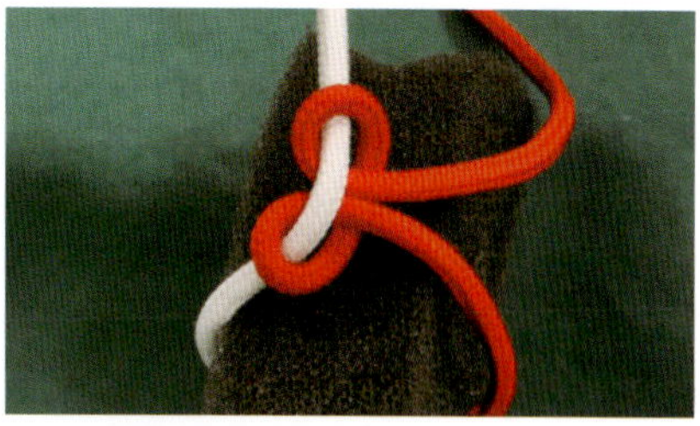

図4 引き結び（slip knot）
片方の糸の緊張のみが強いと，張った糸のまわりにもう片方の糸が巻き付く。

い。結んだ後でも引っぱることにより締めることができる。2回目の結びで締めたい場合や弾力性のある組織の結紮に用いる。

■**外科結紮（図3）**

1回目の半結紮で，2本の糸を交差させできたループの中で，2度糸をくぐらせて反対側に出す。2回目は結び目が異なるように駒結びで結ぶ。緊張の強い組織での結紮も，2回目の半結紮を行っている時にゆるみにくい。離れた組織を固く締めたい時に行う結紮で，腹壁の閉鎖や皮弁採取部の縫縮などで行う。

結紮の場合には，結び方だけでなく，糸を引く方向も重要である。片方の糸のみの緊張が強いと，駒結びと同じ結びを作ろうとしても，張った糸のまわりにもう片方の糸が巻き付く（2つの半結紮を巻き付ける）引き結び（slip knot，図4）となり，ゆるみやすくなる。また，糸をねじらないで引き締めるには，結紮の前に糸の両端をお互いに交差させておくか，結紮中に糸を反対の手に持ち替えるかしなければならない。水平面（左右）で交差すると，結び目がわかりにくくなる。矢状面（遠近）での交差の場合には，手前からあるいは遠い方から交差するのでわかりにくくなることはない。本稿では，矢状面での結紮を示す。第1結紮の開始時に左手でつかむ糸を白，右手でつかむ糸を赤としている。

■**結紮を確実とするために**

糸の両端を把持する部位と結紮点が一直線とならなければならない。左手の糸を引っぱり，右手の示指は糸の緊張を感じながら，組織を下方向に押さえるように結紮する。結び目は術者に見えるようにするため，直接結び目に示指をあてないで結び目の側方を締めるようにする。

I 両手結紮1：両手を用いて左右均等に糸を締める，結紮の基本

KEY POINTS
- 両手結紮とは，両手の指を用いて，ループの中に糸を通して，左右均等に糸を締める結紮である
- 結紮部に緊張をかけながら結紮することが可能である
- 指先だけでなく，手首の回旋を使う
- 結紮点を介して糸が一直線になるように締める
- 両手を動かすため，片手結紮より時間がかかり，広い空間が必要である

第4章 皮膚切開と縫合法

❶ 第1結紮

結紮点から糸の両端までの長さがほぼ等しくなるように糸を持ち、結紮を始める。

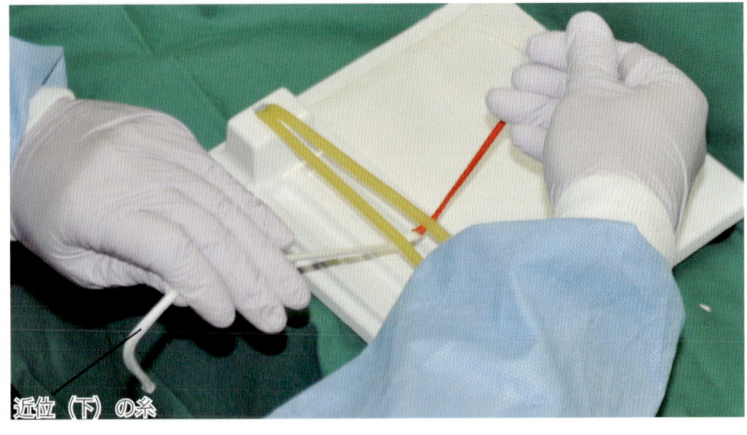

①まず左手で近位（下）の糸（白）を持つ。

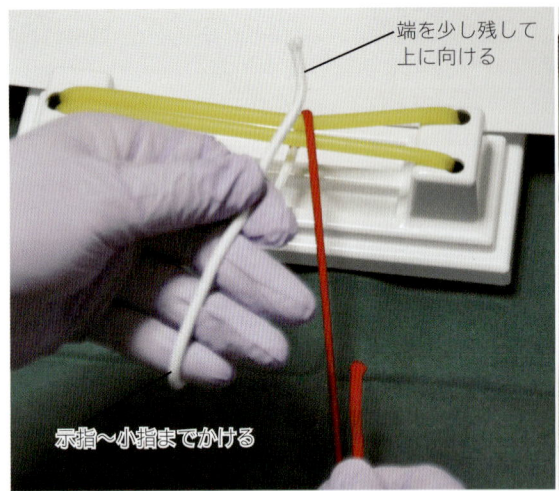

近位（下）の糸

端を少し残して上に向ける

示指～小指までかける

②左側の糸（白）の端を少し残して糸の端が上を向くように左手母指と示指でつかみ、左手の中に糸があるように示指から環指または小指までかける。

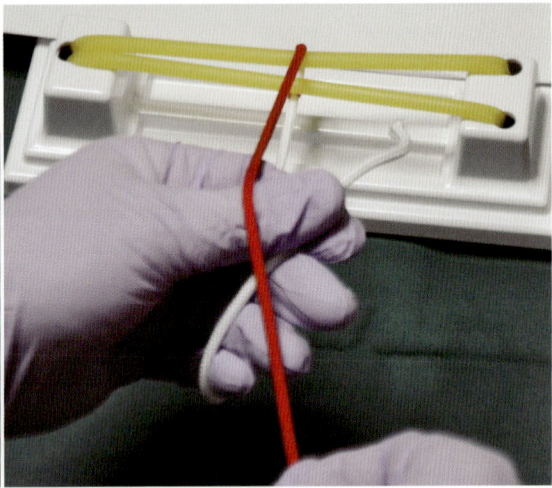

③右手は母指と示指で対側の糸（赤）をつかみ、（左手示指側面、母指背側を通して）左手掌側へ回す。

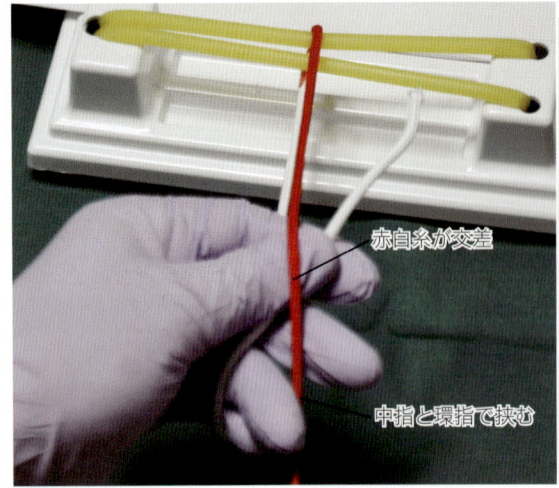

赤白糸が交差

中指と環指で挟む

引っぱる

引く

④右手の糸（赤）を少し開いた左手中指と環指の間に入れて挟む（2本の糸が左手の中で交差）。

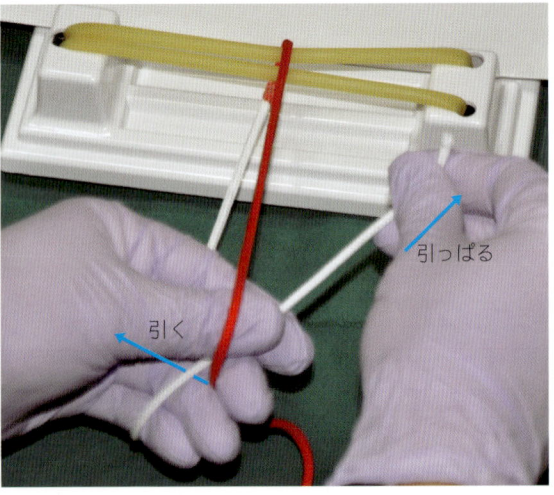

⑤右手はつかんでいた糸（赤）を離し、左手でつかんでいた糸（白）の端を右手母指と示指でつかんで、反対側へ引っぱる。

3. 結紮法―1) 用手結紮

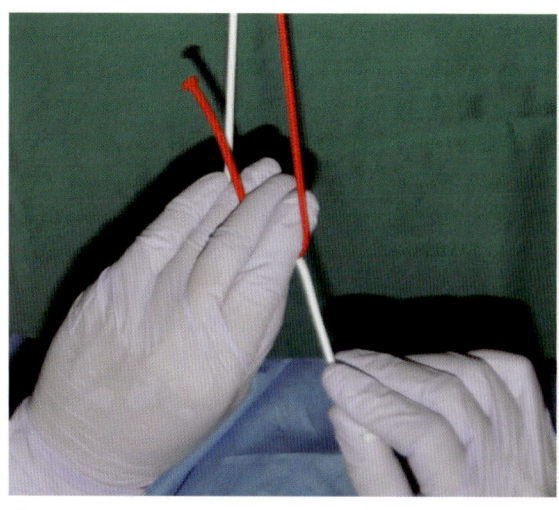

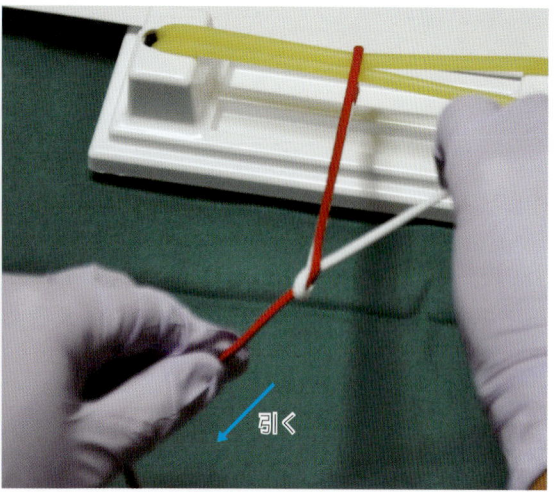

⑥左手中指と環指で挟んでいた糸（赤）をそのままにして，回外しながら左手を引く。

⑦その中枢側を左手母指と示指でつかみ，引く。

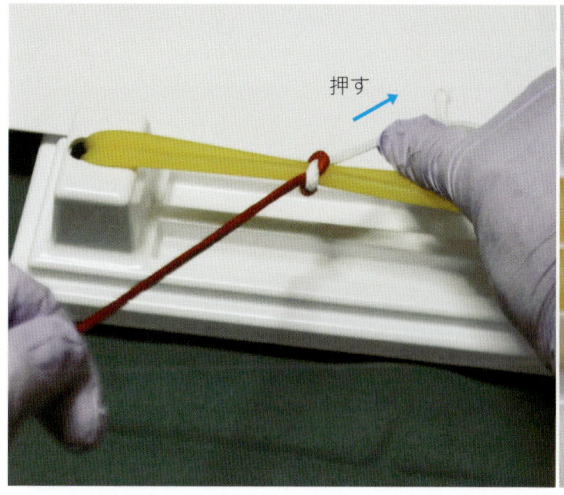

⑧右手示指を結び目の側方にあて（結び目にあてない），向こう側に押しながら左手を手前に引き，強く結ぶ。糸は示指の爪に近い指尖の尺側にかける。実際には図より結び目により近く示指をあてるようにするのがよい。また，糸は矢状面の方向に引く。

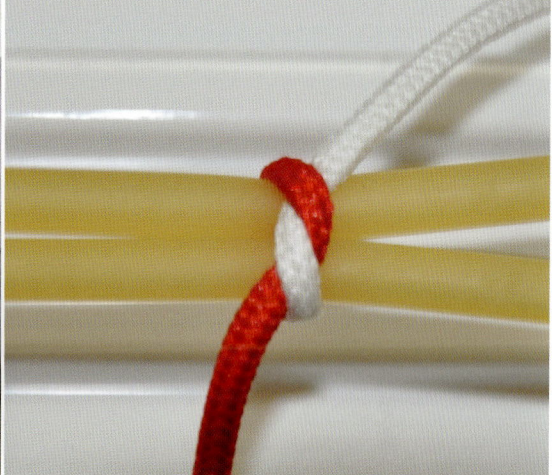

完成した第1結紮の結び目

135

第4章 皮膚切開と縫合法

❷ 第2結紮

第1結紮の左右の手を替えて行う。

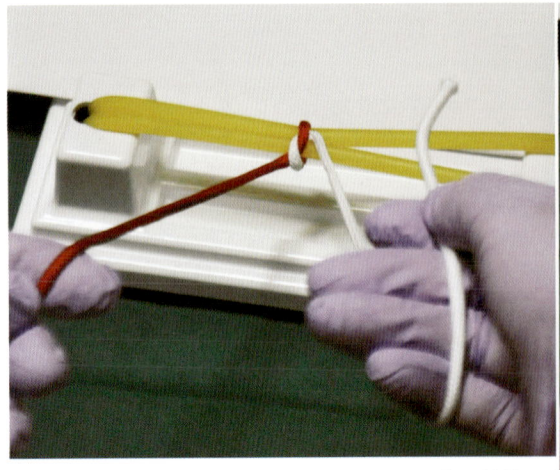

⑨第1結紮の左右の手を替えて行う。第1から第2結紮へ移る時に，右手母指と示指で糸（白）を引く。

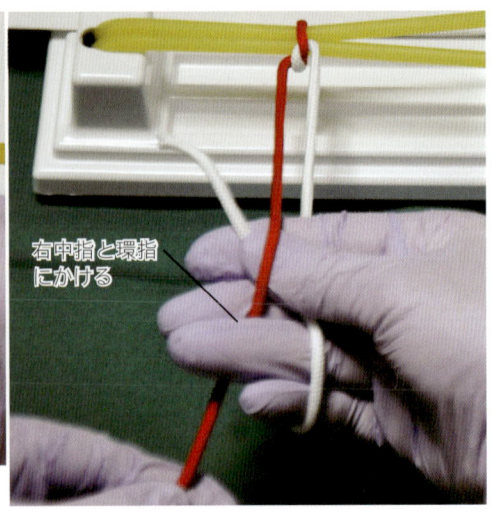

⑩左手の糸（赤）を右手掌の中に入れて，右手中指と環指にかける。

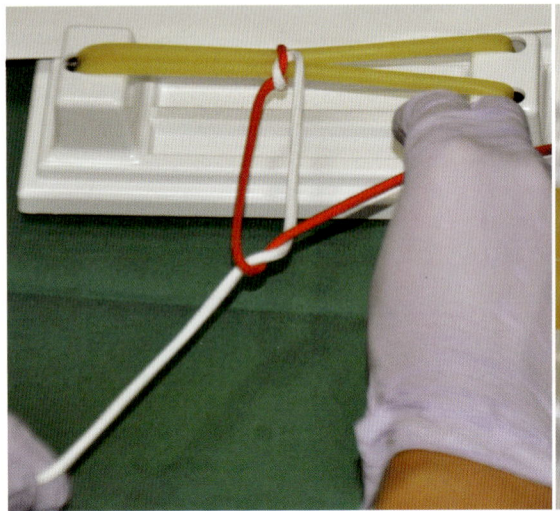

右中指と環指にかける

⑪第1結紮と同様に，糸を入れ替えて結紮する。

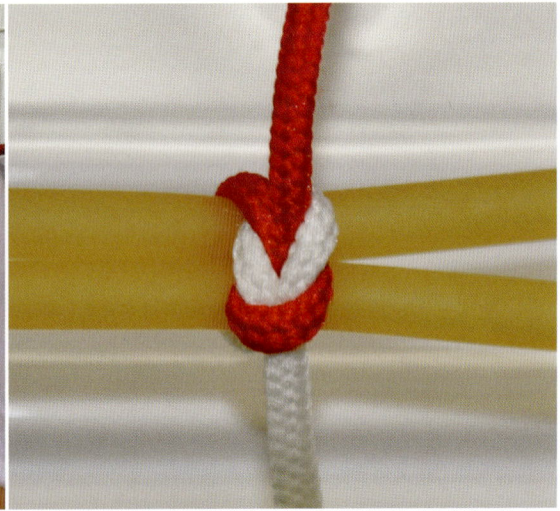

完成した結び目

Advice
- 結紮点が動かないように締める。
- また両方の糸に均等に緊張をかけるようにする。糸に適度な緊張をかけて締めるようにしないと指先から糸がはずれやすくなる。

II 両手結紮2：針付きの長い糸を結ぶ場合

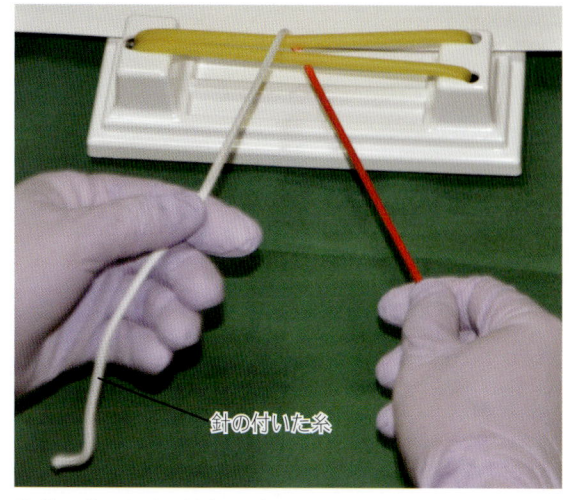

🔑 Ⅰに同じ

❶ 第1結紮

①針の付いた糸（白）を左手に持って始める。一方の糸（赤）を右手母指と示指で持ち，手前に持ってくる。対側の糸（白）を左手の中に入れるようにつかむ。

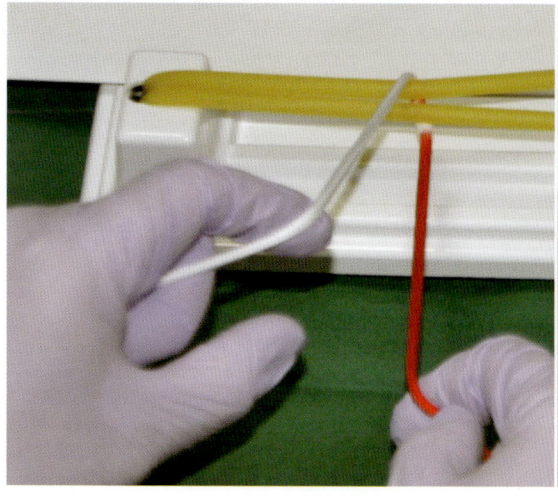

②左手母指を下に向けるように回内しながら，この糸（白）を左手示指側面爪部にかける。

③糸（白）をかけた左手示指を右手まで移動する。

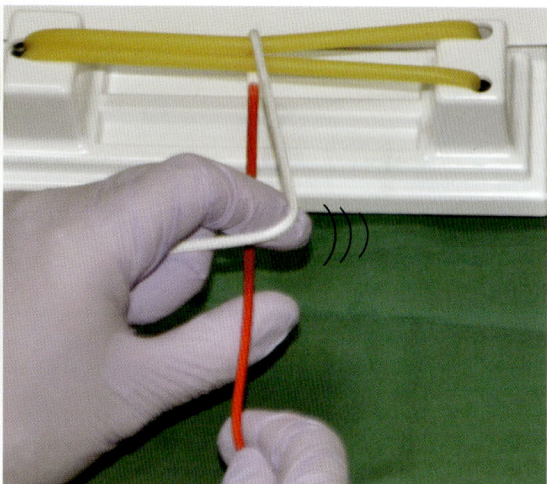

137

第4章 皮膚切開と縫合法

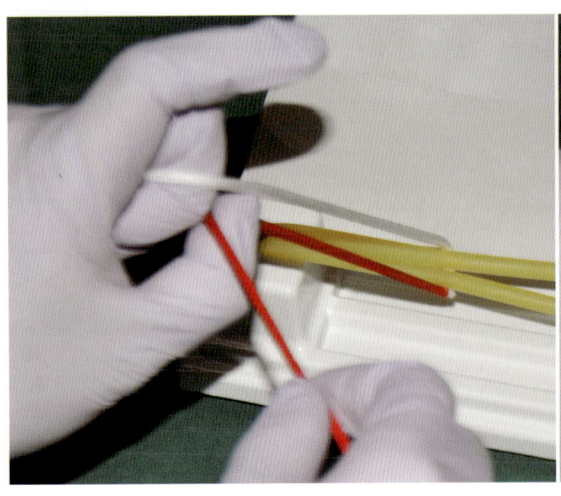

赤糸はIP関節掌側から指尖部寄りにある

IP関節

④左手と右手でできたループへ手前から左手母指を入れる。

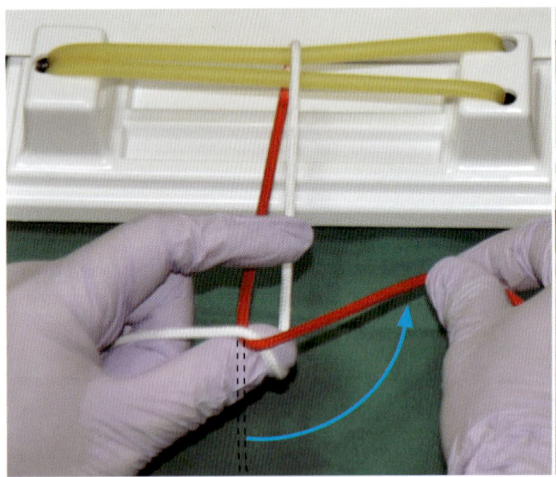

引き抜く　つかむ

⑤右手で持った糸（赤）は左手で持った糸（白）の上を越え，左手母指指尖部に移動させる。

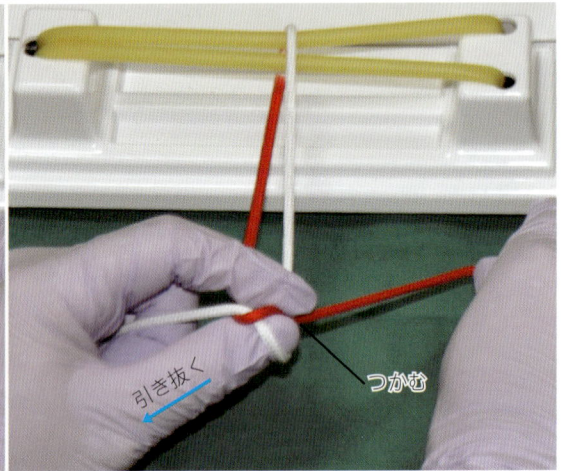

⑥右手の糸（赤）を左手母指と示指でつかむ。

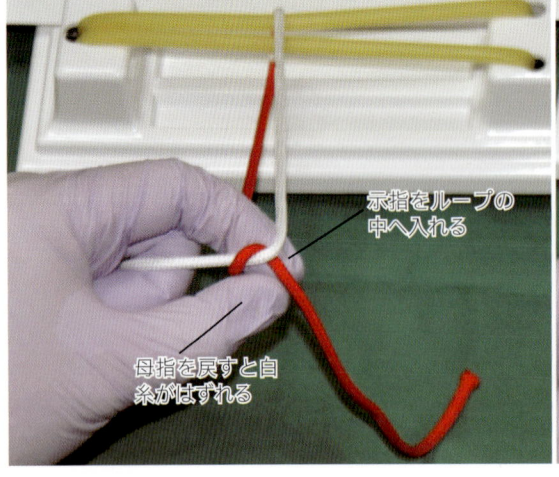

示指をループの中へ入れる

母指を戻すと白糸がはずれる

⑦母指を手前に戻すよう左手を回内し，示指を糸のループの中に入れる。

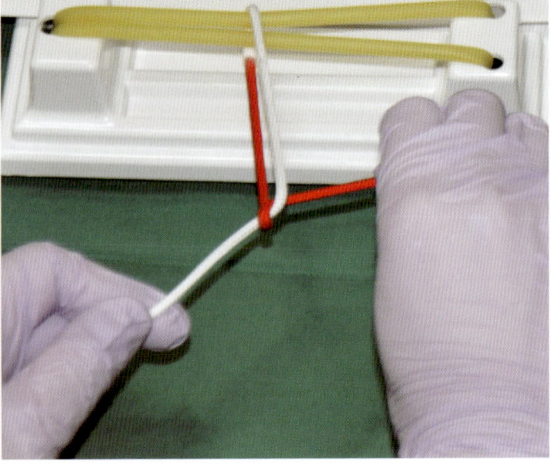

⑧左手母指と示指でつかんだ糸（赤）を右手母指と示指で受け取る。

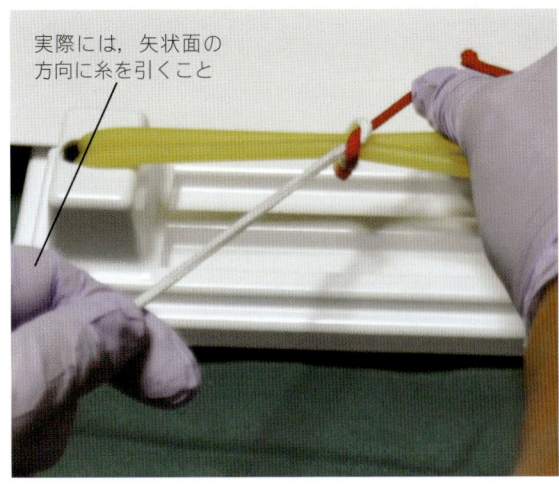

3. 結紮法—1）用手結紮

⑨左手母指と示指で左手の中にある糸（白）をつかみ，引く。

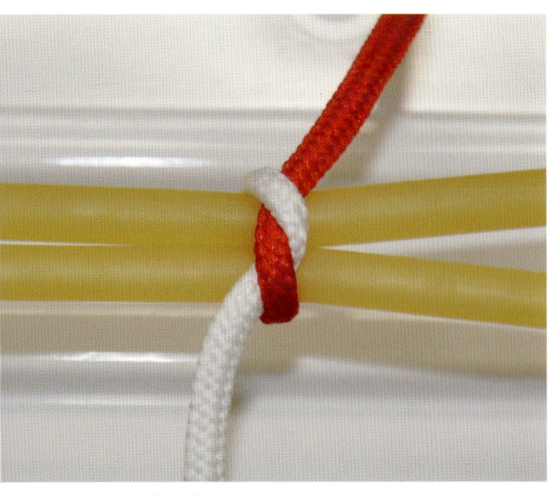

完成した第1結紮の結び目

❷ **第2結紮**

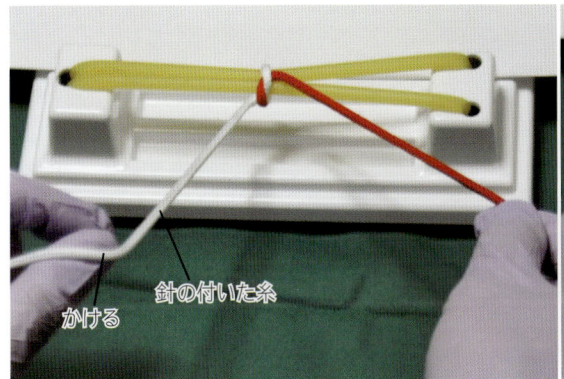

かける
針の付いた糸

⑩左側の糸（白）を手の中に入れたまま，左手母指の爪部にかける。

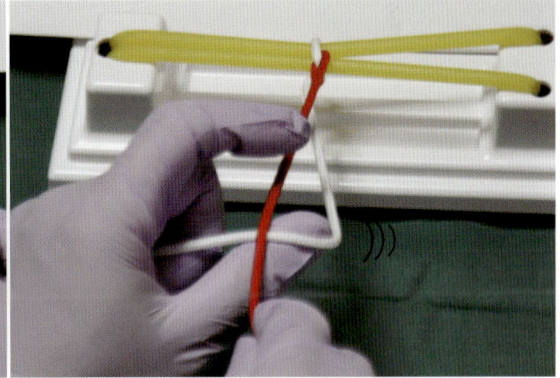

⑪そのまま右側まで移動し，右手の糸（赤）の下に入れる。

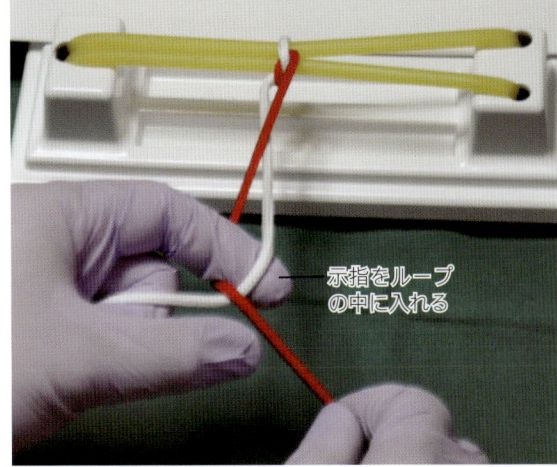

示指をループの中に入れる

赤糸をつまむ

⑫左手と右手でできたループの中に，上から左手示指を入れる。

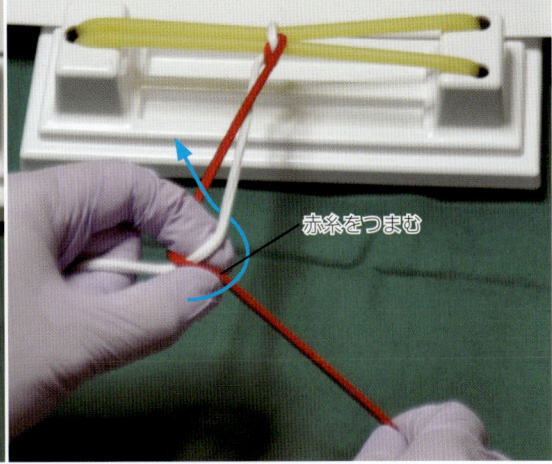

⑬右手で持った糸（赤）を左手母指と示指でつかむ。

139

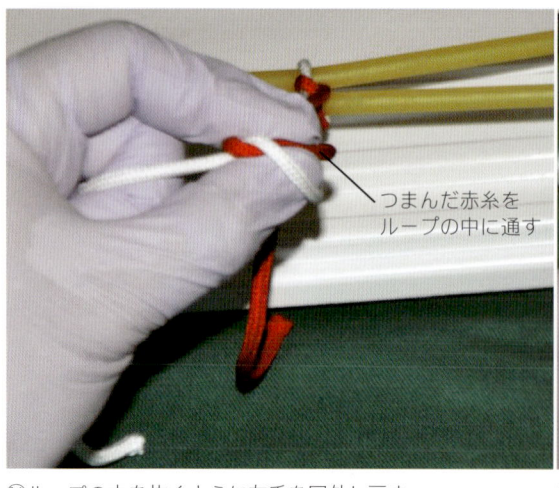

第4章 皮膚切開と縫合法

⑭ループの中を抜くように左手を回外し戻す。

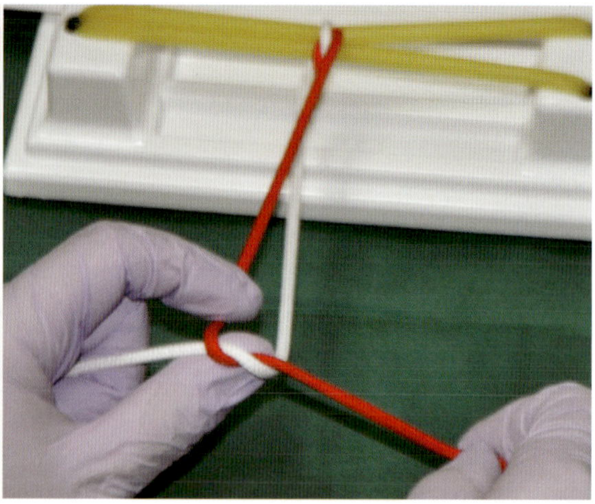

つまんだ赤糸をループの中に通す

⑮左手母指と示指でつかんだ糸（赤）を右手母指と示指でつかむ。

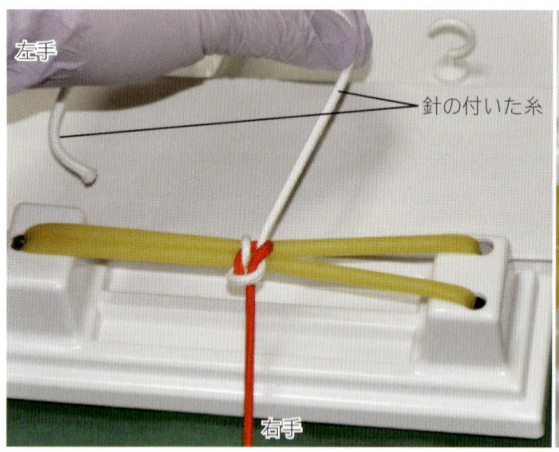

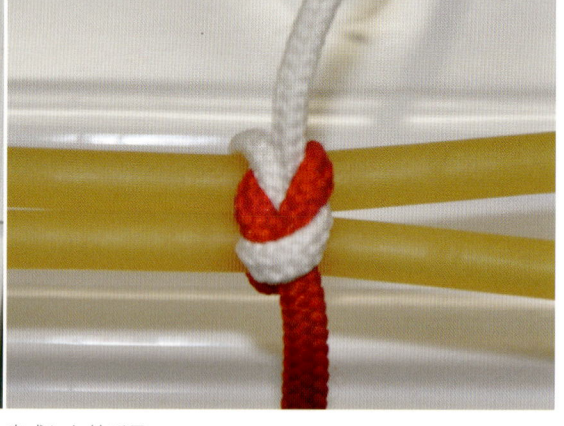

針の付いた糸

左手

右手

⑯右手の糸（赤）は手前に引く。針の付いた糸（白）は，第1から第2結紮を通じて，常に左手でつかんだままである。

完成した結び目

III 片手結紮1：早く結ぶことができる

KEY POINTS
- 主に片手の指だけでループに糸を通して結紮するため，対側の手をほとんど動かさないで結紮ができる
- 素早く，狭い空間での結紮ができる
- 持針器を把持したままで結紮ができる。糸の緊張を保ちながらの結紮ができないため，ゆるみやすく引き結び（slip knot）になりやすい
- 片方の糸を軸にして結ぶので，結紮を同じ糸を軸として続けて行うとゆるみやすい
- 水平面（左右）で結紮する場合には，結んだ後に左右の手を交差させないために，あらかじめ左右の糸を交差して持って結び始めるか，結ぶ時に左右の糸を持ち替える必要がある

140

3. 結紮法—1) 用手結紮

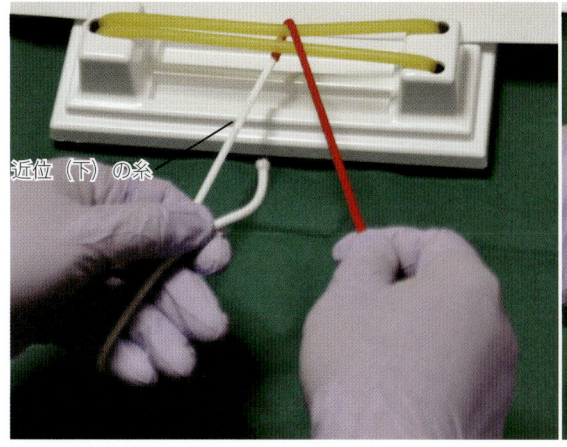

❶ 第1結紮

①左手で近位（下）の糸（白）を持つ。糸（白）の端を左手母指と示指でつかみ，手の中を通して環指または小指尺側にかけるように手を回内する。

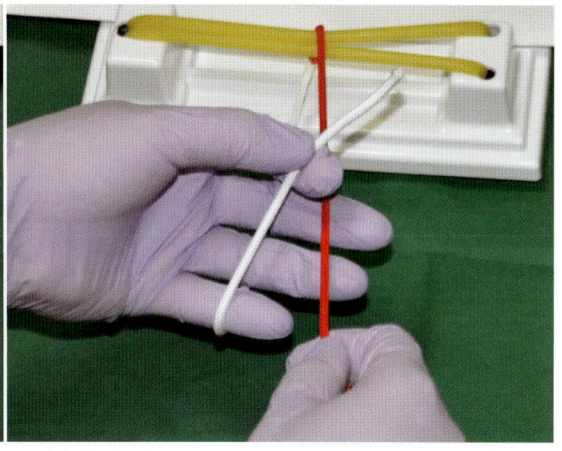

②右手母指と示指でつかんだ糸（赤）を左手中指橈側にあて，中指環指掌側を横切り，右手の糸（赤）の端を自分の方に向ける。

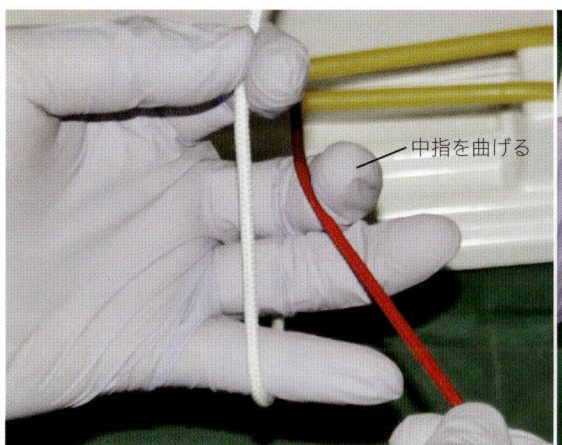

③右手の糸（赤）を左手中指 DIP 掌側に取り込むように中指を曲げる。

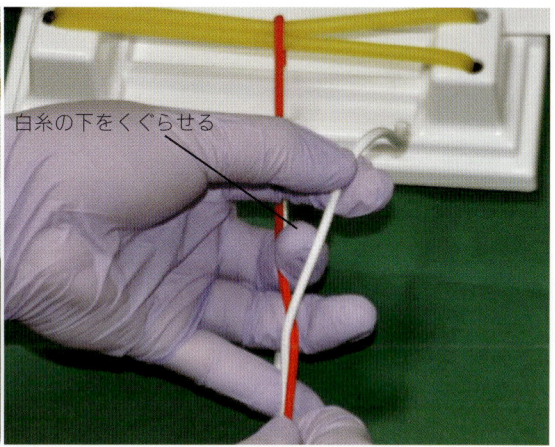

④左手中指を左手母指と示指でつかんだ糸（白）の下に通す。この時，左手母指と示指でつかんだ糸（白）は中指の背側に移動する。

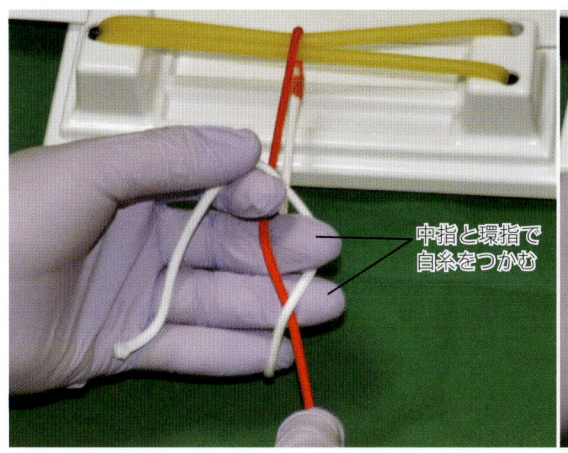

⑤左手中指を伸ばして中指と環指でこの糸（白）をつかむ。

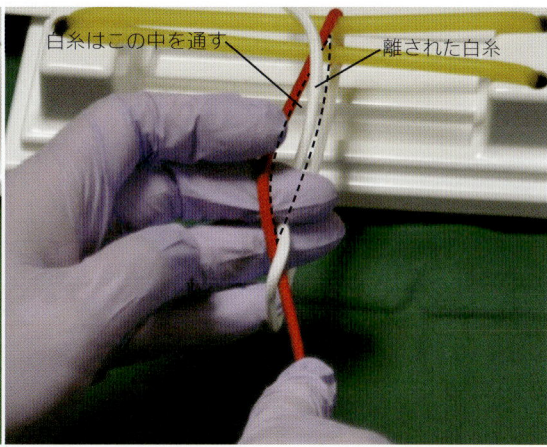

⑥同時に左手母指と示指でつかんでいる端の部分（白）を離す。中指と環指で糸（白）をつかんだまま左手を回外させる。

141

第4章 皮膚切開と縫合法

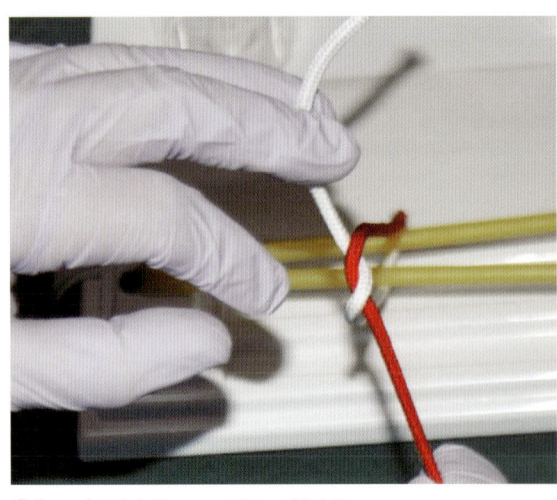

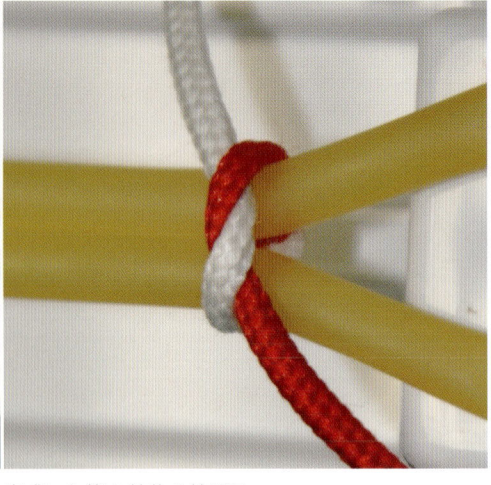

⑦ループの中を抜いて，引いて締める。　　　完成した第1結紮の結び目

〈水平面（左右）の結紮〉

最初に交差して結び始めない場合，糸を順方向に締めるため，糸を持ち替える操作が必要となる。

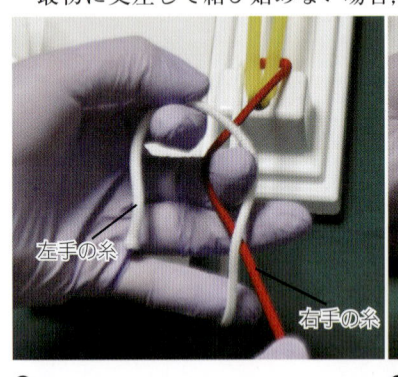

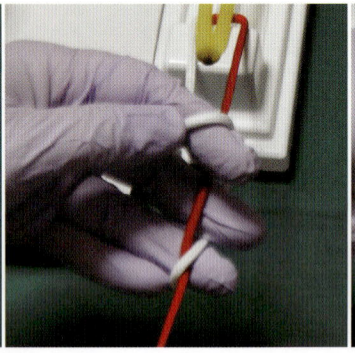

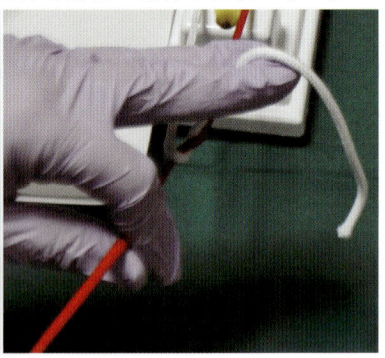

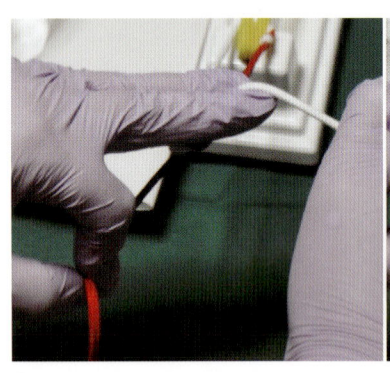

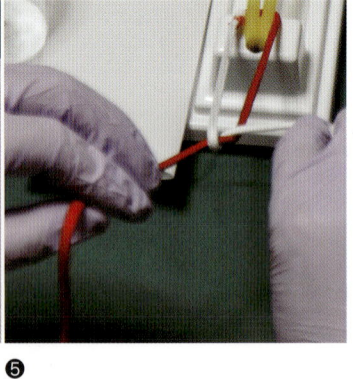

左手の糸
右手の糸

❶　❷　❸

❹　❺

水平面での結紮における糸を持ち替える操作
❶，❷は⑥と同じ操作であり，この後，左手母指と示指で右手の糸（赤）を取りにいくと同時に，左手環指と中指で持った糸（白）を右手母指と示指に持ち替えて締める。

142

❷ 第2結紮

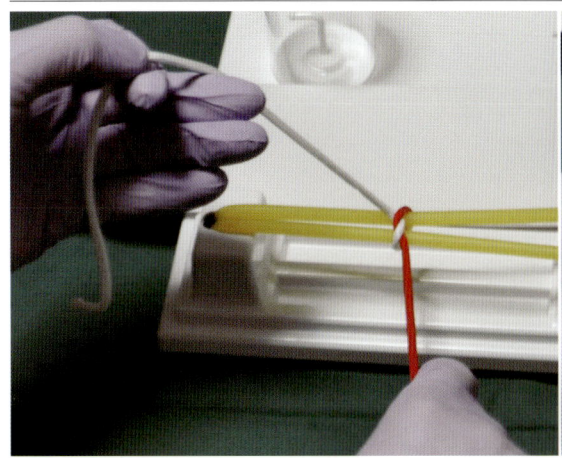

⑧糸の端を左手の中に入れるように糸（白）を左手母指と示指で持つ。

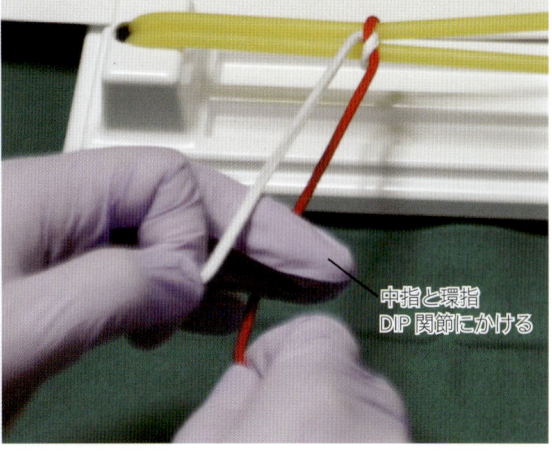

⑨左手中指から小指を外に開いて，糸（白）を左手中指橈側に通す。右手母指と示指で持った糸（赤）をゆるめて，左手中指と環指のDIP関節掌側にかける。

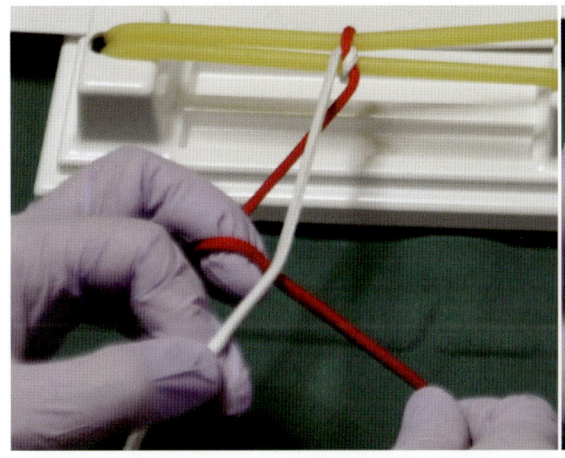

中指と環指
DIP関節にかける

⑩DIP関節にかけた糸（赤）を左手中指橈側の糸（白）の下を通すようにし，左手中指と環指を曲げて左に引き抜く。

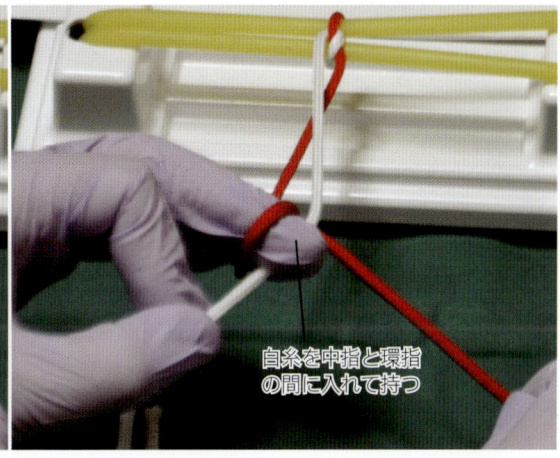

⑪左手中指橈側から右に移動した糸（白）を，左手中指と環指の間に入れる。左手中指と環指を伸ばしながら，糸（白）をつかむ。

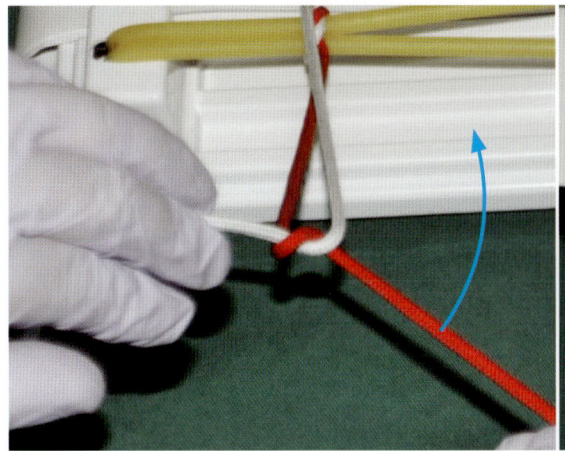

白糸を中指と環指
の間に入れて持つ

⑫ループの中に通すように左手を回外させて，糸（白）とともに左手中指と環指を抜く。

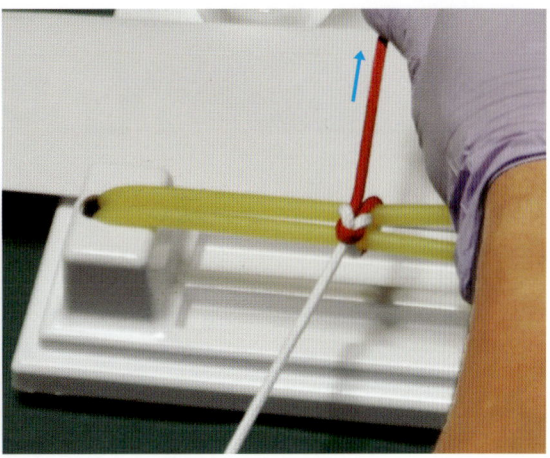

⑬糸（赤）を右手を回外しながら引くと締めやすい。

第4章 皮膚切開と縫合法

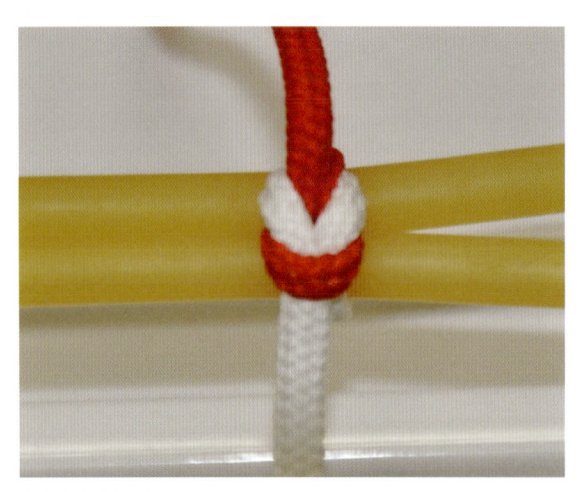

完成した結び目

Ⅳ 片手結紮2：糸の一方が短い場合

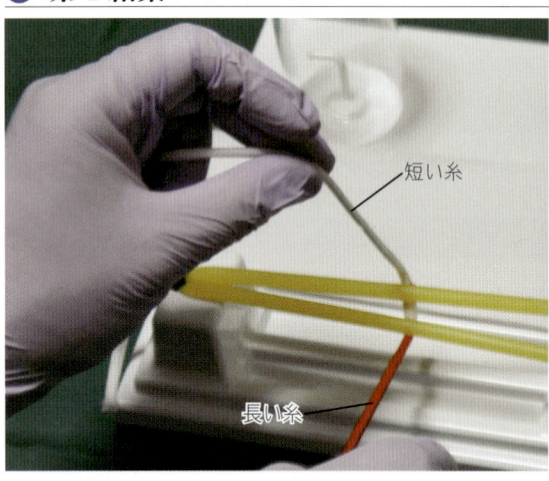

🔑 Ⅲに同じ

❶ 第1結紮

①白糸が短い設定で説明する。左手で遠位（上）の糸（白）を持つ。短い糸（白）が長い糸（赤）より遠位にある場合，短い糸（白）の端を左手母指と中指でつかみ，垂直に引く。

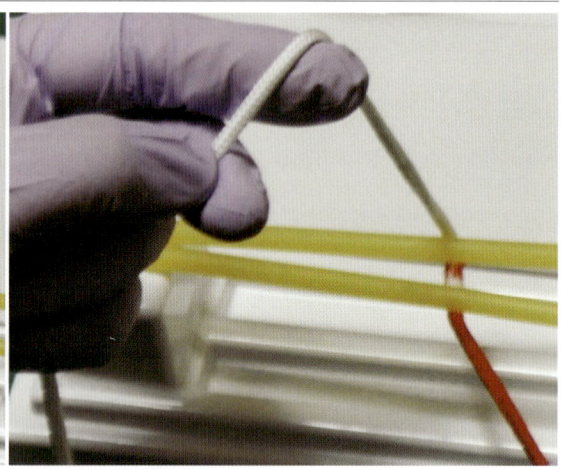

②左手示指の橈側から背側に糸（白）がくるように回外しながら示指を伸ばす。

3. 結紮法—1）用手結紮

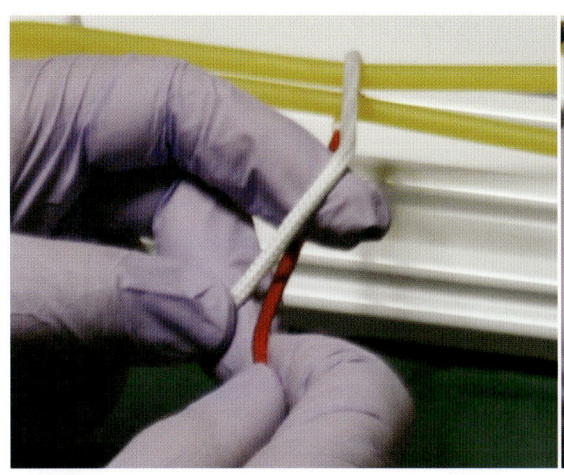

③右手でつかんだ糸（赤）を右から左手示指の指尖掌側を通るように交差させる。

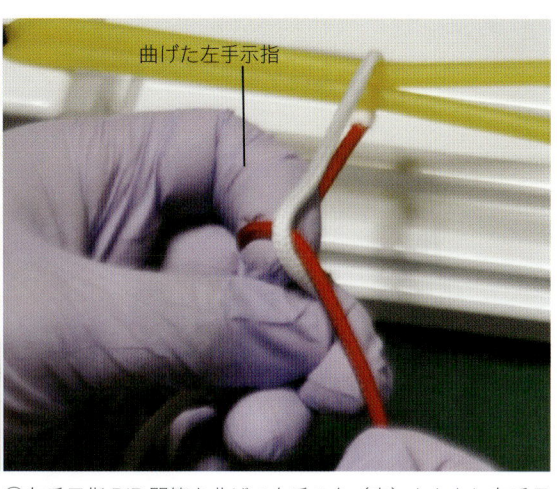

④左手示指 DIP 関節を曲げて右手の糸（赤）とともに左手母指と中指でつかんだ短い糸（白）の下をくぐらせる。

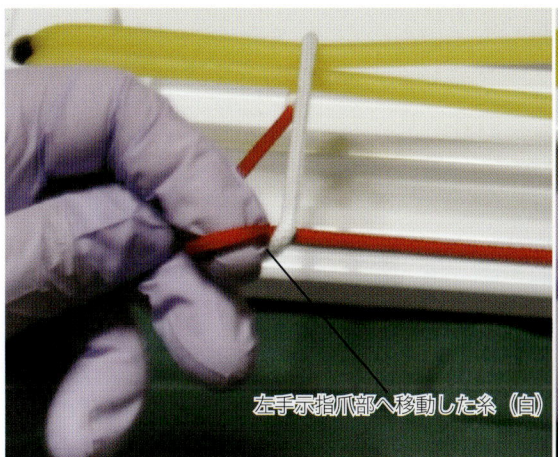

曲げた左手示指

白糸を中指と示指ではさむ

左手示指爪部へ移動した糸（白）

伸ばした左手示指

⑤短い糸（白）は左手示指の爪部にくる。

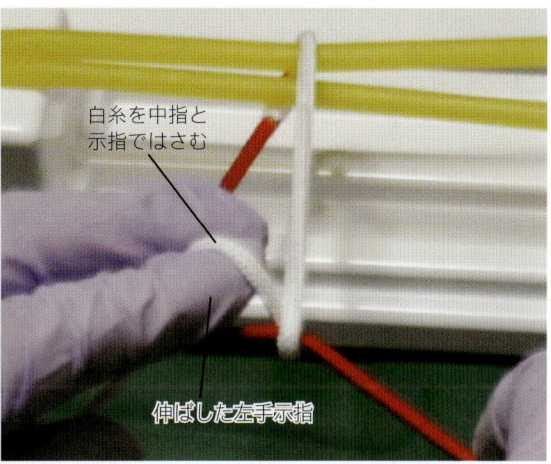

⑥左手示指を伸ばしてループをくぐらせる。左手母指と中指から糸（白）を離し，ループから糸（白）が出てきたら，左手示指と中指でこの糸（白）をはさむ。

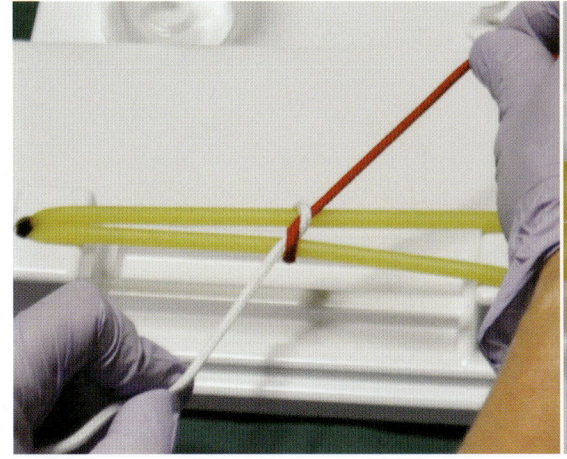

⑦短い糸（白）を左手で手前へ引いて，右手でつかんでいた長い糸（赤）は自分から遠い方へ引いて締める。

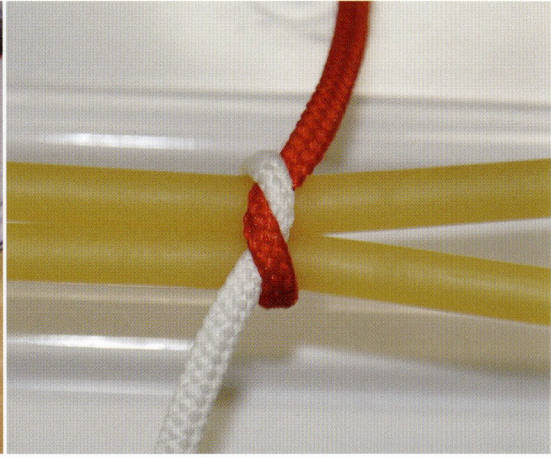

完成した第1結紮の結び目

145

第4章 皮膚切開と縫合法

❷ 第2結紮

短い糸が長い糸より近位にある場合は，左手で短い糸をつかみ，Ⅲ片手結紮1の第1結紮を行う。

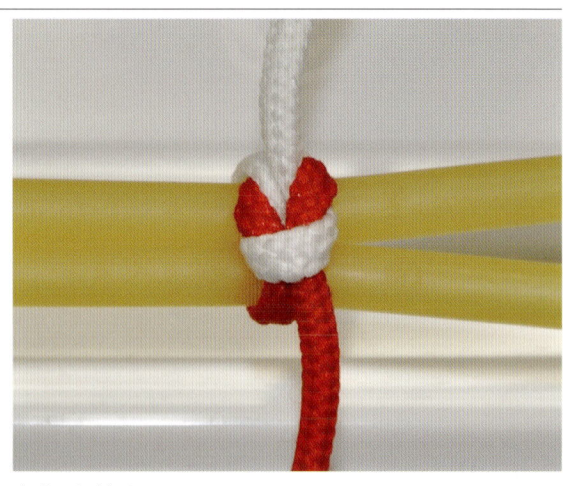

完成した結び目

Ⅴ 外科結紮

KEY POINTS
- ゆるみにくい結紮方法で，緊張のかかる場合の縫合に用いる
- 第1結紮で糸を2回締める。このため，ゆるみにくくなる。第2結紮はそれぞれの結紮と同じである
- 結び目が大きいためしっかり締めても十分締まらないことがあり，細い組織の結紮では不十分になりやすい

● 両手による外科結紮（第1結紮）

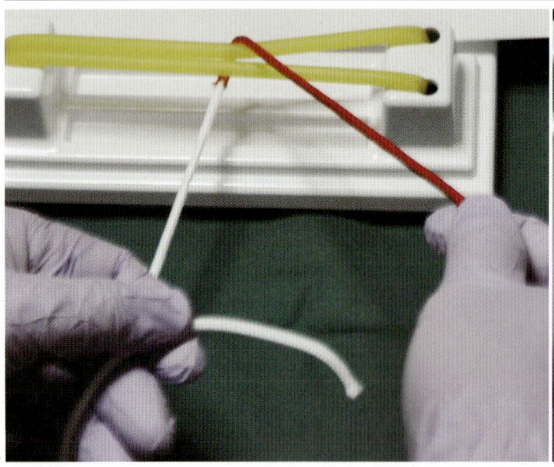

赤糸を中指と環指ではさむ

①左手で近位（下）の糸（白）を持つ。左側の糸（白）の端が上を向くように左手母指と示指でつかむ。右手は母指と示指で対側の糸（赤）をつかむ。

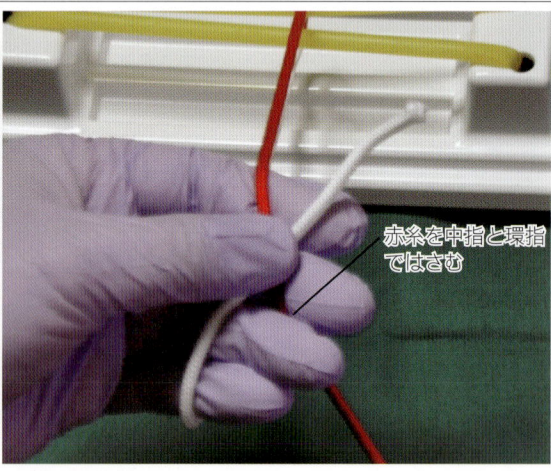

②左手の中に糸（白）があるように示指から小指で軽く握る。右手の糸（赤）を左手示指側面，左手母指背側を通して掌側へ回し，少し開いた左手中指と環指の間に入れてはさむ。左手母指は示指から離す。

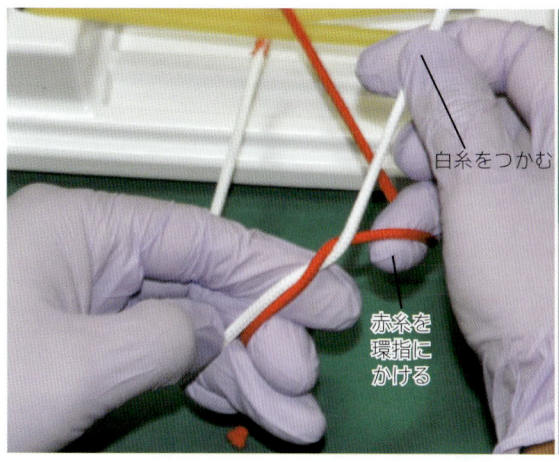

3. 結紮法―1）用手結紮

白糸をつかむ

赤糸を環指にかける

③右手母指と示指はつかんでいた糸（赤）を離し，対側の糸（白）をつかみ直す。離した糸（赤）のループの部分を右手環指DIPにかける。この後，左手示指はいったん抜く。

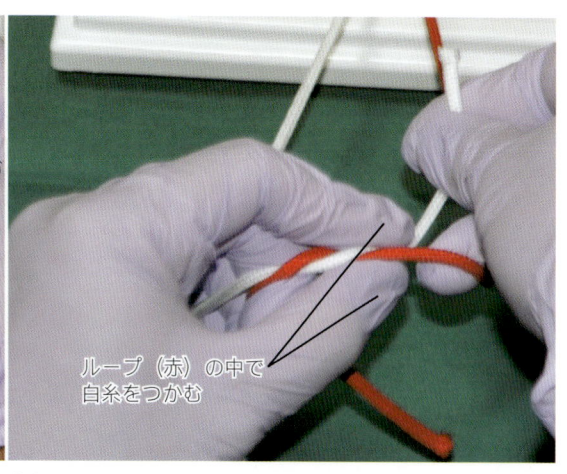

ループ（赤）の中で白糸をつかむ

④左手母指と示指で，右手環指にかけた糸（赤）で作ったループの中で，右手で持つ糸（白）をつかみ，そのまま右手は糸（白）をはずす。

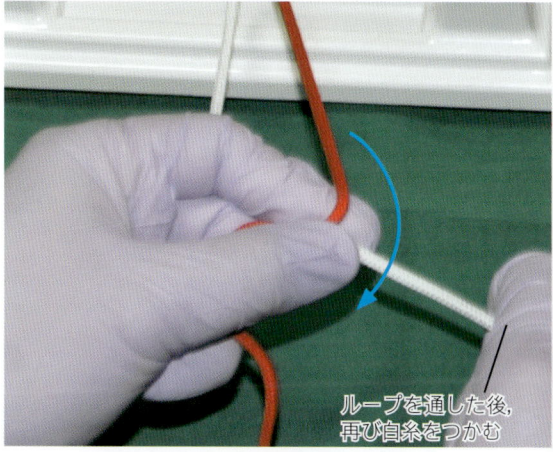

ループを通した後，再び白糸をつかむ

⑤糸（白）をつかんだまま左手を回内し，ループの下へ戻す。右手環指から糸（赤）を，右手母指と示指から糸（白）をはずす。ループを通った糸（白）を右手母指と示指でつかむ。

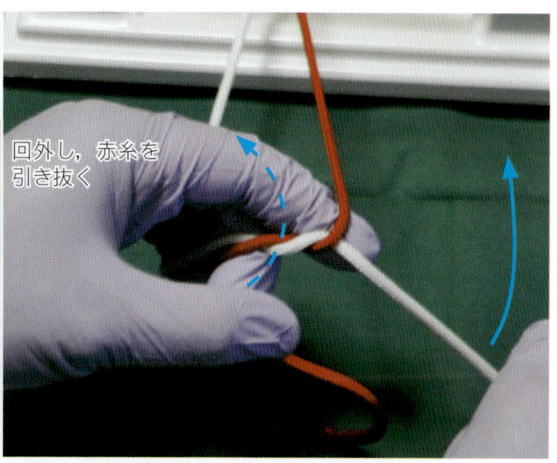

回外し，赤糸を引き抜く

⑥左手中指と環指ではさんでいた糸（赤）は左手を回外しながら引き抜く。

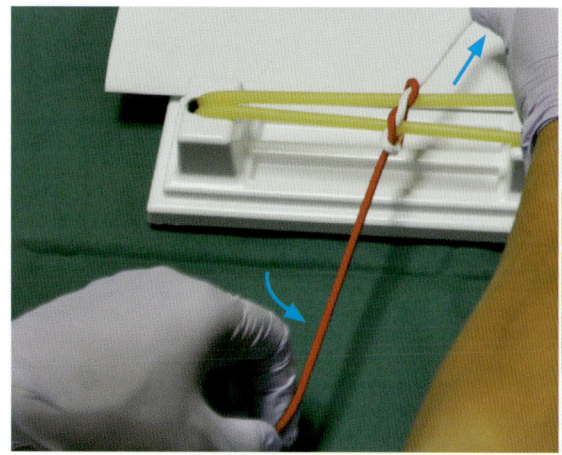

⑦左手の糸（赤）を左手母指と示指でつかみ手前に引く。右手でつかんだ糸（白）は遠い方へ引いて締める。

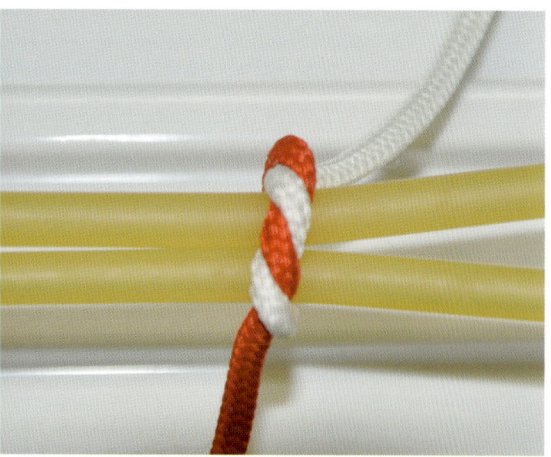

⑧第2結紮を終了した時点。完成した結び目。

147

第4章 皮膚切開と縫合法

Advice

・ゆるみにくい結紮であるが，最初の半結紮（第1結紮）が締まりにくい。糸をできるだけ直線になるように，ねじらないように引く。適宜，示指指腹に糸をかけて引く。

● 片手による外科結紮（第1結紮）

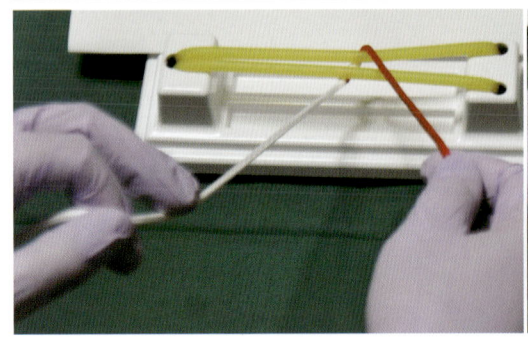

①左手は近位（下）の糸（白）を持つ。糸（白）の端を左手母指と示指でつかむ。

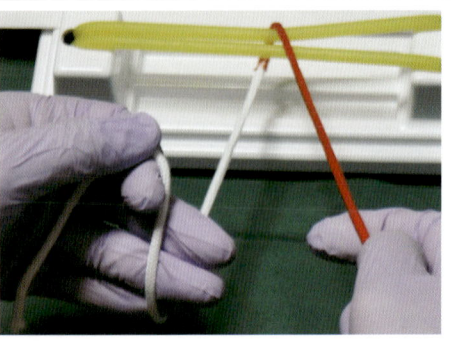

②糸（白）を左手の中を通して環指または小指尺側にかける。

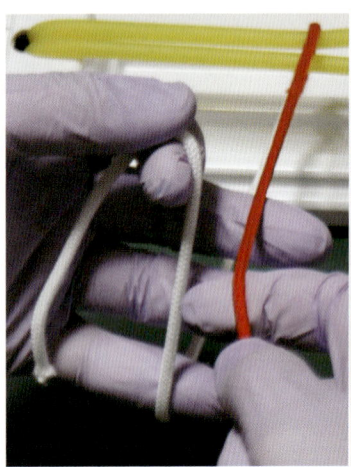

③右手母指と中指（後で示指を使用するため中指を使う）でつかんだ糸（赤）を左手中指橈側にあてる。

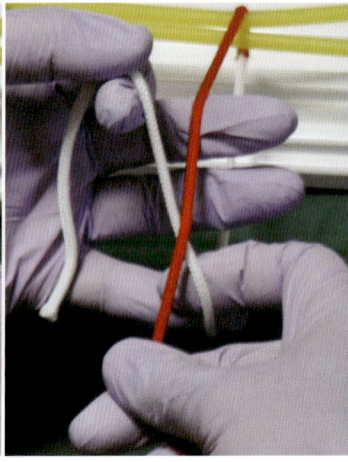

④右手の糸（赤）は左手中指から小指掌側を横切り，糸先（赤）を自分の方に向ける。右手の糸（赤）を左手中指DIP掌側に取り込む。同時に右手示指を左手小指掌側（手前）に入れ，右手示指DIP掌側で左手の糸（白）をひっかける。

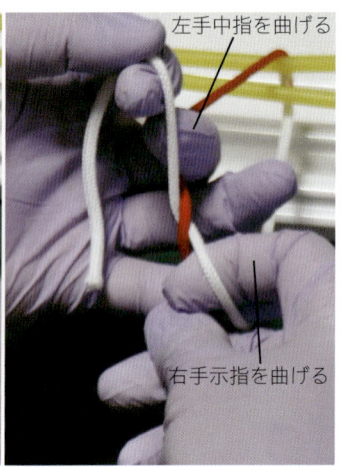

⑤左手中指は曲げて，左手中指を左手母指と示指でつかんだ糸（白）の下に通し，この糸（白）は左手中指背側に移動する。一方，右手示指DIPを屈曲し，右手の糸（赤）の手前に右手示指指尖を入れる。

左手中指を曲げる

右手示指を曲げる

148

3. 結紮法―1) 用手結紮

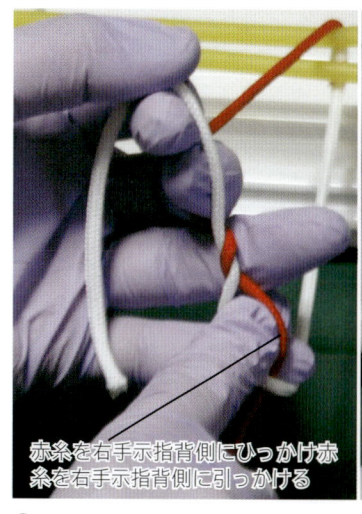

⑥右手示指DIPを伸展し，示指背側で右手母指がつかんでいた糸（赤）をひっかける。

⑦糸（赤）を背側にひっかけたまま右手示指を右に引き抜いて，この糸（赤）を右手示指と中指でつかむ。

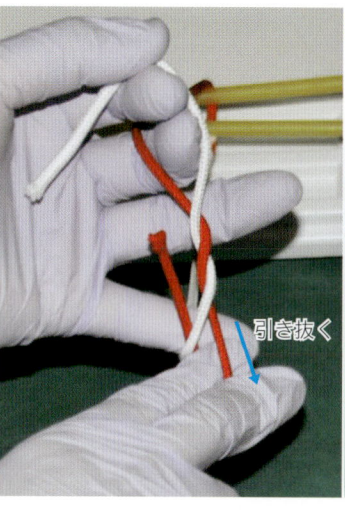

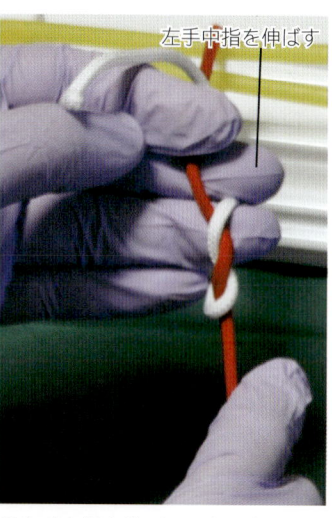

⑧左手中指を伸ばして左手中指と環指で，左手母指と示指でつかんでいた糸（白）をつかむ。左手母指と示指から糸（白）を離す。

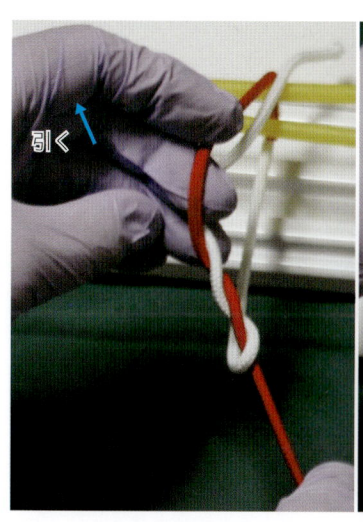

⑨左手中指と環指でつかんだ糸（白）を左手中指掌側の糸（赤）の下を抜くように左手を回外して引き抜く。

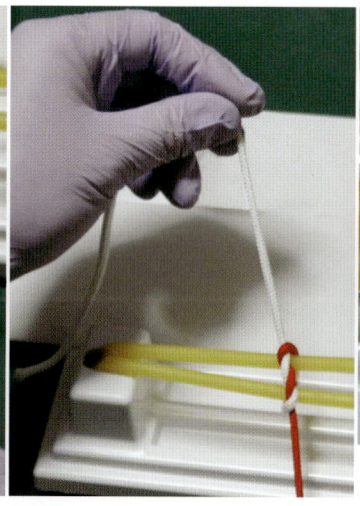

⑩右手示指と中指はつかんだ糸（赤）を手前に引く。

⑪第2結紮の終了前。締め切って完成した結び目となる。

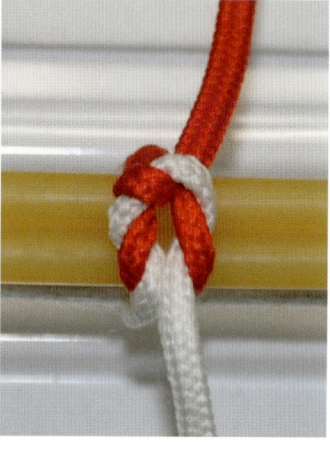

VI クランプした箇所（血管）の結紮

KEY POINTS
- 結紮の深さに応じた（糸の）長さを選択する
- 止血鉗子の先に糸をかける場合に，糸に緊張をかけ，糸と止血鉗子の軸が平行に近くなるようにすると，先端に糸をかけやすい
- 結紮点に緊張をかけないように，押さえ込むように締める

149

第4章 皮膚切開と縫合法

I 両手結紮1の第1結紮を行う。糸を引っぱらないようにして手前で糸を結ぶためのループを作り、結紮点まで押し下げ、示指で下方向へ押さえ込むようにして結紮を行う。

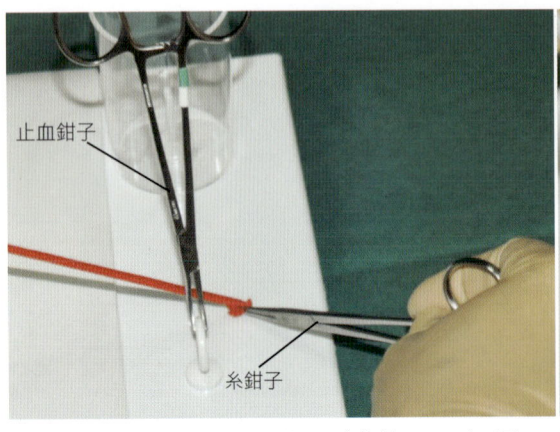

①助手が持ち上げている止血鉗子の遠位側で、一方（図では左）から他方（図では右）へ糸鉗子でつかんだ糸の端を渡す。

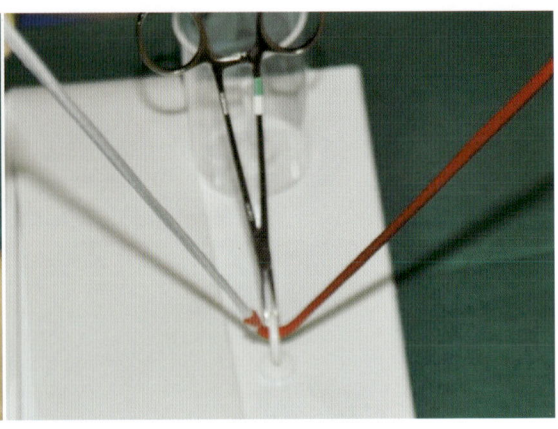

②両端の糸の長さがそろう程度まで引く。

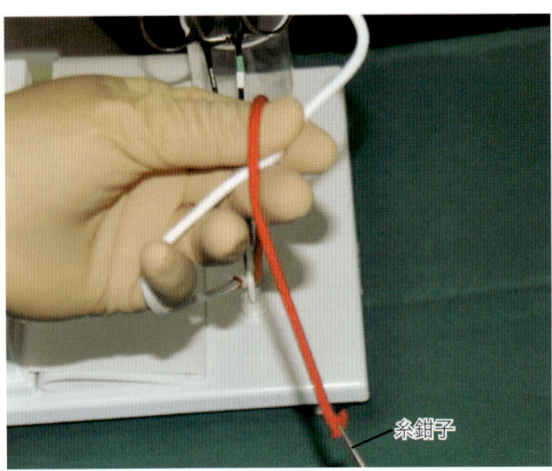

③右手の糸鉗子でつかんだ糸（赤）を左手母指背側から中指と環指の間を通してつかんだ後、糸鉗子をはずす。糸鉗子を戻し、空いた右手母指と示指で左手母指と示指でつかんでいた糸（白）をつかみ、右に引く。

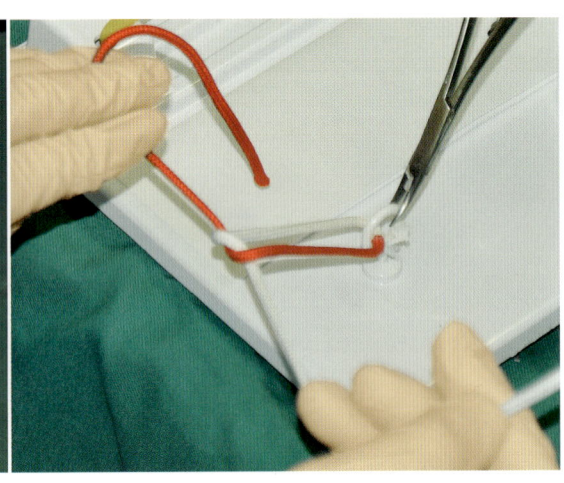

④左手中指と環指でつかんだ糸（赤）は左手を回外しながら左側に引き抜いてから、糸（赤）を左手母指と示指でつかみなおす。

Advice
・糸をできるだけ長く利用し、不必要に引っぱらないようにするとよい。
・血管の結紮では糸の長さをそろえて両手結びを行う。糸を長く利用し止血点から離れた位置で結び目を作るように、糸の端寄りをつかむ。

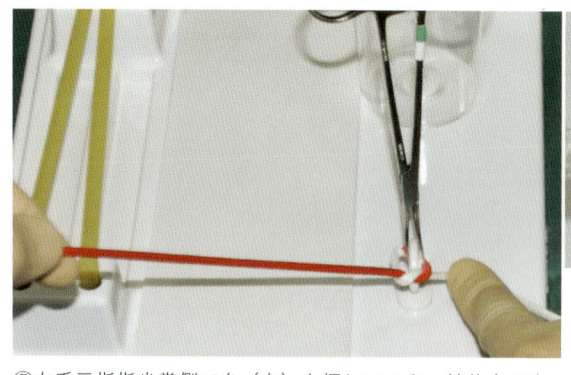

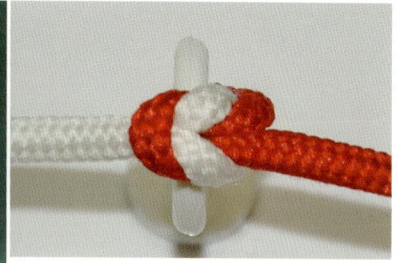

完成した結び目

⑤右手示指指尖掌側で糸（白）を押していき，結紮点の右側に指腹をあててゆっくり締める。声掛けしてクランプした止血鉗子をはずしてもらいながら，さらに締める。次に第2結紮を行う。

Advice
・結紮を確実とするためには，糸の両端を把持する部位と結紮点が一直線とならなければならない。
・第2結紮に移る時にも，糸に緊張をかけずに行う。

VII 深部（体腔内）での結紮

KEY POINTS
- 糸鉗子に付けた糸はたるませないで，結紮部に糸を引っかけて手元まで持ってくる
- 体腔の外側で結紮を行った後，示指を伸ばして，押すように締めていく。もう一方の糸は体腔の外側へ同じ力で引き上げる

第1結紮後も第2結紮を体腔の外側で行い，同様に一方の糸は押し下げ，他方は引き上げて締める。

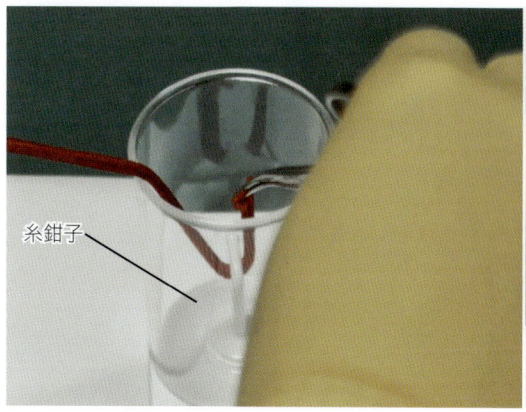

糸鉗子

①糸鉗子の頸部をつかみ，クランプした部位の遠位側に糸を回し，手前に引き寄せる。

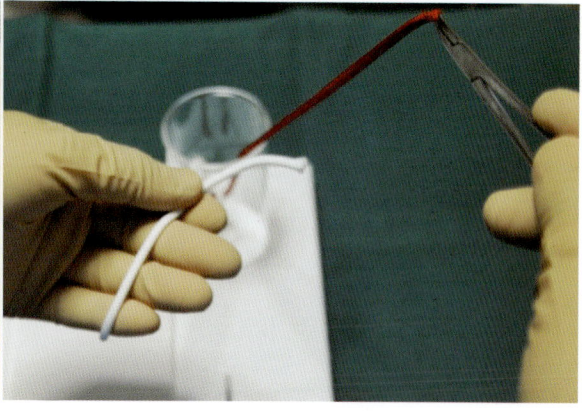

②糸の長さが十分に必要であり，結紮点までができるだけ長くなるように糸を持つ。

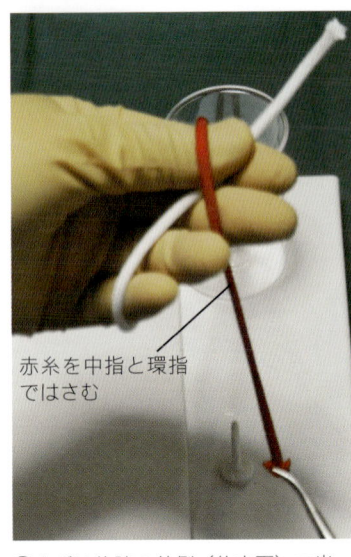

第4章 皮膚切開と縫合法

赤糸を中指と環指ではさむ

引く

糸鉗子をはずす

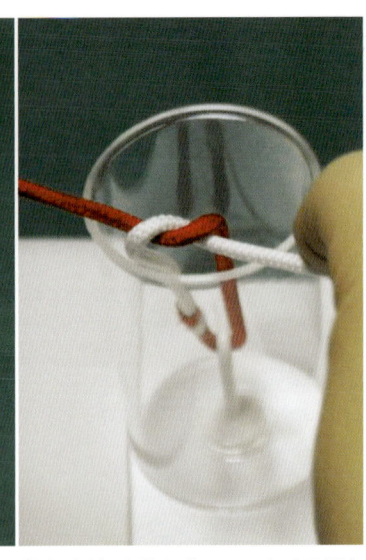

③まずは体腔の外側（体表面）で半結びを行う。この際に、糸に緊張をかけないように行う。右手で持った糸（赤）を左手中指と環指ではさむ。

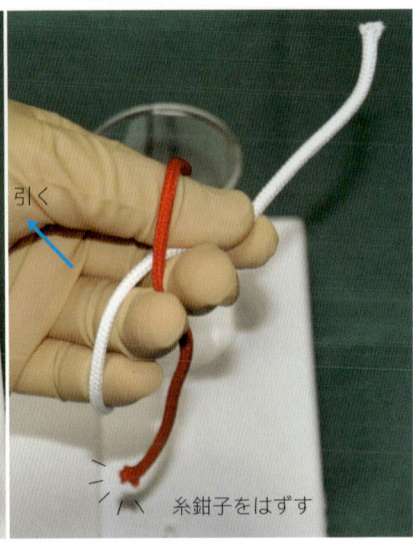

④その後に、糸鉗子をはずす。左手を回外するように糸（赤）を引き抜く。

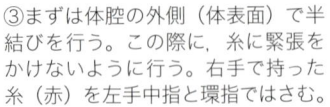

⑤糸（白）を持ち替えて、右手示指を伸ばして、深部へ向けて糸（白）を軽く押すように締めていく。

右手　左手　押す

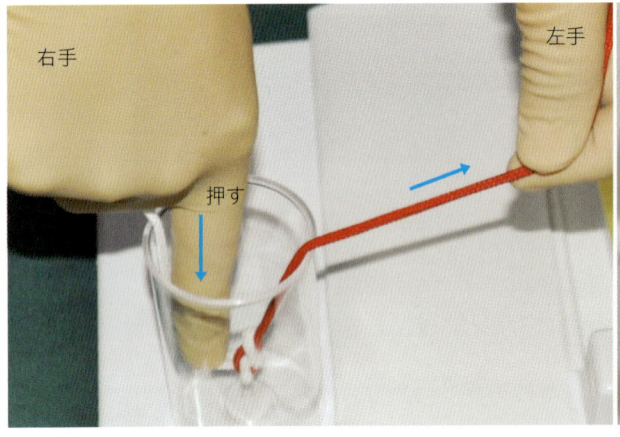

⑥示指を伸ばして、押すように締めていく。もう一方の糸は体腔の外側へ同じ力で引き上げる。第2結紮も同様に行う（①から⑤の対側から見た写真）。

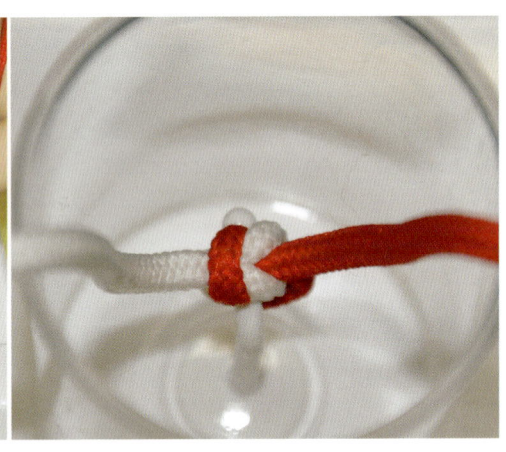

完成した結び目

Advice

・示指尺側爪側の指腹に糸をかけ、糸に適度の緊張を保ち締めていかないと、指先から糸がはずれやすくなる。

3. 結紮法—1）用手結紮

VIII 緊張をかけながらの結紮

KEY POINTS
- 左手の糸に緊張をかけたまま，あるいはロックして第2結紮を行うことで，ゆるみにくくなる
- 第1結紮をゆるませないように第2結紮を行う工夫：
  ①第1結紮を外科結紮にする
  ②第1結紮のあとに，両手結紮で両方の糸に同じように緊張を軽くかけながら第2結紮を行う
  ③第1結紮をした後，糸をロックすることでゆるみにくくする

第1結紮後，第2結紮を以下のように行う。
■両手結紮2の第1結紮では，左手の糸を示指側面爪部にかけて右側まで移動するように記載したが，緊張をかけながらの第2結紮では，左手中指と環指でつかんだ糸は左手示指側面にかけないで行う。

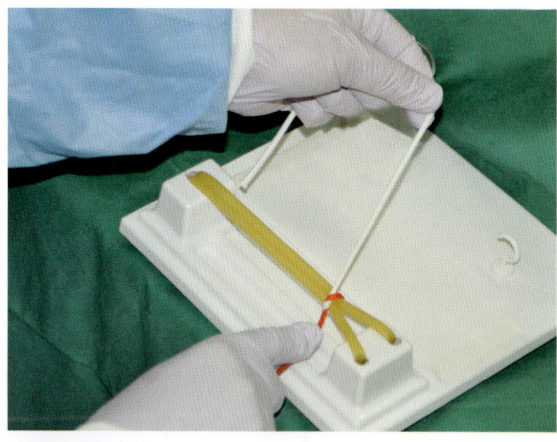

①遠位（上）の糸（白）を左手で持つ。

Advice
・第1結紮後，糸の両端を時計回りあるいは反時計回りに回転させロックさせる。あるいは遠位方向になった糸の端を持った手を手前に引き，創縁の片側に結び目を寄せ，糸をロックさせる。

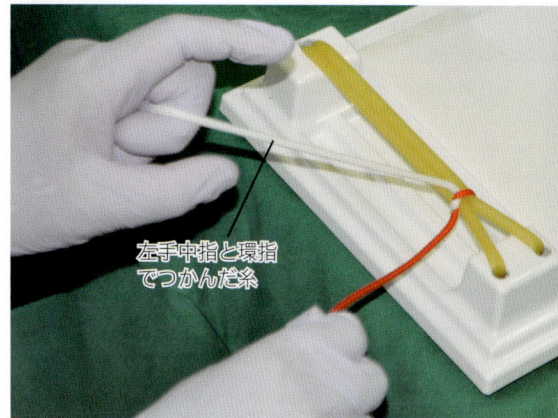

②左手の糸（白）は，中指と環指でつかみむ。さらにこの糸（白）を手前に引き，結び目を創縁に寄せる。

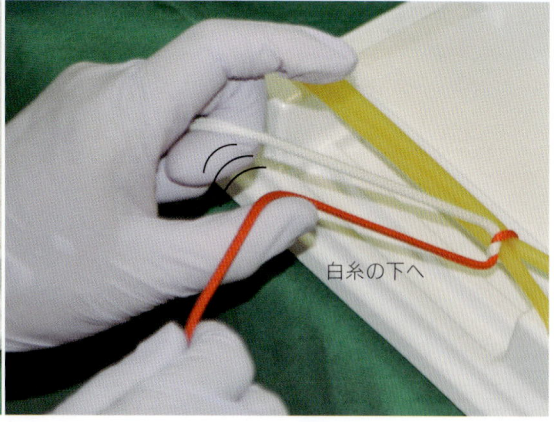

③右手の糸（赤）を左に移動して左手母指DIP掌側にかけたまま，左手母指を左手の糸（白）の下からループの中に入れる。

Advice
・指を抜く時に糸がゆるまないように，左手母指指先はループの中へ深く入れないこと。

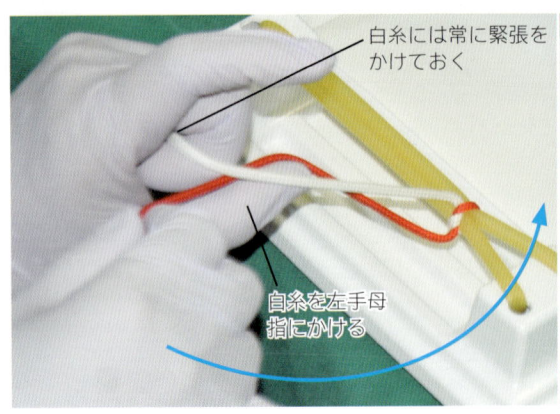

第4章 皮膚切開と縫合法

④左手の糸（白）を左手母指爪部尺側にかける。

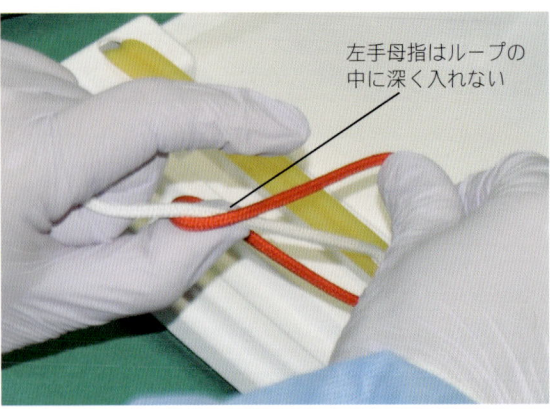

白糸には常に緊張をかけておく

白糸を左手母指にかける

⑤右手の糸（赤）を左手の糸（白）の下から左手母指指腹まで持っていく。

左手母指はループの中に深く入れない

Advice
・左手母指と示指をループの中へ出し入れする時に深くループに入れると抜く時にゆるみやすいので，指腹のみ入れる。

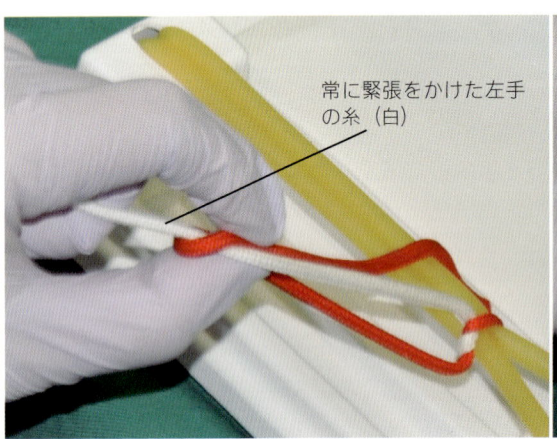

⑥左手母指と示指でつかむと同時に右手は糸から離す。

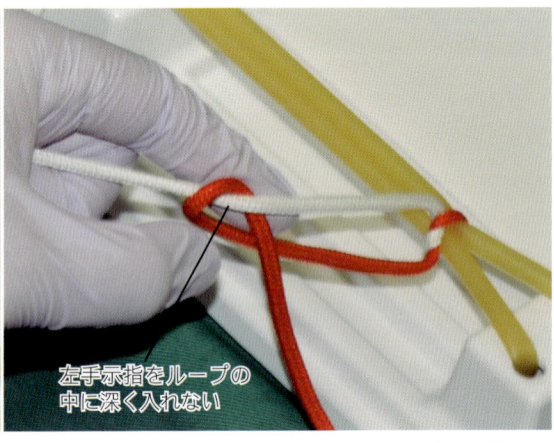

常に緊張をかけた左手の糸（白）

⑦左手母指と示指で糸（赤）をつかんだまま，左手示指をループの中へ上から入れ，ループの下から出た糸の端を右手母指と中指でつかむ。

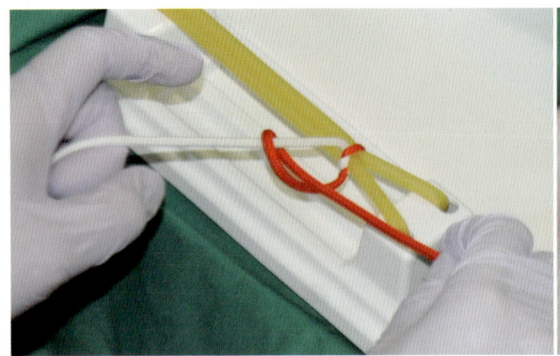

左手示指をループの中に深く入れない

⑧左手母指と示指は糸（赤）を離す。

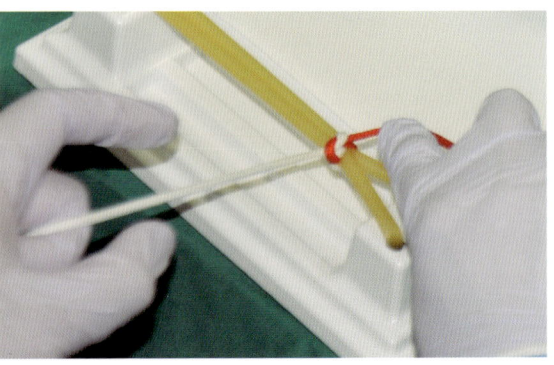

⑨右手示指で右手の糸（赤）を押すようにして締める。この間，左手中指と環指でつかんだ糸は常に適度の緊張がかかるようにしておく。

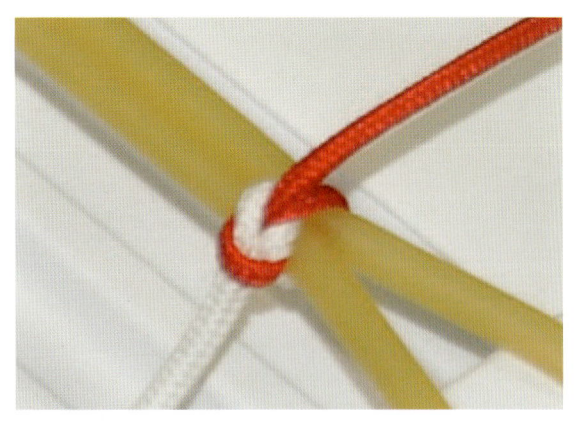

完成した結び目

History & Review

- 外科基本手技のアドバイス，技術向上のヒントが記載されており，一度は目を通して欲しい1冊。
  R.M. カーク著，幕内雅敏監訳：イラストでわかる外科手術基本テクニック．エルゼビアジャパン，2005
- コツが箇条書きされており，図もわかりやすい。
  大鐘稔彦：実践の手術手技：教科書にないテクニックとコツ．金原書店，東京，1989
- 形成外科医が解説した結紮，縫合の手技．赤の糸を使用した写真と図が豊富である。
  清水孝徳，吉本伸也編：確実に身につく！ 縫合・局所麻酔．羊土社，東京，2009
- 写真とともに結紮法のポイントが詳細に記載されており，動画付き。
  浅尾高行：らくらくマスター 外科基本手技．中外医学社，東京，2010
- 基本的手技を豊富な写真と動画で学べる。
  真船健一：外科の基本動画でまなぶ切開・結紮・縫合．学研メディカル秀潤社，東京，2011

第4章 皮膚切開と縫合法

3. 結紮法

2）器械縫合法

上田晃一，重村友香

　形成外科で最後に行われる表皮縫合は細かく数多く行われるが，最も重要な手技の1つである。針付きの糸を使って持針器を用いて行われることが一番多い。素早く正確に，かつ糸の無駄がないように経済的に行われなければならない。真皮縫合が併用されることが多いが，創縁を外反させるように縫合することが基本である。きつく締め過ぎないことが重要であるが，あまりゆるくするとナイロン糸では結紮がゆるむことがあるので注意すべきである。

器械縫合の方法

KEY POINTS
- 持針器と針のなす角度は90°もしくはそれよりすこし開いた角度にする
- 縫合に入る前に糸の癖をとる
- 皮下に死腔を作らないように針を刺入し，皮膚を外反させるようにする
- 糸を結ぶ強さは糸の材質・太さによって調節する
- 最初の2回はゆるく，最後の1回は比較的きつく結ぶ

❶ 糸針の把持

角度は90°もしくは少し開く

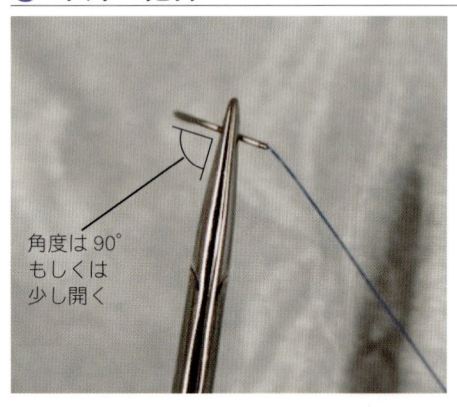

　持針器と針のなす角度は90°もしくは少し開いた角度にすると糸針を動かしやすい。針と糸の接合部を持針器で把持すると糸がはずれることがあるので注意する。接合部より少し離れた内側を把持する。

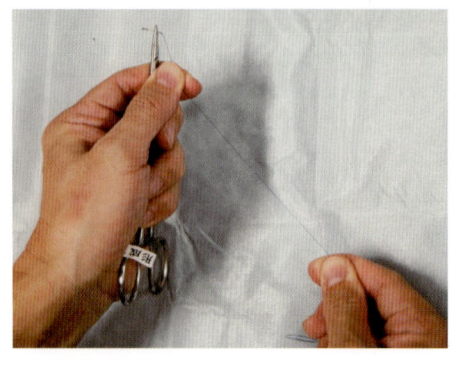

　まず袋から糸針を取り出し，輪状に保管してあった糸の癖をとる。この癖はナイロン糸のような硬い材質の糸や太い糸でより強い。この時，針との接合部に力がかからないように左手で糸の基部を固定し，右手で糸を数回しごく。

3. 結紮法—2）器械縫合法

❷ 糸針の刺入

　糸針は皮膚に対して直角に刺入し，皮膚の層同士を合わせて皮下に死腔を作らないようにする。針を刺入する時に要する力は丸針と角針で異なる。角針の方が少ない力で済む。

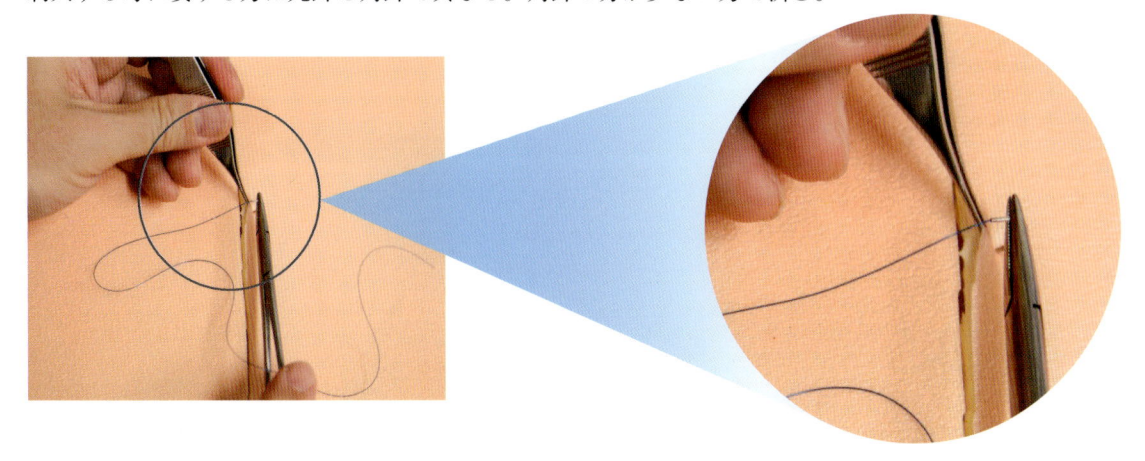

皮膚を外反させて創縁が若干隆起した状態にする。

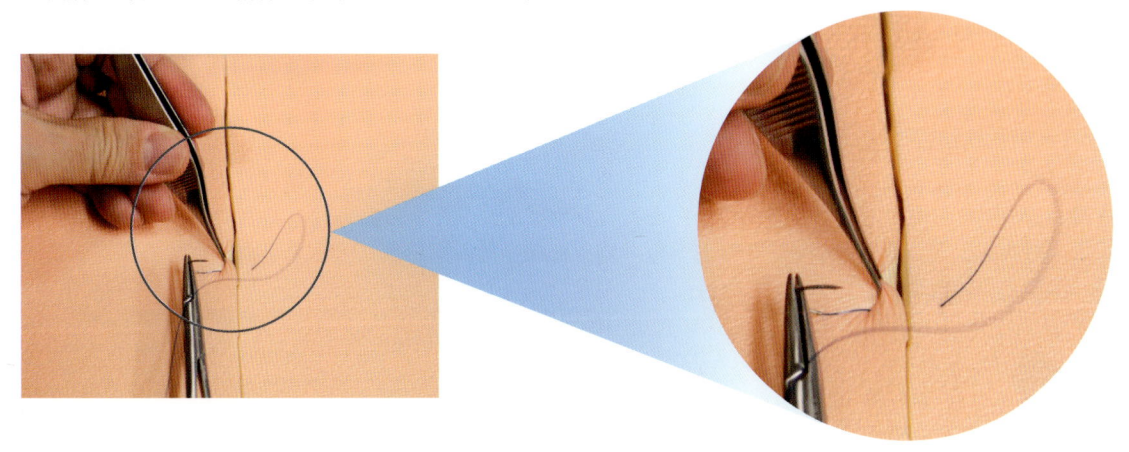

　針糸を抜き，器械縫合を行うために断端を残す。これはなるべく短くする方が経済的であるが，短すぎても縫合の速度が落ちる。糸針を皮膚から抜く際に要する力は糸の材質とモノフィラメント か撚り糸かの違いによって異なる。ナイロン糸やモノフィラメントの糸は抵抗が少ない。

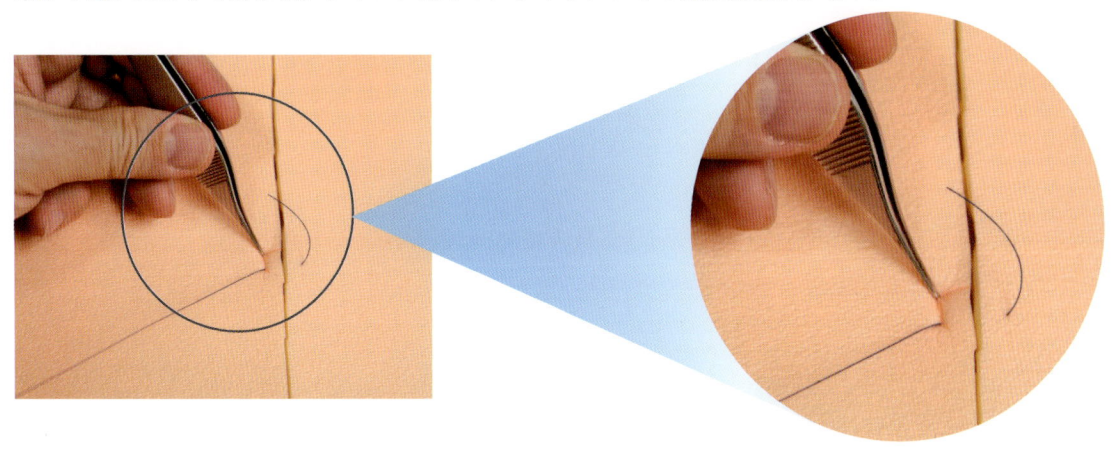

157

第4章 皮膚切開と縫合法

❸ 持針器の周りに糸を巻きつける

　器械縫合を行うための最初のアクションに入る。縫合糸の輪の中心に持針器がくるように位置付け，左手で輪を素早く2回持針器の先の周りに巻きつける。その方向は時計回りに行う。この糸を巻きつける動作は左手だけで行うのではなく，持針器の先も時計回りに動かして相互作用で巻きつける。お互いの動きは左手が最初に回転して少し遅れて持針器が回転するような動きである。

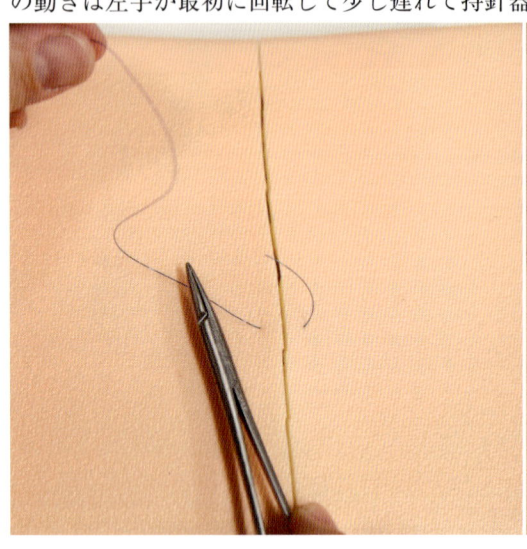

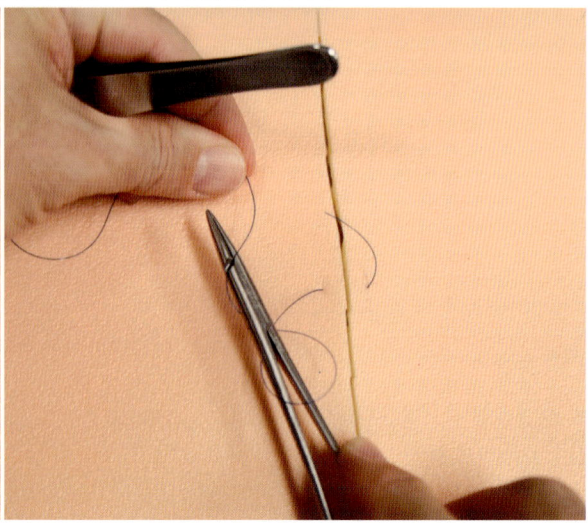

❹ 1つ目の結び目を作る

　次に持針器の先で糸の断端を把持し，輪の中をくぐらせて持針器を引いて結び目を作る。糸を把持した持針器を引く方向は右から左方向で，糸を持つ左手は反対の左から右方向へ移動する。
　この時あまりきつく結ばない。結び目は針の刺入部側か針の出口側かのどちらかに寄せるのが一般的で，その方が抜糸を行いやすい。

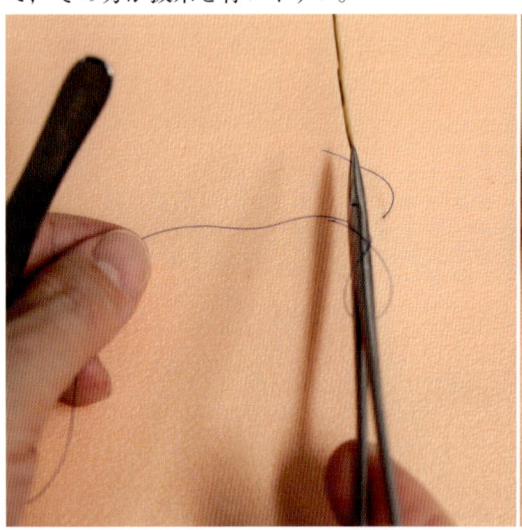

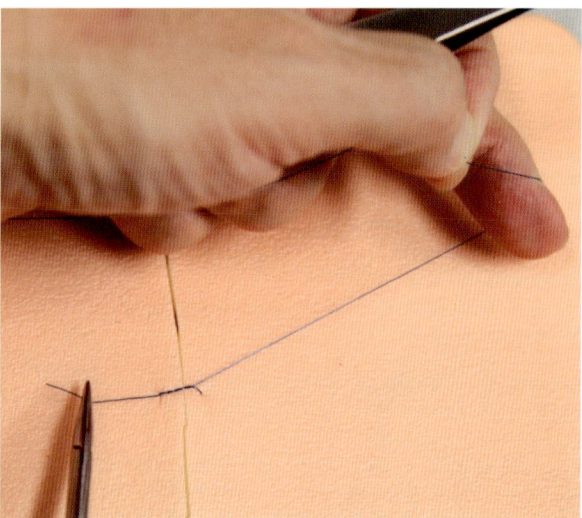

158

3. 結紮法—2）器械縫合法

❺ 2つ目の結び目を作る

　2番目の結び目を作るアクションに入る。今回は1回のみ結び目を作る。男結びとなるように巻きつける方向は1回目とは逆に反時計回りとする。1回目と同様に糸を巻きつけるアクションと持針器の先を回転するアクションを連動させて動かすと素早く巻きつけることができる。そのあと糸の断端を持針器で把持して，輪の中をくぐらせる。

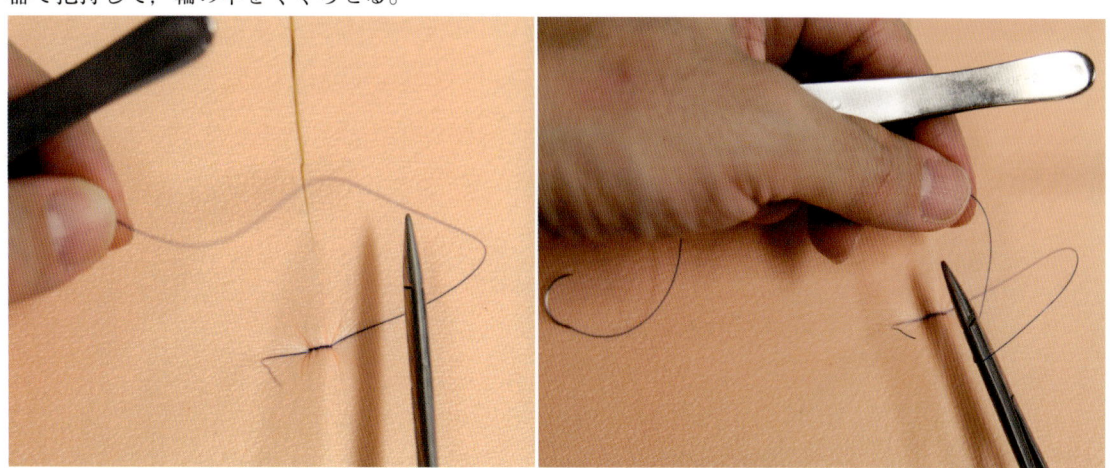

　糸を持つ左手と持針器を持つ右手をお互い反対方向に引き合って結び目を作る。その方向は1回目とは反対方向に引く。

　1回目と同様に強く結び過ぎない。

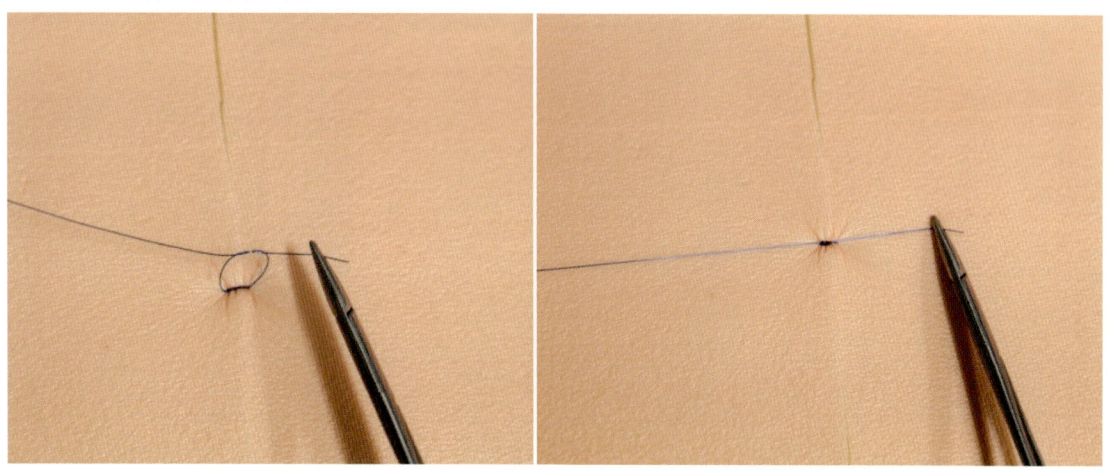

159

第4章 皮膚切開と縫合法

❻ 最後の結び目を作る

　最後の結び目をつくるアクションに入る。糸を巻きつける方向は最初の結び目と同じく時計回りとし，1回のみ巻きつける。最後はナイロン糸がほどけないように比較的強めにして，器械結びを終了とする。

　ハサミで縫合糸を切り，次の縫合の動作に移る。糸の断端の長さは縫合糸の太さや部位によって異なる。次の縫合に際して糸の断端が干渉しない長さがよいが，抜糸の際に把持できる長さは必要である。

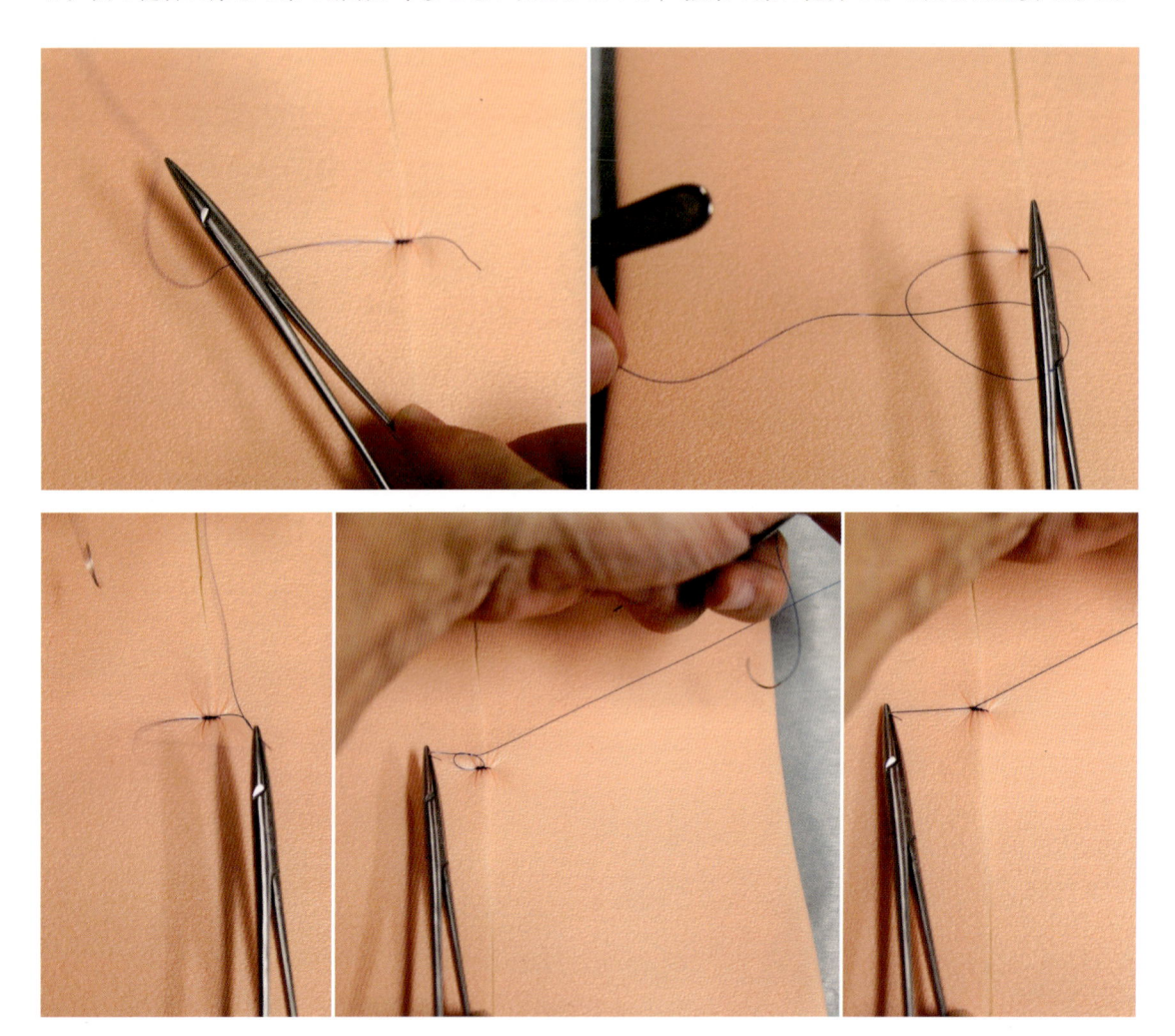

History & Review

- 皮膚縫合法についてわかりやすく記載されている。
  中塚貴志：形成外科的基本縫合法．標準形成外科学（第6版），平林慎一ほか編，pp22-28，医学書院，東京，2011
- 基本手技について図が豊富でわかりやすい。
  梁井皎：基本手技．TEXT形成外科学（第2版），波利井清紀監，pp53-57，南山堂，東京，2007
- 縫合法についてわかりやすいシェーマが豊富である。
  鬼塚卓彌：形成外科手術の基本手技；縫合法．形成外科手術書（改訂第4版），pp37-41，南江堂，東京，2007

第4章 皮膚切開と縫合法

4. 創の縫合法

1) 縫合法

田中克己

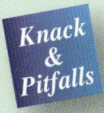

Knack & Pitfalls
- ◎正しい縫合はすみやかな創治癒と目指した治療結果につながる
- ◎創の部位・状態によって縫合法が異なる
- ◎形成外科医とその他の外科医における縫合法の違いが結果に差をもたらす
- ◎縫合の基本は「atraumatic technique」である

縫合の歴史

縫合は紀元前30世紀のエジプトで行われていたとの報告があり、実際にミイラで使用された形跡がある。当初、縫合針は骨や銀、銅、青銅などの金属が用いられており、縫合糸は亜麻、麻、木綿などの植物性の素材や毛髪や動物の身体の一部が使用されていた。一方、紀元前600年頃のインドでもSushrutaにより縫合糸と創の縫合が記載されている。その後、Hippocratesにより縫合法が詳述され、16世紀にはAmbroise Paréにより8の字縫合（la suture entortillée）や創縁を引き寄せる方法（la suture agglutinée）などが報告された。現在、縫合法はさまざまな病態に応じて確立されており、縫合材料も生体にとって刺激性や異物性が少なく、親和性の高いものが開発、使用されている。

皮膚縫合

■皮膚表面の縫合
●縫合の目的

皮膚表面の縫合は表皮縫合とも呼ばれ、皮膚の最表層を縫い合わせるものである。したがって、多くの部位では、皮下縫合や真皮縫合によって、創縁が減張・密着した状態で、表皮縫合が行われる。縫合に際しては2.5〜3.5倍程度のルーペを使用し、創縁の段差を修正することを主な目的とする。

●縫合の実際

皮膚に針を刺入する場合には、可能なかぎりatraumaticな操作を心がけ、鑷子で創縁をつかむことは避ける。必要があればスキンフックで創縁を掛ける程度にとどめるか、手指で創縁を押し付けて調整する。縫合法としては、単一結節縫合（2回結紮-1回結紮-1回結紮）、マットレス縫合（水平・垂直）、連続縫合などがあり、部位や創の状況に応じて選択されるが、創縁の段差の調整には単一結節縫合を用いるのが容易である。縫合のコツは表面を合わせることだけにこだわらず、深部組織を十分に取り込むように心がけることである（図1）。表面だけを合わせようとすると、死腔が生じたり、内反（invert）の原因となるため注意が必要である（図2）。縫合材料である縫合針や縫合糸は部位によって異なるため、各部の創縫合の項で詳述するが、基本的には皮膚側ではナイロン糸を使用し、粘膜側では合成吸収糸を使用する。縫合の際には強く結紮しないことが重要であり、3回結紮の場合では、最初に70％程度の力で結び、次に80％、最後に90％程度の力で結紮する。また、結び目により創治癒の遅延や瘢痕が目立つこともあるため、縫合終了時になるべく創縁の上に結び目が来ないようにする。（図3）

縫合用の針は通常、角針あるいは断面が台形などの特殊針が使用されるが、粘膜側では組織の断裂を避けるために丸針が使用される。

●縫合のピッチとバイト

縫合糸の間隔であるピッチと針の刺入部から創縁までの距離であるバイト（図4）は基本的に部

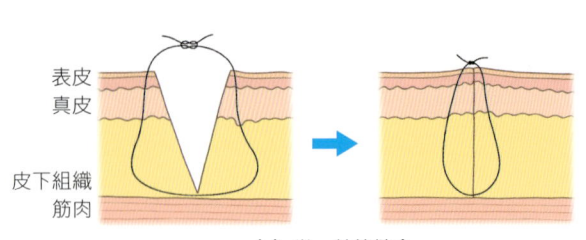

第4章 皮膚切開と縫合法

(a) 単一結節縫合
縫合の際に皮下組織を十分に取り込むことで、死腔を残さずに組織を密着させることができる。

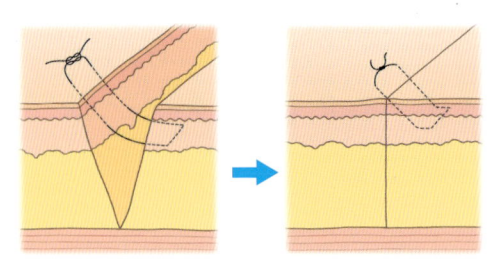

(b) 水平マットレス縫合

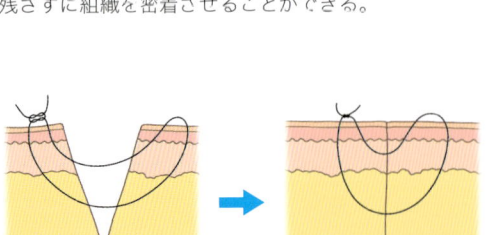

(c) 垂直マットレス縫合

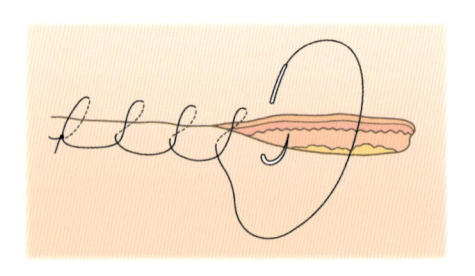

(d) 連続縫合
下眼瞼など、または water tight に縫合を行いたい部位に使用する。

図1 縫合法

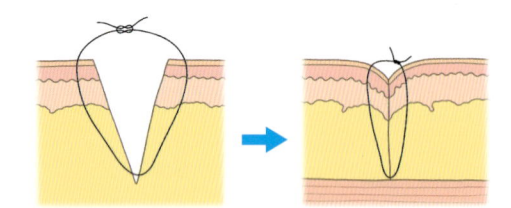

図2 創縁の内反
表面だけを合わせようと浅く組織をかけると、死腔を生じ、組織が内反（invert）し、縫合不全の原因となる。

位に依存する。少ない縫合数が理想であるものの、不十分な場合には皮膚表面の段差、縫合不全、創離開などが生じるため皮下縫合・真皮縫合の状態をふまえて適切に決定する。一般に、顔面や四肢では小さく、頭部、背部・腹部などの体幹では大きくなる。後述する皮下縫合・真皮縫合との位置が同一であったり、近すぎると皮膚の血行障害を来たすことになるため、皮下縫合・真皮縫合の直上には皮膚表面の縫合を行わないようにする。

● 抜糸
抜糸は創の治癒が前提である。ただし、suture mark である縫合糸痕を残さない。一般に顔面では術後4～5日、四肢・体幹は術後7日頃、頭部

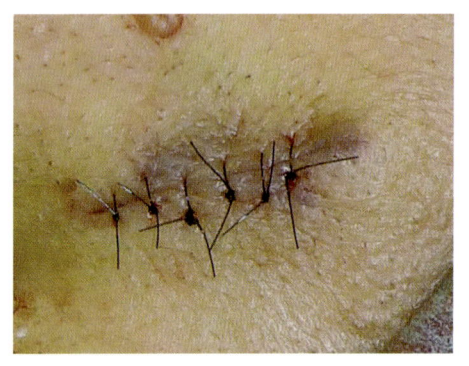

図3 縫合創の直上に結び目を作らない
頬部の縫合直後である。

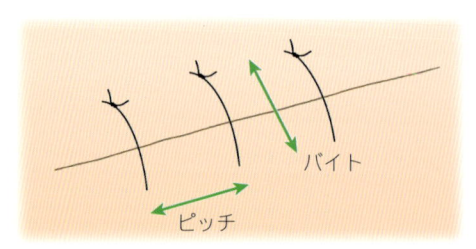

図4 ピッチとバイト

や手掌・足底は術後10日前後に行う。

■皮下縫合・真皮縫合
●縫合の目的
　皮下縫合・真皮縫合は皮膚の創傷治癒において重要な役割を担っている。一次治癒が得られるだけでなく，最小の瘢痕形成という整容的な目的も達せられる。開離した皮膚・皮下組織を縫合する際には，皮膚表面の縫合を行う前に皮下組織の減張や接着・密着が必要となる。皮下縫合や真皮縫合によって死腔が消失し，皮膚表面の縫合が容易になり，速やかな創治癒が得られる。

●縫合の実際
　皮下組織が薄い場合には，真皮縫合だけで目的を達するが，皮下組織が厚い場合には，死腔が消失するように，また，同じ層同士が接着するように皮下脂肪層あるいは筋膜の層を縫合する。皮下脂肪層を縫合する際には，組織が疎で縫合糸の組織へのかかりが弱いことが多いため，無理に強い力で寄せると組織の断裂を来たすばかりでなく，縫合糸が異物として残存することにもつながる。適度な緊張下で縫合し，可及的な死腔の消失にとどめる。

　真皮縫合は一般に dermostich と呼ばれているが，成書では subcuticural suture と記載されている。真皮の厚い背部などでは，真皮縫合を深い層と浅い層の2層に分けて行うこともあるが，基本的には1層での縫合で問題ないと考えられる。創縁において生成されるコラーゲンは術後6週で最大となるため，縫合糸の抗張力はその期間維持できれば十分と考えられる。縫合糸としては滑りがよく，結紮しやすいモノフィラメントの合成吸収糸（PDS II®，マクソン® など）が使用されている。また，モノフィラメント糸は術中の細菌付着が少ない点からも，周手術期感染（surgical site infection：SSI）予防に有利であると考えられる。

　縫合用の針は角針あるいは断面が台形などの特殊針が組織を通しやすいが，真皮や皮下組織が薄く，脆弱な場合には縫合の際に切れてしまうため，丸針を使用することも少なくない。

　縫合の間隔は適用部位における必要最小限の縫合数となるように行われる。また，あまり浅すぎると術後に縫合糸膿瘍や瘢痕の原因となることもあり，注意が必要である。真皮縫合における創縁の"盛り上がり"の程度は部位，年齢，疾患，皮膚の状態などで異なるが，一般的に顔面ではわずかに盛り上げ，四肢では軽度，体幹では意識的に盛り上げるようにする。なお，眼瞼などの皮膚が薄い部位や手掌や足底などの繰り返し物理的な刺激を受ける部位では，通常真皮縫合は適用しない。ただし，創の状況でどうしても必要な場合には，細い縫合糸を用いて皮下組織の深い部分に組織が密着する程度にとどめる。

■創縁の処理
　初めての切開創や汚染・感染のない創では，創縁のトリミングはほとんど必要ない。しかし，切開・縫合が繰り返し行われた創，術中の牽引により創縁のダメージが認められた創，創縁の挫滅などの損傷が加わった創などでは適宜トリミングを行い，また，創縁の緊張が強い場合には皮下剥離（アンダーマイン）が必要となる。このアンダーマインの深さは顔面では皮下脂肪層の中間のレベル，いわゆる SMAS の表層で行い，四肢では筋膜上で行う。体幹では浅筋膜のレベルで行われる場合と深筋膜のレベルで行われる場合があり，部位や縫合の状況により適宜使い分けられる。

■年齢への対応
　皮膚の縫合は年齢に関係なく基本的には同じである。しかし，年齢による皮膚性状の違いは認識する必要がある。皮下組織や真皮の厚さは年齢により異なっており，特に高齢者では薄く，伸展性に乏しい。そのため，縫合に際して縫合糸の太さや針の大きさだけでなく，皮下縫合や真皮縫合にも差が生じる。高齢者では皮下縫合や真皮縫合は可及的に行うのにとどめる。必要以上に行うと血行障害を来たすことにもなる。さらに，高齢者では皮膚が縫合後に裂けやすいため緊張が強い場合には無理して縫合することで，かえって縫合不全を生じることも少なくない。一方，小児では肥厚性瘢痕を生じやすいため，確実に皮下縫合，真皮縫合を行うことが必要である。

■性状の異なる組織間での縫合
　性状の異なる皮膚や組織の縫合は創治癒遅延や縫合不全を起こしやすいので注意を要する。

●植皮片の縫合
　植皮片の縫合には生着のために密着が最も重要な要件となる。結び目を植皮片側に置くことで移植母床に密着させる。通常，5-0，6-0のナイロン糸を使用し，植皮片を移植母床に置き，全体の配置を考え，基本となる数カ所を縫合し，順次縫合を追加する。縫合糸のピッチは（移植部位や移植片の大きさにもよるが）1〜数cm程度とする。あまり間隔が狭いと，植皮片下の血液や滲出液が自然には排出されないため生着にも影響すること

第4章 皮膚切開と縫合法

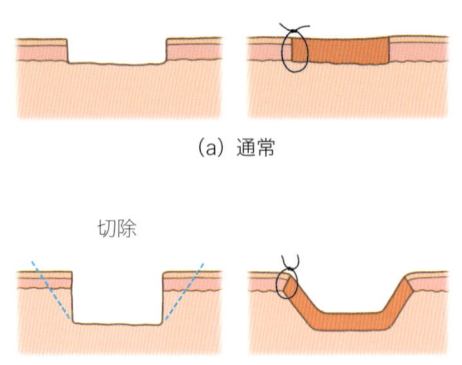

(a) 通常

切除

(b) 植皮片と移植母床の高さが小さい場合

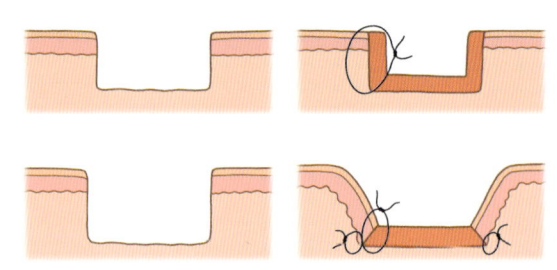

(c) 植皮片と移植母床の高さが大きい場合

図5　植皮片の縫合
植皮片と移植母床との間に高低差がない場合にはそのまま縫合を行う。高低差がある場合は移植母床の高さをなだらかにする。移植母床の壁に密着させたり，移植母床辺縁を下床に引き下げるなど工夫して，植皮片を移植母床に密着させる。

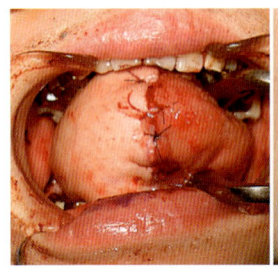

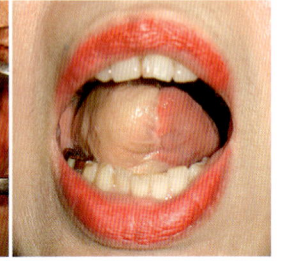

図6　異なる組織間の縫合
50歳，女性，舌癌切除後の遊離前外側大腿皮弁移植。皮弁を残存舌ならびに周囲組織に4-0モノフィラメントの合成吸収糸で縫合した。瘢痕拘縮予防に対しては，舌下面（腹側）から口腔底にかけて1カ所Z形成術を追加した。

もある（図5）。

● 皮弁の縫合

　基本的には通常の皮膚における縫合と同様である。皮弁への皮下縫合や真皮縫合は死腔の発生の予防や術後の瘢痕の抑制により移植後の経過が安定したものにつながる。ある一定以上の大きさの皮弁では皮下縫合や真皮縫合を随時行うが，あまり密にならないような注意が必要である。また，過緊張とならないような注意が必要である。

● 異なる組織間での縫合

　角質層に差を認める場合には真皮層にずれを生じることもあるため，縫合不全となりやすい。皮膚と粘膜の縫合では縫合不全に注意する。口腔内への皮弁移植の際には抜糸が難しいため吸収性の縫合糸を使用する。縫合部において，ある程度の抗張力が必要な場合には，組織の安定した生着までの期間，縫合糸が存在するようなものを選択する。モノフィラメントの合成吸収糸は細菌の付着は少ないが，粘膜面への刺激が認められる。部位によって編糸との使い分けを行っている。皮弁にかかる緊張が少なく，口唇などへの縫合糸による刺激が予想される場合には自然に脱落しやすい縫合糸（Vicryl RAPIDE®）が使用される（図6）。

　手掌・足底部への皮弁のように性質の異なる組織を縫合する場合には厚い角質に注意して，適切な層々縫合が重要となる。

各部の創縫合

■頭部

　帽状腱膜や側頭筋膜が切除されているような創では，1層だけの縫合となるため必要に応じて細い糸で皮下を縫合する。特に毛包への傷害は脱毛につながるため，atraumaticな操作を行うことが重要である（図7）。毛根をできるだけ傷めないように縫合糸の結紮の向きや強さに注意し，創の両端がずれないように丁寧な縫合を心がける。Dog-earは高度の突出でないかぎり，自然に改善することが多い。

　縫合用ステープラーとの差異について：帽状腱膜あるいは皮下縫合が適切に行われたものでは，縫合糸との差は少ないと考えられる。むしろ毛包を傷害することが少なく，時間短縮が図られる。一方，小児などの頭皮が薄い症例では，皮膚の挫滅を来たすこともあり，症例に応じて選択することが必要である。

■顔面

　顔面では，顔面を構成するメルクマールとしてのずれを起こしてはいけない。したがって，必ずルーペを装着して縫合を行うか，症例によっては顕微鏡を使うことも検討される。また，直線の長

4. 創の縫合法—1）縫合法

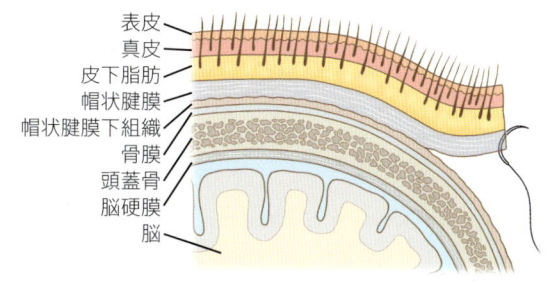

表皮
真皮
皮下脂肪
帽状腱膜
帽状腱膜下組織
骨膜
頭蓋骨
脳硬膜
脳

①まず，帽状腱膜を縫合する。縫合糸は4-0くらいの吸収糸を用いる。帽状腱膜が的確に縫合されると，減張とともに創が密着する。
②次に皮膚を縫合する。毛包への血流を考慮して，比較的疎に縫合する。また，縫合糸はナイロンなどの非吸収糸を使用する。小児では4-0, 5-0, 成人では3-0, 4-0などを用いる。その際，毛根を傷めないように皮膚表面の縫合は浅くかけるように心がける。

図7　頭部の縫合

い創，relaxed skin tension line に直交する創，2つの aesthetic unit にかかっている創，自由縁にかかる創などでは，Z形成を追加することが必要な場合がある。
　また，露出部であるために瘢痕の幅ができないように真皮縫合の強さ・間隔を調整するなどの工夫を行う。男性ではひげが生えてきた場合に瘢痕が目立つこともあり，縫合の際に毛包を傷害しないように留意する。

● 額部
　創の深さがどの深さまでかを確実に判断し，層々での縫合を行う。まず，筋層および皮下縫合では，4-0, 5-0の吸収糸を使用し，段差や死腔が生じないようにする。ついで，真皮縫合では5-0, 6-0の吸収糸を使用し，軽度盛り上げるように縫合する。最後に皮膚表面を6-0, 7-0のナイロンなどの非吸収糸で縫合する。有髪部や尾毛部に及んでいる場合には，生え際のずれが起こらないように注意する。

● 眼瞼
　眼瞼の皮膚は身体の中で最も真皮が薄い部位であるため，基本的には真皮縫合は行わない。しかし，内眼角部では瘢痕が目立つことも多いため，症例ごとに皮下縫合を追加することも必要である。
　眼瞼縁の縫合では，糸が眼球への刺激とならないように短く切る。抜糸を容易にするため，連続縫合を行うこともある。また，糸を長く残してテープなどで眼瞼縁外側に固定しておくなどの工夫も必要である。

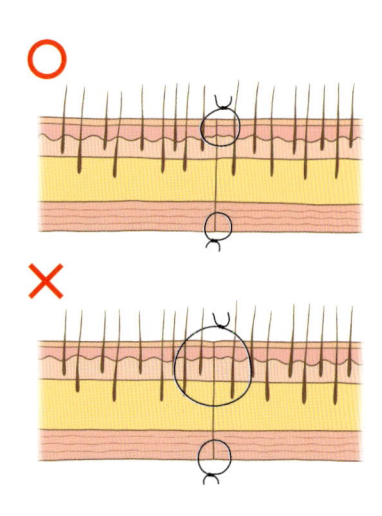

● 外鼻
　外鼻は皮膚，皮下組織が厚く，脂腺や汗腺に富んだ部位であり，皮下組織の下層には鼻筋と鼻軟骨があり，鼻腔粘膜につながっている。また，鼻背，鼻翼，鼻尖，鼻柱，鼻孔などの unit に分かれている。層々縫合が基本であり，鼻筋と皮下組織での縫合を行うが，真皮縫合は露出や感染の原因となるため通常行わない。
　2つ以上の unit にまたがる場合や鼻孔縁にかかる場合には瘢痕が目立つこともあるため，小さなZ形成やW形成を行うこともある。

● 頬部
　基本的には層々縫合を行う。まず，筋層および皮下縫合では，4-0, 5-0の吸収糸を使用し，段差や死腔が生じないようにする。真皮縫合では5-0, 6-0の吸収糸を使用し，軽度盛り上げるように縫合する。小児や皮膚の張りがある患者では，やや盛り上げ方を強くして，成人では，むしろわずかに盛り上がる程度にとどめることが多い。皮膚表面は6-0, 7-0のナイロンなどの非吸収糸で縫合する。一般に口角より頭側では縫合後の瘢痕は比較的目立たないことが多いが，口角より尾側では下顎の運動による影響もあり，目立つ場合もある。

● 口唇
　口唇は解剖学的に上口唇と下口唇，さらに白唇と赤唇に分かれている。上口唇白唇部中央には左右の人中稜に挟まれる人中窩が形成されている。白唇と赤唇の境界である赤唇縁は口唇のランドマークの1つで，白唇側に粘膜皮膚隆起線（white

165

第4章 皮膚切開と縫合法

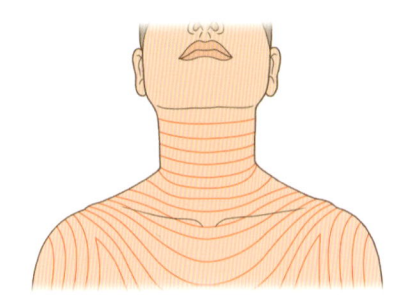

図8 頸部の relaxed skin tension line

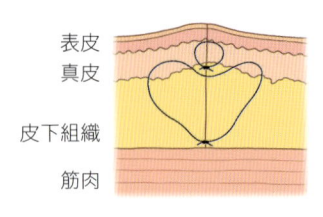

図9 体幹における皮下・真皮縫合

〈深層〉
・3-0 または 4-0 のモノフィラメントの吸収糸，針は大きめの強彎を使用する
・創縁から離れた位置に皮下組織と一部真皮を取り込むように1層目の縫合を行う
・針の彎曲に沿って十分に組織を取り込むことが重要

〈真皮縫合の2層目〉
・4-0 または 5-0 のモノフィラメントの吸収糸を用いる
・外反した創縁に比較的近いところを，創縁の密着が得られるように縫合する
・真皮縫合で組織が適切に密着し，緊張が取れていることが重要

skin roll）が存在している。赤唇は，赤唇皮膚（dry lip），赤唇粘膜部（wet lip）から口腔前庭部，歯肉粘膜につながっている。口輪筋は口唇部を輪状に走行するが，浅層のものは正中部で皮膚・皮下組織に入り込み，人中を形成している。このような解剖学的特徴に注意を払って縫合する。

　口輪筋の方向と連続性に注意しながら年齢や状態に応じて，4-0～6-0 などの吸収糸を使用する。筋肉の欠損がなければ筋層縫合後には皮膚の両端が接する。真皮縫合は 5-0，6-0 の吸収糸を使用し，皮膚は 6-0，7-0 のナイロンで縫合する。口腔粘膜側は，疾患や状態に応じて 4-0～6-0 の吸収糸で縫合するが，周囲の粘膜への刺激が少ないように編み糸が用いられることも多い。

■頸部
　頸部は皮膚，皮下組織，広頸筋とつながり，その下層に深部の器官が存在している。頸部の皮膚は柔軟で，頸の運動により伸展されやすい。Relaxed skin tension line が目立っていることも多いため，縫合に際しては常に意識する（図8）。
　皮膚縫合は年齢や皮膚の厚さに応じて 5-0 または 6-0 のナイロン糸を用いる。広頸筋の縫合や皮下・真皮縫合で皮膚は十分に接しているため，あまり強く糸を締めないように注意する。縫合のピッチは数 mm 程度で，バイトは小さくする。頸部の操作後，皮膚を縫合する際に，頸部の過伸展や捻転を修正したうえで行う。特に切開創が直線でない場合には縫合創のずれを生じやすいため，切開前にピオクタニンであらかじめ目印を入れておくことも必要である。皮下縫合，真皮縫合，皮膚縫合のいずれも強く締めすぎないような注意が必要である。時に肥厚性瘢痕を生じることもあり，術後のテープ固定やトラニラストの内服も考慮する。

■体幹
　胸部，腹部は比較的真皮が厚く，背部は全身の中で最も真皮が厚いため，しっかりとした皮下縫合，真皮縫合を必要とする。女性の乳房は比較的真皮が薄いことがあるため，あまり真皮縫合を強くかけすぎないように注意する。
　縫合後の緊張がかかる部位では，深層と浅層の2層で真皮縫合を行う（図9）。この縫合が適切に行われると，創縁が外反するとともに十分な盛り上がりが得られる。深層の縫合で組織を十分に取り込むことが縫合のポイントで，そのための組織の状態に応じた針や糸を適切に選択する。また，組織の血行障害を避けるためにも深層と浅層および皮膚縫合の位置を少しずつずらすことも重要である。
　この部位では組織採取後の縫合として行われることもあり，創縁への緊張の程度を十分に把握しておく。創縁を 10mm 程度盛り上げても 2～3 カ月後には平坦となっているため意識的に行うことが重要である。
　また，胸骨前面や恥骨上部はケロイド・肥厚性瘢痕の好発部位である。基本的には皮下縫合，真皮縫合，皮膚縫合を行うが，皮下縫合での十分な減張が重要となる。真皮縫合を行う際，あまり浅い層での縫合は術後の刺激により再発の原因となる。時に肥厚性瘢痕を生じるため，術後のテープ固定やトラニラストの内服も考慮する。

■四肢
　伸側と屈側では，皮膚・皮下組織の厚さが異な

る解剖学的特徴をもつ．また，四肢は，運動，立位，歩行など機能的な役割をもつ．肘関節や膝関節の伸側では，肘をついたり膝をついたりする際にかなりの外力がかかるため，真皮縫合の糸が術後の刺激にならないよう太さや縫合の深さに注意する．

また，前腕や下腿より遠位では露出部としての配慮も必要となる．

● 手関節より近位，足関節より近位

体幹と同様に皮膚・皮下組織が厚く，また，皮膚の緊張が強いため真皮縫合により十分に減張を行う．通常，3-0または4-0のモノフィラメントの吸収糸を用いるが，大腿や上腕では深層と浅層の2層での縫合を行うこともある．皮膚縫合は皮膚の厚さなどより4-0〜6-0のナイロンを使い分ける．関節部では可動域が大きく縫合後に肥厚性瘢痕になりやすいため，術直後のギプスシーネや術後のテーピングも重要となる．

● 手背，足背

他の部位と同様に真皮縫合と皮膚縫合を行う．真皮縫合は5-0, 6-0のモノフィラメントの吸収糸，皮膚縫合は5-0, 6-0のナイロン糸を使用する．原疾患により異なるが，広範囲の場合には腫脹が生じやすいため，手では圧迫包帯や挙上を行い，足ではギプスシーネなどを使用することも考慮される．

● 手掌，足底

基本的には，この部では真皮縫合を行わない．理由は真皮内の縫合糸が慢性の刺激となり，疼痛性の瘢痕や胼胝の原因となるためである．感覚にすぐれているため疼痛が残らないよう心がける．

また，この部は角質層が厚く，皮線や凹凸により皮膚の内反や創縁のずれが生じやすいが，創縁の角質層の厚さに注意して縫合することが縫合不全を回避するポイントとなる．そのため必要に応じてマットレス縫合を追加する．

皮膚表面の縫合には5-0, 6-0のナイロン糸を使用する．皮線がメルクマールとなるため，これを意識して縫合することで，創のずれを避けることができる．縫合後から運動を開始することも多く，また，縫合糸による瘢痕が目立ちにくいため，抜糸は術後10日前後と比較的遅く行う．

I 顔面裂創の治療

KEY POINTS
- ランドマーク（眉毛，眼瞼，鼻孔，口唇など）に注意する
- 丁寧な層々縫合と適切な真皮縫合を行う
- 直線の長い創ではZ形成術も考慮する

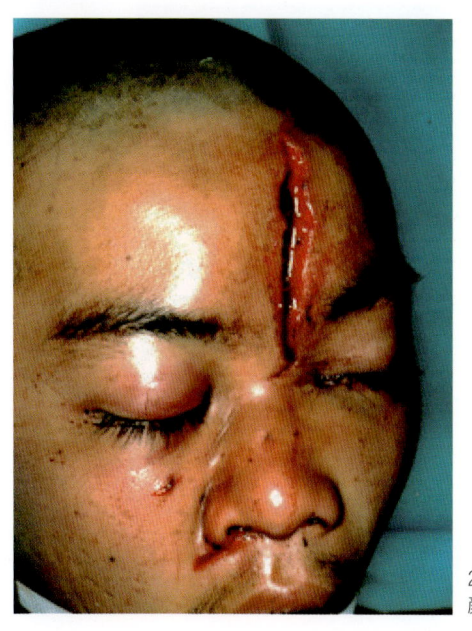

〈評価と治療方針〉

創の深さがどの深さまでかを確実に判断し，層々での縫合を行う．

前頭骨の開放骨折で，脳挫傷を合併していた．開頭後，脳外科医による脳および硬膜の処置と形成外科医による前頭洞の処置，前頭骨骨折の整復固定ならびに創閉鎖を行う方針とした．

20歳，男性，作業中，重機との衝突による頭部・顔面の外傷

❶ 筋層縫合

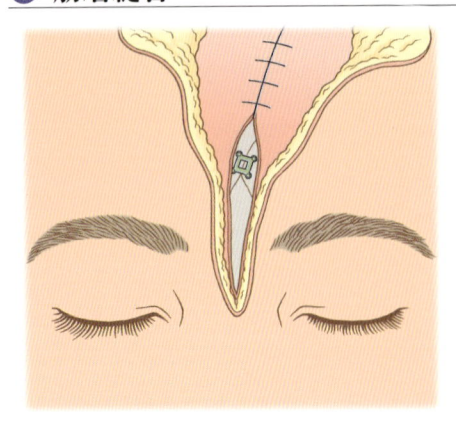

脳の処置後，硬膜および前頭洞の処置を行った。
その後，骨折部をミニプレートで固定した。前頭筋は一部前頭骨骨膜を含めて，4-0モノフィラメントの吸収糸で層々に縫合し，段差や死腔が生じないようにした。

❷ 真皮縫合，皮膚縫合

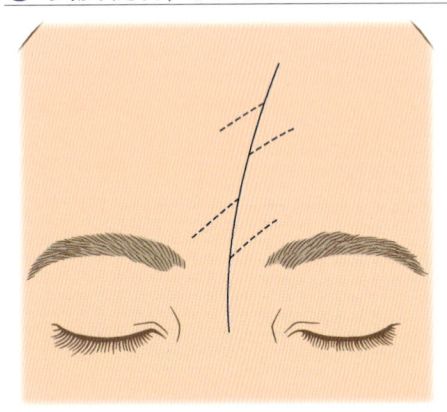

真皮縫合では，5-0 および 6-0 のモノフィラメントの吸収糸を使用し，軽度盛り上げるように縫合する。皮膚表面は 6-0 ナイロン糸で縫合した。
有髪部に及んでいるため，はえ際のずれが起こらないように注意する。
額部の皺線に直交する長い縫合線となったため，一部，皺線と一致させるために Z 形成術を追加した。

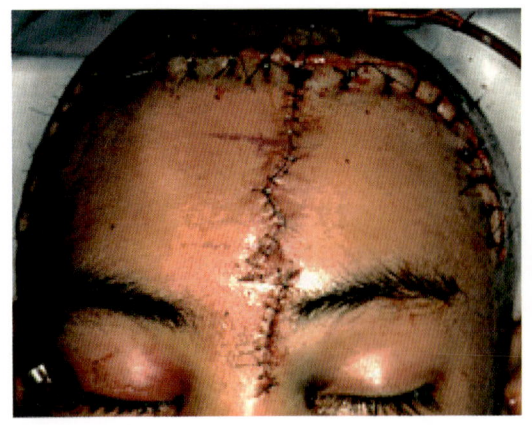

縫合終了時

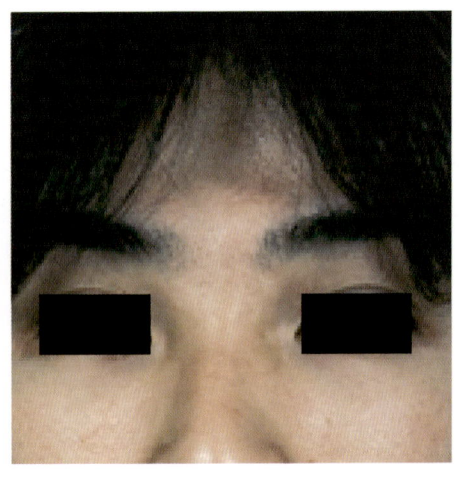

術後 2 年，瘢痕はほとんど認めない。

II 口唇の創縫合

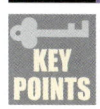

KEY POINTS
- 口輪筋の連続性が重要である
- 白唇と赤唇の境界部に注意する
- 白唇では，人中や人中稜の形態維持に努める
- 赤唇では，赤唇皮膚（dry lip）と赤唇粘膜部（wet lip）にも配慮する

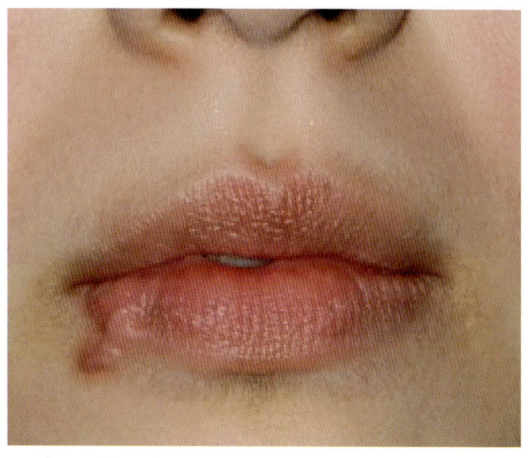

〈評価と治療方針〉

受傷後 8 カ月の経過観察を行ったが，瘢痕は完全には成熟しなかったため，瘢痕拘縮形成術を計画した。

瘢痕は淡紅色で白唇と赤唇に存在していたため，瘢痕をすべて切除し，形成術を行う方針とした。

30 歳，女性，高速回転の機械との接触による下口唇の瘢痕

❶ デザイン

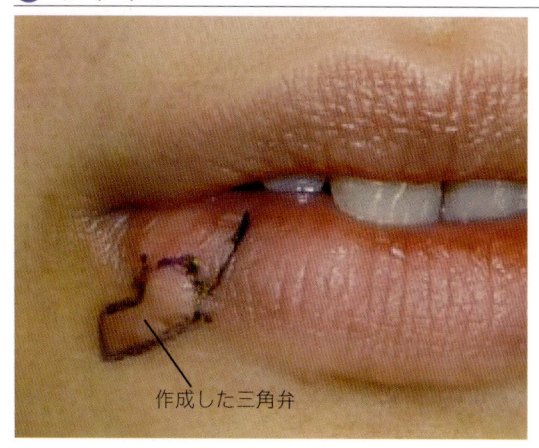

瘢痕をすべて切除するようなデザインを行った。白唇と赤唇の境界部には小さな三角弁を作成し，手術後の拘縮の予防と口唇の反り返りを回復するように行った。

Advice
・赤唇の瘢痕は正常組織との区別が難しいので注意する。

作成した三角弁

第4章 皮膚切開と縫合法

❷ 縫合

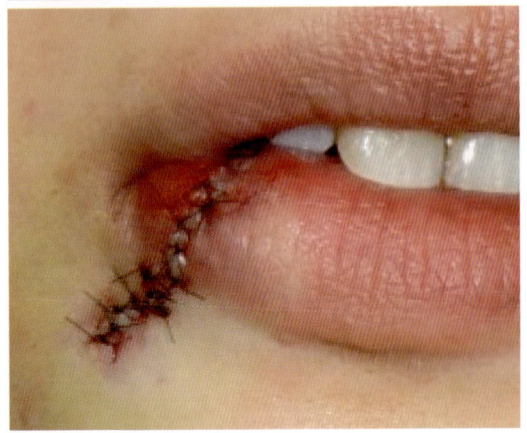

筋層は，口輪筋の方向と連続性に注意して，4-0モノフィラメント吸収糸を使用した。

真皮縫合は5-0，6-0のモノフィラメント吸収糸を使用し，皮膚は7-0のナイロン糸で縫合した。

三角弁は赤唇縁に入るように作成し，挿入した。

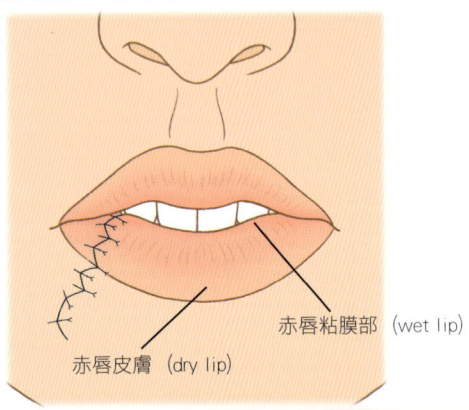

〈口腔粘膜側〉

赤唇の縫合に関しては，赤唇皮膚（dry lip）は7-0ナイロン糸で縫合したが，赤唇粘膜部（wet lip）から口腔粘膜にかけては，5-0の吸収性編み糸を使用した。

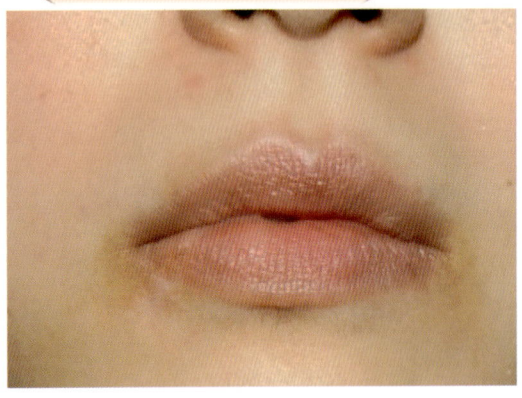

赤唇粘膜部（wet lip）
赤唇皮膚（dry lip）

術後2年

History & Review

- 縫合の歴史・必要性・基本的手技を簡潔に述べている。
 MacCarthy JG: Introduction to plastic surgery. Plastic Surgery（Vol 1）, pp42-53, WB Saunders, Philadelphia, 1990
- 縫合に関する成書。
 福田修：新しい縫合法．克誠堂出版，東京，1973
- きれいな瘢痕にするための縫合の注意点を述べている。
 菅原康志：整容目的の皮膚縫合法．形成外科 47：S156-159, 2004
- 形成外科医における縫合の概念。
 新冨芳尚：皮膚を縫う；形成外科医にとって皮膚縫合とは．PEPARS 14：1-2, 2007

第4章 皮膚切開と縫合法

4. 創の縫合法

2）縫合糸に代わる閉鎖法

垣淵正男

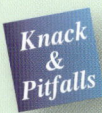

Knack & Pitfalls
◎創の閉鎖には適切な縫合糸を用いた愛護的な手技による縫合が最優先される
◎安静が保てない小児などでは，テープ類による創閉鎖を検討する
◎縫合後の瘢痕があまり問題とならない頭皮などの創閉鎖では，スキンステープラーを用いる場合がある
◎皮膚表面接着剤や創傷保護フィルムを用いた創閉鎖は皮下縫合と併用する

閉鎖法の選択と適応

まず，創の閉鎖においては，縫合糸による縫合が標準的な方法であり，皮下組織の修復や創縁の減張および段差の修正を他の方法で代用することは困難である。創の部位や深さ，挫滅の程度，血流障害の有無などのさまざまな状態に応じて，適切な素材や太さの縫合糸を用いて，適切な縫合の幅や深さ，適度な縫合の間隔や強さで縫合することは，円滑な創傷治癒を目指すうえで最善の方法である（図1）。したがって，縫合糸以外の材料による創閉鎖は，臨床の現場において，創傷治癒以外のさまざまな条件を考慮して，より有益であると判断された場合に選択される代替的な方法である（図2）。

それらの方法には，テープ類，皮膚表面接着剤，スキンステープラー，創傷保護フィルム材などがあり（表，図3〜5），縫合糸による縫合に遜色のない結果が，より簡便な他の方法で得られる場合もある。また，瘢痕の整容性よりも，創閉鎖自体の円滑な遂行が優先される場合もある。例え

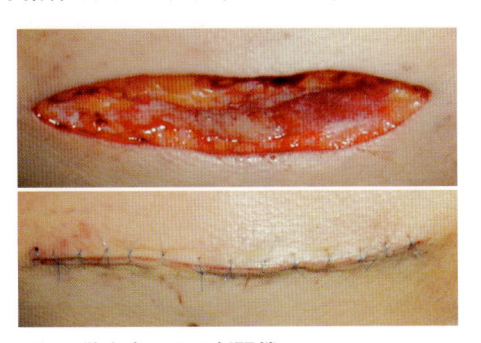

図1　縫合糸による創閉鎖

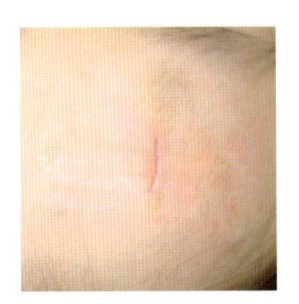

図2　テープによる創閉鎖後のやや目立つ前額部の瘢痕

表　縫合糸以外の創閉鎖法

テープ類
・滅菌済テープ（短冊状）
・サージカルテープ（未滅菌，ロールタイプ）
皮膚表面接着剤
スキンステープラー
創傷被覆・保護材
その他
・シューレース法など

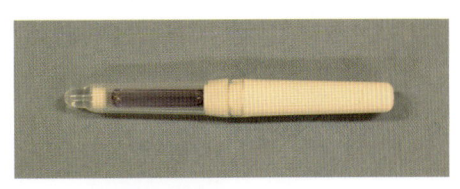

図3　皮膚表面接着剤

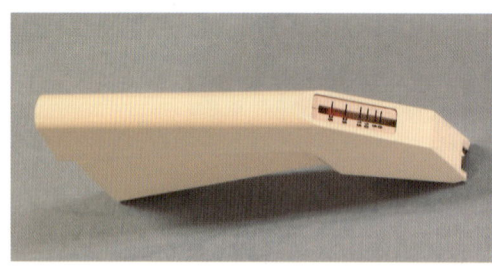

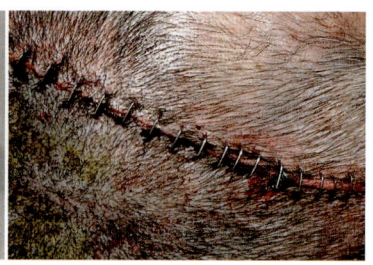

図4　スキンステープラーと閉創された頭皮

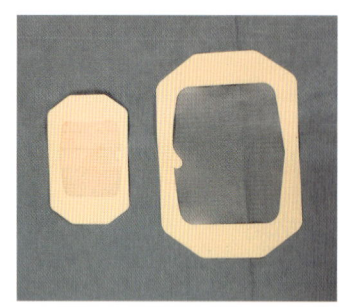

図5　創傷被覆保護材

ば，頭髪に覆われた頭部の手術においては，スキンステープラーによる閉創によって，手術時間が大幅に短縮されるが，創縁の多少の段差やステープル刺入部の瘢痕は，多くの場合は問題とはならない。また，救急外来における小児の顔面の創縫合などにおいても，局所麻酔が不要な滅菌済テープによる創閉鎖が，より安全かつ確実な方法として選択される場合もある。

　皮膚表面接着剤を用いる創閉鎖は，小児や安静を保ちにくい患者など，術後の抜糸を回避したい症例に有用である。この方法は皮下縫合を併用することが前提で，固定力にやや不安があるため，術後の安静が保ちやすい部位が適している。

　最近は，通気性に優れた半透過性透明フィルムによる創保護も一般的となってきたが，接着剤による創閉鎖と同様に，半透過性透明フィルムを皮膚表面の縫合の代わりに創部に貼付する方法もある。この方法も皮下縫合を併用することを前提としており，血液や浸出液の貯留に対するフィルムの交換などが必要であるが，接着剤と同様に抜糸を回避したい症例に適応があり，術後瘢痕もさほど目立たないことが多い。

　このように，状況に応じて適切な創閉鎖法を選ぶことが重要であるが，そのためにはそれぞれの方法の特徴を理解し，また，それらの手技に慣れることが必要である。

使用される材料と特徴

■テープ類（滅菌済テープ，サージカルテープなど）

　滅菌済みテープとしては，レーヨン不織布をフィラメントで補強したものやポリアミド編地のものなどがある。未滅菌のロールタイプのものは，レーヨン不織布が一般的である。

　テープ類の利点は，比較的安価であること，創閉鎖が短時間で行えること，鑷子以外の器具が必要ないこと，縫合の技術を要さないこと，抜糸の必要がないことなどである。また，局所麻酔が不要であるため疼痛が少なく，注射針や縫合針も不要であるので安全に行うことができる。そのため，局所麻酔の注射，術中および抜糸時の安静が難しい小児などの患者に適している。

　欠点は，出血や浸出液が多いと貼付が難しく，術後早期に剥脱する可能性があること，皮下の死腔の閉鎖や創縁の段差の細かな調整などが難しいため条件が悪いと創治癒が遷延したり瘢痕が目立ったりすること，創縁の固定力が弱いことなどである（図4）。

■接着剤（シアノアクリレート系接着剤など）

　皮膚の創閉鎖には，高級エステルのオクチルシアノアクリレートが標準的に用いられる。

　接着剤の利点のうち，創閉鎖が短時間で行えること，鑷子以外の器具が必要ないこと，縫合の技術を要さないこと，抜糸の必要がないことなどはテープ類と同様である。さらに，自然脱落が比較的遅く，追加の処置が不要であることなども利点として挙げられる。

　テープ類と同様に抜糸時の体動を抑制できない小児などの患者に適しているが，テープ類と異なり接着剤が固まるまで創部の保持が必要であるので多くの場合皮下縫合が必要である。そのような患者では創閉鎖時に麻酔が必要となる。

　欠点としては，比較的高価なこと，前述のよう

に塗布後に一定時間の創部の保持が必要であるために皮下縫合を要することが多いこと，創縁の段差の微調整が困難であること，出血や浸出液の多い創には適さないこと，術後の創の固定力がテープ類より劣ること，接着剤による接触性皮膚炎の可能性があることなどである．

■スキンステープラー

スキンステープラーは医療用ホッチキスであり，最もよく使用される部位は頭皮である．形成外科以外の診療科で体幹や四肢の創閉鎖に用いられる場合もあるが，金属製のステープルによる瘢痕は整容的に問題がある．

ステープラーの最大の利点は手術時間が大幅に短縮できることである．その他に，針刺し事故が起こりにくいこと，ステープルが縫合部皮膚表面を圧迫せず鉤の先端の間に隙間があり血行を妨げにくいこと，感染に抵抗性があることなどもステープラーの利点である．

欠点としては，比較的高価であること，創縁の逸脱が起きやすく創縁を段差なく厳密に合わせることが難しい場合があること，創内に埋没してしまったステープルが抜去時に見落とされて皮下異物となる可能性があることなどである．また，ステープルの規格が決まっているため，創が深い場合には皮下縫合を併用しないと死腔の閉鎖や止血が不十分となりやすいこともある．閉鎖するべき創の近傍に血管，神経，内臓などがある場合はそれらを損傷しないように注意を払う必要もある．

最近は吸収性のステープルも時に使用される．抜去が不要であることや，異物とならないことなどの利点はあるが，金属製のものよりさらに高価であること，ステープルの強度が劣ることなどの欠点もある．

■創傷被覆・保護材（フィルム材）

フィルム材の本来の用途は開放創を含む創傷およびカテーテル刺入部の保護であり，ポリウレタンフィルムにアクリル系粘着剤がコーティングされた製品が最も一般的である．その他に，ポリアミドフィルムとアクリル系粘着剤をコーティングしたもの，水蒸気透過性に優れた親水性ポリウレタンフィルム，ポリウレタンフィルムに高透湿性・低刺激性のウレタンジェル粘着剤をコーティングしたもの，ポリウレタンフィルムに低刺激性粘着剤をコーティングしたものなどがある．

フィルム材は，創閉鎖を目的とした製品ではないため，原則として皮下縫合を行って創縁がすでに密着した縫合創に用いる．

利点としては，比較的安価であること，創閉鎖が比較的短時間で行えること，抜糸の必要がないこと，創縁の状態や皮弁の血行などの観察が容易であることなどがある．抜糸時の安静が難しい小児などや，皮弁移植術後などのような創の状態を観察する必要が高い場合に適している．

欠点は，皮下縫合が必要であるため創閉鎖に要する時間の大幅な短縮は望めないこと，他の方法より固定力が弱いこと，皮下縫合後の創縁の離解や段差の修正が困難であること，フィルム下に血液や浸出液が貯留すると術後早期の剝脱や感染の原因となり得ることなどである．

■その他の方法：シューレース法

シューレース法（shoelace technique）は，創縁付近の皮膚に留置した複数のステープルなどの固定器具に，シリコン製血管テープや輪ゴムを靴ひも状に通して，それを徐々に締めていくことで最終的に創を閉鎖する方法である．

四肢のコンパートメント症候群に対する減張切開後の創の再閉鎖や，創傷治癒機転が働きにくい基礎疾患のある難治性潰瘍の患者，全身状態不良などのために積極的な創閉鎖手術が選択されない患者に用いられることがある．

第4章 皮膚切開と縫合法

I テープ類による創閉鎖

KEY POINTS
- テープ貼付部位の血液や浸出液は完全に拭き取る
- 閉鎖された創の保持に充分な長さのテープを使用する
- 創縁を引き寄せながら両端の高さをできるだけ合わせる

❶ 創周囲を乾燥させる

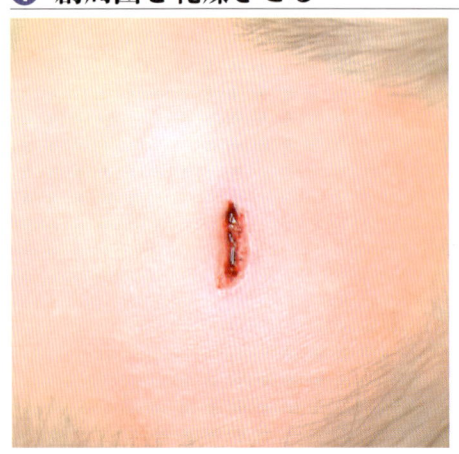

小児の前額部の挫創

挫創などの創閉鎖時には滅菌済みのものを用いる。テープが皮膚表面から剥がれないように，貼付する前に創部の血液や浸出液を取り除いて創周囲を乾燥した状態にする。

Advice
・出血を認める場合は，血液が皮膚やテープに付着しないように，圧迫や吸引をするなどの工夫をする。

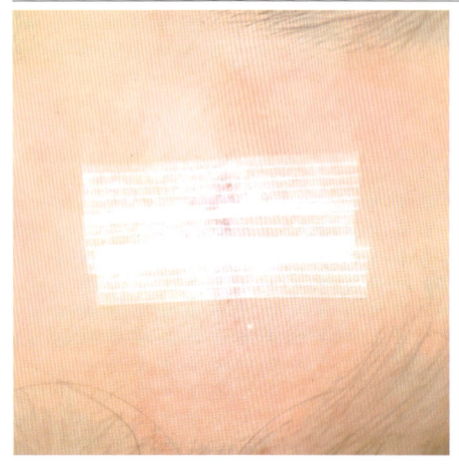

❷ テープの貼付

滅菌済テープによる創閉鎖

創縁を互いに引き寄せるようにして，血液や浸出液がテープや創縁に付着していないことを確認しながら，創縁までテープを密着させて，創縁の保持に充分な長さのテープを貼付する。

Advice
・テープの間隔は，創部の状態によって，固定力を高める場合にはテープを一部重複させる。なお，血液や浸出液の貯留を防ぐためにはテープの間隔を少し開けた方がよい。
・テープの接着力を増強するために，安息香チンキを皮膚の表面に塗布してからテープを貼る方法もある。
・創が癒合する術後3～5日頃はテープが自然に剥脱しはじめることが多い時期でもあり，その後は，創縁の固定を主な目的として未滅菌のロールタイプのものも使用できる。

著者からのひとこと
- テープによる創閉鎖後は，接触などの機械的要因や出血や浸出液，日常生活における水濡れなどによってテープが剥脱し，創の離開が起こり得る。特に，皮下縫合を行っていない場合は，術後数日は注意深い観察が必要である。
- テープによる接触性皮膚炎にも注意が必要である。

II 皮膚表面接着剤による創閉鎖

KEY POINTS
- あらかじめ皮下縫合によって創縁を引き寄せる
- 塗布部位の血液や浸出液は完全に拭き取る
- 創縁の両端の高さをできるだけ合わせてから塗布する

❶ 創周囲を乾燥させる

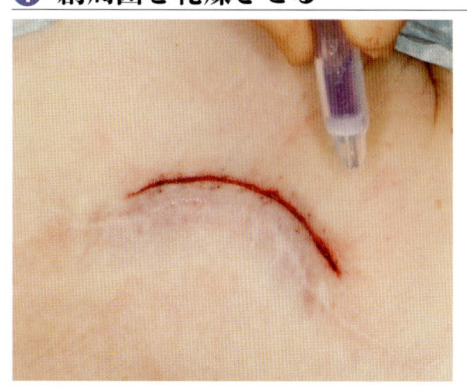

皮下縫合などによって創縁を引き寄せた後に、テープ類と同様に、創部の血液や浸出液をよく取り除いて創周囲を乾燥した状態にする。

Advice
・完全に乾燥させないと接着剤が創縁に密着しない。

周囲を乾燥させた皮下縫合創

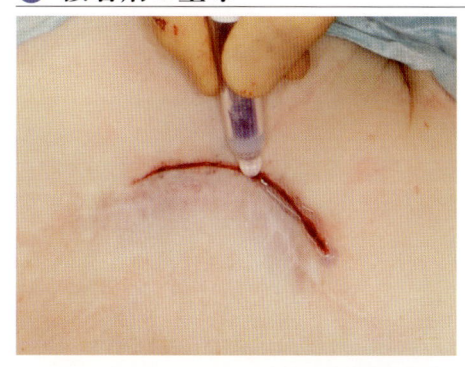

❷ 接着剤の塗布

接着剤を創に沿って塗布する。必要に応じて用手的にまたは鑷子などを用いて創縁を合わせる。

Advice
・塗布に際して創部の平面はできるだけ水平にする。
・粘膜や結膜、頭皮などの有毛部には適応がない。特に目に入らないように注意する。

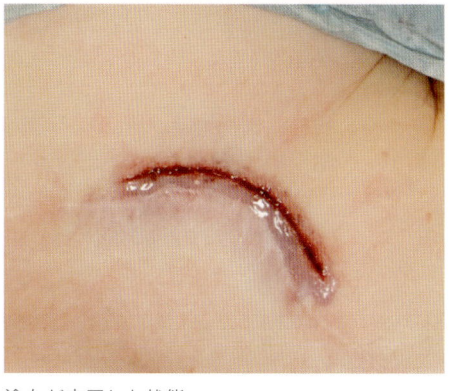

塗布完了後はそのまま約60秒間創部を保持する。30秒後に2層目を塗布する製品もある。約150秒で接着剤重合が完了する。

塗布が完了した状態

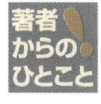

著者からのひとこと 皮膚表面接着剤は5～10日で自然脱落するが、通常はその時期までに創の癒合が完了している。

第4章 皮膚切開と縫合法

III スキンステープラーによる創閉鎖

KEY POINTS
- 両方の創縁に均等な幅で，皮膚表面に垂直にステープルを打ち込む
- 抜鉤時は抜鉤器を用いてステープルを適切に折り曲げる

❶ 創縁の引き寄せ

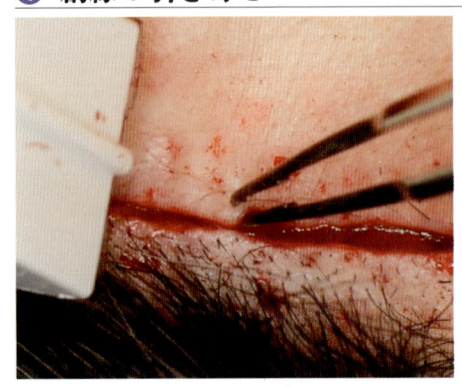

創縁同士が離れていれば，ステープル刺入前に創縁を鑷子などで引き寄せておく。

Advice
・ステープルの間隔は0.5～1cm程度である。

❷ ステープルの刺入

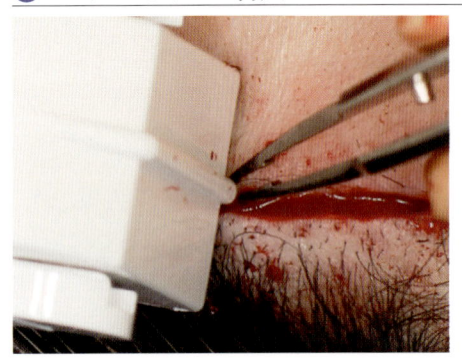

ステープルが両方の創縁に均等な幅で，また創の長軸に対して直角に，かつ創の表面に垂直に刺入されるように，ステープラーの先端を押し当てて打ち込む。

Advice
・ステープルの中心や角度はステープラーの先端の印や形状からわかるようになっていることが多い。

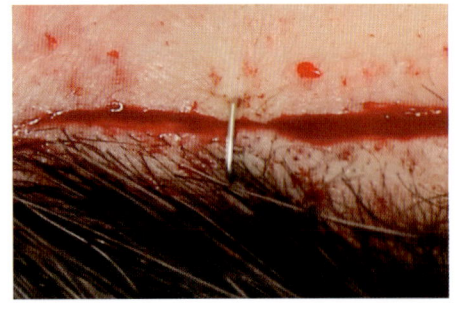

ステープルがうまく打ち込まれると，創縁が適度に引き寄せられる。

Advice
・スキンステープラーの操作に慣れるまでは，打ち損なうことも多いが，その都度やり直せばよい。

刺入されたステープル

● ステープルの抜去

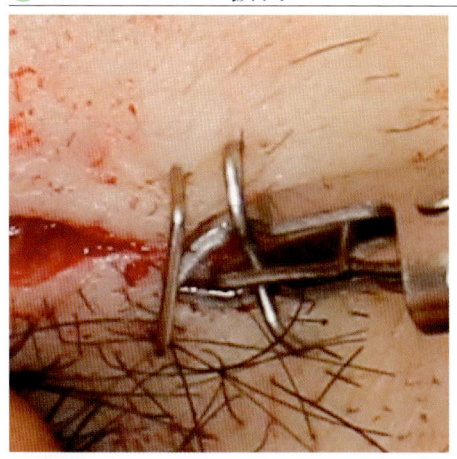

ステープルの抜去には専用の抜鉤器が用いられる。その際，ステープルが皮膚に引っ掛からないように，ステープルを把持した抜鉤器を完全に握りこんでステープルの先端が充分に開いた状態になってから引き上げる。

Advice
・抜鉤器の先端はステープルに垂直になるように当てて，しっかりと握り込む。

抜鉤器によって押し広げられたステープル

著者からのひとこと　形成外科において，スキンステープラーは頭皮以外に用いることは少ない。広範囲熱傷の植皮術におけるメッシュ植皮片の固定など，手術時間の短縮が優先される限られた状況下での使用にとどまる。

IV　創傷被覆・保護材を応用した創閉鎖

KEY POINTS
- あらかじめ皮下縫合によって創縁を密着させる
- 貼付部位の血液や浸出液は完全に拭き取る
- 創縁両端の高さをできるだけ合わせてから貼付する

❶ 創周囲を乾燥させる

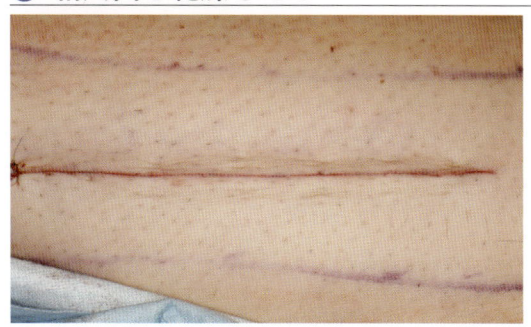

皮下縫合によって創縁が密着した状態にした後に，他の方法と同様に創部の血液や浸出液を取り除いて創周囲を乾燥した状態にする。

Advice
・術後に創部からの出血や浸出液が予想される場合は，他の方法に切り替える。

皮下縫合によって創縁の合わさった術創

第4章 皮膚切開と縫合法

❷ フィルム材による圧迫固定

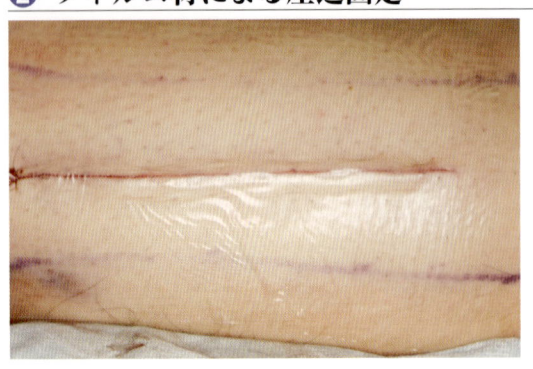

フィルム材を縫合創周囲に大きめに貼付し，必要に応じてガーゼなどで圧迫固定する．

Advice
- フィルム材は1週間を目安に除去するが，それまでにフィルムが剥がれたり，フィルム下に血液や浸出液が貯留したりした場合は貼り替える．

創傷保護フィルムの貼付

著者からのひとこと フィルム材は術後に交換しない材料と思われがちだが，フィルム下の血液によって創縁が直視下に確認できない状態は，フィルム材本来の利点を損なうため，手間を惜しまずに交換するべきである．

Ⅴ その他の方法：シューレース法

KEY POINTS
- シューレース法開始時に創部の壊死組織のデブリードマンが済んでいることが必要である
- 創縁の血流が良好であり，かつ未成熟の瘢痕などの脆弱な組織でないことも重要である

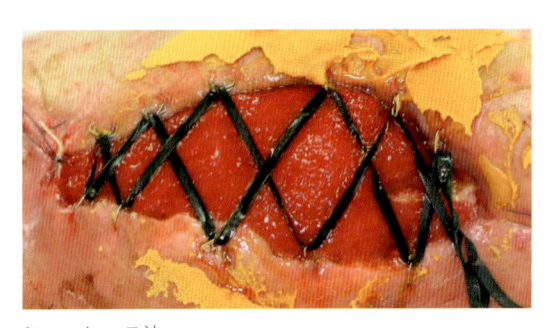

皮膚欠損部に2cm前後の間隔でスキンステープラーを打ち込んで，血管テープなどを創の端から靴ひものように順に通して締めてゆき，反対側ではほどいて結び直せるように蝶結びなどの結紮をする．

Advice
- 下腿潰瘍などのように，皮膚の緊張が強く直接縫縮が困難な場合でも，日々の創処置の際に靴ひもを締めるような操作によって持続的に創縁に力を加えることで創周囲の皮膚が伸ばされ，最終的に縫縮が可能となる．

シューレース法

著者からのひとこと シューレース法は，植皮や皮弁による方法と比較すると治療に長期間を要する．また，最終的に目的が達せられない場合もあるため，治療開始前の充分な説明が大切である．

History & Review

- 糸による縫合以外の創閉鎖法を簡潔にまとめた文献．
 田中一郎，中島龍夫：表皮縫合；糸による皮膚縫合とその他の創閉鎖法．PEPARS 14：22-26, 2007

第4章 皮膚切開と縫合法

4. 創の縫合法

3）縫合創の処置・後療法

土佐泰祥

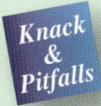

Knack & Pitfalls
- ◎縫合創のドレッシングには，サージカルテープ，ガーゼ，被覆材などを適宜用いる
- ◎術後初回包交処置は，通常1病日目に行い，血液などの付着物を丁寧に除去し，皮膚の色調や皮下血腫の有無などを確認する
- ◎皮下血腫が明らかに疑われた時は，18G針での穿刺や部分抜糸などで確認を行い，血腫，凝固塊の除去に努める
- ◎抜糸後は，サージカルテープ貼付などの後療法を行い，瘢痕幅拡大の予防に努める

縫合創の管理

■縫合創のドレッシング，処置

縫合創のドレッシングには，ガーゼ，サージカルテープ，創傷被覆・保護材などを適宜使用する。

●ガーゼ類

通気性と吸湿性に優れ，縫合創のドレッシングに多用される。出血や滲出液が多い時を含めて種々の部位や状況でその適応がある。縫合創縁上の血餅様の固着物が乾燥してガーゼを剥がしにくい場合がある。シリコーンガーゼ（トレックスガーゼ）や非固着性ガーゼ（アダプティック®，日本シグマックス）を使用するとこのような固着は回避できる。

●サージカルテープ

レーヨン不織布を圧抵してテープにしたもので，3M® ステリストリップ® スタンダードスキンクロージャー（スリーエムジャパン）などがある。ステリストリップ® テープは滅菌テープで縫合直後の創に直接貼付が可能であり，フィラメントで補強され減張に寄与している点が利点として挙げられる。欠点はやや高額である点である。テープは，粘膜など貼付が困難な創を除いてはその適応があると考える。類似のテープで接触性皮膚炎の既往歴がある患者には使用に際し注意が必要である。

●創傷被覆・保護材

ハイドロコロイド・ドレッシング材やポリウレタンフィルム・ドレッシング材などがある。

ハイドロコロイド・ドレッシング材には，デュオアクティブ®ET（コンバテックジャパン）などがある。外側が防水層，内側に親水性コロイド粒子を含む粘着面があり滲出液を吸収し創傷部の湿潤環境を整え，縫合創にドレッシング材として貼付することがある。利点としては頻回の包交が不要となる点が挙げられ，欠点として創部の微妙な色調の観察にはやや不向きである点が挙げられる。出血傾向のある患者を含めて出血や滲出液が多い場合，汚染しやすい部位での使用には不向きである。

ポリウレタンフィルム・ドレッシング材には，テガダーム®（スリーエムジャパン）などがある。片面が粘着面となった透明フィルムで，水蒸気や酸素が透過でき，中が蒸れないようになっている。貼付したままシャワー浴が可能である。

●清拭用消毒剤

清拭は，創縁上の血餅様の固着物，古い軟膏，創傷被覆材の残留物などを除去し，細菌の減少に寄与し，円滑な創傷治癒が営まれる環境の維持を目的に行う。ヒビテン®・グルコネート液（クロルヘキシジングルコン酸塩，大日本住友製薬），ヂアミトール®液（ベンザルコニウム塩化物，丸石製薬）などの無色澄明な消毒液にて丁寧に行う。汚染創や感染が疑われる時には，ポビドンヨード（イソジン®液）が有用である。

最近では，綿棒と薬液がセットになり，棒をプッシュすると綿球に薬液が付いてそのまま消毒できるため，行程に不潔操作が入らない点でも優れ

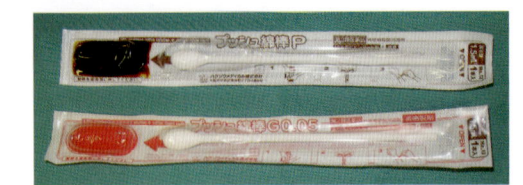

図1 消毒プッシュ綿棒

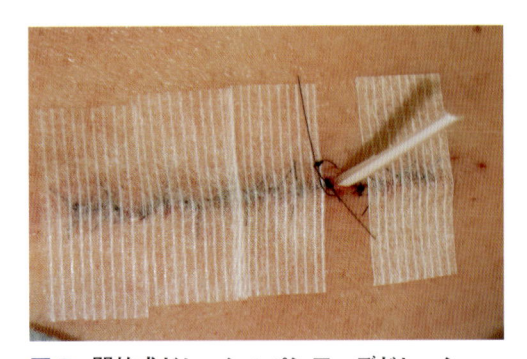

図2 開放式ドレーン：ペンローズドレーン
ドレーンの幅にはいくつかの規格がある。創の長さ，出血の予想量などから選択する。

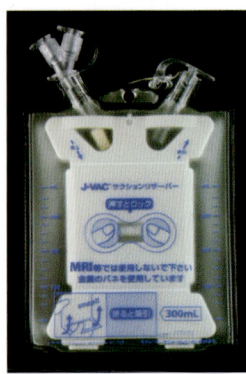

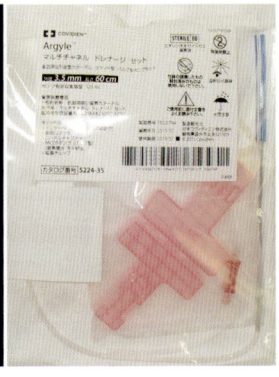

J-VAC　　　　マルチチャンネルドレナージセット

図3 創部用吸引留置カテーテル

た製品がでている（図1）。

■創内ドレーンの管理

丁寧な止血操作により血腫などの合併症を避けることが基本である。しかし，死腔などの存在から，閉創後に血腫や滲出液，リンパ液の貯留を生じる可能性が懸念される縫合創には，あらかじめドレーンを留置する。創内ドレーンは，開放式ドレーンと閉鎖式ドレーンに大きく分けられる。

●開放式ドレーン

受動的ドレナージ（passive drainage）として，身体内と外部間で毛細管現象などを利用する方法である。シリコーン製のペンローズドレーンなどを挿入する。ドレーンが脱落しないように固定用の糸を1針かけておくが，他の通常の縫合糸と区別しやすくするため少し長く残して（2cmくらいの長さ）切っておくとよい（図2）。貼付ガーゼへの血性滲出液の付着量の減少が抜去の目安となる。通常，術後1〜3日で抜去するが，出血の量が多い場合には数日継続する。

●閉鎖式ドレーン

組織に陰圧をかけて圧力差により持続的に吸引を促す方法である。能動的ドレナージ（active drainage）となり，その排液効果も高い。ドレーン挿入部は，創から少し離れた部位に設定することが推奨される。ドレーンの先端は排液が最も貯留しやすい位置に留置する。ドレーンチューブ中の排液の性状についての観察は，術後の縫合創内の状態を知るための重要な情報源になる。

●創部用吸引留置カテーテル

風船を膨らませておいて圧をかけるタイプや中のフラットなフラップを両母指に圧をかけて折って起こすものがある。デイボールリリアバック®（メディコン），J-VAC®（ジョンソン・エンド・ジョンソン），SB VAC®（住友ベークライト）などがある。マルチチャンネルドレナージセット（日本コヴィディエン）としてフラップ型ポンプと延長チューブなどが1袋にセットになっているものも便利である（図3）。乳房再建後などで閉鎖式ドレーンを留置する場合には，30ml/日を下回った場合を目安とし，通常，術後1〜7日で抜去している。

■抜糸の時期

縫合創の抜糸時期は，真皮縫合の有無や縫合間隔，使用している糸の種類・太さ，創縁の緊張度，血流と部位との関係（顔面＞手＞手以外の上肢＞体幹＞下肢）などを参考に癒合期間を考慮して決める。

皮膚表面はモノフィラメントナイロン糸が多用される。顔面では6-0あるいは7-0ナイロン糸を使用し術後4〜7日を目安に抜糸を行う。同様に体幹・四肢では5-0ナイロン糸で術後6〜10日，頭皮では5-0あるいは6-0ナイロン糸で術後14日目前後を抜糸時期の目安としている。縫合糸瘢痕（suture mark，いわゆるムカデの足様の瘢痕）発生の主因は，術直後から生じる縫合糸直下組織の腫脹である。適切な皮下剥離によって緊張のかからない真皮縫合を行い，表皮縫合は表皮の微妙なずれを合わせるだけであれば，抜糸の時期を1

〜2日早めるか否かに神経質になる必要はない。

創縁から滲出液を認めたり，縫合糸を鑷子で把持し軽度挙上した際に，創の癒合が不十分と考えられるようであれば，抜糸を数日延期する。判断に迷う時には縫合糸を1〜2針抜糸して創の治癒状況を観察し，まだ早いと判断すれば，抜糸部にステリストリップ®テープなどを追加貼付して，2〜3日後に創癒合を再度確認して全抜糸を行う。

他の医療施設で，絹糸や太いナイロン糸などで表皮縫合処置を受けた場合や，広いバイトで抜糸後に修正に苦慮する縫合糸瘢痕（suture mark）が危惧される症例に遭遇することがある。縫合後2〜3日以内で患者や家族の希望があればいったん抜糸を行ってから，再縫合する方がきれいになる場合が多い。

■創内血腫，創感染への対処法
●創内血腫

創内に血腫が生じ，創部の腫脹が著明となると，創縁での血行障害や創傷治癒の遅延を惹起する。その後の瘢痕形成の原因ともなる。

創部皮膚の色調が暗紫色を呈したり，腫脹，硬結などの所見がある場合には，創内の血腫を疑う。3〜4日以内であれば，18G針での穿刺を試みる。凝固が始まり，穿刺での吸引が困難な場合には，縫合部を一部開いて血腫の圧出を試みる。凝血塊を伴っている場合には，凝血塊が除去可能な程度の抜糸を追加し開創して洗浄を行う。また，出血点が確認できたら止血も行う。ドレーンの再留置を行い，出血傾向の有無についても確認しておく。

●創感染

皮膚の発赤，腫脹，熱感，局所の疼痛などから，感染が疑われる時には，抗生物質の全身投与を行う。創内からの排膿が認められる場合には，適宜部分抜糸を行い，縫合糸間から20〜50mlの注射筒などを用いて生理食塩水による洗浄を試みる。著しい排膿を認める場合には，全抜糸を行い創を開放することも考慮する。なお，外傷後の縫合創では，受傷時の汚染から感染のリスクが高いため，閉創時には創のチェックを念入りに行う。糖尿病や副腎皮質ホルモンの長期投与を要するような基礎疾患の有無についても確認をしておく。

後療法

術後管理としての後療法は，手術と同様に大切な側面をもっていることを術前から患者に説明し理解と協力を求める。縫合部付近では線維芽細胞からコラーゲンが産生されて瘢痕が形成されていく。その間，炎症後色素沈着，肥厚性瘢痕，瘢痕拘縮に対する対策と経時的な変化の観察が大切である。

■創部の安静

形成外科的手技によって一次治癒による創閉鎖を図っても，抜糸後の創部直下にある皮下組織の緊張，筋肉の収縮・弛緩による捻転力が創部に影響を及ぼすことがある。創部の安静を維持するための簡便な方法として，サージカルテープの貼付がある。表面だけの固定ではあるが，創部の安静を保つことで，負荷される張力を軽減できる。

テープの種類としては，3M®ステリストリップ®スタンダードスキンクロージャー（スリーエムジャパン）や3M®マイクロポア®スキントーンサージカルテープ（スリーエムジャパン）などがある。テープは，創縁に対して直角方向に貼付し，縫合創と隣接正常皮膚部との緊張軽減に有効である。特に可動性が大きく単位面積あたりにかかる張力が強い部位では，接触性皮膚炎や水疱形成といった合併症にも注意を払う。テープ貼付の際，テープが剥がれやすい時は，貼付部に安息香チンキ（小野薬品工業）を塗布すると接着力が増し固定が強固になるが，こちらも皮膚炎には注意をしておく。なお，アトレスケア（スキニックス®，共和）は，テープの中央だけに収縮力が働き，貼付中にテープが収縮した状態を維持するテープである（図4）。

■色素沈着への対策

ハイドロキノン軟膏の外用とアスコルビン酸の内服が有用と考えられている。

ハイドロキノン軟膏は，1〜数回/日を創部に塗布する。メラニン産生のチロジナーゼ活性阻害効果が強く，またメラノサイトを障害してメラニン色素の作成を阻止することで，色素沈着の軽減に有効である。

アスコルビン酸（ビタミンC，ハイシー顆粒25％，武田薬品工業）は，成人では50〜2,000mg力価を1〜数回/日内服する。チロジナーゼ活性阻害効果によりメラニン色素生成を抑え，色素沈着の軽減に有効である。

フィルムドレッシング材で，紫外線をカットするエアウォールUV（スキニックス®，共和）の利用も有用である。

■肥厚性瘢痕・瘢痕予防

瘢痕の肥厚や拘縮は，ケロイド体質の有無や程

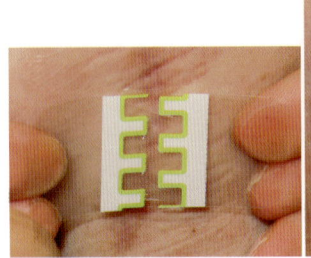

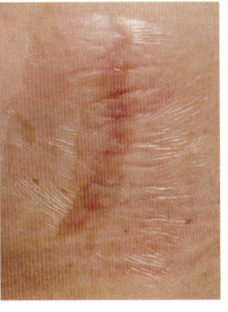

図4　肥厚性瘢痕予防のためのテーピング
テープの中央部の波形部を左右に引っぱり，創部に直交して貼付する。貼付後，波形の紙を除去する。テープの中央部だけに収縮力が働き，貼付中にテープが収縮した状態を維持する。

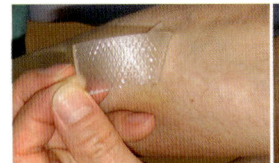

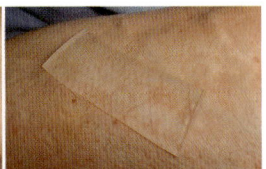

図5　シリコーンジェルシート
片面はその重合度を低くして若干の粘着性をもたせてある。患部の大きさに合わせてハサミで切断し，患部に貼付する。

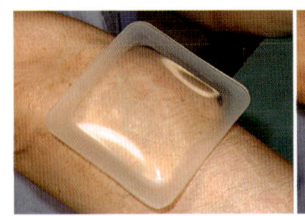

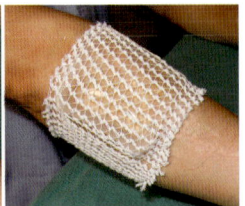

図6　シリコーンクッション
手揉み動作による力学的運動により，陰性電荷を発生しやすくした後，患部に貼付する。準備したネットで被覆する。

度，縫合創の部位による影響を受けるが，その予防を考慮した対策は大切である。内服療法，外用療法，シリコーン材料貼付療法，圧迫療法，副腎皮質ステロイド局所注入療法，電子線照射療法などが主なものである。

●**内服療法**

内服薬として，トラニラスト，柴苓湯が知られている。

トラニラスト（リザベン®，キッセイ薬品工業）は，成人は1回100mg，1日3回の内服，小児は1日5mg/kg，3回分服にて処方する。半減期は内服後5.3時間である。肥満細胞をはじめとした各種炎症細胞からのケミカルメディエーター，サイトカイン（TGF-β1），活性酸素の産生あるいは遊離を抑制し，線維芽細胞のコラーゲン合成を抑制し，症状を軽減する。

柴苓湯（ツムラ）は，成人では1日9gを2～3回に分割し，食前または食間に内服する。柴苓湯9g中には，サイコ7gやオウゴン3gなど消炎効果のある生薬を含む混合生薬の乾燥エキス6gを含有している。内因性の副腎皮質ステロイドの分泌を促進して肥厚性瘢痕の症状軽減に効果を発揮する。

●**外用療法**

外用薬では，副腎皮質ステロイド含有のテープや軟膏・クリーム，ヘパリン類似物質などが知られている。副腎皮質ステロイド含有テープの代表は，ドレニゾン®テープ（帝國製薬）で，肥厚性瘢痕やケロイドの形状に合わせて切り，過不足なく貼付し1日1回貼り替える。非通気性のポリエチレンフィルムをベースにした半透明の粘着テープにフルドロキシコルチドを含有（4μg/cm^2）させたもので，薬効によるステロイド強弱分類では3群strongに分類される。抗炎症作用，線維芽細胞抑制作用，血管収縮作用を有し，ODT（occlusive dressing technique）療法としての相乗効果もあり，有効性は高い。

副腎皮質ステロイド含有軟膏には，リンデロン®V軟膏0.12%（塩野義製薬）があり，患部に1日1～数回適量を塗布する。皮膚の萎縮，菲薄化，毛細血管拡張などの副作用に注意して，長期連用は避ける。

ヘパリン類似物質は，ヒルドイド®ソフト軟膏0.3%（マルホ）が頻用され，皮膚組織血流量の増加作用，線維芽細胞増殖抑制作用などが考えられている。性状により，クリーム，軟膏，ローションがある。

●**シリコーン材貼付療法**

シリコーンジェルシート，シリコーンクッションなどが知られている。シリコーンジェルは，ケイ素にメチル基とフェニル基を備えた高分子構造のジメチルポリシロキサンである。

シリコーンジェルシートには，エフシート®（富士薬品），ジェルシート「原沢」®（原沢製薬工業），シカケア®（スミス・アンド・ネフュー）などがあり，シリコーンシートの重合度を低くして片面に粘着性をもたせてある。患部の大きさに合わせて切って使用する（図5）。

シリコーンクッション（クリニセル®，U.S.Biomedical社製）は，シリコーンシートを2枚張り合わせた閉鎖シート包内に，高粘度のシリコーンオイルを充満し密閉したもので，指で揉むことなどにより陰性電荷が発生する。患部へできるだけ長時間貼付することがポイントである。固定は，ネット，包帯などで行う（図6）。

■経時的な変化の観察

縫合瘢痕の術後経過は，3カ月前後をピークに赤色調，硬さが見られ，その安定には6カ月～1年前後を要する。この間は瘢痕の経過を観察する。赤い光沢が出現し，持続ないし増殖傾向を示し，ケロイドや肥厚性瘢痕を示唆する局面を呈する場合には，前出の内服薬の継続とともに，早い段階で，副腎皮質ステロイド含有テープ（ドレニゾンテープ®，帝國製薬）の貼付や，副腎皮質ステロイド局所注入の導入継続を検討する。そのような症例には，1回／月，外来での定期的な観察を行う。

1年以上経過の後，保存的治療の継続で改善が見込まれない場合には，外科的再手術や外科的再手術＋電子線照射の選択肢も検討する。

I 抜糸：愛護的操作

KEY POINTS
- 縫合糸の結び目を鑷子で軽く把持し，皮下に埋まっている糸をわずかに引き出して抜糸操作を行う。その際，皮膚外の不潔な糸が皮膚内を通過しないように注意する
- 創縁が開く方向に糸を引っぱらないように心がける

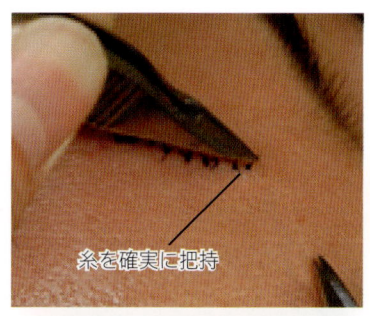

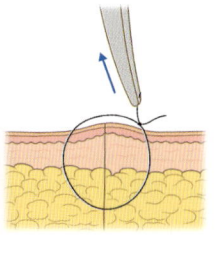

①縫合糸の結び目を細部鑷子，マッカンドー鑷子などで軽く把持する。この際，創癒合を確認する。

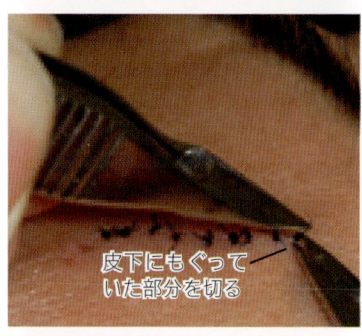

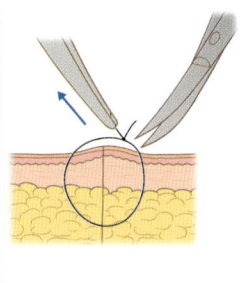

②皮下の清潔部分に埋まっている糸をわずかに引き出して，抜糸操作を行う。

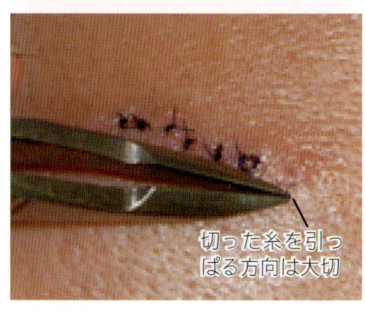

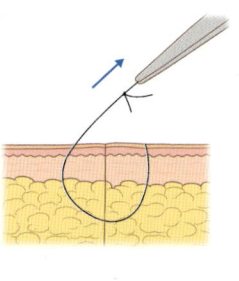

抜糸後には皮膚外の不潔な糸が皮膚内を通過しないように注意する。抜糸で切った糸を引っ張る際，創縁が開く方向に引っぱらないように心がける。

Advice
・抜糸操作の時は，鑷子を把持している手の小指側を患者側に軽く置いて安定させる。

第4章 皮膚切開と縫合法

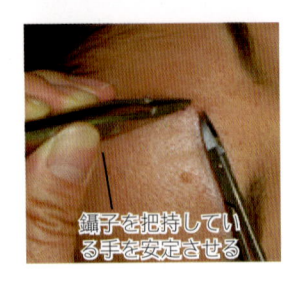

著者からのひとこと
- 抜糸部位と抜糸数にもよるが，患者に処置ベッド上で臥位をとってもらうと，途中で気分が悪くなっても転倒の心配がない。
- 乳幼児の顔面の抜糸では，患児の両上肢を挙上して，その外側から両上肢・顔面を助手が保持すると，頭部顔面が安定し安全に処置を行うことができる。

鑷子を把持している手を安定させる

II 抜糸後創処置：テーピング

KEY POINTS
- 創に直交するようにサージカルテープを貼付し，創縁にかかる緊張を軽減する
- テープ貼付は端まで確実に固着させる。7～10日くらい貼り替えずに貼付を継続する
- テープによる接触性皮膚炎発生時にはテーピングを中断ないし中止する
- 炎症後色素沈着の合併症を回避・軽減するため外用薬，内服薬の使用も考慮する

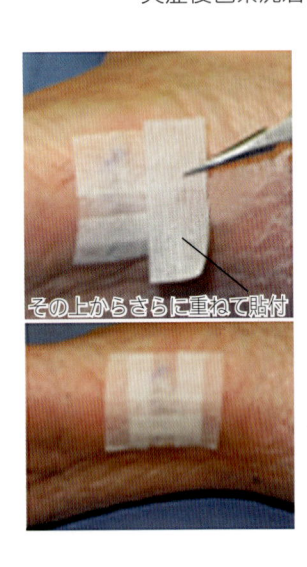

縫合創の長さ・部位を確認してサージカルテープ（3M® ステリストリップ®，スリーエムジャパン）を準備し，創部に直交するように貼付する。さらに，上から縦に追加貼付すると，端のささくれ立ち様の剥がれが予防でき，はずれにくくなる。

Advice
・抜糸直後は，創の状態に応じて創傷用粘着ドレッシング（デルマポア®ドレッシング，アルケア）などを貼付しておくこともある。
・テープの固定力が弱い場合には軟膏塗布前に安息香チンキ（小野薬品工業）を少量使用すると固定力が増す。

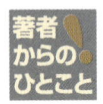

その上からさらに重ねて貼付

著者からのひとこと
顔面では，スキントンテープなどの目立ちにくいドレッシングは望ましい。フィルムドレッシング材で紫外線約97％カットのエアーウォールUV（共和）や，伸縮性の復元力を利用したテープ（アトレスケア，共和）は澄明材であり有用と考えられる。

History & Review

● ケロイドに対する電子線治療についての記載があり，インフォームドコンセントにも言及しているガイドライン本。
日本放射線腫瘍学会：放射線治療計画ガイドライン2012年版（改定第3版）．pp292-294，金原出版，東京，2012

● 1969年に初版が出た「形成外科手術書」の改訂第4版で，「瘢痕・ケロイド全般の治療」にも多くのページ数を費やしているため詳細な記載がある。
鬼塚卓彌：形成外科手術書（改定第4版）基礎編．pp131-150，南江堂，東京，2007

● 混乱して使用されていたケロイドと肥厚性瘢痕の名称や分類を整理した画期的な論文。
大浦武彦，杉原平樹，吉田哲憲：ケロイドと肥厚性瘢痕の定義ならびに分類．形成外科 36：265-274，1993

● 施設・職種を超えて分類・評価の統一化が可能となる代表症例のカラー写真呈示付きの「ケロイド・肥厚性瘢痕分類・評価表2011」が掲載された論文。
小川令，赤石諭史，秋田定伯ほか：ケロイド・肥厚性瘢痕の分類・評価；ケロイド・肥厚性瘢痕分類・評価表2011．瘢痕・ケロイド治療ジャーナル 6：19-22，2012

● Converse, McCarthy が新しく改訂した世界のバイブル的形成外科書。
Mirastschijski U: Skin wound healing; Repair biology, wound, and scar treatment. Plastic Surgery (3rd ed), edited by Neligan PC, pp267-296, Elsevier Saunders, London, 2013

形成外科治療手技全書

I 形成外科の基本手技1

第5章 マイクロサージャリー

p.185

第5章 マイクロサージャリー

1. 基本知識

中塚貴志

Knack & Pitfalls
◎現在では，広範囲組織欠損に対する修復術として，血管柄付き遊離組織移植術は，種々の分野で第一選択として用いられ，良好な成績を収めている
◎過去40年の間に手術用顕微鏡は，光学系・操作性の進歩が目覚ましく，高性能のモニターも付加され，血管吻合の成績向上に貢献している
◎マイクロサージャリーでは，愛護的な操作が重要で，そのため先端の細い繊細な器具が使われる
◎臨床をはじめる前に，小動物などを使った十分なトレーニングを積むことが必要である

マイクロサージャリー手技の種類

マイクロサージャリー（microsurgery：微小外科）とは，顕微鏡を使って行う非常に微細な外科的手術のことである。その扱う組織や外科手技により以下のごとく大別できる。

① microsurgical dissection：組織の剥離・露出を行う
② microneurosurgery：末梢神経外科（末梢神経の吻合・剥離など）を行う
③ microvascular surgery：微小血管外科（微小血管の吻合）を行う

この中で，microsurgical dissection は古くから行われていた手技で，耳鼻科領域の鼓室形成術，眼科領域の白内障などの手術，手の外科における腱や神経の剥離，脳外科領域における脳腫瘍の剥離・摘出，脳動脈瘤のクリッピングなどに広く利用されていた。

また，microneurosurgery は主に四肢の末梢神経の切断時の再吻合などに用いられ，顕微鏡下の正確な縫合が有効であることが実験的にも示されていた。

これに対し，microvascular surgery は一般に径が2mm以下の血管の吻合手技で，諸家により種々の実験的試みがなされていたが，満足すべき結果は得られていなかった。しかし，1965年玉井，小松らにより完全切断母指の再接着がなされ，世界初の臨床成功例となった。形成外科領域では，組織移植への応用が期待されていたが，

1972年の波利井らによる遊離頭皮皮弁移植が成功を収め，以後飛躍的な進歩を遂げてきた。これには，後に述べるような手術用顕微鏡の進歩，専用の器械の改良ばかりでなく，身体のあらゆる部位の血管構築・血流動態の解明とそれに基づく各種皮弁，筋（皮）弁，骨（皮）弁などの開発が大きく貢献している。さらには，別項でも述べられているが，本手技は血管だけでなく，リンパ管などの脈管の吻合にも用いられている。

現在，形成外科領域では，切断手指組織の再接着のほか，外傷や手術（腫瘍切除）などに伴う広範囲の組織欠損ないし複合組織の欠損に対し，欠損部と離れた部位から必要なコンポーネント（皮膚，皮下組織，筋肉，骨，神経など）を血管柄付き遊離組織移植（以下，free flap と称する）することにより，機能的かつ形態的に満足度の高い再建が可能となっており，これが主たる適応となっている。

形成外科における適応

■切断手指再接着術

外傷による指の完全・不全切断に対し，指動脈・静脈，神経を顕微鏡下に吻合し，可及的に機能的な指の復元を行う。

■Free flap

1) 頭頸部腫瘍切除後の再建

口腔癌，上顎癌，中咽頭癌，下咽頭癌，頸部食道癌などの切除後の広範囲欠損の修復に，腹直筋皮弁，前外側大腿皮弁，腓骨皮弁，遊離空腸など

を移植する．頭頸部は日常生活を送るうえで重要な臓器，器官があるので，顔面形態の修復とともに機能的な再建も重視される．

2）乳癌切除後の再建

乳癌切除により生じた乳房形態の修復を目的とする．

3）皮膚軟部腫瘍切除後の再建

欠損部の閉創にとどまらず，必要に応じて動的再建（関節の可動性），神経再建なども加味される．

4）陳旧性麻痺の再建

薄筋や広背筋などを血管・神経付きで移植して，麻痺した四肢の筋肉や顔面表情筋の動的再建を行う．

5）その他

外傷後の広範囲組織欠損（特に骨・腱・血管などの露出部）や，熱傷後の高度瘢痕拘縮などに対しても，遊離組織移植は有用である．また，母指切断後の症例などに対し，母指再建の目的で足趾を遊離移植する方法もある．

■リンパ管吻合術

先天性ないし後天性（手術・放射線照射後などの医原性）のリンパ性浮腫に対し，顕微鏡下に患部のリンパ管を静脈などと吻合し，浮腫の軽減を図る．リンパ管－静脈吻合（lymphatico-venous anastomosis：LVA）が一般的である．

■その他の血管再建術

肝門部癌切除に伴う肝動脈の合併切除例や，生体肝移植例での肝動脈の再建には顕微鏡下の微小血管吻合技術が用いられる．

■末梢神経の縫合術

外傷や医原性原因（腫瘍切除に伴う合併切除など）により末梢神経が切断されることがある．特に主要な運動神経では支配筋肉の麻痺を生じるので再建が必須である．神経断端のギャップが短ければ直接縫合が可能であるが，距離があれば自家神経移植が必要となる．なお，神経縫合には神経上膜縫合（epineurial suture）が用いられることが多い．

必要な手術器具・セット

■手術用顕微鏡

マイクロサージャリーの技術を普及させ，安全性・信頼性を現在のように高めたのは，何といっても手術用顕微鏡の光学系・操作性の機能向上であるといっても過言ではない．事実，過去40年間の手術用顕微鏡の進歩は目覚しく，現在の標準的モデルでは，電磁クラッチにより鏡筒の自由かつ簡単な位置決めが可能であり，ハンドスイッチで倍率変動（自動ズーム：1.3～27倍）および焦点設定（可変焦点：200～500mm）が容易にできるようになっている．さらにレンズの改良で焦点深度も深くなっており，また，光源も以前のハロゲンランプからキセノンランプになり明るさも数倍に増している．なお，光量が強くなると照射野周辺の組織の熱傷が問題となることがあるが，作動距離に合わせて光量を最適化したり，視野外の組織への光量を減らす機能を有する機種もある．

助手が対面から同一視野を立体視できることは言うまでもないが，鮮明なビデオモニター設備も充実して，ハイビジョン撮影および記録も可能であり，繊細な画面で手術操作が映し出されパラメディカルスタッフにも手術内容がわかりやすくなっている．

さらに最新の機種では，術中ICG注入後の蛍光造影像をモニターで映し出すことも可能となっており，血管吻合部や移植組織への血流確認も手術用顕微鏡下に行うことができる（図1，2）．

なお，使用にあたっては，まず専用の滅菌カバーを顕微鏡にかけ，本体を術野近くに移動させ，術者が無理なく鏡筒をのぞける位置で固定する．また術者は，まず最適な焦点距離に合わせたら，最大倍率にして焦点が正確に合っていることを確かめたうえで，吻合に適した倍率に落とし，手術操作を開始する．

■器具

マイクロサージャリー用の手術器具は，微細な組織を扱うため一般外科で用いる器械とは異なり，基本的に非常に繊細な構造となっている．組織をatraumaticに扱うことはもちろんであるが，器具そのものに対しても丁寧な取り扱いが必要である．

なお，手術器具は，術者によって若干の好みの違いはあろうが，基本的には大差はないと思われるので，ここでは主に著者が使用している器具を紹介する．また，口径が0.5mm以下の血管やリンパ管などの吻合に使用される，いわゆるスーパーマイクロサージャリーの器具に関しては別項に記載されるので本項では割愛し，通常のマイクロサージャリーにおける器具を紹介する．

●持針器

マイクロサージャリー用持針器には，ロックが付いているものと付いていないタイプがある．ど

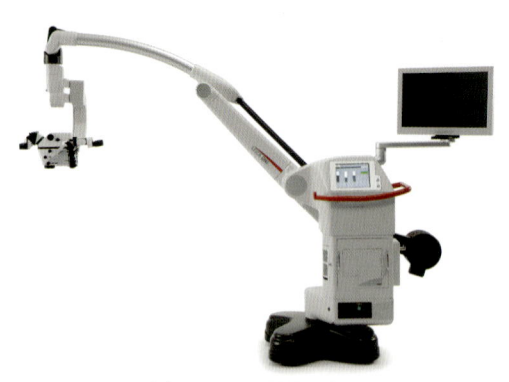

第5章 マイクロサージャリー

(a) Leica M530 OH6

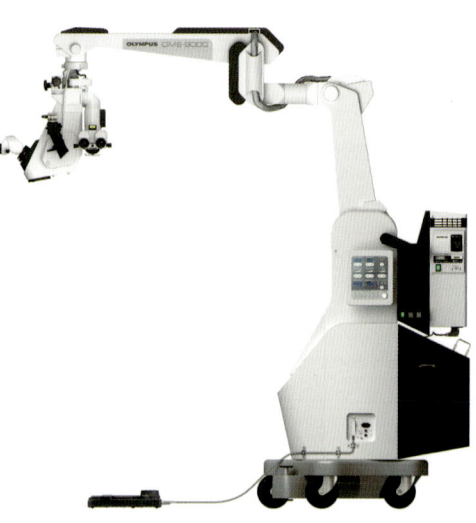

(b) Olympus OME-9000

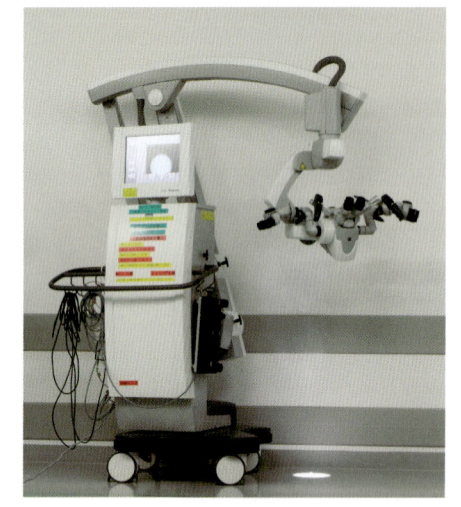

(c) Carl Zeiss Pentero 900

図1 主なメーカーの顕微鏡

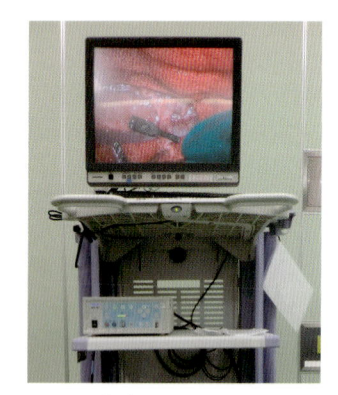

図2 ビデオモニター装置

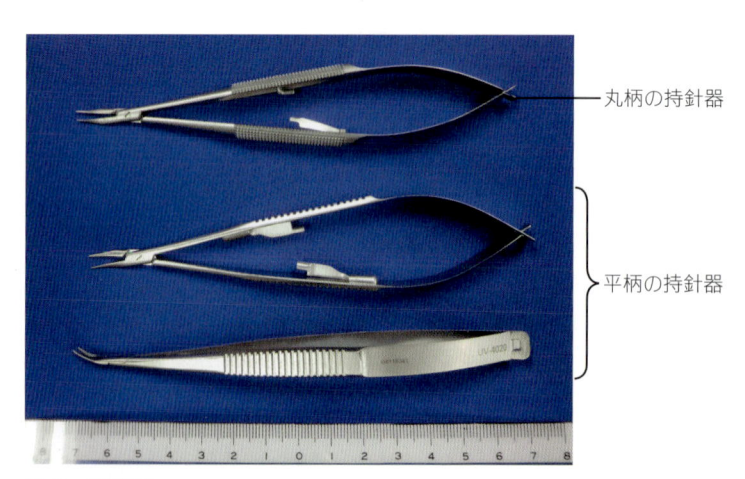

丸柄の持針器

平柄の持針器

図3 持針器

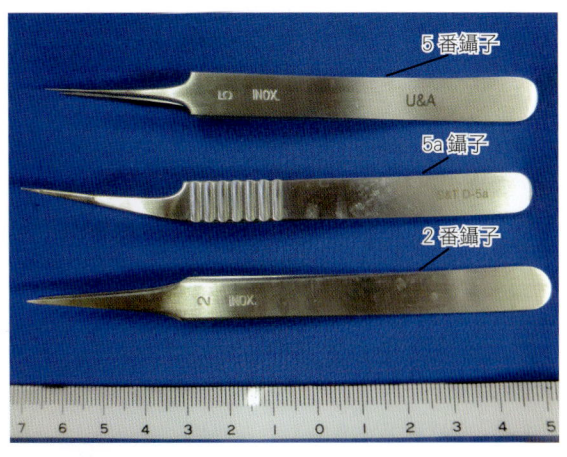

図4 鑷子

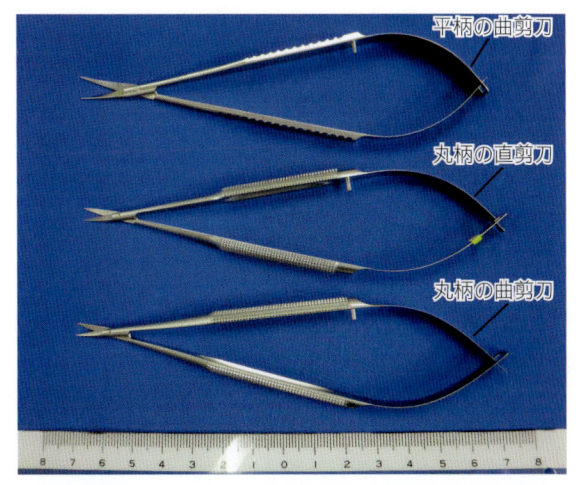

図5 剪刀

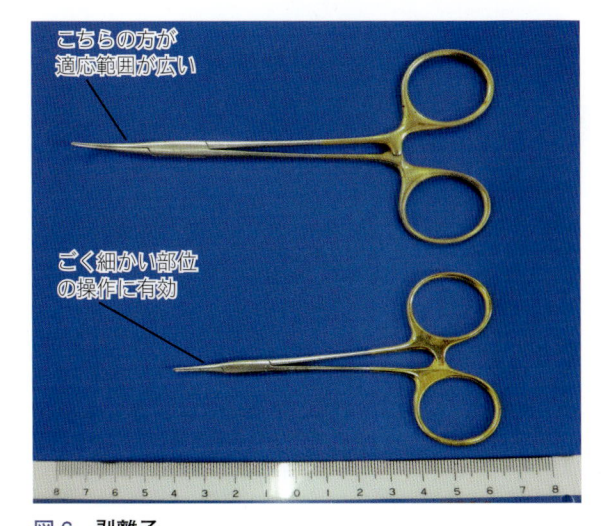

図6 剥離子
いずれも曲がりの剥離子

ちらを使うかは好みによるが，著者は通常ロック付きを使用している．その理由は，現在市販されている持針器は精巧なロック機構であり，ロックの開閉に伴う手ぶれがほとんどないこと，そして細い針をきちんと把持できるため，やや硬く厚い血管壁でも針を通すことが容易であり，かつ糸の結紮時に針を見失うことがないなどの利点があるからである．

さらに，柄の部分が丸柄か平柄の2通りがある．これも好みであろうが，著者は丸柄の方が動きが滑らかであると感じており，通常こちらを使用している（図3）．

● 鑷子

細い先端が精密に合うように設計された鑷子が必要で，初期の頃は時計の修理用鑷子jeweller's forcepsが流用されていた．現在，わが国でよく使われるのはS&T社の製品で，大まかな組織の剥離などには先端がやや太く丈夫な2番鑷子を，血管吻合には繊細な5番鑷子（先端直径が0.1～0.3mm）を用いている．なお，これらは直線状の鑷子であるが，先端部に弱い彎曲をもたせた5a鑷子は左手に把持すると血管内腔を広げるなどの操作が大変行いやすくなり，利用価値が高い（図4）．

なお，一般にはステンレススチール製の鑷子が用いられているが，より錆びにくく軽い素材としてチタン製の鑷子も市販されている．しかし，やや高価であることが難点である．

鑷子は，先端が細いだけに傷みやすく，いったん損傷を受ければ正確な操作が難しくなるので，ただちに新しいものと替えられるように複数本用意しておくのがよい．

● 剪刀

繊細かつatraumaticな操作をするために，切れ味の鋭い精細な剪刀が必要で，直剪刀と曲剪刀の2種類が用いられる．前者は，直線状のきれいな断端を作成することを目的として血管断端の切離時にのみ用いられる．後者は，外膜・組織の切除や縫合糸の切断などに幅広く使用される（図5）．

なお，これも好みであろうが，糸の結紮後に，剪刀を用いず5番鑷子で糸をひねるようにして糸を切断する方法もあるようであるが，より正確で安全な方法としては剪刀の使用が望まれる．

第5章 マイクロサージャリー

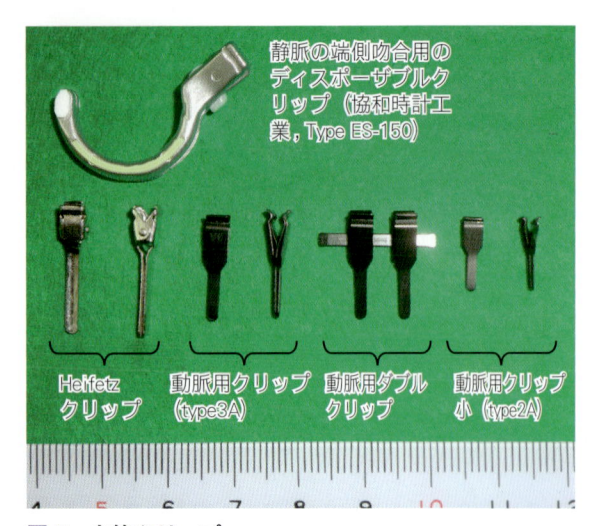

図7 血管クリップ
動脈吻合には Type3A が多用されている。

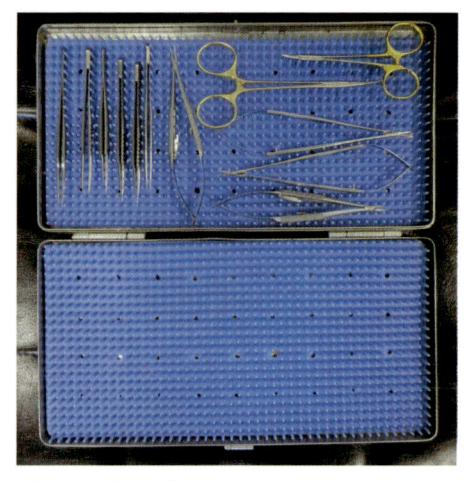

図8 器具の保管
器具の先端を傷めないように、ラバーマット付きのトレイに収納し、滅菌しておく。

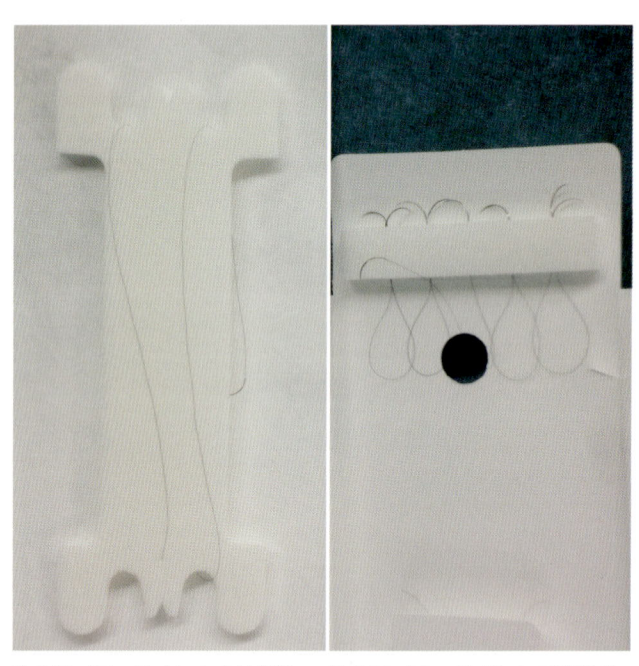

9-0 モノフィラメントの片端針（長さ25cm）。

9-0 モノフィラメントの両端針（長さ4cm）。

図9 マイクロサージャリー用縫合糸

● マイクロサージャリー用剥離子

　移植床血管や皮弁の栄養血管の剥離には、モスキート鉗子より先端が細くかつ断面が平坦な（いわゆる目なしの）マイクロサージャリー専用の剥離子が重用される。血管を atraumatic に剥離でき、周辺の細小血管も的確に処理できるので大変有用である（図6）。

長さが約14cmのものと、約11cmのものがあり、より細かい操作には後者の方が適しているが、通常の手術操作では多くの場合前者の長さが適している。

● 血管鉗子 microvascular clamp or microclip

　以前（著者の若い頃）は、Heifetz のクリップ

をよく用いていたが，やや把持力が強い印象があり，1mm以下の血管や動脈硬化の強い血管に用いるには若干の不安があった．これに対し，最近は種々のタイプのマイクロクリップが市販されており，多くはグリップ力も動脈用で100〜150gr，静脈用で60gr前後となり，さらに1mm以下の血管や，細いリンパ管にも使用できるクリップなども入手可能である（図7）．

また，静脈の端側吻合用に開発された半円形のクリップもあり，頭頸部再建における内頸静脈への端側吻合に多用されている．

なお，マイクロクリップにはダブルクリップもあり，離れた血管断端同士でも器械的に寄せて固定して吻合できるので，容易に吻合できる利点がある．しかし，吻合後に血管に過度の緊張がかかったりねじれが生じることもあり，著者は通常の遊離組織移植では基本的には使用していない．ただこのタイプは，基本的には切断指再接着などの際には有用と思われる．

以上の器具は繊細で破損しやすいため，消毒や保管用にラバーマットの付いたラックに入れるのがよい（図8）．

■縫合糸

血管の内壁を通す糸は，微小血管吻合を成功裏に導く重要な要素であり，その性質として細くかつ表面が滑らかで組織反応が少なく，しかも抗張力がありほどけにくいことが要求される．現時点ではモノフィラメントのナイロンが最も適した素材といえる．そして同時に，血管壁の損傷を避けるため，糸と針の接合部に段差などがない（atraumatic needle type）ことが必要である．

現在，多くのfree flapにおいて行われる血管吻合，つまり血管径が1〜2mmの場合には，9-0モノフィラメントナイロンが多用されており，基準値として糸の太さが30〜39μ，針の太さが100〜150μ，結節抗張力は0.42kgとされている．糸の長さはメーカーによって若干の違いはあるが，一般に15〜45cmである．なお，深部の血管吻合や断端が短く血管を反転できない時の吻合のために，9-0の両端針も開発されており，糸の長さは4〜5cmとなっている．

針の彎曲は，強彎（1/2 circle）と弱彎（3/8 circle）とがあり，一般には後者が用いられている．また，針先は組織損傷が少なくスムーズな組織通過性を有するようにさまざまなテーパリング加工やカッティングがなされており，少々硬い血管壁でも無理なく刺入することが可能となっている（図9）．

History & Review

● 耳鼻科領域の手術に顕微鏡を導入し，近代マイクロサージャリーの礎を築いた．
  Nylen CO: The microscope in aural surgery; Its first use and later development. Acta Otolaryngol Suppl 116: 226-240, 1954

● 手術用顕微鏡を用いて実験的に初めて微小血管吻合に成功した．
  Jacobson JH, Suarez EL: Microsurgery in anastomosis of small vessels. Surg Forum 11: 243-245, 1960

● 実験動物（犬）において世界で初めて遊離皮弁移植に成功した．
  Krizek TJ, Tani T, Desperez QQ, et al: Experimental transplantation of composite grafts by microvascular anastomosis. Plast Reconstr Surg 36: 538-546, 1965

● 世界で最初の臨床での切断指再接着の成功例の報告．
  Komatsu S, Tamai S: Successful replantation of a completely cut-off thumb. Plast Reconstr Surg 42: 374-377, 1968

● 世界で最初の遊離組織移植の臨床例の報告．
  Harii K, Ohmori K, Ohmori S: Successful clinical transfer of ten free flaps by microvascular anastomoses. Plast Reconstr Surg 53: 259-270, 1974

● マイクロサージャリーの歴史を詳細に述べている．
  Tamai S: History of microsurgery. Plast Reconstr Surg 124: 282e-294e, 2009

● マイクロサージャリーの基本手技が多数の図，イラストで詳細に述べられている．
  波利井清紀：マイクロサージャリーの基本手技．克誠堂出版，東京，2015

第5章 マイクロサージャリー

2. 練習方法

多久嶋亮彦

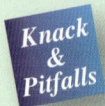

Knack & Pitfalls
◎マイクロサージャリーは特別な手技ではなく，トレーニングによって必ず習得することが可能な技術である
◎顕微鏡下のatraumaticな操作を習得する。特に，拡大視野下の操作で手指が震えないように訓練する
◎集中して練習を積めば，1〜2カ月後にはラットの血管吻合ができるようになる
◎小動物の血管を使った吻合の練習も必要であるが，ラットの皮弁移植や切断下肢再接着術も練習になる
◎上級医師が臨床で行う血管吻合を見ることも練習となる

I 手袋・人工血管での縫合練習：手術用顕微鏡・実体顕微鏡に慣れる

KEY POINTS
- 両眼視による立体視ができるようにする
- 顕微鏡下で鑷子などを動かしてみて感覚をつかむ

　実験室や研究室に設置されている手術用顕微鏡は施設により違いがあるが，基本的な構造は実際に手術に用いる顕微鏡と同じである。一方，近年販売されている練習用の実体顕微鏡は，医療用機器としては扱われておらず，焦点距離が一定であるなど，多少の構造の違いはある。しかし，医局室内などに設置すれば，研修者がいつでも練習できるため，実体顕微鏡を用いて練習を開始するのもよい。

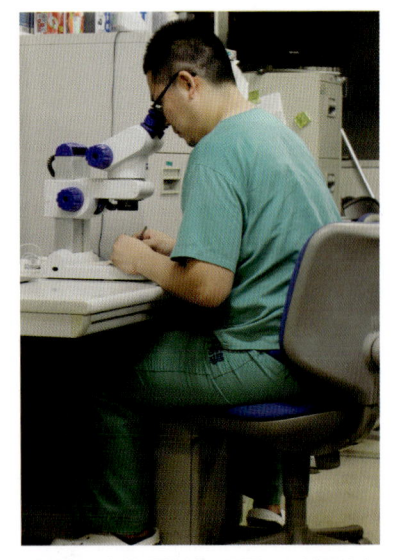

医局内に実体顕微鏡を設置して練習を行っているところ。手から前腕部をテーブル上に固定できるようにする

❶ 顕微鏡の双眼部幅を自分の目幅に調節する
　手術用顕微鏡は立体視をするために両眼視することが必要なので，まず自分の眼幅に合わせて顕微鏡の双眼部幅を調節する。

❷ 焦点を合わせる
　視野下にガーゼなどを置いて焦点を合わせる。その際，左右の視力の違いに合わせて接眼レンズの視度調節を行う。片方ずつ目をつぶって，左右ともに焦点が合っていれば視度調節ができていることになる。この視度調節は最大倍率にして行うのが正しい。

❸ マイクロサージャリー用鑷子で焦点を合わせる
　両手にマイクロ用鑷子を持ち，この先端を視野下で合わせてみる。両眼視ができており，左右ともに焦点も合っていれば，上下左右だけでなく，三次元的に鑷子の先端の位置関係を簡単に知ることができる。

II 手袋・人工血管での縫合練習：マイクロ用針糸での縫合

KEY POINTS
- ゴム手袋やシリコンシートに切れ込みを入れ，マイクロ用針糸を用いて縫合する
- Atraumatic な手技を目指す

❶ 持針器と鑷子の把持

　右手に持針器を持つ場合（右利き手術者），針先を左側に向けて縫合針の根元を持針器で把持するのが基本である．しかし，場合によっては針先を右に向けて把持することもあり，これを逆針と呼ぶ．最初は順方向に針先を向けて縫合する練習を行う．

　持針器で針を把持できたら，糸が手や持針器に絡まっていないかどうかを確認する．手首を振って糸を流すようにすると絡まない．

❷ ゴムシートの準備

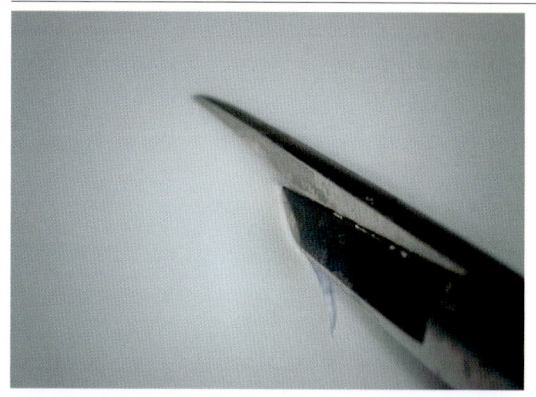

　針を刺入する方向は，右上から左下に向かって行うのが一番やりやすいので，手袋やゴムシート（以下，シートと略す）に右下から左上に向かうように切れ込みを入れる．

縫合しやすいようにシートへの切れ込みは右下から左上に入れる

❸ 針の刺入

　まず，（ロック付きの持針器であれば，ロックをはずした状態で）切れ込みの右側のシートを鑷子の腹で持ち上げ，針先がシート面に対して垂直になるところで刺入する．シートの裏側から当てた鑷子を固定して，そこに押し込むように刺入すれば，シートが引っぱられたりすることはなく刺入できる．この動作はカウンタープレスと呼ばれる．

　シートの裏側から針の先端が出たら，そのまま鑷子でつかんで針を抜く．抜く際にも抵抗があってシートが引っぱられるようであれば，今度は右手の持針器をシートの左側に押し当てて，カウンターをかければシートが引っぱられずに針は抜ける．

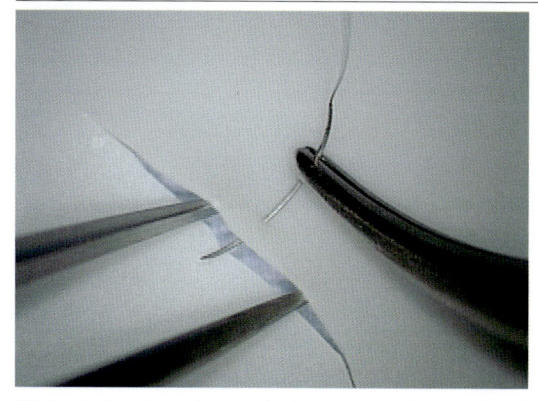

鑷子でカウンタープレスをかければシートを引っぱらずに針を通すことができる

❹ 針の再刺入

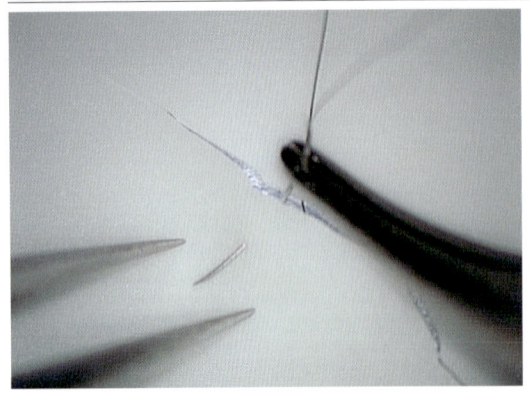

針が抜けたらもう一度針を右手の持針器でつかみ，鑷子で今度は切れ込みの左側のシートをつかんで持ち上げ，垂直に針を刺入する。必要に応じてカウンターをかけながら，できるだけシートが引っぱられないように針を通す。

対側も同様に鑷子でカウンタープレスをかけて針を通す

❺ 糸の縫合

縫合はロック付きの持針器の場合とそうでない場合によって方法が違う。ロック付きの持針器の場合，ロックして針を持ったまま術野におき，両手に鑷子を持って縫合を行う。ロック付きでない持針器の場合は，持針器をそのまま用いて器械結びを行う。結紮方法は通常の針糸での結紮と同様であるが，常に結び目が順になるようにする。ゴムが厚く半結びをした時に結び目が緩むような時は，初回を二重にして外科結紮を行う。

Advice
・3回結ぶと糸の切れ端の向きが縫合線に平行となりやすく，次の縫合の邪魔になる。9-0以下の細い糸での縫合は，2回結びでよい。

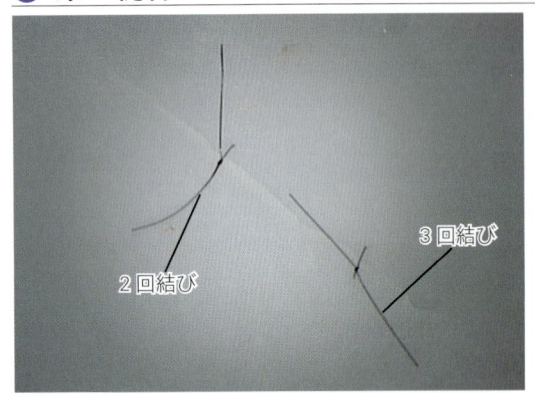

3回結びをすると，糸が縫合線に平行となるため，次の縫合の邪魔になる

III 手袋・人工血管での縫合練習：人工チューブを使った練習

KEY POINTS
● 後壁に針がかからないように運針する

手袋やシートでの縫合練習が終わったら，シリコン製の人工チューブなどで練習を行う。最近はマイクロサージャリー練習用人工チューブ（Exsurg®，メディカルU&A社）が市販されているので，これを用いて血管吻合の練習を行うのもよい。

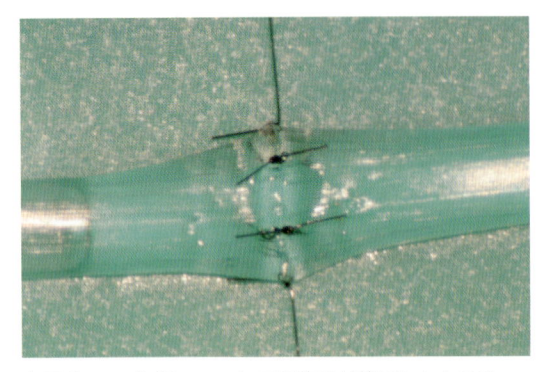

人工チューブ（Exsurg®）での吻合が終了したところ

しかし，実際の血管とは違う点が多くあるため，注意が必要である．まず，実際の血管吻合の場合，鑷子の先端で血管内壁を損傷しないように外膜をつかんで，あるいは鑷子の横腹で血管内壁を持ち上げる（カウンタープレス）ようにして針を刺入するが，人工チューブには外膜がないのでつまみ上げることが難しい．このため，チューブ断端を鑷子の先端でつまみ上げる必要があるが，これは実際の血管吻合では決して行ってはならないことである．また，人工チューブは比較的硬いので，先述したようなカウンタープレスをかける必要がないことが多い．人工チューブでの練習はあくまでも顕微鏡による拡大視野下で管腔を吻合する練習のためのものであることを認識しておく必要がある．

IV 鶏肉の血管などを使った練習

KEY POINTS
- 人体の血管に近い質感をもつ鶏肉は，小動物を使う練習の前段階に有用である

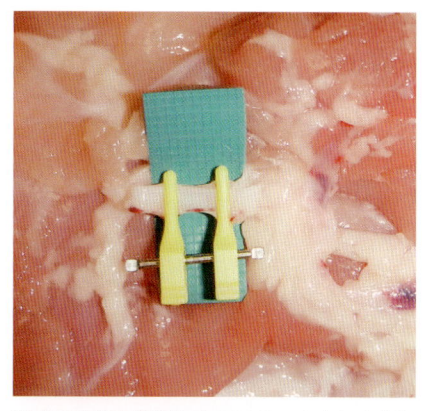

鶏肉などの血管は人工チューブと比較して，質感などが人体の血管に近いため，より実践的な練習が可能である．動物愛護の観点からも，練習だけのためにラットを犠牲にすることが控えられる現在では，重要な練習材料ということができる．

鶏肉の血管を確保したところ．太さも十分にあり，練習に適している

V 小動物を用いた血管吻合の練習：使用血管の準備

KEY POINTS
- 生きた小動物を使っての基本的な血管吻合の練習は，ラットの腹部大動静脈，大腿動静脈，総頸動脈，内頸静脈などが有用である
- 臨床に移る前には，生きた小動物での練習は必須である
- 小動物は「動愛法」のほか「実験動物の飼育及び保管等に関する基準」に従って愛護的に扱う

以下，3種類の動静脈を用いて最初に端々吻合の練習を行う．まず，想定する吻合部の近位側，遠位側でマイクロ用クリップを用いて動脈を挟み，マイクロ用直剪刀で動脈を切離する．次に，生食100mlに対して5ml（5,000単位）のヘパリンで作成したヘパリン加生食水溶液で血管内腔を洗浄し，血餅などがないようにきれいにしておく．静脈も同様の処理を行う．

第5章 マイクロサージャリー

● 腹部大動静脈

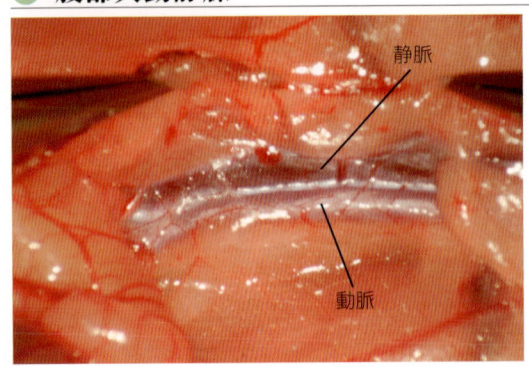

大網，腸管をよけ，正中部を展開して腹部大動静脈を露出する

ラットに全身麻酔をかけて固定した後，腹部正中を切開する。23G 針を曲げて作成した筋鉤を用いて大網，腸管をよけ，正中部を展開する。拍動が強いので後腹膜脂肪内を走行する腹部大動脈の位置はすぐにわかる。吻合は腎動静脈と総腸骨動静脈の間で行うので，そこを中心に動静脈の剥離・露出を行う。

Advice
・腸管動静脈，腎動静脈などの分枝の処理は行わなくても血管吻合をするスペースは確保できる。しかし，腹部大動脈から派生する小動脈枝は確実に凝固，あるいは結紮切断しないと大出血を起こしてラットが死亡する。

● 大腿動静脈

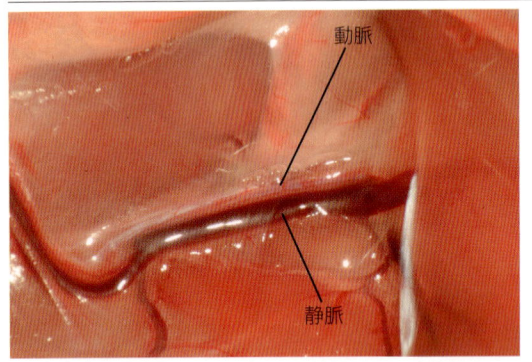

鼠径部の皮膚を皮弁状に反転すれば，すぐに大腿動静脈が確認できる

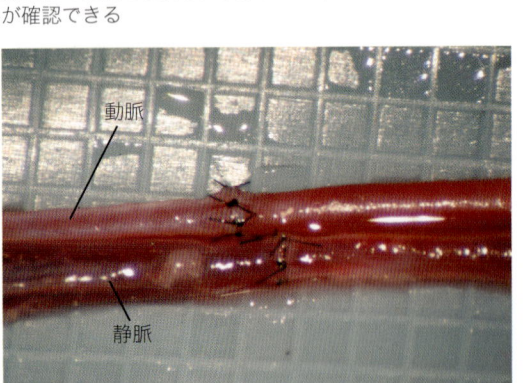

鼠径部の皮膚を皮弁状に反転し大腿動静脈を確認する。

大腿動静脈からは浅下腹壁動静脈などいくつかの分枝が見られるが，これらをバイポーラによる焼灼，あるいは 6-0 ナイロン糸による結紮を行い処理して動静脈の露出を行う。

Advice
・下方に分枝する深大腿動静脈を損傷しやすいので注意してこれを剥離し，処理する。
・血管吻合は深大腿動静脈の中枢側で行うことが多い。

大腿動静脈の吻合が終了したところ

● 総頸動脈・内頸静脈

頸部皮膚を縦に切開し，総頸動脈・内頸静脈を剥離・露出する。分枝が少ないので露出は簡単であるが，血管の位置が深いので血管吻合は難しいため，血管吻合の練習としては最後に行う。

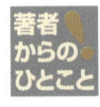

著者からのひとこと
血管を切離すると緊張のため両血管断端がかなり離れる。このため，最初はダブルクリップを用いた方が血管吻合に入りやすいが，シングルクリップでの練習も必要である。

VI 小動物を用いた血管吻合の練習

KEY POINTS
- 小動物を用いれば，吻合後に血管が開通しているかどうか確認することができる

● 動脈の端々吻合

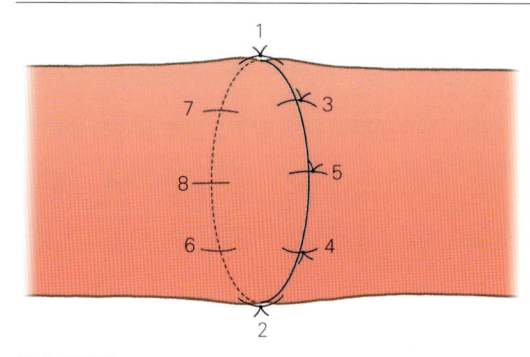

縫合の順番

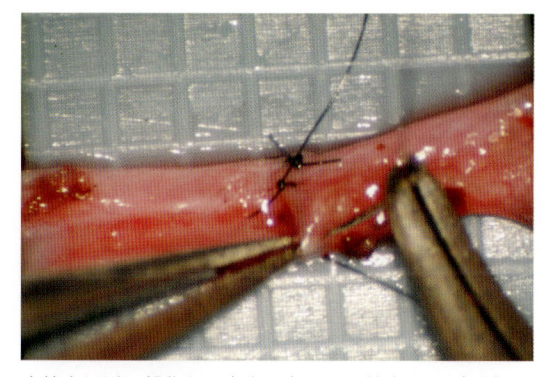

　前述したように針は右上から左下に通すのが一番やりやすい。血管吻合の練習初期は，ラットごと回転させて血管が吻合しやすい位置になるようにセッティングしてもよい。前述したいずれかの動脈の準備が終了したら，9-0ないしは10-0の針付きナイロン糸で吻合を行う。人体の動脈よりもラットの血管は弾力がないので，動脈であっても静脈吻合で行うように支持糸を両端においた方が吻合しやすい。糸をかける順番は，術者によって好みがある。われわれは両端に支持糸を掛けた後，支持糸に近い部分より中央に向かって縫合することが多い。支持糸の中央を最初に縫合する人もあるが，内腔の確認が難しくなる。

支持糸に近い部分から中央に向かって縫合する（写真は後壁の縫合を示す）。鑷子を内腔に入れカウンタープレッサーとし，針が動脈全層を刺通するようにする

● 静脈の端々吻合

　ラットの静脈は手術に用いる人体の静脈よりさらに柔らかく脆いため，技術を要する。しかし，ラットの静脈を問題なく吻合できるようになれば実際の血管吻合を行うことができると自信をもって望みたい。吻合の手順としては動脈と同じであり，支持糸を両端におくことも動脈と同様である。この際，両端の支持糸をバックシートにtrap door状に入れた切れ目に引っかけるようにして引っぱっておくと縫合しやすい。

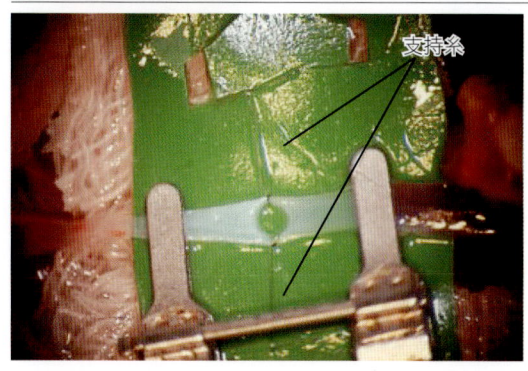

両端の糸はバックシートにtrap door状に入れた切れ目に引っかけるようにして支持糸とすると縫合がやさしくなる

第5章 マイクロサージャリー

VII ラットを用いた遊離皮弁移植術

KEY POINTS
- 各種動静脈の剥離，露出，血管吻合が問題なくできるようになったら，練習の最終ステップとして行う
- ラットからも数種類の遊離皮弁は採取できるが，練習としては，浅下腹壁動静脈を茎とする皮弁を総頸動脈と内頸静脈を移植床血管として移植を行う

❶ デザインと皮弁の挙上

鼠径部を中心として楕円状の皮弁をデザインし，腹部側から皮弁を挙上していく。浅下腹壁動静脈周囲の剥離と，大腿動静脈からの他の分枝を処理した後，遠位の大腿動静脈を結紮し，大腿動静脈を茎とする皮弁を挙上する。移植床血管の準備の間，4％キシロカイン，パパベリンなどの血管拡張剤を用いて血管攣縮を取り除いておく。

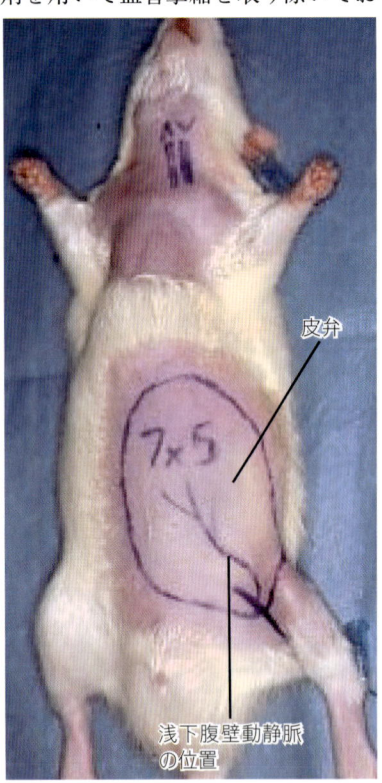

❷ 総頸動脈と内頸動脈の剥離

頸部正中を切開のうえ，左右どちらかの頸部で総頸動脈と内頸静脈を剥離する。まず，動脈にクリップをかけたうえで，吻合がしやすいように外頸・内頸動脈が分岐する直前で切離する。内頸静脈も同様にできるだけ末梢側で切離する。

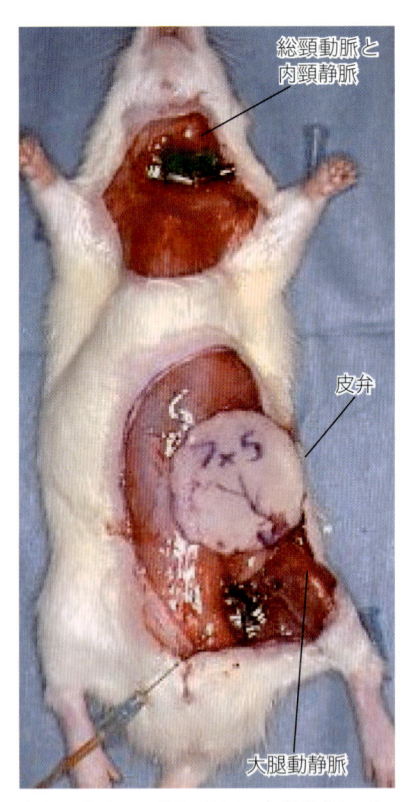

浅下腹壁動静脈・大腿動静脈を茎とする腹部の皮弁をデザインしたところ

皮弁の挙上と，総頸動脈と内頸静脈の剥離が終了したところ

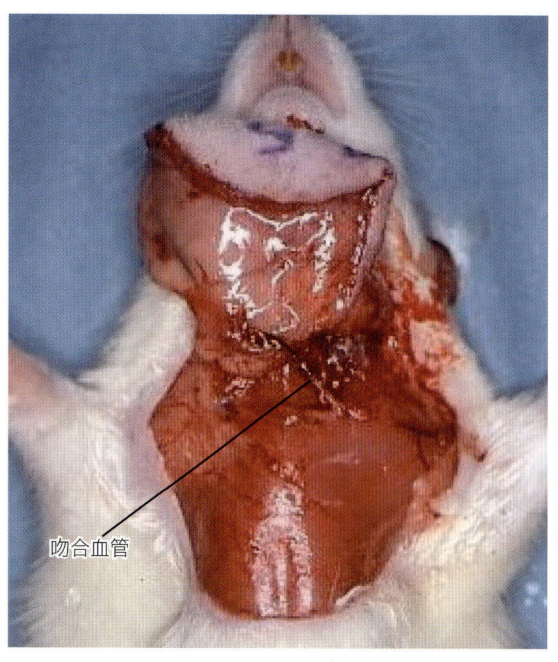

❸ 動静脈の切離

③鼠径靭帯近くで動静脈を切離し，皮弁を頸部にセッティングする。ここでも右上から左下にかけて針を通せるように血管の準備を行う。これまでの血管吻合と違い，上下の角度もあるが，小さなガーゼなどを血管の下に置いて，できるだけ水平に吻合が行えるようにしておく。

❹ 血管吻合

皮弁血管と移植床血管の口径差は多少あるものの，特殊な吻合法を要するほどのものではなく，血管吻合の手順はこれまでと同様である。

❺ 血行を再開する

吻合後，クリップをはずし，皮弁への再還流を行う。血管径のねじれなどがないように皮弁を縫着し，手術を終了する。

皮弁移植術後，1週間程度まで皮弁が生着していれば手術は成功したと考えてよい。5回程度の皮弁移植術に成功すれば，自信をもって臨床の場に臨める。

皮弁を頸部にセッティングし，血管吻合を開始する

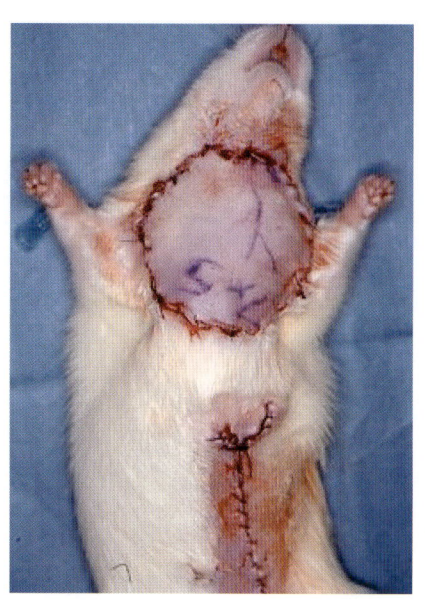

吻合血管

皮弁移植術が終了したところ。皮弁の色調から血行に問題ないことがわかる

History & Review

● マイクロサージャリー発展期における金字塔的洋書。
　Harii K: Microvascular tissue transfer. Ikagu-shoin, Tokyo/ New York, 1983
● イラストが多く，理解しやすい入門書。
　菅原康志：すぐに使える血管吻合の技 インストラクション マイクロサージャリー．克誠堂出版，東京，2009
● 血管吻合の基本から遊離皮弁の実際まで詳述されている。
　百束比古：皮弁外科・マイクロサージャリーの実際．形成外科診療プラクティス．文光堂，東京，2010
● マイクロサージャリーの基本手技が多数のイラストと臨床例で示されている最新の書。
　波利井清紀：マイクロサージャリーの基本手技．克誠堂出版，東京，2015

第5章 マイクロサージャリー

3. 微小血管吻合法

朝戸裕貴

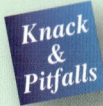

Knack & Pitfalls
◎顕微鏡操作は背筋を伸ばしてあごを引き，正しい姿勢で行う
◎手関節から前腕の固定は手ぶれを防ぐために重要である
◎吻合前に血管の剥離操作による攣縮を十分に解除しておく
◎全周の吻合に8針以上かけることができる太さの縫合糸を選択する
◎吻合手技においては，外膜成分が内腔に入り込まないよう，血管の内膜を正しく合わせる（内膜同士の coaptation）ことが一番重要である
◎針はできるだけ血管壁に垂直に刺入し，結紮の際に吻合面で血管の断端が軽く外反するように結紮の強さを調節する
◎吻合部血栓に対し，早期発見，再吻合のできる体制を整えておく

準備と術野

■顕微鏡のセッティング

手術用顕微鏡のセッティングは以下の順序で行う（図1）。
①術者の椅子の高さを顕微鏡やバイポーラのフットスイッチが使用しやすい高さに調整する。
②背筋を伸ばしてあごを引いた体勢で顕微鏡をのぞき，手術台を手元操作のしやすい高さに合わせる。
③吻合操作に際し，両前腕から手首を固定して繊細な操作がしやすいように，滅菌布などでアームレストをつくる。
④吻合部周囲の術野に生食ガーゼを敷き，血管吻合部以外の術野の乾燥を防ぐとともに，糸や針が紛失しにくいようにする。

■吻合血管の準備

①吻合する血管はなるべく長く剥離し，それぞれの断端近くにクリップ（クランプ）をかけ，術野の中央に寄せて緊張なく吻合可能であることを確認する。
②直接吻合することが困難な場合は静脈移植（動脈移植）の併用を検討する。
③動脈吻合においては中枢側断端のクリップをはずして，勢いよく出血することを確認する（図2-a）。
④出血の勢いが悪い場合は塩酸パパベリン希釈液（2～5倍希釈液）などで血管の攣縮を十分に解除する。
⑤静脈吻合においては末梢側断端のクリップをはずしてうっ血を解除しておく。
⑥血管内腔はヘパリン添加生食水（20～40単位/cc）で洗浄し，鑷子を入れてゆっくり開く操作によって，吻合する双方の血管の太さをなるべく合わせるようにする（図2-b）。

血管の口径を拡大する方法として，断端を斜めにカットする方法や，断面の一部に切開を入れる方法（フィッシュマウス法）などがある（図2-c）。これらの方法は血管壁の薄い静脈に対しては用いやすいが，動脈の場合は血管壁に厚みがあるため，吻合に際して内腔をしっかり合わせることが困難な場合もある。

血管クリップには両方のクリップが連結されたダブルクリップと通常のシングルクリップがある。ダブルクリップの場合，吻合操作の途中でクリップをかけ直すなどの応用的な操作は行いにくいが，術野が固定されて吻合操作や血管の反転操作が行いやすいという利点がある。通常はシングルクリップで対応できるが，吻合部に多少緊張がかかりそうな場合，ダブルクリップをかけて血管断端を中央に寄せてから吻合を行う方法も有用である。

実際の吻合手技には端々吻合と端側吻合がある。端々吻合の場合は吻合する血管の吻合断端面が術者から見て横方向に並ぶセッティングが最も操作が行いやすい。

端側吻合においては逆に縦方向に並ぶセッティングとするのが操作しやすい。術者が右利きであれば右下左上の斜め方向に並んだ場合，操作がし

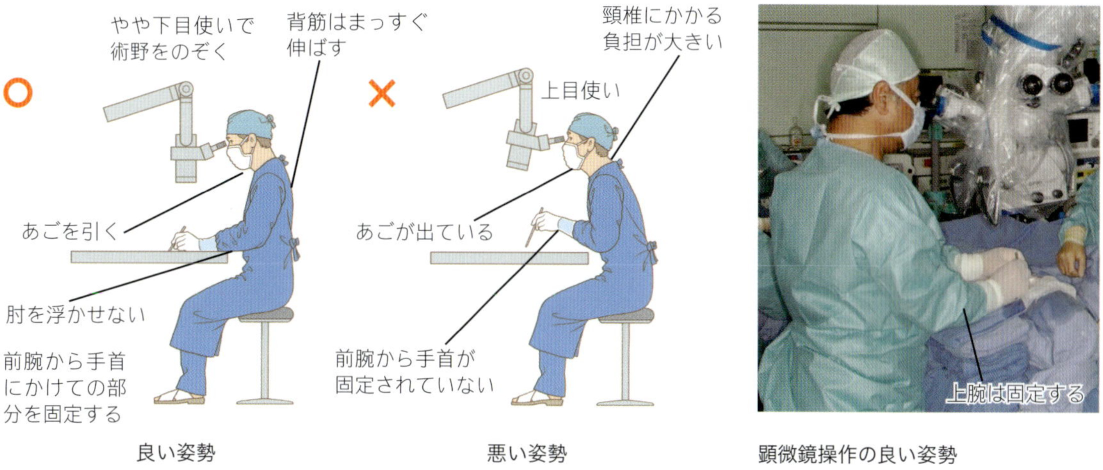

3. 微小血管吻合法

図1 姿勢

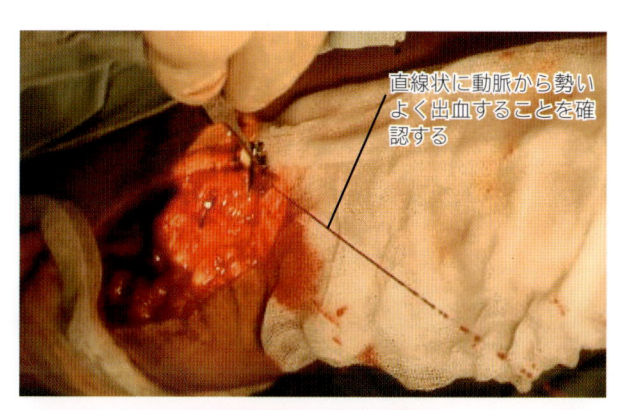

良い姿勢
- やや下目使いで術野をのぞく
- 背筋はまっすぐ伸ばす
- あごを引く
- 肘を浮かせない
- 前腕から手首にかけての部分を固定する

悪い姿勢
- 頸椎にかかる負担が大きい
- 上目使い
- あごが出ている
- 前腕から手首が固定されていない

顕微鏡操作の良い姿勢
- 上腕は固定する

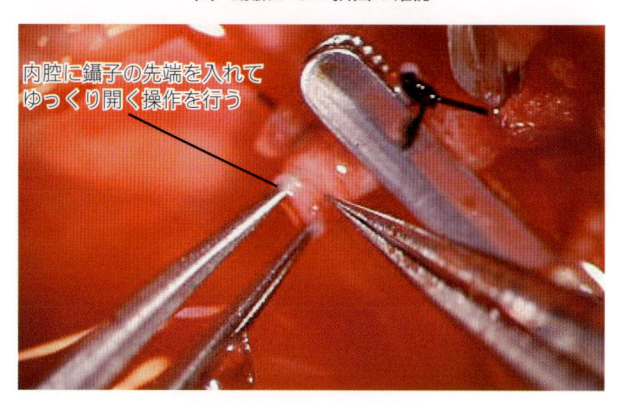

（a）動脈からの拍出の確認
- 直線状に動脈から勢いよく出血することを確認する

（b）鑷子を用いた内腔の拡大
- 内腔に鑷子の先端を入れてゆっくり開く操作を行う

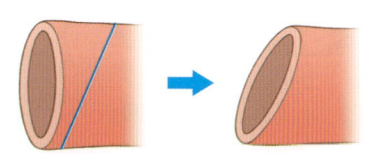

（c）血管口径を拡大する方法
- 血管断面を斜めにカットする方法
- フィッシュマウス法

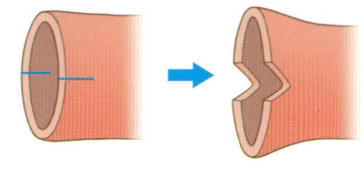

図2 吻合血管の準備

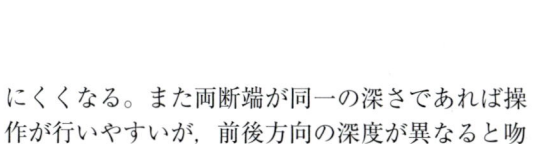

にくくなる．また両断端が同一の深さであれば操作が行いやすいが，前後方向の深度が異なると吻合操作は難しくなる．血管の断端面が操作しやすい方向に並ぶよう，術者の向きを調整し血管の裏側に生食ガーゼを置くなどの工夫を行って，吻合前の術野の準備を整える．

201

第5章 マイクロサージャリー

微小血管吻合の原則

　微小血管吻合の操作では，吻合部で内膜同士が接着し，隙間に微小な血栓を生じないようにすることが重要である．吻合に通常用いられるのは9-0，10-0，11-0のナイロン糸であるが，どの太さの糸を用いるかの目安として，吻合血管の全周で8針以上結節を作ることのできる太さの糸を選択するのが安全である（図3）．実際上は内径1.5mm以上であれば9-0，0.8mm以下なら11-0，その中間は10-0という選択になる．

　吻合に際して，針は血管壁に垂直に刺入し，内腔から出す際もできるだけ垂直に刺出する．こうして結紮すれば内膜が軽く外反し，密着しやすい（図4-a）．針を斜めに刺入および刺出すると，結紮の際に外膜成分が吻合部に入り込みやすいので注意が必要である（図4-b）．吻合血管断端に鑷子をカウンタープレッサーとして挿入し，確実に縫合針を内膜まで貫通させる（図5）．

　吻合の操作中は針先を凝視すると手先が震えやすくなる．利き手でない側で操作する部分に視線をおくことが繊細な作業一般に通用するコツであり，血管吻合においては利き手側の針先を凝視するのではなく，針先が向かっていく対象（血管壁や鑷子など）に視線を向けるのがよい（図6）．

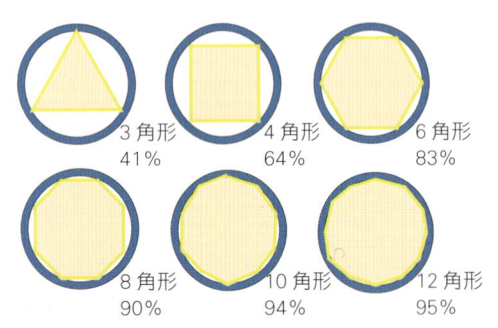

図3　吻合面と結節数の関係
円に内接する正多角形で，円の面積の何％をカバーできるかを示す模式図．8角形であれば約90％，10角形なら約94％となる．

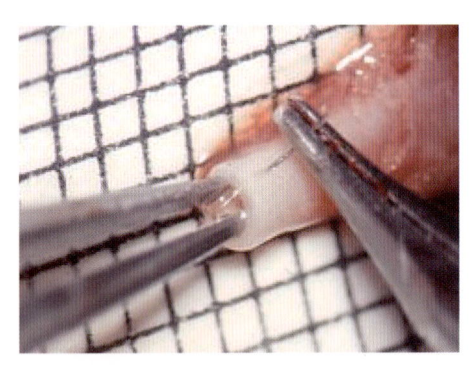

図5　針の刺入操作
鑷子の先端を少し開いた状態でカウンタープレッサーとして血管内腔に挿入し，縫合針は鑷子先端の間隙に向けて血管壁を貫通させる．

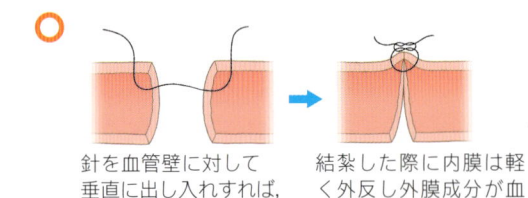

(a) 垂直に出し入れする
針を血管壁に対して垂直に出し入れすれば，結紮した際に内膜は軽く外反し外膜成分が血管内に入り込みにくい．

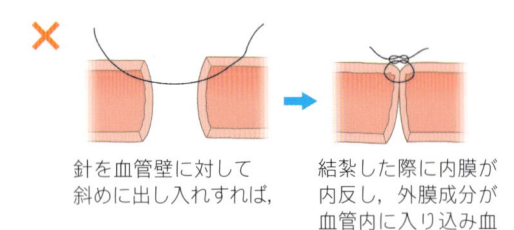

(b) 斜めに出し入れする
針を血管壁に対して斜めに出し入れすれば，結紮した際に内膜が内反し，外膜成分が血管内に入り込み血栓の原因となりやすい．

図4　針の刺入角度と結紮の状態

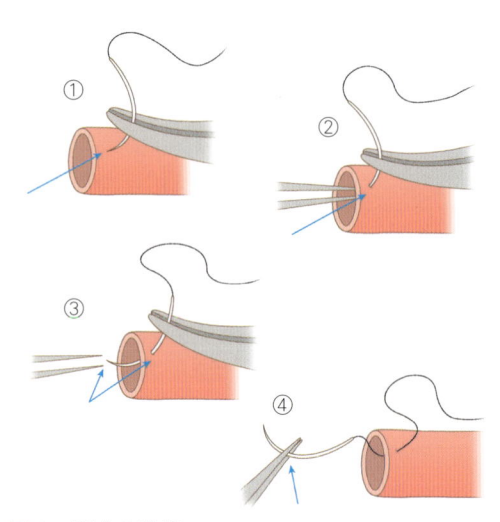

図6　術者の視線
針の刺入操作の一連の動き（①～④）における術者の視線を示す（→）．

術後管理とモニタリング

　血管吻合後は微小血管の拡張作用を有するプロスタグランディンE_1製剤（パルクス®など）が広く使用されている。血栓形成を抑える目的の抗凝固薬（ヘパリンなど）は，術後出血が増加する恐れもあるため，切断指再接着など術野が小さい場合のみの使用とした方がよい。吻合血管の開存をモニターする方法として，ドップラー血流計で動静脈の音を聴取する方法は広く用いられているが，近接した部位にある他の血管の音と混同しないよう，主要血管から離れた位置で聴取する必要がある。遊離皮弁移植の場合は移植皮弁の色調を観察することが最も確実であり，皮弁が蒼白になったら動脈血栓，暗紫色になったら静脈血栓を疑う。このほかに，皮膚温や酸素分圧を指標とするモニタリングも報告されている。

　いずれのモニタリング方法であっても，吻合部の血栓形成が疑われる場合には可及的すみやかに緊急手術として開創し，吻合部を直接確認することが重要である。吻合血管に血栓形成が見られたら，吻合部の前後で血管を切離し，断端に残った血栓をすべて洗い流して顕微鏡下に再吻合を行う。皮弁移植の場合，動脈血栓に比べて静脈血栓は再手術によって救済できる確率は高い。

　以下，本稿においては術者が右利きであることを前提に解説するので，左利きの場合は左右を反転させて理解していただきたい。

I　動脈吻合：端々吻合

KEY POINTS
- 前壁の縫合を行ってから血管クリップを反転させて後壁の縫合を行う
- 前後壁とも最後の2針は針だけ通しておいて，最後に結紮を行う（untied suture）

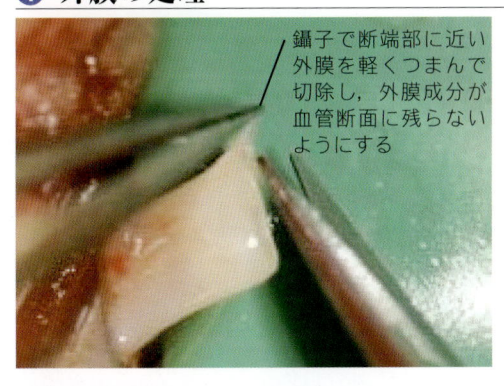

❶ 外膜の処理

鑷子で断端部に近い外膜を軽くつまんで切除し，外膜成分が血管断面に残らないようにする

　血管の外膜成分が内腔に入り込むと血栓を生じるので，余分な外膜は切除する必要がある。断面近くの外膜を少し引っぱって切除し，きれいな血管断面を確保する程度の外膜切除を行う。

Advice
・針の刺入部を越えて外膜を切除しすぎると，結紮の際のクッションが失われるため，結紮の力加減によって内腔側の刺入・刺出部も損傷しやすくなる。したがって外膜切除は最小限に留めるつもりでよい。

❷ 上下2針の支持糸をかける

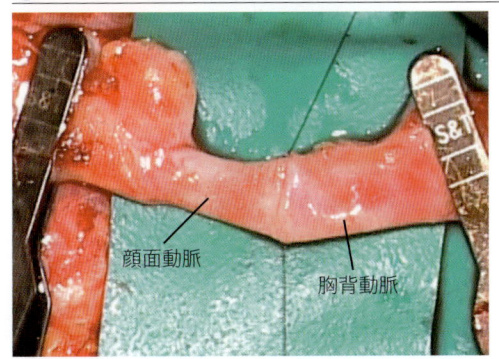

顔面動脈　胸背動脈

以下，I では顔面動脈と胸背動脈の端々吻合を示す

　結紮後の糸は少なくとも一方を長く残し，必要に応じて牽引しながら操作が行えるようにする。結節縫合においては，正結紮で2回結びが原則である。3回結ぶと結紮糸が縦方向になって次の縫合の邪魔になる。多少の緊張がかかる場合など2回結びで不安な場合は外科結びとする。

　最初の1針目と2針目は完全に180°反対側にかける必要はなく，150°程度反対側にかけるくらいでよい。その分，前壁縫合の結紮の数はクリップ反転後の後壁縫合の結紮数よりも少なくなる。

第5章 マイクロサージャリー

❸ 前壁の縫合と結紮

　上下から中央に向かって順に前壁を縫合していくが，前後方向で奥側に位置する部分を先に縫合する。通常血管クリップの先側（術者と対側の位置）の方が奥まっていることが多いので，そちらを先に縫合した方がその後の操作が行いやすくなる。最後の2針は針を通しておいてから，最後に結紮操作を行う（untied suture）。

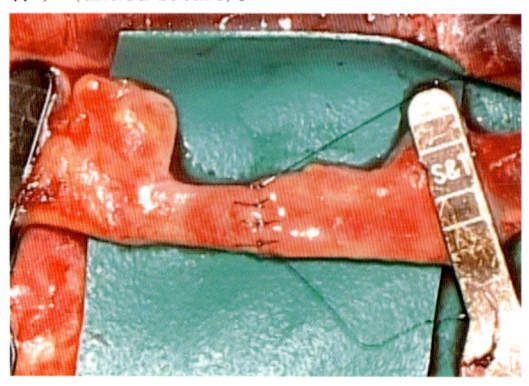

前壁の縫合を終了したところ

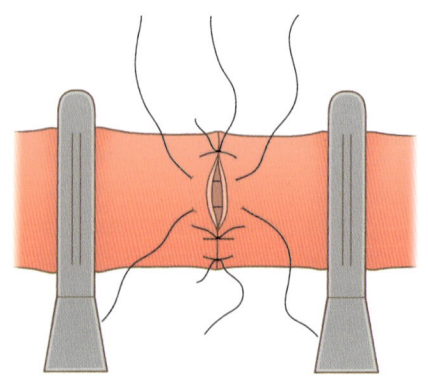

untied suture
最後の2針分は結紮せず，針をかけ終わってから順次結紮する

❹ 血管クリップを反転させる

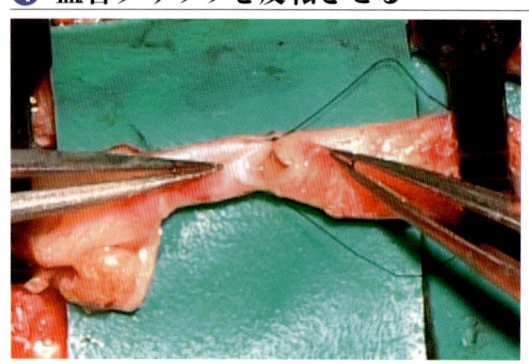

クリップを反転させたら内腔から結紮の状態を確認する

　まず前壁の縫合を内腔側から観察し，外膜成分が血管内側に露出していないことを確認する。前壁の1針目と2針目に長く残していた糸の端を支持し，血管クリップの先端側（前後方向で奥に位置する側）から縫合を行っていく。

Advice
・前後方向で手前に位置する側を先に縫合してしまうと，内腔が確認しにくくなって奥側の縫合操作が余計に難しくなってしまう。上下どちらを縫合するかについては，操作しにくい側から先に縫合するのがよい。

❺ 最後の2針は前壁縫合時と同様 untied suture とする

　最後の結紮を行う前に血管内腔にヘパリン添加生食水を充満させ，血管自体がよく膨らむことを確認してから結紮し，長く残した糸も短く切って吻合操作を終了する。
　クリップを再度反転してもとの位置に戻し，末梢側から先にクリップを解除する。大きな漏れがないことを確認してから中枢側のクリップをはずして血流を再開する。

Advice
・吻合する血管に口径差がある場合，細い方の血管内径をなるべく拡張するが，前壁あるいは後壁の一方のみで口径差を合わせようとするのではなく，吻合に際して全周かけて口径差を少しずつ合わせていくように心がける。このためには，支持糸の2針目を最適な位置にかけることが重要である。
・血管壁の厚さに差がある時はバイトの大きさ（血管断端から針刺入部までの長さ）を変化させて内膜の coaptation を図る。吻合する血管それぞれのバイトの大きさと血管壁の厚みを合わせた長さが等しくなるようにバイトの大きさを調整し，壁の薄い血管寄りで結節ができるように結紮すれば内膜同士を合わせやすくなる。
・動脈硬化により血管の内膜が剥がれやすくなっている場合，内腔を拡張する操作や血管に針を刺入す

る操作によって内膜を損傷する危険がある．血管の攣縮を十分に解除しておき，血管内腔を拡張する操作はできるだけ慎重に行うことと，なるべく血管の内側から外側へ血管壁に垂直に針を刺出する操作で吻合を行うことが重要である．内膜と中膜が剥がれている場合も，両者合わせて血管壁に垂直に針を刺通させる．セッティングによってはあえて縫合針を逆向きに把持して逆方向（左側の血管に刺入し右側の血管内から刺出する）に吻合操作を進めるか，次に述べる非反転後壁縫合法を用いることもある．

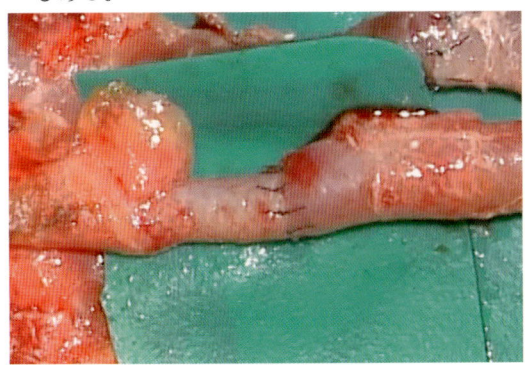

後壁縫合後，クリップをはずし血流を再開する

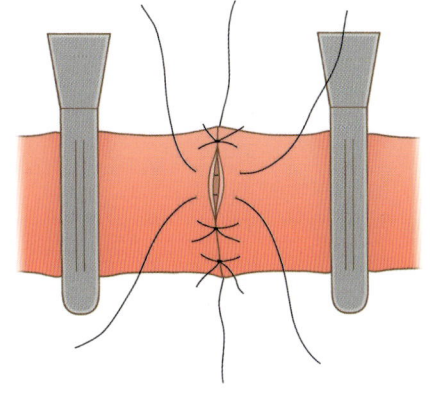

後壁の縫合
最後の2針は前壁と同様に untied suture とする

II 動脈吻合：非反転後壁縫合法

KEY POINTS
- 血管クリップを反転させず後壁から先に縫合する方法である
- 前壁は通常の端々吻合に準じて行う

　生体肝移植の肝動脈吻合など，深い術野で動脈吻合を行う場合には，前壁縫合後に血管クリップを反転できないことも多い．前壁縫合，クリップ反転，後壁縫合という典型的な縫合手順が行えない場合には，後壁から先に縫合していく非反転後壁縫合法（back-wall suture technique）を用いる．

❶ 第1針目は，左側の血管に奥から手前に向けて針を刺入する

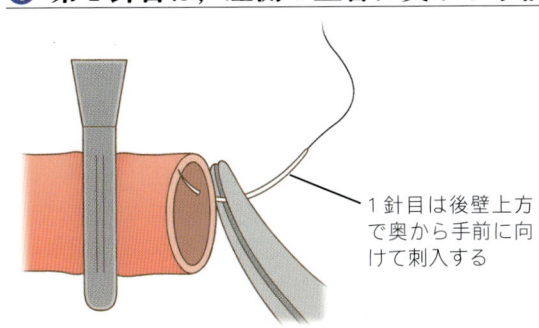

この第1針目を後壁上方の術者から最も遠い位置にかけることが重要である．後で第1針目よりも奥側に結紮を加えることは難しいからである．

1針目は後壁上方で奥から手前に向けて刺入する

第5章 マイクロサージャリー

❷ 右側の血管には手前から奥に針を刺出する

血管内側から外側へ向けて，術者から見て手前から奥に針を刺出する。血管壁に垂直に刺入，刺出することが重要である。

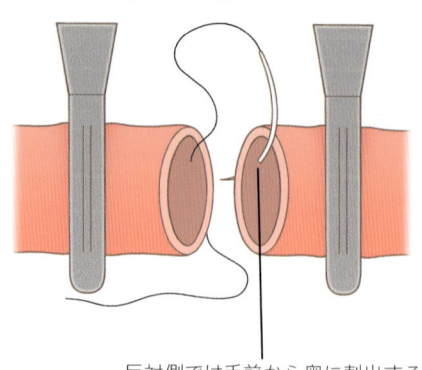

反対側では手前から奥に刺出する

❸ 両方の糸を奥へ押し込みながら結紮する

内腔を軽く外反させるように結紮操作を行う。

❹ 第2針目以降は，前の結紮の手前側で同様の結紮操作を進める

奥に押し込むように結紮し，上方から下方へ順に進めていく

こうして後壁上方から下方に順次結紮を作っていく。

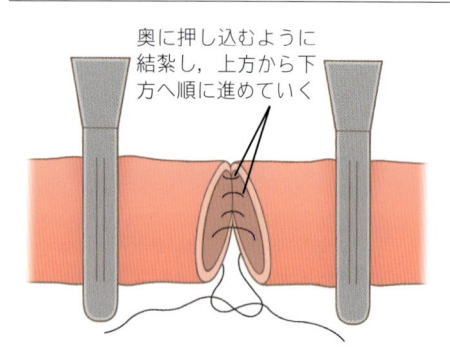

❺ 後壁の縫合が終了したらクリップを反転することなく引き続き前壁縫合を行う

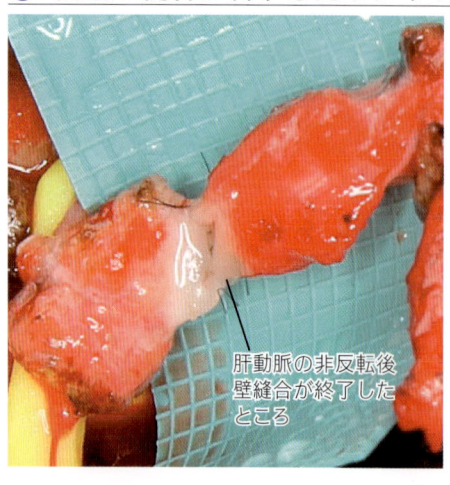

上下に支持糸をかけてから端々吻合に準じて前壁縫合を行っていく。上下から中央に向けて縫合を進め，中央部での最後の2針は untied suture とする。

Advice

・術野が狭く深い場合，この吻合法で持針器を使って後壁を奥から手前に向けて針を刺入する操作を的確に行うことは困難である。このような場合には「両端針付きマイクロ縫合糸」を用いて，血管の両断端とも血管内腔から外へ，手前から奥に向けて針を刺入する動作で非反転後壁縫合を行う方法も有用である。

肝動脈の非反転後壁縫合が終了したところ

III 動脈吻合：端側吻合

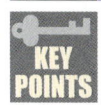

KEY POINTS
- 移植床動脈末梢の血流を維持したい場合（頭頸部の外頸動脈本幹や下肢の再建など）などに適用される
- クリップを反転させることが困難な場合が多いため，非反転後壁縫合を用いて後壁から操作を開始する

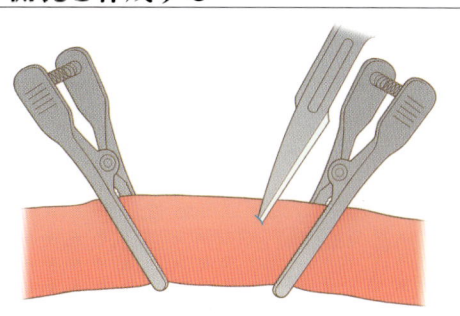

❶ 側孔を作成する

11番メスを用いて移植床血管に1カ所，血管全層を貫通する小孔を作成する。

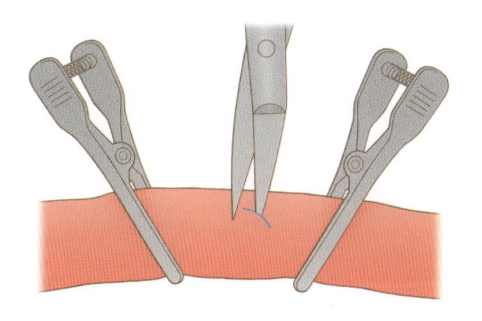

次いで剪刀を用いて側孔を作成していく。側孔は正円形ではなく長軸方向に長い楕円形となるように作成する。

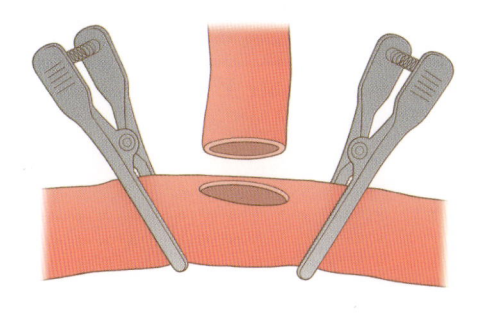

側孔の口径が小さいと吻合部が狭窄した形となってしまうため，吻合血管の口径をなるべく拡張しておき，その大きさに合わせて側孔を作成する。

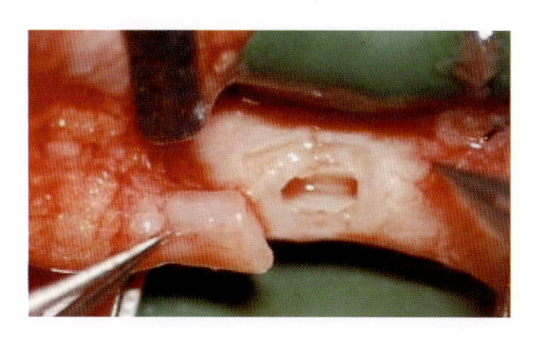

動脈端側吻合のセッティング

Advice
・非反転後壁縫合で後壁の操作を行うため，血管のセッティングは移植床動脈が横方向に並ぶ形，すなわち縫合面が縦方向に並んだ形とした方が，縫合操作は行いやすい。

❷ 非反転後壁縫合の要領で後壁を縫合する

　第1針目は左端に近い後壁部から開始する。まず移植床血管に針を刺入し，相手の血管から刺出して糸を奥に押し込みながら結紮する。その後，順次右側へ縫合を進めていく。

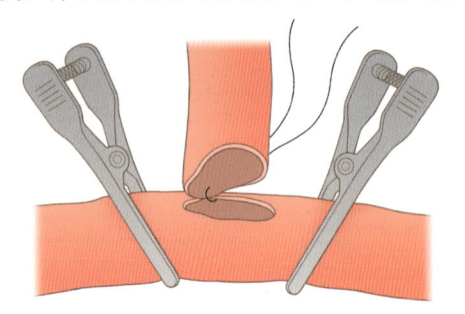

第1針目は非反転後壁縫合の要領で後壁の左側にかける

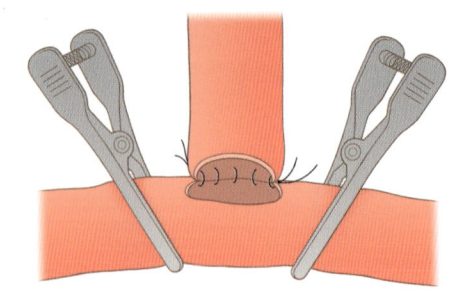

左側から右側に向かって順次後壁の縫合を行っていく

❸ 前壁を縫合する

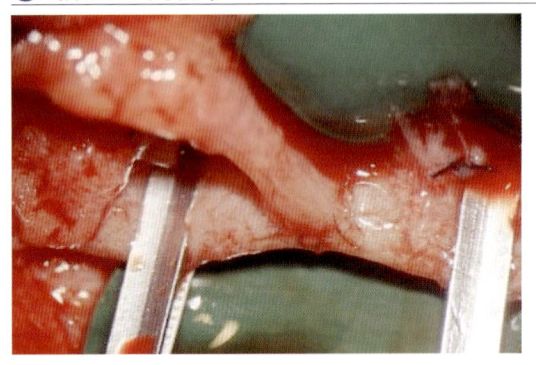

　前壁は通常の結節縫合を行う。左右から交互に縫合を行っていき，中央部の最後の2針は untied suture とする（⑦）。最後の結紮前に内腔をヘパリン添加生食水で満たし，吻合終了後は graft 側の動脈，移植床動脈の末梢側，そして同じく中枢側の順にクリップを解除する。

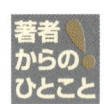

著者からのひとこと
端側吻合においては，主要な動脈を用いることが多いため，不意の出血であわてることのないよう，ブルドック鉗子など丈夫な血管クリップ器具を使用するのがよい。

⑦後壁に次いで前壁の縫合操作を終了したところ

Ⅳ 動脈吻合：動脈（静脈）移植

KEY POINTS
- 動脈移植の移植動脈として採取しやすいのは橈骨動脈，下腹壁動脈など種類が限られる
- 生体肝移植における動脈吻合以外の場合は，通常動脈移植の代わりに静脈移植が行われている
- 口径の大きな移植静脈として大伏在静脈や橈側皮静脈，切断指の場合など小口径の移植静脈として手関節や手背・足背の皮静脈がよく用いられる

❶ 動脈欠損部の両端に血管クリップをかける

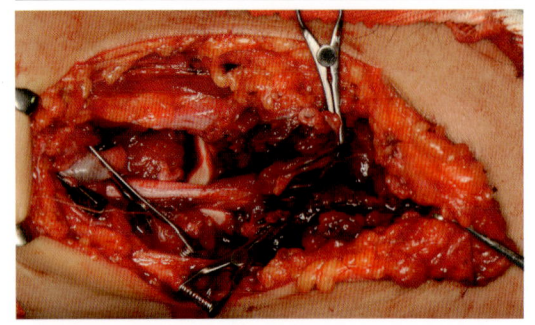

　血管断端の余分な外膜は切除してきれいな断面を作成し，近位部の血管からの拍出が良好なことを確認しておく。また必要な移植血管の長さを計測しておく。

外傷による肘部の動静脈欠損

❷ 移植血管を採取し，その両端に血管クリップをかけておく

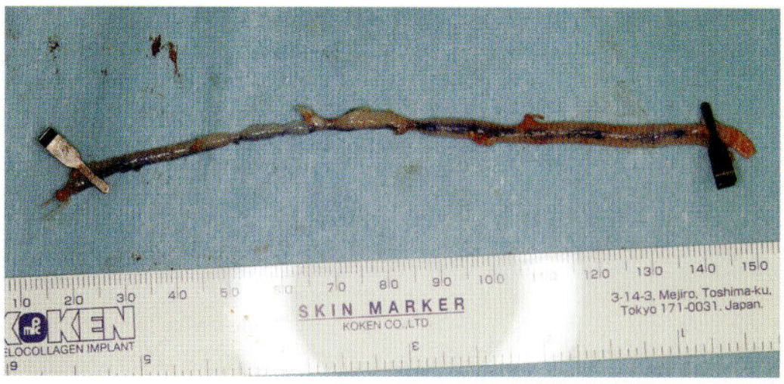

移植静脈は欠損部よりもやや長めに採取する必要がある。虚脱した状態だと血管のねじれが生じやすく，吻合後その部位に狭窄を起こすことがある。怒張した静脈の場合はそのままクリップして採取するが，虚脱した静脈の場合は内腔をヘパリン添加生食水で満たして，ねじれのない状態にしておく。

採取した大伏在静脈

❸ 移植血管の中枢側・末梢側の端々吻合を行う

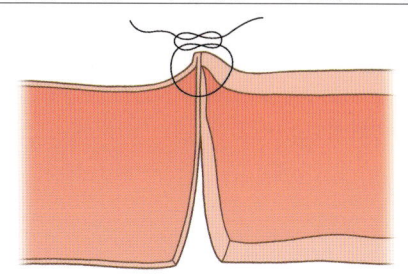

動脈の欠損部に静脈移植する場合，動脈と静脈では血管壁の厚さが異なるため，内膜がきちんと連続するよう注意を払う必要がある。

壁の厚い動脈はバイトを小さめに，静脈は大きめにとって，血管壁の厚さの違いを感じながら軽く外反させるように結紮を行う。静脈移植の場合，2カ所の吻合はいずれを先に行ってもよいが，操作が奥になる側から先に吻合し，血管の長さやねじれの調節を行ってからやさしい吻合を行う，という順序がよい。

❹ 血管クリップを解除する

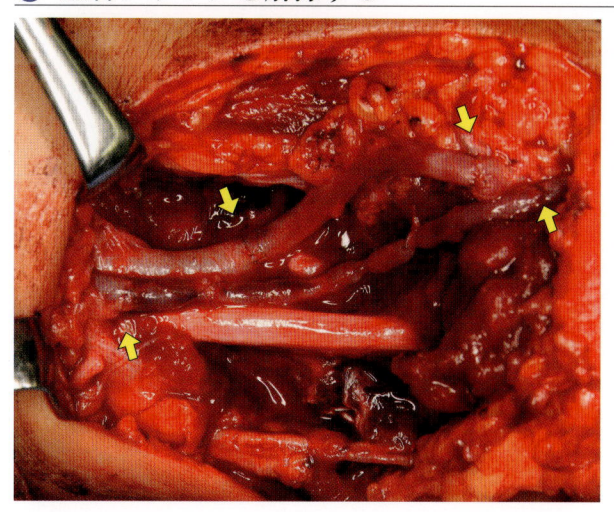

血管クリップは末梢側，中枢側の順で解除する。静脈に対する移植の場合は逆に中枢側から先に解除する。

血管クリップは両方の吻合を終えてからすべて解除するのが原則であるが，切断指など術野が狭く移植静脈が短い場合には，一方の吻合を終えたら移植静脈のクリップをはずして内腔をヘパリン添加生食水で充満し，移植静脈のクリップは1本のみとするか，はずしてもう1カ所の吻合を行う場合もある。

動静脈の欠損をいずれも大伏在静脈で再建した（血管吻合部➡）

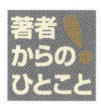

著者からのひとこと　通常端側吻合で行われることが多い内シャント形成術も動脈と静脈の吻合であり，吻合操作における注意点は静脈移植の場合と同様である。吻合形式としては動脈に対して静脈を端側吻合する方法が広く行われている。

第5章 マイクロサージャリー

V 静脈吻合:端々吻合

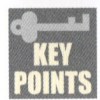

KEY POINTS
- 静脈の端々吻合も動脈の場合と同じく,まず前壁を縫合してから血管クリップを反転し,後壁を縫合していくのが基本的吻合法である
- 静脈は動脈と比べて血管壁が薄いので,支持糸の一方を長く残して,バックグラウンドシートに trap door 状の切れ目を入れてひっかけるようにすると縫合しやすい
- 前壁あるいは後壁のうちで,上下どちらを先に縫合するかについては,奥まった方を先に行うようにし,最後の2針は untied suture とする

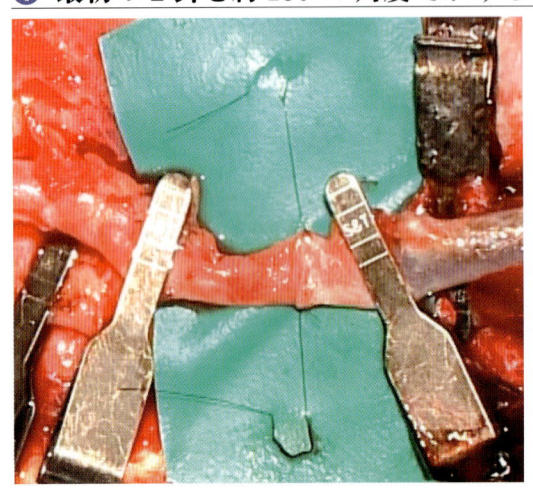

❶ 最初の2針を約180°の角度でかける

最初の2針をかけ,糸の一方を支持糸としてバックグラウンドシートにかけて引っぱる。

いずれも糸を長く残して,糸の一部を支持糸として,バックグラウンドシートに作ったトラップドア状の切れ目にかける。

❷ 上下から中央へという順序で前壁の縫合を行っていく

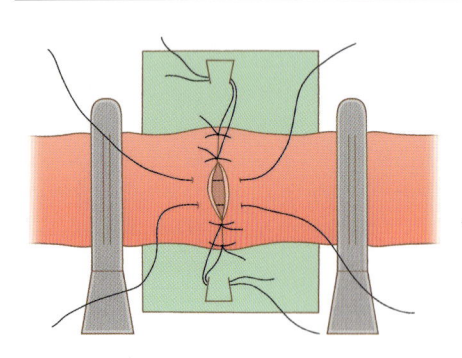

最後の2針は untied suture とする。結紮した糸の片方を長く残して,順次バックグラウンドシートの切れ目にかけていくと縫合部が安定する。

❸ 血管クリップを反転させる

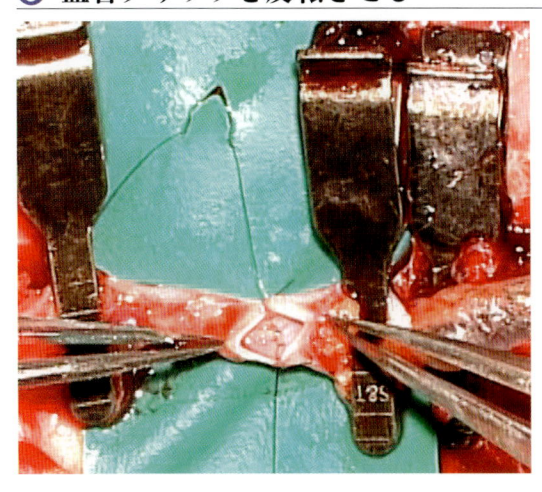

内腔を確認して前壁縫合に問題がないことを確かめる。

❹ 後壁を縫合する

クリップの先端側が最も奥になりやすいので，そちらの側から縫合を開始し，順次奥まった方を先に縫合していく。最後の2針は untied suture とし，ヘパリン添加生食水を満たしてから結紮する。

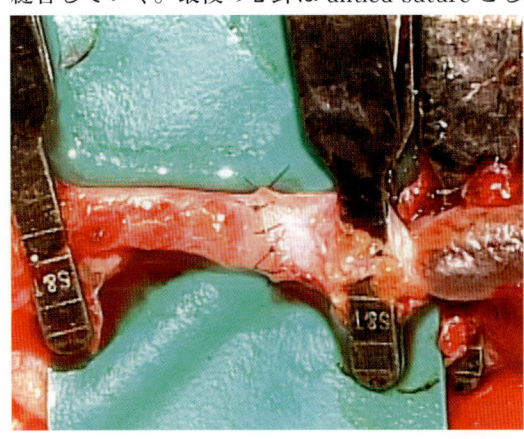

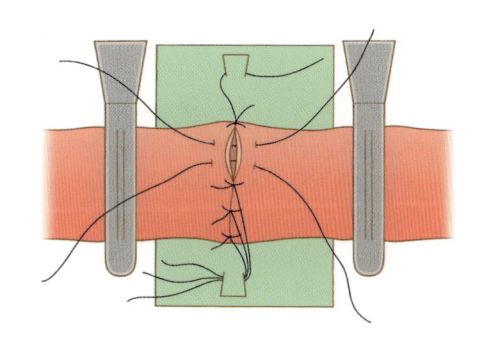

後壁の縫合を終了したところ

❺ 血管クリップを解除して，血流を再開する

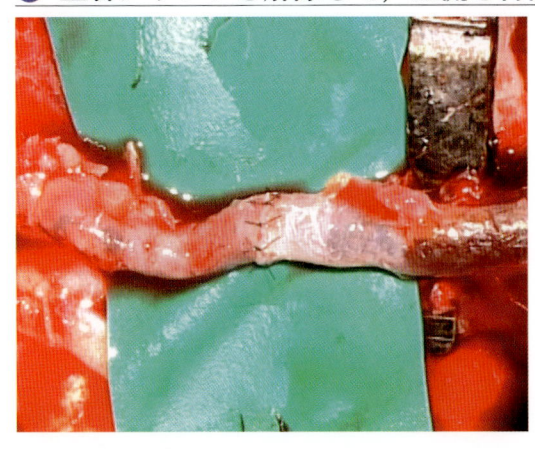

静脈の場合は中枢側の方から順にクリップを解除する。

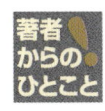

> **著者からのひとこと**
> - 血管壁への針の刺入および刺出は垂直に行うようにし，血管壁断端が軽く外反して外膜成分が内腔に入りこまないようにすることが最も重要である。
> - 動脈と同様，血管クリップが反転しにくい状況下では非反転後壁縫合法を用いる。両端針付きマイクロ縫合糸の使用も有用である。

3. 微小血管吻合法

第5章 マイクロサージャリー

VI 静脈吻合：端側吻合

KEY POINTS
- 静脈の端側吻合についても，動脈の場合と同様に非反転後壁縫合で後壁を縫合してから前壁の縫合を行う
- 静脈の場合は壁が薄く外反させやすいため，外膜成分が入り込まないように注意すれば，後壁側を連続縫合で行っても問題はない

　頭頸部再建において，内頸静脈との端側吻合は吻合位置の自由度が高く，吻合する血管の口径に合わせて流入静脈側に作成する小孔の大きさを調節しやすいため，広く用いられている。

❶ 1針目は，後壁の最も左側にかける

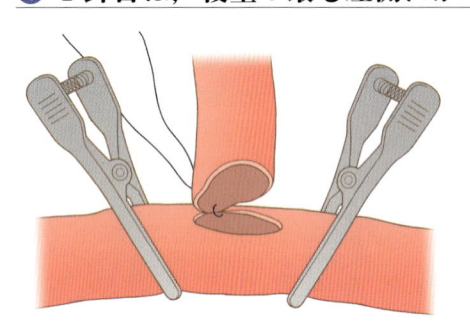

最初に利き手と反対側に非反転後壁縫合の要領で結紮を作る。
後壁の最も左側で非反転後壁縫合法に準じて1針目の結紮を行う。

❷ 順次後壁を連続縫合していく

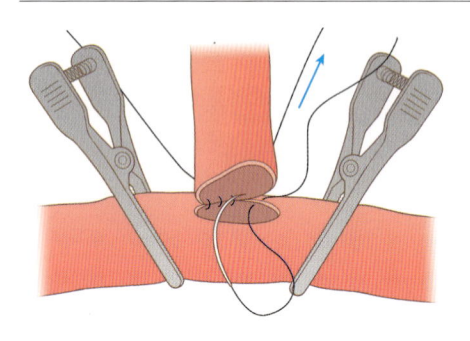

糸を血管の外側に出した際に少し牽引して，内膜が軽く外反する状態を保つようにする。
順次右側へ連続縫合を進める。吻合部が軽く外反するよう矢印の部分で牽引する。

❸ 後壁の最も右側に来たら，連続縫合を終了する

　連続縫合が後壁の最も右側に達したら，それまでとは反対方向の血管側から糸をかけ，ループを作成する。そしてこのループ部分と針の付いた糸とで結紮を行い，連続縫合を終了する。

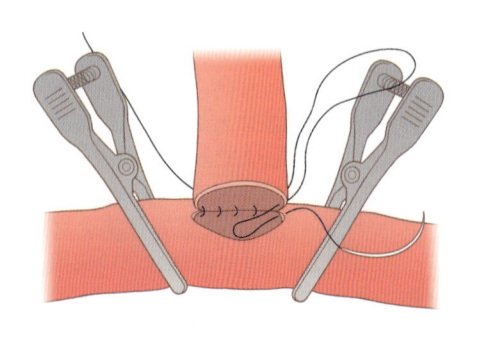

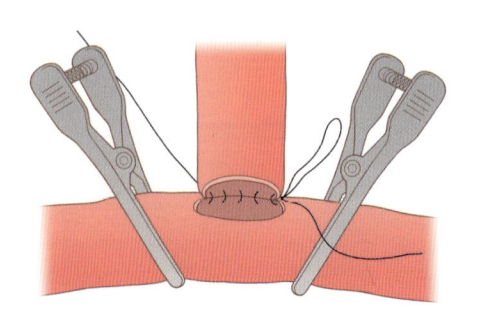

❹ 前壁は左右から中央に向けて，結節縫合する

通常の端々吻合と同様に最後の2針はuntied sutureとし，ヘパリン添加生食水で内腔を満たしてから結紮する。

❺ 血管クリップを解除して，血流を再開する

移植床血管の中枢側から順にクリップを解除する。

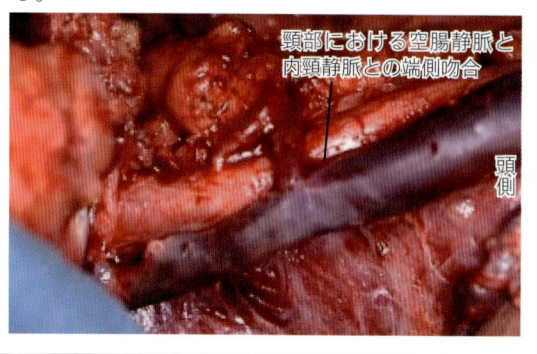

頸部における空腸静脈と内頸静脈との端側吻合

頭側

> **著者からのひとこと**
> 連続縫合は血管壁に密着した糸の長さで吻合後の膨らみの程度が規定される。したがって吻合部が狭窄部位とならないよう，後壁は連続縫合であっても前壁は通常の結節縫合にしておく方がよい。

VII 微小自動血管吻合器

KEY POINTS
- Synovis社のGEM™カプラー（旧商品名プリサイス）という製品が現在市販されている
- カートリッジに装着されたプラスチック製のリングに返しのついたピンが6カ所，小孔が6カ所配置されている
- 結紮を作る手間が省け，吻合時間を短縮できることが本法の最大の利点である

❶ カートリッジをホルダーに装着する

カートリッジは吻合する血管の太さに応じて外径1〜3mmまで5種類の太さのリングが装着されたものから選択できる。

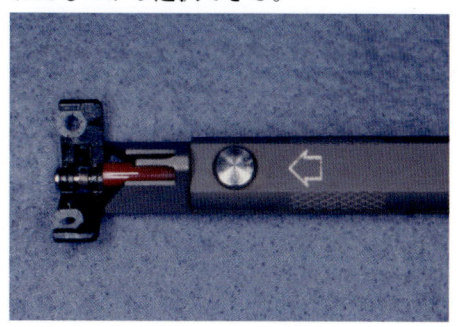

カートリッジを装着した自動血管吻合器

❷ 血管の一方の断端をリングに通して外反させ，リングに装着されているピンに留めていく

ピンに留める際には1カ所おきにまず3カ所留めてから残りの3カ所を留めていくようにするのがよい。

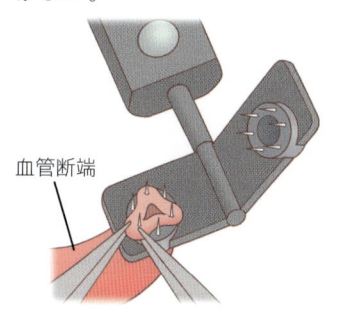

血管断端

❸ もう一方の断端も同様に，反対側にリングに通してピン留めしていく

断端を外反させピンに留める際には，鑷子で血管断面をつまむ操作が必要であるが，この時に大きくつまんで血管内腔を損傷しないよう注意する。

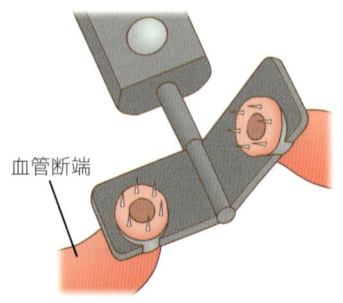

❹ ホルダーの中心軸を回転させて両方のリングを圧着させる

全周にわたって均等にリング同士が接着するよう，モスキート鉗子などで補助的に圧迫を加える。

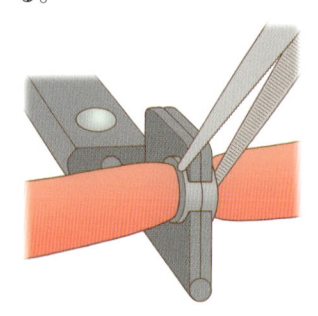

❺ クリップを解除する

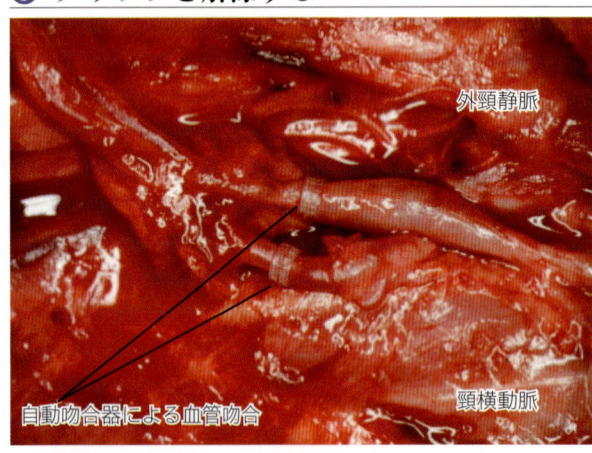

リングをカートリッジからはずし，クリップを解除して血流を再開する。
ホルダーの中心軸をさらに回転させるとリングがはずれる。血流再開前に両方のリングを再度モスキート鉗子で全周性に圧着させておく。

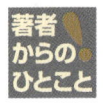

> **著者からのひとこと**　血管壁を外反させて針にかける動作は静脈では行いやすいが，壁の厚い動脈では困難なことも多い。したがって静脈吻合に適応を限って使用することが推奨される。

History & Review

- 各種の吻合法や応用に関するマイクロサージャリーのバイブル的書籍。
  波利井清紀：マイクロサージャリーの基本手技．克誠堂出版，東京，2015
- イラストが多くわかりやすいマイクロサージャリーの入門書。
  菅原康志：インストラクション・マイクロサージャリー．克誠堂出版，東京，2009
- 微小自動血管吻合器の使用法と応用が示される。
  吉村陽子，中島龍夫：血管吻合器による微小血管吻合．マイクロサージャリー最近の進歩，pp3-8，原科孝雄編，克誠堂出版，東京，1996
- 両端針付きマイクロ縫合糸による後壁縫合法が示される。
  堂後京子，朝戸裕貴，波利井清紀ほか：新しい両端針付きマイクロ縫合糸の開発と肝動脈再建への応用．日本マイクロ会誌 14：238-243，2001

第5章 マイクロサージャリー

4. 神経縫合法

松田　健

Knack & Pitfalls

◎軸索が集まり神経周膜に包まれて神経束となる．通常，（解剖学的）「神経」は複数の神経束が神経上膜に包まれたものを指す
◎麻酔，ブロックの前に神経脱落症状を確認する
◎拡大視野下に手術を行う
◎細い神経には神経上膜縫合，太い神経には神経上膜周膜縫合を用いる
◎縫合部の緊張が強い場合，神経移植を用いる
◎中枢側断端が使えない場合，端側神経縫合も選択肢となる

末梢神経の解剖

末梢神経細胞体の突起のうち1つは長く，電気的興奮を終末器官に伝える役割を担っており，これを軸索 axon と呼んでいる．

1本1本の軸索は被膜に包まれており，これを神経内膜 endoneurium と呼ぶ．神経内膜に包まれた多くの軸索（数本〜数千本）が神経周膜 perineurium に包まれて神経束 funiculus となっている．さらに複数の神経束（数本〜数十本）が神経上膜 epineurium に包まれて1本の（解剖学的）「神経」を構成している（図1）．

手術用顕微鏡を用いたとしても神経内膜を認識するのは難しく，末梢神経の修復・再建にあたっては神経周膜より大きな解剖学単位（神経周膜 perineurium，神経束 funiculus，神経上膜 epineurium）を意識して行うことになる．

求心性線維と遠心性線維

一部の脳神経などの例外はあるが，一般に皮神経などの知覚神経には求心性線維（感覚神経の線維）が含まれ，運動神経には遠心性線維（運動神経の線維）と求心性線維（感覚神経の線維）の両方が含まれる（混合神経）．

末梢神経損傷と評価

傷害される場所によって，その症状は多岐にわたる．

損傷部位はもちろん，知覚鈍麻・麻痺，運動麻痺のある部位より傷害された神経を推定し得る．必ずしも正確な所見が得られるとは限らないが，局所麻酔，神経ブロック，全身麻酔の後ではこれらの所見が得られなくなるので，極力麻酔を行う前に麻痺の症状を確認しておく．

■末梢神経損傷

神経損傷の程度は Seddon の分類や Sunderland の分類が広く用いられている（図2）．

●Seddon 分類

・Neurapraxia…軸索断裂のない，一過性の伝導障害
・Axonotmesis…軸索と髄鞘の断裂があるため，損傷部より末梢は Waller 変性に陥るが，マクロ的な神経の連続性は保たれているため，自然回復が期待できる．
・Neurotmesis…神経の連続性が絶たれた状態で，損傷部より末梢は Waller 変性

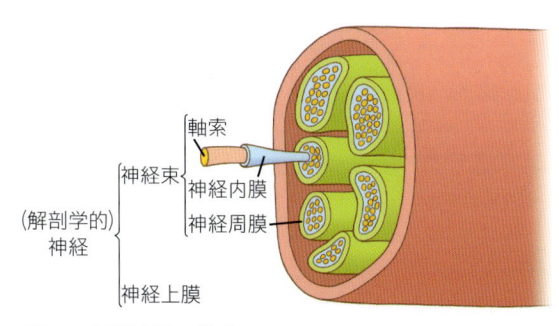

図1　末梢神経の構造

第5章 マイクロサージャリー

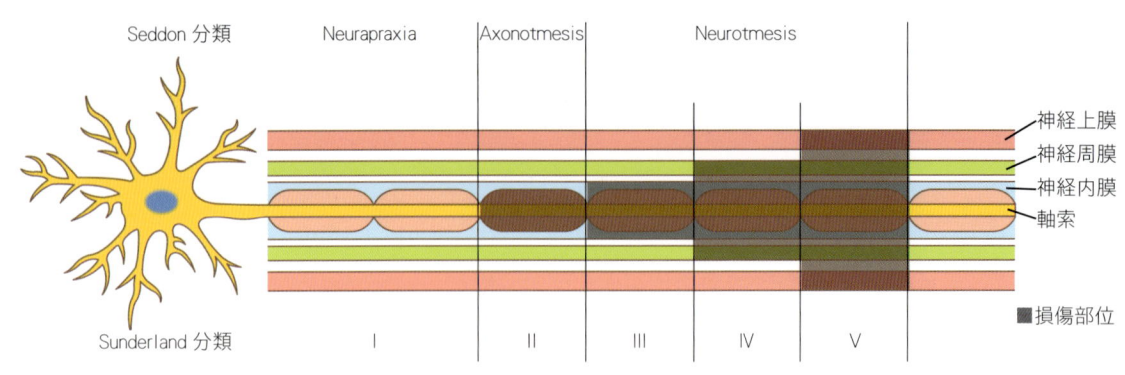

図2 Seddon, Sunderland による末梢神経損傷分類

に陥る．中枢側断端は神経腫を形成する．

●Sunderland 分類
Ⅰ度：伝導障害
Ⅱ度：軸索の断裂
Ⅲ度：Ⅱ度＋髄鞘・神経内膜　の断裂
Ⅳ度：Ⅲ度＋神経周膜　の断裂
Ⅴ度：Ⅳ度＋神経上膜　の断裂

臨床的に重要となるのは手術適応の有無の判断，また，手術適応となった場合には手術時期に関しての判断である．麻痺があっても自然回復が期待できる場合は外科の介入の必要はないが，麻痺や損傷の度合いがはっきりしない場合には直視下に確認することが望ましい．

治療法の選択

■手術適応・時期に関して

Neurotmesis（Sunderland 分類Ⅳ度，Ⅴ度）では断端の接合，神経移植などの外科的治療の適応となる．特に開放損傷や鋭的損傷に伴う麻痺ではneurotmesisの状態を念頭に置いて治療方針を立てる．原則的に損傷・欠損が生じた直後に神経修復を行うことが望ましいが，全身状態，合併損傷，感染など，優先すべき治療がある場合や術者ならびに手術室の状況などを考慮して後日に神経修復を行うことも可能である．

神経縫合法の種類

実際に多く用いられるのは神経上膜縫合もしくは神経上膜・周膜縫合である（図3）．

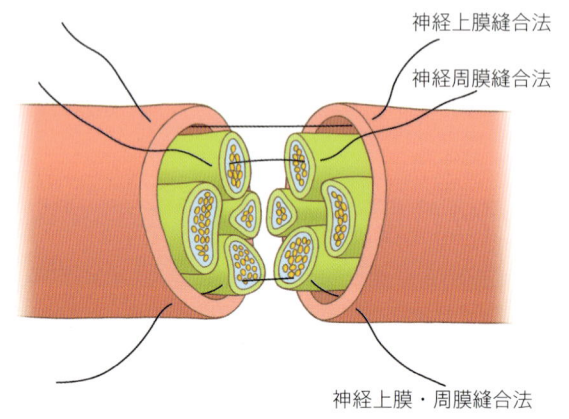

図3 神経縫合法

■神経上膜縫合法 epineurial suture

神経上膜同士を縫合し断端同士を接合させる方法である．神経束の少ない神経（顔面神経，指神経，皮神経など）では神経上膜縫合のみで良好な成績が得られることが多い．

手技的に比較的容易であり，神経束に縫合糸がかからず，神経束への損傷が軽微である点で優れているが，縫合された神経上膜内での神経束同士の隙間（gap），ずれ（offset），折れ曲がり（buckling）が生じやすいことが問題となる．これらを極力避けるために，神経上膜，神経束の適切なトリミング，神経上膜同士のねじれのない適切な接合（神経上膜の血管走行を参考にすることが多い）を心がける．

■神経上膜・周膜縫合法 epineuro-perineurial suture

神経束同士を確実に接合させるため，対応する神経束に縫合糸を掛けながら，神経上膜縫合を行う方法である．正中神経などの神経束の多い，太い神経において用いられることが多い．

手技的には太い神経周膜に糸を掛けること以外は神経上膜縫合に準ずる.

■**神経周膜縫合法 perineurial suture, 神経束縫合法 funicular suture**

最外側の神経上膜ではなく，神経周膜同士を縫合して個々の神経束同士を接合する方法である．理論上は神経束同士を確実に接合させることが可能であるが，手術操作による個々の神経束への損傷ならびに縫合糸の結節を神経内部に残すことによる瘢痕化が強く，良好な術後成績が得られにくいとされる．また，神経束同士の誤った接合によってかえって過誤支配を強める可能性もある．現在では，一般的にはあまり用いられないことが多い．

■**端側神経縫合法 end-to-side neurorrhaphy**

末梢神経の修復は端々神経縫合が基本であるが，引き抜き損傷や悪性腫瘍の合併切除，中枢性の麻痺などにより，中枢側の断端が利用できない場合に近隣にある正常な神経（ドナー神経）の側面に末梢側断端を縫合する．ドナー神経を切断せず，その機能を損なうことなくレシピエント神経の再生を得ようとするものである．通常縫合部ではドナー神経の神経上膜もしくは神経周膜の開窓を行った後に神経上膜縫合を行う．

■**神経移植法**

腫瘍切除や挫滅部のトリミングなどにより，神経の欠損が生じた場合，一期的な神経端々縫合を考慮するが，欠損の長さによっては直接縫合が困難となる．切断部神経の末梢側・中枢側剥離，四肢においては術後の近位関節屈曲位固定である程度までの欠損には対応可能であるが，Millesi (1972) が報告したように強い緊張下での神経縫合は手技的に困難かつ術後成績も不良となりやすく，そのような場合は神経移植を選択すべきである．

どのくらいの長さの欠損までが一期的縫合の適応となるのかは切断される神経の部位や太さによるが，目安としては「8-0ナイロン糸で神経上膜同士を接合させることが困難」であれば神経移植を行うこととしている．

移植神経としては腓腹神経，大耳介神経，外側大腿皮神経などが採取・利用されるが，手術瘢痕が目立たないこと，脱失症状が軽度であること，最大30cm超の神経が採取できることなどから，腓腹神経が利用しやすい．

縫合の準備と縫合法の選択

外傷に伴う症例では創内異物・腱損傷や骨折の合併の有無の評価を行い，必要に応じて異物除去，腱修復，骨折の整復固定を行う．

神経縫合においてはいかに損傷された神経を元通りに近い状態に正確に接合させるかが術後成績を左右する．拡大視野下の愛護的な操作は必須である．少なくともルーペ，できれば手術用顕微鏡を用いて microsurgical な手術操作を行う．また，四肢では駆血下に手術操作を行うことが望ましい．

顔面神経，指神経などの細い神経では神経上膜縫合，正中神経などの太い神経では神経上膜周膜縫合を用いた端々縫合を行うことを原則とする．欠損範囲が大きく単純縫合が困難，もしくは中枢側断端が得られないなどの場合に神経移植法，端側縫合法を考慮する．

I 神経上膜縫合法

KEY POINTS
- 断端のトリミングを丁寧に行い，縫合に備える
- 拡大視野下の愛護的な操作で神経束への損傷を避ける

● 咬筋神経への神経移植（端々縫合）における神経上膜縫合

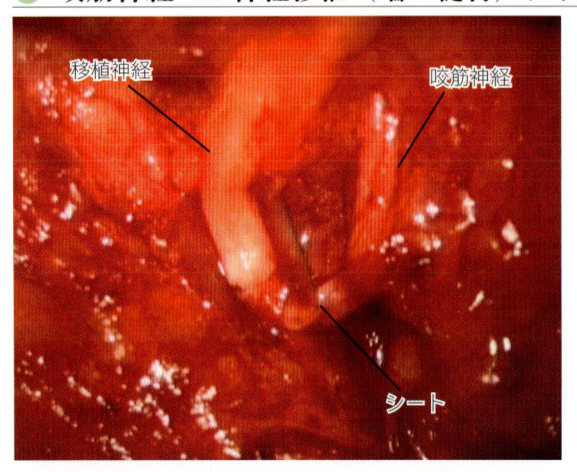

折り目をつけたシートを敷き込み，その上で断端同士を接合させるとその後の操作が行いやすくなる。

フィブリン糊をシートを敷いた接合部に1滴垂らすと両断端が接着され，その後の縫合操作が格段に容易となる。

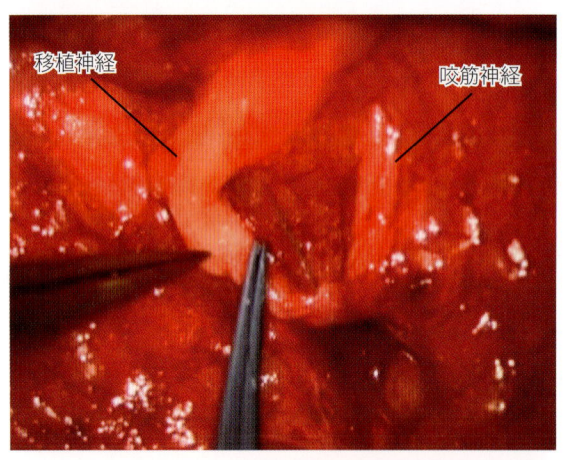

9-0の縫合糸を使用して神経上膜同士を縫合する。

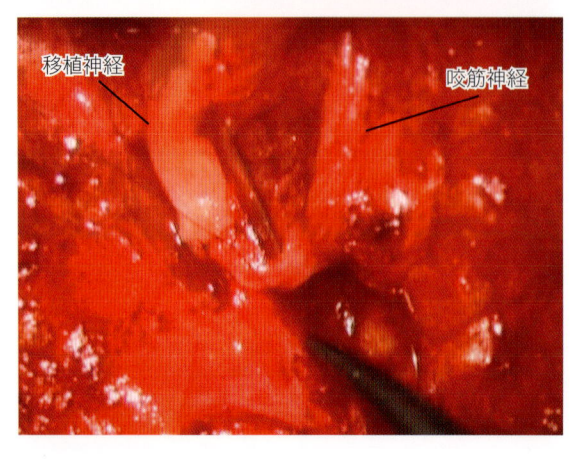

鑷子，縫合針による神経束への挫滅に注意しながら全周性に神経上膜縫合を追加していく。

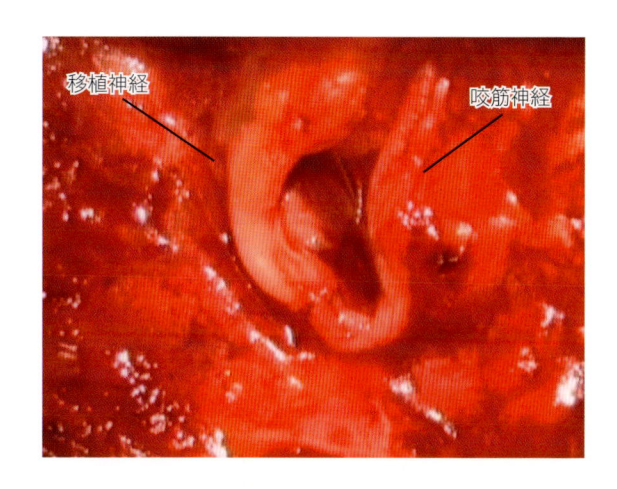

縫合終了時の状態。

移植神経　　咬筋神経

Advice
・断端同士が安定して接合すればよいので，血管吻合ほど多くの縫合を要さない。

● 手関節部切創に伴う橈骨神経浅枝切断の修復

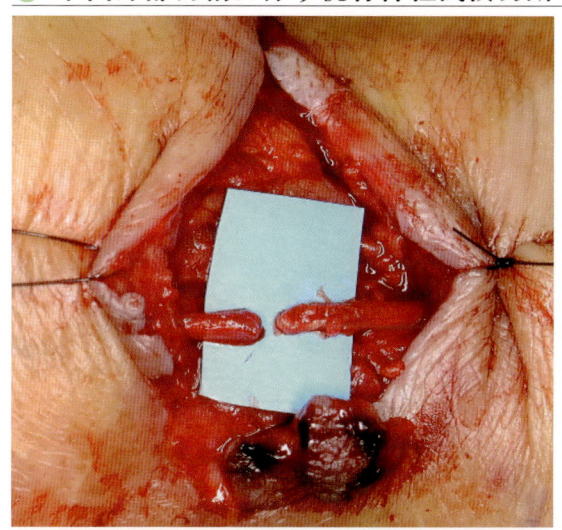

　2日前に他医にて縫合処置を受けたが母指基部付近の知覚鈍麻ならびに切創のすぐ中枢側での圧痛点の存在により診断は容易であった。

　開創し，圧痛点に一致した位置に完全切断された橈骨神経断端を確認した。両断端周囲を剥離して可動性を得た。鋭的損傷であったため，トリミングは最小限にとどめている。

　9-0ナイロン糸5針にて神経上膜縫合を行った。術後は2週間の手関節シーネ固定を行った。

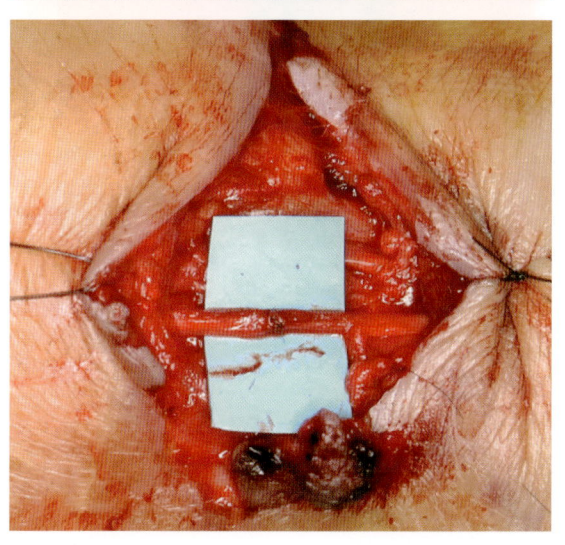

Advice
・手関節レベルでは1cm程度，指関節レベルでは5mm程度までの欠損であれば神経移植なしで一次縫合可能である。

第5章 マイクロサージャリー

II 端側神経縫合法

KEY POINTS
- ドナー神経の側面に開窓を行う（神経上膜もしくは神経周膜）
- 神経上膜縫合を行う

● 舌下神経への神経移植における端側神経縫合

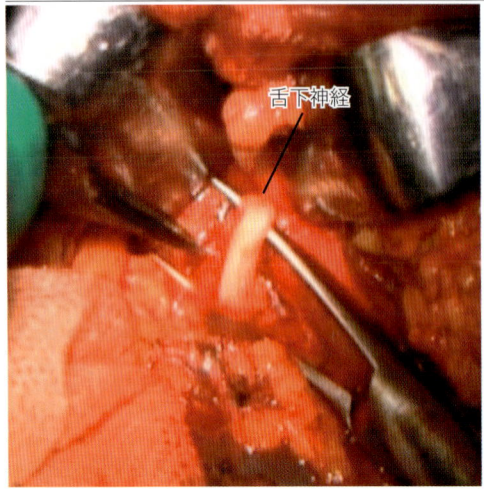

①ドナー神経となる舌下神経を同定，剥離する

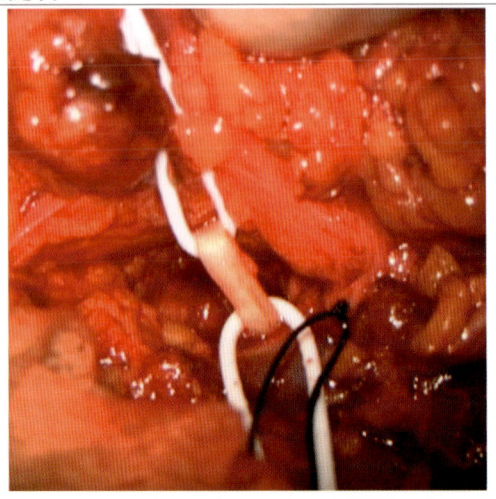

②ドナー神経が深部に存在している場合は，2本のシリコンテープで軽く牽引するとその後の操作が行いやすい

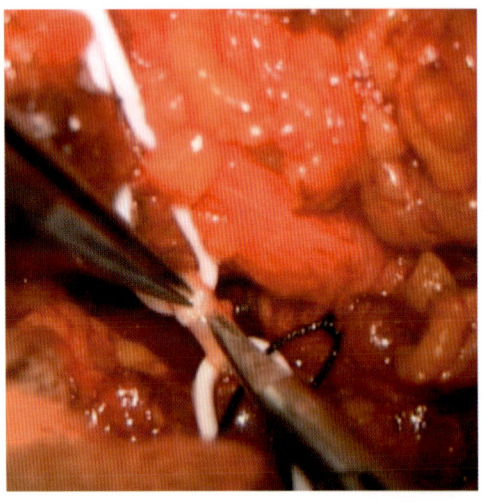

③ドナー神経側面の神経上膜もしくは周膜の開窓を行う

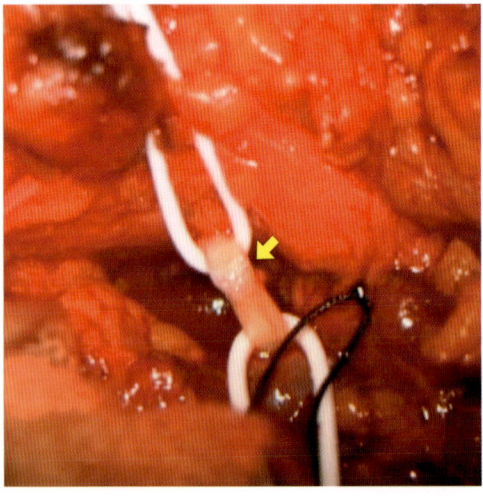

④開窓後の状態。神経の内容が少し脱出してくる程度の開窓を行った（⇨）

220

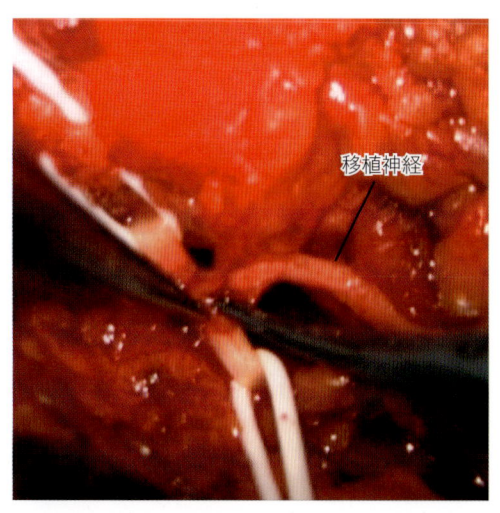

⑤開窓した部分に移植神経を縫合する．通常は神経上膜縫合を行う

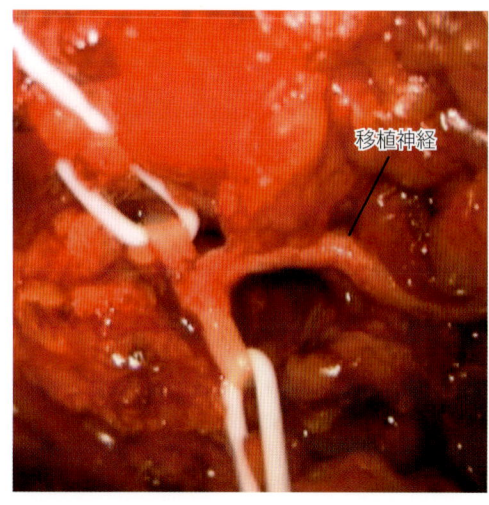

⑥縫合終了時の状態

> **Advice**
> ・開窓はやや大きめに行い，「ラッパ状」の縫合形態となるように心がける．
> ・実験的には開窓を行わなくてもレシピエント神経への再生が得られるとされているが，臨床においてはあまり実用的ではないとする意見が多く，少なくとも神経上膜の開窓は行うべきである．

History & Review

● 末梢神経損傷を3型に分類した．
　Seddon H：末梢神経障害；病理・診断・治療．津山直一監修・訳，南江堂，東京，1978
● 末梢神経障害を組織形態学的にさらに細かく，5型に分類した．
　Sunderland S: The peripheral nerve trunk in relation to injury; A classification of nerve injury. Nerve and Nerve Injury (2 nd ed), pp133-142, Churchill Livingstone, 1978
● 端側神経縫合の臨床応用をはじめて報告した．
　Kennedy R: On the restoration of coordinated movement after nerve nerve-crossing, with intercharge of function of the cerebral cortical centers. Phil Trans R Soc Lond [Biol] 194B: 127-162, 1901
● 1世紀近く注目されてこなかった端側神経縫合が再度脚光をあびるきっかけとなった論文．
　Viterbo F, Trindade JC, Hoshino K, et al: End-to-side neurorrhaphy with removal of the epineurial sheath; An experimental study in rats. Plast Reconstr Surg 94: 1038-1047, 1994
● マイクロサージャリーの技術を神経移植術に応用，良好な成績を報告した．
　Millesi H, Millesi G, Berger A: The interfascicular nerve-grafting of the median and ulnar nerves. J Bone Joint Surg Am 54: 727-750, 1972

5. リンパ管縫合法

光嶋　勲

Knack & Pitfalls
◎LVAは，リンパ浮腫例において，うっ滞したリンパ液を静脈系に還流させるバイパスを作成する術式である
◎LVAの適応は，四肢や頭頸部のリンパ浮腫（早期浮腫，骨盤内リンパ嚢胞，乳び腹水など）である
◎ICG蛍光検査法は集合リンパ管の還流機能を直接見ることができ，潜在性浮腫の早期診断と浮腫の予後判定に有用である
◎縫合創からのリンパ漏は保存的に経過観察すると数週間で治癒することが多い。夏場では数カ月目に術後でも蜂窩織炎を起こすことがある。積極的な活動を控え，感染時には早期の抗生剤投与を行う
◎蜂窩織炎の急性期などに本術式を行うと感染症が重症化する可能性がある

リンパ管（細）静脈吻合法とは

　リンパ浮腫は進行性とされ，その治療も保存的療法（マッサージ，圧迫）と外科的治療法（組織切除，直接的または間接的リンパ誘導術）などが行われてきたが，長期間にわたる浮腫増悪の予防や著明な改善は困難とされてきた。一方，1990年ごろから0.3～0.8mmの超微小神経血管吻合術（supermicrosurgery）が可能となり，新しいリンパ管吻合もなされている。このリンパ管と静脈を吻合するリンパ管細静脈吻合術（lymphaticovenular anastomosis：以後，LVAと略す）は，多くの例で浮腫の改善や完治が得られ，適応が明確となり，重症例の治療も確立されはじめている。

術前準備

■圧迫療法

　複合理学療法，特にリンパ浮腫用ストッキングの着用が必要である。これはLVAの術後機能回復が得られるまでは圧迫療法を継続させることが必須であるからである。通常，術前6カ月間以上の圧迫を行っている。

■術前検査：ICG蛍光染色検査法
●インドシアニングリーン（ICG）蛍光染色法とリンパ還流能
　ICG蛍光検査法はICGがリンパ管内を選択的に還流される性質を応用した簡便なリンパ管機能検査法である。
　患肢の消毒に先立ち足背の皮下にICGを約0.1ml注射する。直後から赤外線ランプで観察するとICGが蛍光を発しながらリンパ管を上行するのが確認できる。マーカーで皮膚上にリンパ管をトレースしておく。軽症例では数時間で鼠径から大腿近位部でのICGのうっ滞が見られる。進行例では患肢全域のうっ滞が見られる。重症例で皮膚の線維化が高度な症例では数時間経過しても下肢の末梢側にのみ停滞することが多い。

術後管理と合併症回避

■術後管理

　吻合部狭窄を予防するため，プロスタグランディン（PG）E_1の持続点滴を約7日間続け，その後数週間は経口でPGE$_1$を服用する。下肢の浮腫例の歩行は，術直後はトイレ歩行のみ許可する。下肢の浮腫合併例では術後3週より持続圧迫治療を再開している。原則として圧迫療法のみ行っているが，重症例などでは必要に応じてマッサージなどの理学療法も併用する。著明な浮腫の減少が得られたものに対しては，術後6カ月ごろより圧迫を試験的，断続的に解除しはじめ，漸次保存療法を中止する。圧迫なしでも浮腫が出現しない例も見られる。これらの例は早期例が多く吻合リンパ管の還流機能（平滑筋細胞）が回復している可能性がある。

■合併症回避
　術後のトラブルとしては静脈からリンパ管の血

液の逆流が起こることがある．このような例では積極的な治療を行わなくとも1週間前後で皮下出血様の症状が消失し，その後経過観察しても浮腫が増悪化することはほとんどないようである．瘢痕化した皮膚の場合は術後の縫合不全を起こすことが多いので抜糸は術後10日～2週間程度とする．

LVA端々吻合法・LVA端側吻合法

KEY POINTS
- リンパ管吻合には，50μ径の縫合針を用いる
- リンパ管を探すにはICG蛍光染色検査法が便利

❶ 局所麻酔と皮膚切開

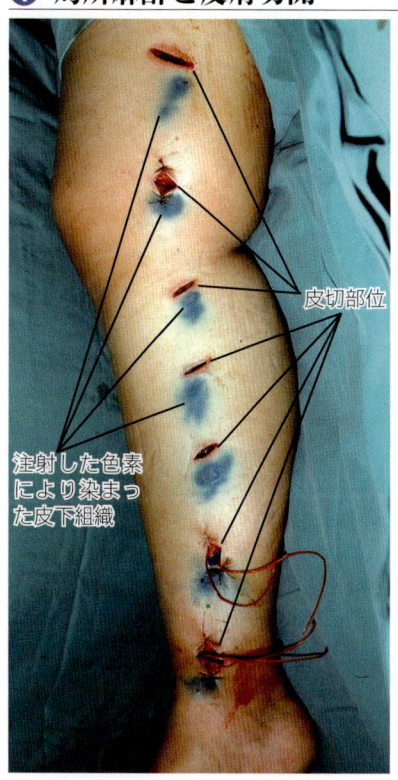

皮切部位
注射した色素により染まった皮下組織

下肢の皮切部位
トルイジンブルー局所注射によりリンパ管が染まることもある

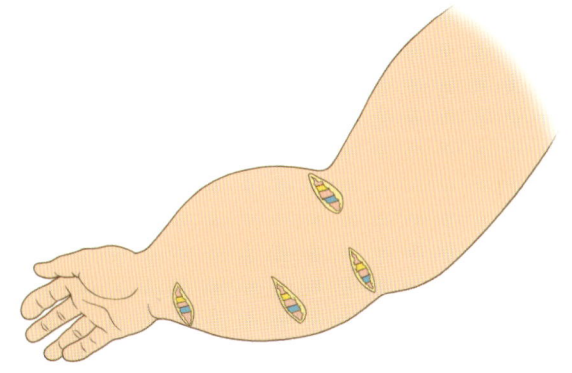

上肢の皮切部位

初心者は全身麻酔下で患肢の近位部をエスマルヒとターニケットで駆血すると手術がやりやすい．われわれは通常，1%キシロカインEを用いた局所麻酔下に駆血なしで手術を行っている．

これ以後は顕微鏡下の操作となる．患肢の消毒ののち，局所麻酔下にてICGで確認されたリンパ管の上に約3cmの皮膚割線に沿った切開線をデザインする．ICG検査でリンパ管を確認できなかった部位では，患肢の内側に数カ所の斜め切開線をおく．

図は上・下肢の皮切部位を示す．この部にはリンパ管が多く，主幹皮静脈があるためその枝である細い静脈が得られやすい．四肢の上腕や大腿部ではリンパ管が深部にあるため見つけるのはやや難しい．前腕や下腿ではリンパ管は浅層にあるため，ICGで確認できなくとも見つかることが多い．また，片側のみの下肢浮腫例でも，健側が浮腫となる可能性が多いので，健肢での予防的リンパ管静脈吻合を行う．

Advice
・メスはNo.15を用い，真皮直下に細静脈があるのでこれを切断しないように温存する．

第5章 マイクロサージャリー

❷ 細静脈とリンパ管の同定

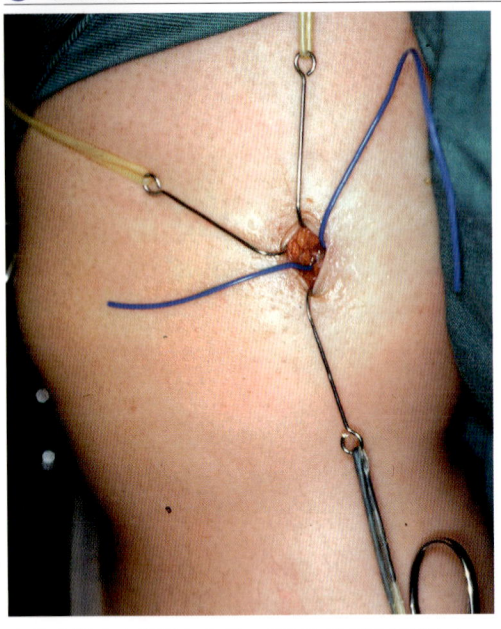

皮切後は，真皮直下，または脂肪層浅層の細静脈（直径 0.6～1.0mm）とその近傍のリンパ管を露出する。この際，小型の皮膚牽引フックを利用するとよい。リンパ管は透明で脂肪隔膜の隙間に存在する。初心者には当初見つけにくく慣れが必要である。見つかりにくい時は色素（パテントブルーが最も有効）の皮下注も有効である。正常なリンパ管では濃染するが，リンパ浮腫のリンパ管は吸収能が低下しているため，染色性が低く染色不可なことも多い。

同一切開部にリンパ管と静脈の両方が見つかれば3-0ナイロン糸や血管テープなどですくってマークしておく。視野から離れると見つかりにくくなるからである。重症下肢例では10カ所の切開部のうち5カ所程度でのみリンパ管が見られるものや，まれにまったく発見できないものもある。リンパ管がまったく認められない重症例ではリンパ管移植や血管柄付きリンパ節移値などの適応となる。

右膝内側の小切開からリンパ管と静脈を剥離した。フックによる開創法が有利である

❸ リンパ管還流能の確認

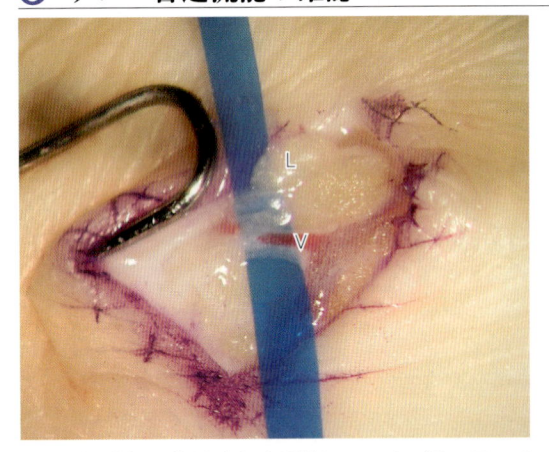

リンパ管を切断すると，下腿遠位ではリンパ液の還流は切断遠位・近位とも良好なことが多い。大腿部・鼠径部ではリンパ管の硬化（lymphsclerosis）が見られ，還流は不良なことが多い。還流が良好な場合は，1本の吻合のみでも術後浮腫の改善が得られることが多い。吻合に際しては，patency testで静脈の中枢と末梢側（血液の流れる方向）を確認する。リンパ流が静脈に順行性に流れるように吻合するためである。

リンパ管（L）と静脈（V）を剥離しbaseにブルーテープを置くと識別しやすくなる。還流機能が良いリンパ管は硬化が少なく写真のように透明性が強く拡張度が少ない

❹ LVA 端々吻合法

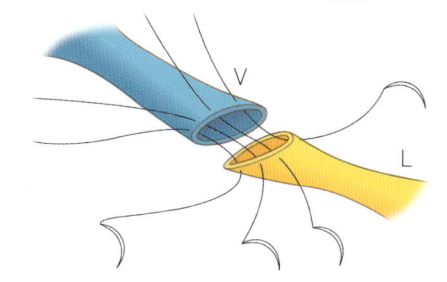

通常の血管吻合と同様に interrupted 縫合を行う

吻合は顕微鏡下にリンパ管と同径の細い静脈に端々吻合を行う。われわれは，11-0 または 12-0 ナイロン糸（針の直径 30〜50μ）を用いた約 6〜8 針の interrupted suture で吻合している。

吻合時は静脈側に小型クリップをかけ（近位に弁があればクリップが不要なことも多い），リンパ管側は内腔を開存させるためにリンパ液を漏出させながら，顕微鏡の倍率を最大限に拡大して吻合する。

同一部位で静脈を 2 本確保できればリンパ管の近位側も吻合したい（リンパ流が逆流していることが多いので）。

Advice
・針をリンパ管に通す時の手のぶれによる壁の断裂を防止するには，呼吸を止めるのがコツである。

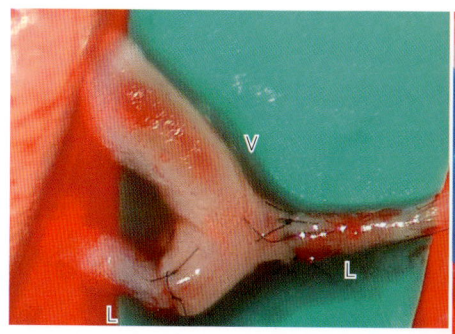

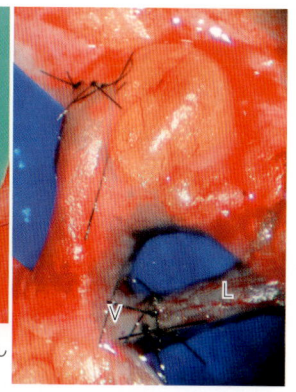

吻合後はリンパ液が静脈内に流入するのが確認できる。吻合静脈が太すぎたり，静脈流が逆向性であると，血液のリンパ管内への逆流が起こる。この場合，術直後から吻合部付近の皮膚が蜂窩織炎様となることがあるが，1 週間程度で消失する。静脈圧の一過性の亢進によるものと思われ，最終的に LVA の効果があることが多い。

1 本のリンパ管の間に Y 型静脈分岐を組み込んでいる

Advice
・50μ の針を用いた吻合には，最近わが国で開発されたチタン製超微小血管吻合用持針器を用いるのが便利である。

❹ LVA 端側吻合法

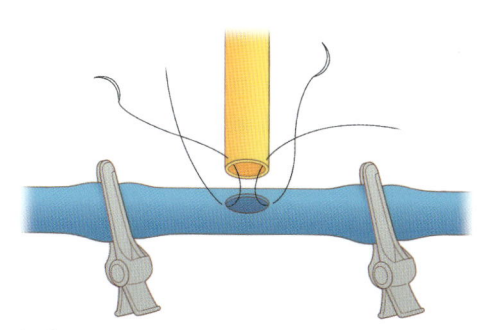

まず 12 時と 6 時の位置に key stich をかけ前壁を縫合する

リンパ管と静脈の口径差が大きい場合や，同一部位で複数のリンパ管が存在し静脈が 1 本のみの部位などで用いる。
①準備
　まず十分な長さで静脈とリンパ管の剝離を行い，血管クリップを静脈にかけ静脈からの出血を予防する。
②前壁の縫合
　ついで静脈またはリンパ管壁に剪刀で側孔を開け，リンパ管または静脈の遠位端（または近位端）を切断し移行する。吻合は 180°の位置で key stich をかけたのち前壁の縫合に移る。この際，小径であれば interrupted suture を通常 2〜3 針，大径であれば 4 針程度行う。

第5章 マイクロサージャリー

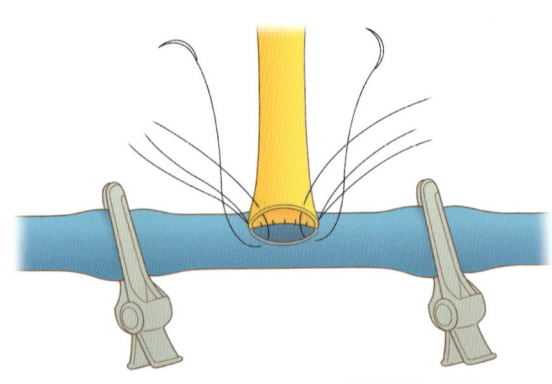

Key suture 糸を引き後壁を反転させ後壁縫合を行う

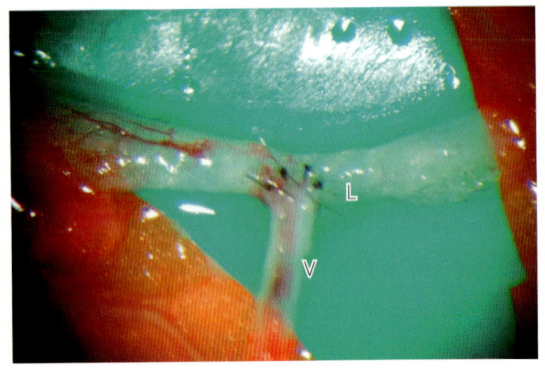

リンパ還流機能があればリンパ管から静脈への還流が見られる

③後壁の縫合

すでに縫合した縫合糸を引き，後壁を表側に反転して縫合する．すでに縫合された前壁縫合糸を確認することで前壁に stich がかかるのを防止できる．

④クリップをはずしてリンパ液の還流状態を確認する

還流機能が残っているリンパ管であれば，強いリンパ液の還流が見られる．

Advice

- 0.5mm 前後の脈管の後壁縫合はトレーニングを要する．縫合のコツは非利き手で縫合糸を牽引し後壁を表側に反転しながら，利き手で stich をかける"片手縫い法"を行うと迅速に吻合できる．この後壁の容易な反転には，移行するリンパ管と静脈を長く剥離し，吻合時に緊張がない状態にしておくことが重要である．

History & Review

- 有茎皮弁による各種ドレナージ法がまとめられている．
 Smith JW, Conway H: Selection of appropriate surgical procedures in lymphedema; Introduction of the hinged pedicle. Plast Reconstr Surg 30: 10-31, 1962
- 真皮脂肪弁を用いた間接的誘導術：トンプソン法として有名である．
 Thompson N: Buried dermal flap operation for chronic lymphedema of the extremities; Ten-year surgery of results in 79 cases. Plast Reconstr Surg 45: 541-548, 1970
- リンパ浮腫に対する顕微鏡下の吻合術の臨床応用の試みとして最初の報告とされている．
 O'Brien BM: Microlymphaticovenous anastomoses for obstructive lymphedema. Plast Reconstr Surg 60: 197-211, 1977
- 上肢浮腫に対する下肢からのリンパ管移植の有効性について述べている．
 Baumeister AC, Suida S: Treatment of lymphedemas by microsurgical lymphatic grafting; What is proved. Plast Reconstr Surg 85: 64-74, 1990
- 四肢の浮腫に対する新しい顕微鏡下吻合術著効例の報告とヒトの生検リンパ管の電顕像の特徴を述べている．
 Koshima I, Kawada S, Moriguchi T, et al: Ultrastructural observation of lymphatic vessels in lymphedema in human extremities. Plast Reconstr Surg 97: 397-405, 1996
- 下肢リンパ浮腫に対する長期にわたる吻合術の有効性を述べている．
 Koshima I, Nanba U, Tsutsui T, et al: Long-term follow-up after lymphaticovenular anastomosis for lymphedema in the legs. J Reconstr Microsurg 19: 209-215, 2003

形成外科治療手技全書 I

形成外科の
基本手技 1

第6章 生体材料と生体組織工学・再生医療

p.227

第6章 生体材料と生体組織工学・再生医療

1. 生体材料・バイオマテリアル総論

河合勝也

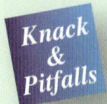

Knack & Pitfalls
- ◎生体材料は天然材料と人工材料に分類される．さらに人工材料は金属，無機材料，有機材料に分類される
- ◎骨接合材は，接合部における応力に問題なければ金属系から吸収性材料への移行の傾向にある
- ◎近年，3Dモデル構築によるカスタムメイドの人工骨の作製が可能となった

生体材料とは

　バイオマテリアルとは，生体やその構成要素と直接あるいは間接に接触させて，傷んだ組織や器官，あるいは機能の診断や治療を行い，さらにある場合には損傷部を補ったり，置き換えたりするために用いる材料であると日本バイオマテリアル学会で定義されている．

　対象となる材料は，組織反応による炎症や体外排除などの拒絶反応がない種々の金属，無機（セラミックス）材料，有機（高分子）材料，さらに生物由来物質（蛋白質，細胞など），あるいはそれらの複合材料といった組織誘導など素材が本来もっている特性を生かすことを目的とした素材が探求されており，縫合糸，創傷被覆材から，人工骨，インプラントといったさまざまな種類の生体材料が種々の用途に応じて用いられている．

　生体材料は，人工材料としては素材面から大きく金属系，無機材料系，有機材料系に分類される．どの材料においても一番大切なことは「生体親和性」である．生体親和性とは，生体に馴染み，生体から異物として認識されないこと，また，生体に優しく，害を与えないことであり，生体と材料両面からの反応を制御することである．生体との接触により，生体は異物からの自己防御として生体内での分解や生体外への排除など組織レベルでの生体反応を引き起こす．この生体反応は，材料表面への蛋白質吸着から始まる一連の反応で，血栓形成，炎症反応，免疫応答や拒絶反応であり，これら界面特性の制御が求められる．さらに生物学的適合性として化学的安定性が求められる．また力学的適合性として静的強度や耐疲労性・耐摩耗性により材料と隣接する生体組織との機械的特性の違いが大きければひずみや応力が生じて組織損傷を引き起こすことになる．その他に加工性，接着性なども必要となる．

分類

- 金属材料とは，ステンレス鋼，チタン系材料，貴金属系材料などがあり，他の材料に比べて生体組織に影響を及ぼす程度が大きい．金属を構成する元素のイオン化により体内に溶出しない材料が使用される（表1）．
- 無機材料とは，酸化アルミニウム，リン酸カルシウム，アパタイトなどがあり，バイオセラミックスとも呼ばれる．生体とは異質な材料であるが，生体内での安定性が高い（表2）．
- 有機材料は，天然高分子と合成高分子に分けられる．天然高分子は蛋白質，多糖類，核酸などに分類され，ヒアルロン酸，ヘパリン，キチンなどの天然炭水化物やコラーゲン，ゼラチン，フィブリンなどの天然蛋白質がある．合成高分子化合物はポリエステルなど合成樹脂とナイロンなど合成繊維がある（表3）．

　近年，再生医療の進歩とともに細胞の足場（人工細胞外マトリックス）となる再生医療材料の開発が盛んに行われている．そのためこの観点から異なる分類として非吸収性材料と吸収性材料にも

表1 素材からの生体材料の分類：金属材料

材料	特性
ステンレス鋼	耐食性に優れるが，含有するNiが生体反応を起こす
チタンおよびチタン合金	軽量かつ生体反応が小さい
貴金属	金，プラチナが主で科学的に安定し，生体反応が低い

表2 素材からの生体材料の分類：無機材料

材料	特性
酸化アルミニウム	硬く高強度。耐摩耗性，耐食性，親水性が高く，生体内で極めて安定
炭素系	熱分解性カーボンは，強さ，耐食性，抗血栓性，耐摩耗性に優れる
リン酸カルシウム系	骨親和性に優れる
アパタイト	最も骨に近い成分

表3 素材からの生体材料の分類：有機材料

	材料	特性
天然高分子	コラーゲン	分子量10万の3本のポリペプチド
	ゼラチン	コラーゲンを水溶させたもの
合成高分子	ポリエチレン	耐水性，耐食性，機能的特性に優れる
	ポリプロピレン	軽量で高強度。耐食性に優れる
	ポリアミド系（ナイロン）	生体内では劣化しやすく組織反応が強い
	ポリエステル系	高強度，低吸水性。生体適合性に優れる
	ポリジメチルシロキサン（シリコーン）	ゴム状で生体内で非常に安定。柔軟度を変えることが可能。組織反応が少ない

（表1〜3は冨士明良：工業材料入門．東京電機大学出版局，東京，2012より引用一部改変）

表4 吸収性からの生体材料の分類

非吸収性材料	天然高分子	（絹，デキストリンなど）
	合成高分子	（シリコーン，ポリメタクリル酸メチル，ポリウレタンなど）
	セラミックス	（アルミナ，ジルコニア，水酸アパタイトなど）
	金属	（ステンレス鋼，チタン，チタン合金，コバルト-クロム合金など）
	複合材料	（傾斜材料など）
	生体由来材料	（ヒト硬膜，ウシ動脈など）
吸収性材料	天然高分子	（コラーゲン，ゼラチン，フィブリン，キチンなど）
	合成高分子	（ポリグリコール酸，ポリ乳酸，ポリカプロラクトンなど）
	無機材料	（リン酸三カルシウム，炭酸カルシウムなど）
	生体由来材料	（腸腺，豚皮など）

分けられる（表4）。

骨接合材

骨折治療などに用いられるプレートやスクリューには金属材料と生分解性高分子材料がある。金属材料としては軽量で強度の高いチタン製の材料が用いられている。チタンは耐食性に優れており，基本的に抜去の必要はないとされている。しかし，生体反応が少ない材料であっても異物であることには変わりなく，慢性炎症や被膜形成を惹起するので抜去した方がよいという報告もある。そこで，金属材料に替わる新しい骨接合材として，骨癒合を促し異物が残らない生体内分解吸収性高分子材料が開発された。

高分子材料として使用されるポリ乳酸は，数年で完全に分解・代謝され，二酸化炭素と水となって体内に吸収されるため生体内で安全な材料である。骨接合材として，ポリ乳酸の強度を高めたもの，ポリ乳酸とポリグリコール酸の複合体あるいはポリ乳酸とハイドロキシアパタイト微粒子の複合体のように生体活性（骨伝導能，骨置換）とを兼ね備えた材料などがある。

これらの吸収性材料は生体内で徐々に加水分解吸収されるため，金属のように腐蝕の危惧がなくプレート抜去のための再手術が不要で，患者の負

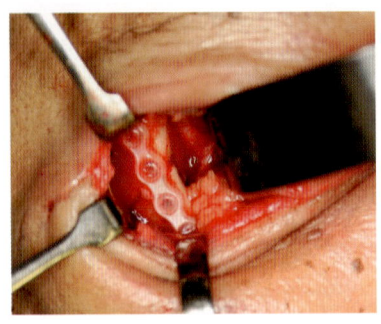

右眼角部と右眼窩下縁に使用した吸収性プレート

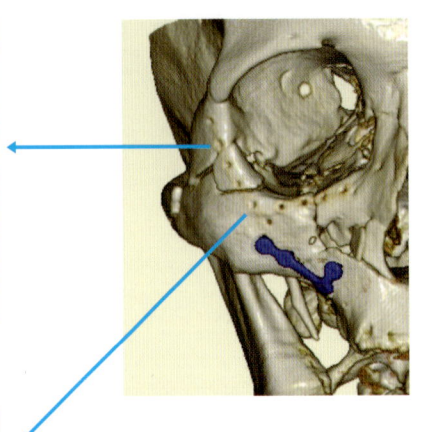

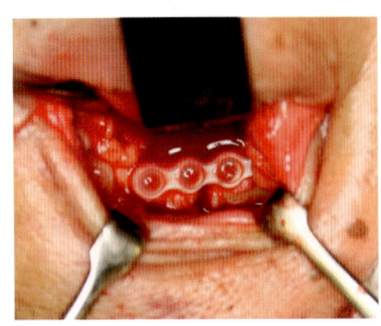

右上顎下稜，左上顎下稜にチタンプレートを使用した。術後3D-CTにてチタンプレートは描出されるが，吸収性プレート本体は確認できず，スクリュー孔のみが描出される

図1　Le Fort Ⅰ型骨折＋右頬骨骨折術中所見および術後3DCT所見

担軽減にもつながる。また骨癒合に必要な数カ月間は生体骨と同等以上の強度を維持するため，動揺性の高い上顎骨や下顎骨の固定などを除き，強い負荷のかからない部位では問題なく使用可能である。欠点としてはプレートが厚いことと X 線透過性があり，術後に X 線，CT ではスクリュー孔のみが描出され，プレート自体を確認することはできないことが挙げられる（図1）。

　このように，吸収性材料はいずれ体内から消失してしまうため，分解産物に毒性がなければ非吸収性の金属系材料ほど生体適合性や生体安全性にとらわれる必要は少ない。骨折部位やプレートにかかる応力に問題なければ，金属系材料に替わる材料として主流となってきている。

人工骨

■ハイドロキシアパタイト（HAp）

　一般には多孔質形状のブロック体や顆粒体で用いられる。生体骨の約65％はリン酸カルシウム（アパタイト）で構成されており，HAp は生体骨に近い組成をもつ。そのため骨親和性は良好であり，また多孔体の焼結体は細胞が浸潤しやすく，わずかに破骨細胞で貪食され，周囲に析出したアパタイト層を形成して骨と化学的に直接結合するため移植後に吸収されにくい非置換材料である。骨伝導能に優れているが，欠点は強度を上げると硬度が減ることである。

■β-リン酸三カルシウム（β-TCP）

　同じく多孔体や顆粒体が用いられる。多孔体は，連通する $100〜400\mu m$ の気孔をもち，これらの気孔性状が細胞進展の良い足場となる。骨伝導能と強度は HAp に劣るが，HAp とは異なり生体吸収性であること，また Ca 結合性骨基質蛋白（オステオカルシン，オステオポイエチン）の高い吸着性，保持性を有することが明らかにされており，骨基質合成に必要な基質環境を与え得ることから骨新生能に優れている。吸収置換型材料であるため，再生医療材料としても細胞を用いた培養骨の足場として注目されている。

■HAp／TCP複合体

　HAp と TCP の2種類の成分をハイブリッド化することで強度を追求した複合セラミックスであり，TCP が溶解し周囲の骨新生を促進して直接結合する。

■その他

　HAp 結晶にコラーゲン繊維を配合したアパタイト／コラーゲン複合体も開発作製されている。

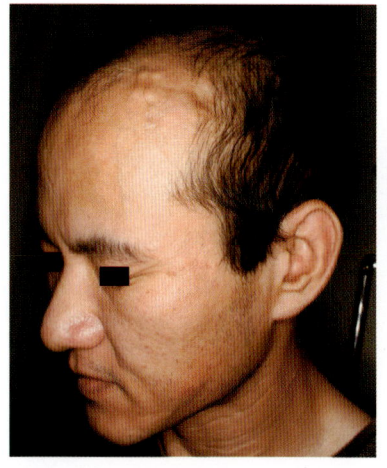

術前。環状切開瘢痕部および前頭部に骨欠損による陥凹を認める

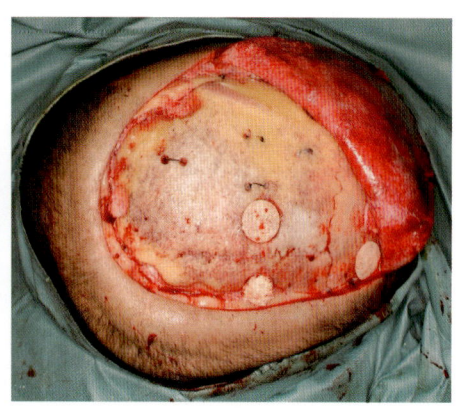

頭皮を剥離し骨欠損部を露出した状態

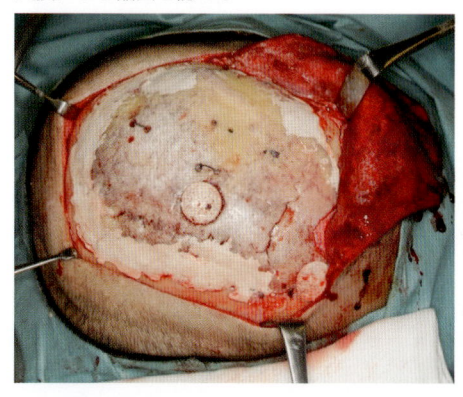

骨欠損部に対してペースト状セラタイトを注入し，骨表面を平滑にした

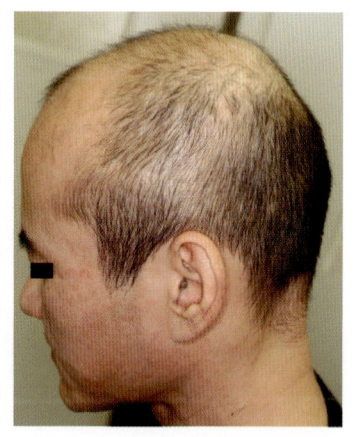

術後3カ月。陥凹は消失し，良好な外観を呈している

図2　脳腫瘍摘出術後の頭蓋骨陥凹変形に対するペースト状アパタイトによる治療例

人工骨の形態としては，ペースト，ブロック，顆粒に分類され，それぞれの用途に応じて使用されている。

● ペースト状アパタイト

HAp粉末と水系硬化剤を混ぜてペースト状にして使用する自己硬化型骨補填材である。形状自由度に優れているため，骨表面の陥凹部や骨間隙など複雑な形状の骨欠損部に注入できる。硬化時の発熱もなく15分程度で固まるため，ペースト状から成形時間を経て硬化する生体活性セラミックスの骨補填材であり，術中に形態を整えやすく整容面の改善に優れている（図2）。

● ブロック状アパタイト

Onlay graftとして顔面骨のaugmentationなど骨上に移植されたり，骨切り後の骨間隙や骨欠損部の補填にinterpositionとして移植される。母床となる骨面との密着性を得るために細工が必要であるが，硬くて脆いため破損しやすく術中の加工には注意を要する。近年，CT画像データから3Dモデルを構築し，各症例に応じたカスタムメイドの形態を有したブロックを作製することが可能となった。従来用いられていたレジンなどに比べて生体親和性が高く，長期間安定性が得られるため，特に広範囲の頭蓋骨欠損の補填には有用であるが，モデル形成に数週間を要する（図3）。

● 顆粒状アパタイト

顔面骨の小範囲の陥凹や欠損の修正には便利であるが，取り扱いにやや難があり，フィブリン糊を混合するなどの工夫を要する。

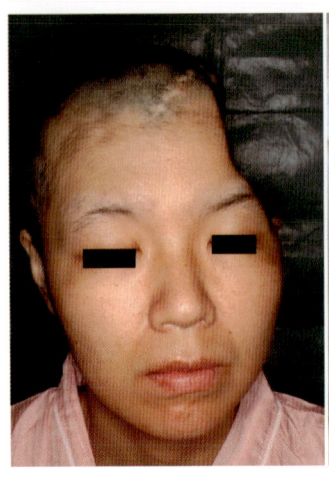

左側頭部骨欠損による陥凹を認める

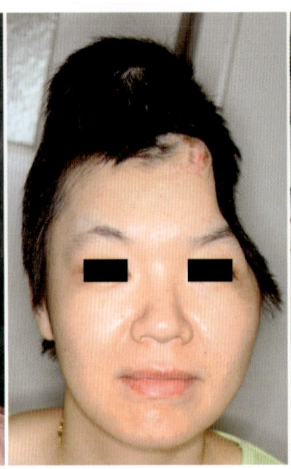

エキスパンダー挿入後，フルエキスパンジョンして頭皮伸展した状態

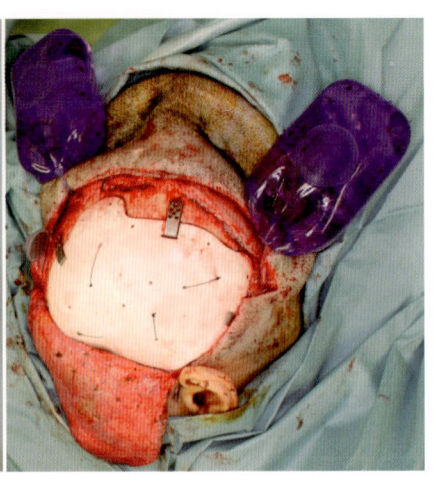

エキスパンダーを摘出し，人工骨を固定した。伸展した頭皮で人工骨を被覆し，皮下に SB ドレーンを挿入した

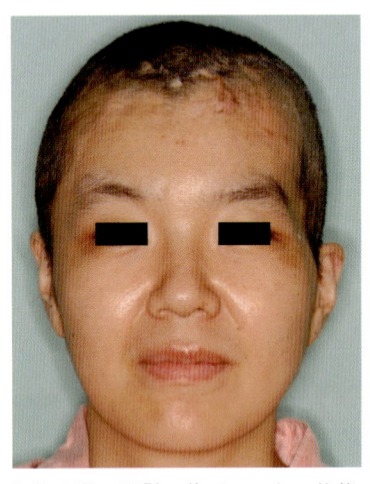

術後2週。頭髪の伸びていない状態で，頭蓋形態は良好である

図3　頭蓋骨摘出術後の側頭部陥凹変形に対するブロック状アパタイトによる治療例

乳房インプラント

■インプラントの適応

豊胸術（乳房増大術），乳房再建術，およびそれらの修正術に適応される。

厚生労働省中央社会保険医療協議会（中医協）は，乳房再建手術に使用するインプラント（人工乳房）の保険適用を承認し，2013年7月1日からその適用が開始された。ただし，乳腺腫瘍術後の乳房再建に対する保険適用での使用に際して，日本形成外科学会，日本乳癌学会，日本乳房オンコプラスティックサージャリー学会による「乳癌および乳腺腫瘍術後の乳房再建を目的としたゲル充填人工乳房および皮膚拡張器に関する使用要件基準」（http://jopbs.umin.jp/guide.html）に基づき，日本乳房オンコプラスティックサージャリー学会が主催する講習会を受講し，実施医師・責任医師の基準を満たし，施設認定を受ける必要がある。

また，現時点で保険適用の対象となっているものは，アラガン・ジャパン社が取り扱うラウンド型の2種類（スムースタイプおよびテクスチャードタイプ）のインプラントとティッシュエキスパンダーのみと限定されている（図4）。

■インプラントの分類

表面の性状から，スムースタイプとテクスチャードタイプに分けられる。スムースタイプはインプラントの表面が平滑であり，利点として非常に柔らかく触感に優れる。欠点としては被膜拘縮を生じやすく，ポケットを広く保つために術後十分にマッサージを行う必要がある。皮下組織が薄く柔らかい乳房の症例が適応となる。テクスチャードタイプはインプラントの表面が不規則に微細な凹凸をしており，利点として被膜拘縮を生じにくい。そのため，術後苦痛を伴うマッサージは一般的に必要としない。被膜拘縮発生の違いは，被膜の線維芽細胞の増殖特性がスムースタイプとは異なるとの報告があるが，理由はまだ明らかにされていない。欠点としてはスムースタイプと比べてやや固い触感となる。皮膚，皮下組織が厚い若年層が適応となる。

形状から，横径と高さが等しく丸いお椀型のラ

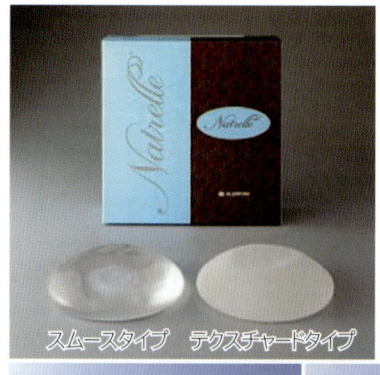

(a) ナトレル®ブレスト・インプラント

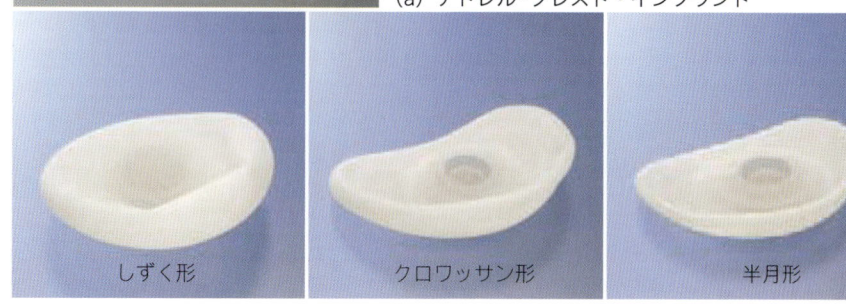

(b) ナトレル®133 ティッシュエキスパンダー　　資料：アラガン・ジャパン株式会社

図4　乳房インプラント

ウンドタイプと，解剖学的に乳房形態をした涙型のアナトミカルタイプに分けられる。

　内容物は，コヒーシブシリコンジェルと生理食塩水に分けられる。コヒーシブシリコンジェルは架橋が多く粘稠度が高いため，破損時のシリコンジェルの流出や染み出しもなく，被膜拘縮の発生も少ないとされている。生理食塩水はバッグ破損時に生体への害はなく早期診断が可能であるが，乳房表面にバッグの波打ちやしわが生じやすく，乳房の形状や触感はシリコンジェルバッグに比べて劣る。

■合併症

　乳房インプラント術後の被膜拘縮，再手術や除去，インプラント破裂，しわ・波状形成，乳房非対称・位置異常，瘢痕化，血腫・漿液腫，知覚異常・痛み，炎症・感染症などの合併症がある。乳房インプラント挿入期間が長くなるほど合併症のリスクは高くなる。

History & Review

●医療分野におけるバイオマテリアルの概念と最近の動向を集約。
　石原一彦：バイオマテリアル一総論．先端バイオマテリアルハンドブック（第1版）秋吉一成ほか監，pp3-15，エヌ・ティー・エス，東京，2012
●生体材料の素材となる工業材料の基礎からバイオ材料を分類。
　冨士明良：工業材料入門．東京電機大学出版局，東京，2012
●各種再生医療材料を用いた臨床応用の現状と課題について述べられている。
　田畑泰彦：概論；再生医療を実用化するための基盤技術．ここまで進んだ再生医療の実際（第1版），田畑泰彦編，pp18-26，羊土社，東京，2003
●人工骨の骨欠損への対応と臨床応用について述べられている。
　小室裕造：各種人工骨の特性と手術のコツ．PEPARS 15: 25-30, 2007
●乳房インプラント使用による合併症についての追跡調査。
　南雲吉則，岩平佳子，波利井清紀：日本乳房インプラント研究会（JAMP）集積データ解析と乳房インプラントの合併症．形成外科 56: 133-142, 2013
●脂肪注入術の生着を安定させるための脂肪前駆細胞の役割について述べられている。
　水野博司：脂肪組織由来幹細胞と脂肪注入術．PEPARS 77: 15-21, 2013

第6章 生体材料と生体組織工学・再生医療

2. 人工真皮

鈴木茂彦

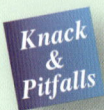

Knack & Pitfalls

◎人工真皮はコラーゲンスポンジをシリコーンフィルムで覆った2層構造をもっており，全層皮膚欠損創に対し真皮様組織の形成を目的として使用される
◎コラーゲンスポンジは毛細血管や線維芽細胞の侵入増殖を誘導する足場（scaffold）としての役割を担う
◎シリコーンフィルムはコラーゲンスポンジ内を湿潤状態に保つ
◎真皮様組織上の植皮は生着性がよく，薄い分層植皮でも術後の収縮が少ない。皮膚欠損面積が少なければ周囲からの自然上皮化も可能である

人工真皮とは

人工真皮はもともとIII度熱傷治療において，真皮層を再生させる目的で開発された。その後，熱傷に限らず種々の皮膚欠損創の治療に有用であることがわかり，1990年代中ごろに相次いで3製品が市場に出た。以降20年の使用実績があり安全性，効果は確立されている。製品によりコラーゲンの素材，架橋の有無，物性などは異なるが（表），コラーゲンスポンジとシリコーンフィルム（silicon film）の2層構造をもつ点で共通している（図1）。開発当初は，その構造から「2層性人工皮膚」と呼ばれていたが，真皮様組織再生が

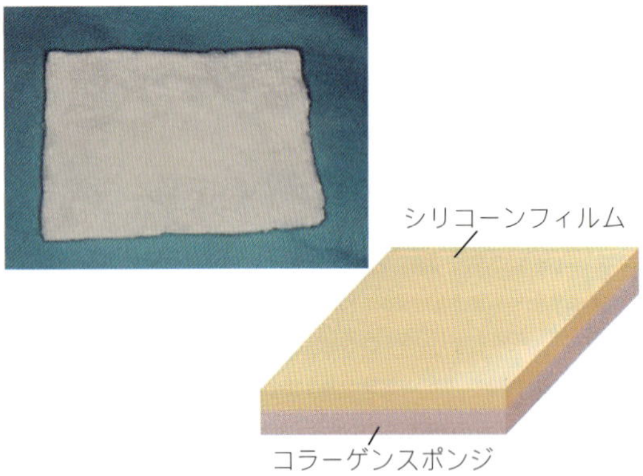

図1　人工真皮の基本的構造

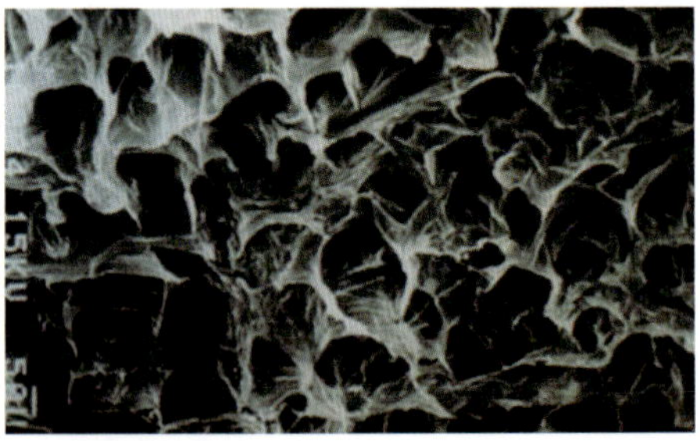

図2　人工真皮ペルナック®のコラーゲンスポンジ層の走査型電子顕微鏡像

表　わが国で使用されている人工真皮の種類

商品名		インテグラ®	テルダーミス®	ペルナック®
製造会社		ライフサイエンス（米）	オリンパステルモバイオマテリアル（日本）	グンゼ（日本）
コラーゲンスポンジ	材料	ウシ由来不溶性コラーゲン＋コンドロイチン硫酸	ウシ由来アテロコラーゲン	ブタ由来アテロコラーゲン
	架橋方法	化学架橋	熱架橋	熱架橋＋化学架橋
保存方法		アルコール溶液中保存	乾燥保存	乾燥保存

主たる役割であることから，次第に人工真皮と呼ばれるようになった。

コラーゲンは，本来真皮を構成している主たる蛋白であり，細胞親和性が高い。コラーゲンスポンジは毛細血管や線維芽細胞の侵入増殖を誘導する足場（scaffold）としての役割を担う（図2）。上層のシリコーンフィルムは，コラーゲンスポンジ内を湿潤状態に保つ働きをもつ。浸出液の多い創にはシリコーンフィルムにドレナージ用のスリットを入れて廃液しやすくした製品も選択可能である。またシリコーンフィルムは脆弱なので縫合しやすくするために機械的補強を加えた製品も選択できる。さらにコラーゲンスポンジ層の厚さを追加するためにシリコーンフィルムのないコラーゲンスポンジ単体の製品も追加されている。

人工真皮を皮膚全層欠損創に貼付すると，母床や創辺縁から毛細血管や線維芽細胞がコラーゲンスポンジの空隙部へ侵入する。侵入した毛細血管は分岐しながらコラーゲンスポンジ中央部および上層へ向かって伸びていき，微小血管ネットワークを形成する。線維芽細胞もコラーゲンスポンジ中層から上層まで増殖しながら拡がっていく。増殖した線維芽細胞から新たなコラーゲン線維が作られていくのにつれ，元のスポンジのコラーゲン構築は分解吸収され，2～3週間で新しい真皮様組織に置き換わる。この時点でシリコーンフィルムを除去し，分層植皮を行うことで創閉鎖が完了する。真皮様組織が再生しているため植皮の生着がよく，薄い分層植皮でも術後の収縮は少ないので，採皮部の犠牲は最小限ですむ。人工真皮使用部が小範囲であれば分層植皮を追加しなくても創辺縁部から角化細胞が真皮様組織の上を伸びて上皮化が完了する（図3）。

ここで述べている真皮様組織は，厳密に言えば肉芽組織であるが，過度な浮腫がなく比較的組織が強固で血行がよく，植皮の母床に適した組織である。通常の肉芽組織は上皮化後，瘢痕化しコラーゲンの走行は断裂し不整で弾性線維はほとんど再生しないのに対し，真皮様組織は，上皮化後，コラーゲンは厚く整然と走行し，弾性線維の再生も認められ，正常真皮に近いマトリックス構築を形成する（図4）。

人工真皮は足場を提供することで，生体内部の線維芽細胞や毛細血管の侵入増殖を促し最終的に真皮様組織を再生させるので，再生医療の先駆といえる治療法である。細胞を組み込んでいないため，in vitroでの培養操作が不要であり，コストが低く安全性が高い。以下，人工真皮の適応や使用法の実際について一般論を述べるが，著者は長年ペルナック®の研究開発・臨床にかかわってき

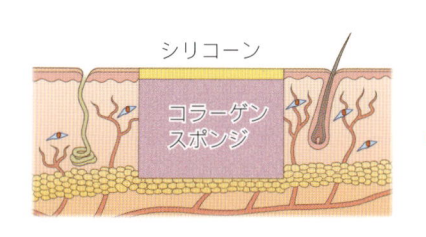

①全層皮膚欠損創に人工真皮を貼付する
創床，創縁から線維芽細胞や毛細血管が侵入し増殖する。

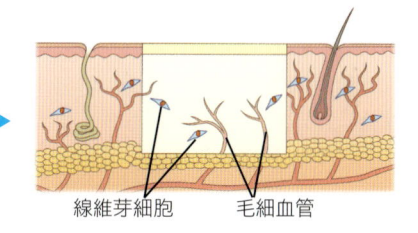

②約1週後
増殖した線維芽細胞がコラーゲンを生成する一方，元のコラーゲンスポンジは分解吸収され，2～3週間後に真皮様組織が再生する。

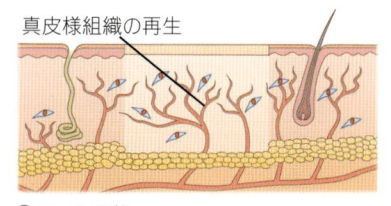

③2～3週後
シリコーンフィルムを剥いで，再生した真皮様組織の上に分層植皮を行う。

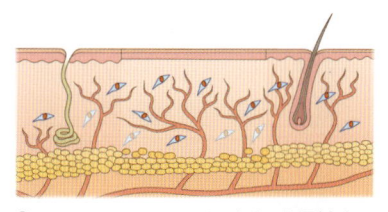

④シリコーンフィルムを剥がし分層植皮
皮膚欠損創が小さければ植皮を行わなくとも周囲からの自然上皮化が可能である。

図3　人工真皮を用いた真皮様組織再生経過

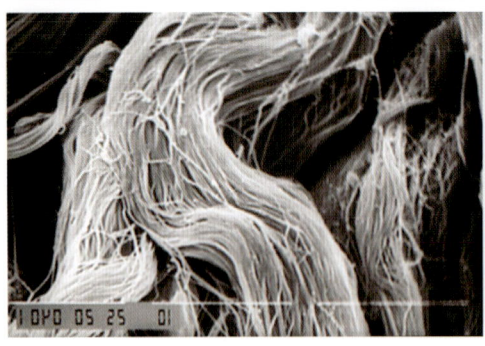

第6章 生体材料と生体組織工学・再生医療

人工真皮使用部の4年後の真皮様組織　　正常真皮

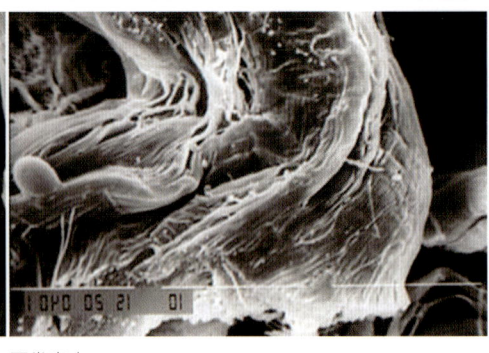

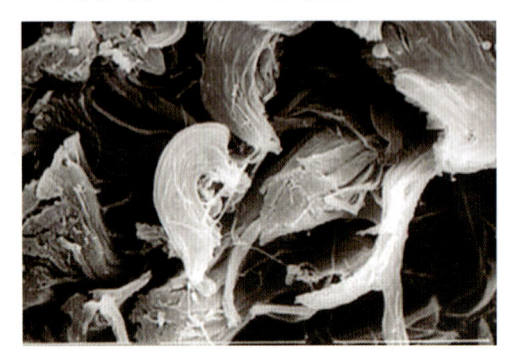

瘢痕部

図4　真皮部の走査型電子顕微鏡像

ているので，本文の症例提示に用いている人工真皮はペルナック®である。最初に述べたように人工真皮は製品の種類により素材，架橋の有無，物性，性状，機能に差があり，使用法も少しずつ違いがあるのでそれぞれの特徴を把握して使用する必要がある。

選択と適応

■皮膚欠損創

外傷による皮膚欠損創あるいは皮膚の瘢痕拘縮に対する拘縮解除後の皮膚欠損創で骨や筋腱が露出している場合，植皮は生着しにくい。あるいは生着しても癒着が生じる。このような時にあらかじめ人工真皮を貼付し真皮様組織の形成を待って二次的に植皮することで植皮の生着率が上がる。さらに植皮生着後の機能的・整容的予後もよい。通常は薄めの分層植皮でよいが，顔面や関節屈曲面，足底など整容的・機能的に重要な部位で採皮部に余裕のある場合は真皮様組織上に全層または厚めの植皮を行うこともある。植皮部の固定は通常と同じである。術後の伸展位圧迫固定も通常の植皮術に準じて行う。

■熱傷

広範囲熱傷に対する超早期，早期の焼痂切除後，採皮部が不足し，一期的に分層植皮が行えない時に，一時的創被覆と真皮様組織の形成を目的として使用する。自家培養表皮が臨床使用されて以降，自家培養表皮を移植するための真皮様組織作成のために人工真皮が使われることも多い。

広範囲熱傷でなくても，Ⅲ度熱傷に対し，焼痂切除後人工真皮を使用し，真皮様組織形成後に薄い分層植皮を行うことで植皮の生着率を上げ，術後の収縮を抑制し，採皮部の犠牲を最小限にする目的で使用することができる。

■手術による皮膚切除（皮膚良性腫瘍，母斑などの切除後，悪性皮膚腫瘍切除後，皮弁採取部）

皮膚良性腫瘍や母斑切除後の皮膚欠損や皮弁採取部の皮膚欠損に対しても用いられる。この中でも巨大色素性母斑の治療には特に有用である。人工真皮の使用により再生した真皮様組織上の分層植皮は薄くても術後の収縮が少ない。採皮部は比較的早くきれいに治るため一定間隔をあければ同一部位から複数回の採皮が可能である。

その他の適応として，術前の診断や切除範囲の決定が困難な皮膚悪性腫瘍への使用が挙げられる。このような場合，切除生検を行い即時に創を閉じず人工真皮を貼付しておくと，一時的被覆にとどまらず後の再建手術の一助になる点で有用である（図5）。病理診断は通常1週間以内に確定するが，追加切除を要しない場合は，真皮様組織が形成されるまであと1～2週間程度待ってから植皮を行う。

術後の確定診断で追加切除，拡大切除が必要になれば人工真皮貼付部も含めて切除することになるが，人工真皮が貼付されていることで腫瘍切除

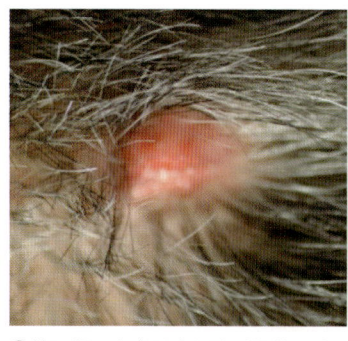

①前頭部の皮膚腫瘍切除手術後の病理診断でケロイドと診断されたがその後再発したため来院した。
②悪性腫瘍の可能性を疑い辺縁を2mm離して切除した。
③皮膚欠損部には人工真皮を貼付した。病理診断は amelanotic melanoma であったためその後拡大切除および化学療法を行った。

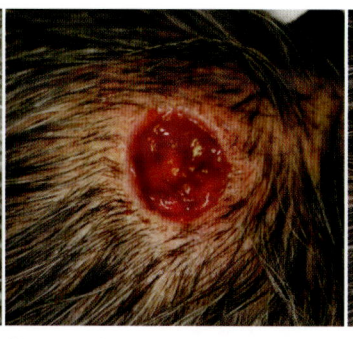

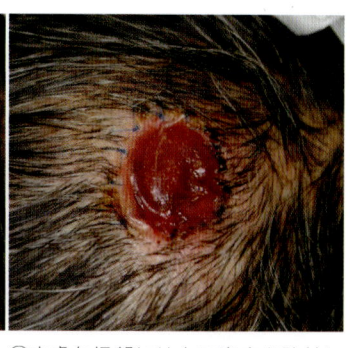

図5　前頭部の再発性腫瘍例

時の切除断端がそのまま保たれるので，追加，拡大手術の指標となる。この場合，新生されつつある真皮様組織も含めて切除するので，真皮様組織の形成を待たず症例に応じて適宜手術を行い，生じた組織欠損に応じた適切な再建を行う。

■bFGFとの併用療法

　人工真皮のコラーゲンスポンジは血管ネットワークが完成するまでは感染に対する抵抗性がないため，易感染性病変の治療には使用しづらい。塩基性線維芽細胞増殖因子（bFGF）は血管内皮細胞，線維芽細胞，表皮細胞などさまざまな細胞の増殖を誘導することにより，血管新生，創傷治癒を促進する働きがあり，すでに皮膚潰瘍治療に臨床使用されている。このbFGFを人工真皮と併用することで早期にコラーゲンスポンジ内の血管ネットワークが形成され感染が生じにくくなり治療効果が得られる。

　人工真皮とbFGFの併用療法は，真皮様組織形成期間の短縮が期待できるのみならず，bFGFによる瘢痕形成減少効果も期待できるので，易感染性の難治性潰瘍に限らず，指尖部など小皮膚欠損部の治療にも応用される。

　bFGFは半減期が短いため，頻回に投与しなければならず手技が煩雑であることがこの併用療法の欠点である。

　ただし，bFGFは悪性腫瘍に対しては安全性が確認されていないので，癌の疑いのある皮膚潰瘍症例や悪性腫瘍を合併している症例には使用しない。

　わが国で創傷治療を目的として市販されている細胞増殖因子はbFGFだけであるが，その他にも創傷治癒に関与する細胞増殖因子は多い。これらの細胞因子を含むとされる多血小板血漿（PRP）と人工真皮の併用なども試みられている。

■細胞治療のための足場としての応用

　人工真皮にあらかじめ培養した自家線維芽細胞を組み込んだものは自家培養真皮と呼ばれ，真皮様組織に置き換わるのが早い。線維芽細胞に限らず角化細胞，血管内皮細胞，骨髄由来幹細胞，脂肪幹細胞などの自家細胞を人工真皮その他の材料からなる足場に組み込んだ組織工学的再生医療による創傷治療が報告されている。

　一方，線維芽細胞から放出される種々のサイトカインだけでも，創傷治癒促進効果があるとの考えから，海外では足場に同種の線維芽細胞を播種した同種培養真皮製品が難治性潰瘍の治療に使用されている。同種線維芽細胞と同種角化細胞を複合した同種培養皮膚も製品化されて広く使用されている。

　わが国では自家培養表皮シート以外には細胞を利用した創傷治療が薬事承認されていないが，将来は自家や同種の細胞を利用した再生医療による創傷治療が行われるようになると思われる。

応用の実際

■皮膚欠損創への応用

　右下腿熱傷後瘢痕拘縮症例を提示して皮膚欠損創への応用の実際を示す。左下腿の熱傷後の瘢痕拘縮のため一部皮膚潰瘍が生じている（図6-a）。潰瘍および周囲の瘢痕を切除し拘縮を十分解除すると，筋層が露出した皮膚欠損が生じた（図6-b）。元の潰瘍直下には一部骨露出も認められる。皮膚欠損創の形状に合わせて人工真皮をトリミングしながら周囲の皮膚と縫合する。浸出液を排出させ

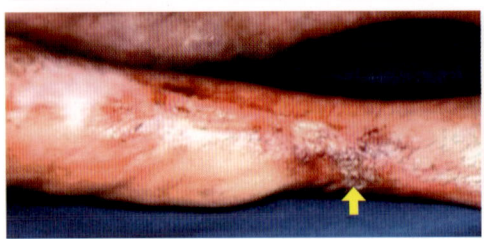

第6章 生体材料と生体組織工学・再生医療

(a) 術前
左下腿に熱傷後の拘縮を伴う瘢痕があり一部潰瘍化している。

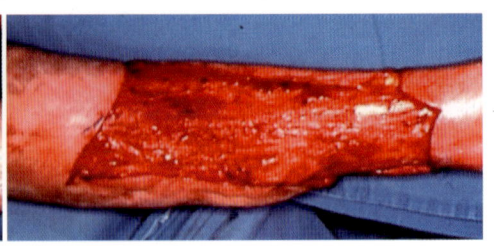

(b) デブリードマン後
筋層が露出し潰瘍直下に一部骨露出が生じた。

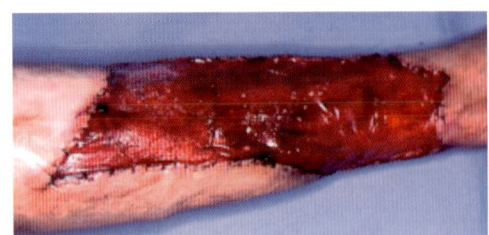

(c) 人工真皮貼付後5日
血管の侵入により人工真皮のコラーゲンスポンジは赤色調を帯びている。シリコーンフィルムを除去し、薄い分層植皮を行った。

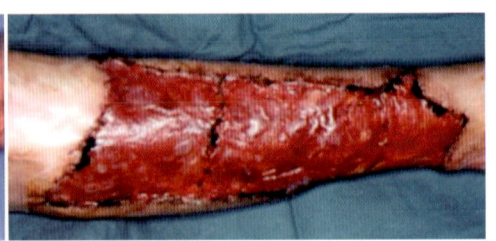

(d) 人工真皮貼付後3週

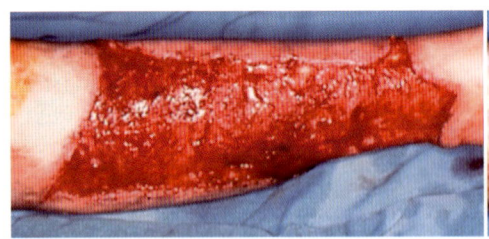

(e) シリコーンフィルムを剥いだところ
真皮様組織の再生が認められる。

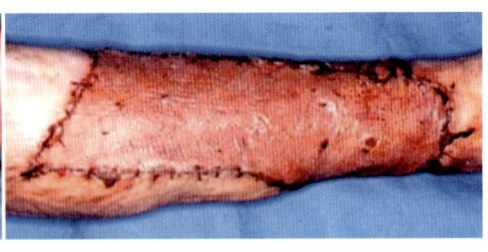

(f) 分層植皮片移植後2週
真皮様組織上に大腿部から採皮した薄め（10/1,000インチ）の分層植皮を行った。

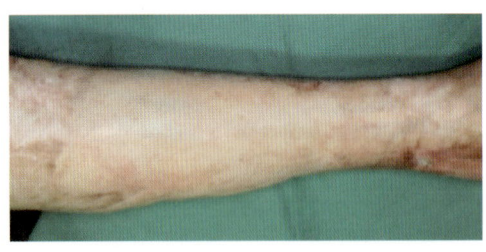

(g) 22年後の植皮部
非常に長期間経過したが、薄い分層植皮にもかかわらず、収縮はほとんど認めない。

図6 左下腿の熱傷後瘢痕拘縮例

やすくするため、あまり密に縫合しない。縫合後、シリコーンフィルムの上から軟膏メッシュガーゼを被せ、その上からガーゼをあて血腫形成予防のため軽く圧迫固定する。圧迫しすぎるとスポンジが圧縮され、かえって細胞や血管の侵入が妨げられる。術後は2～3日ごとに上層のガーゼを除去して人工真皮貼付部を観察する。

経過中感染兆候が認められれば直ちにシリコーンフィルムを除去し洗浄する。洗浄後は軟膏療法または生食ガーゼによるウエットドレッシングに切り替え、しばらく毎日洗浄処置を続ければ感染は抑えられる。感染がなくなれば肉芽組織形成を待って植皮を行う。

感染兆候がなく、シリコーンフィルム下に血腫や膿汁を認めなければ、シリコーンフィルム表面と周囲健常皮膚のみ消毒を行い、同様のガーゼ固定を続ける。数日経過するとシリコーンフィルム下のコラーゲンスポンジ部に毛細血管が侵入し赤みが出てくる（図6-c）。2～3週間たつと真皮様組織が形成されるのが透見される（図6-d）のでシリコーンフィルムを剥ぎ、真皮様組織（図6-e）の表面を軽くガーゼで拭った後、生理的食塩水でよく洗浄し薄い分層植皮を行う（図6-f）。

(a) 術前
熱傷による黒色壊死組織（焼痂）を認める。

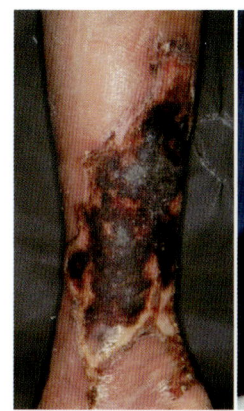

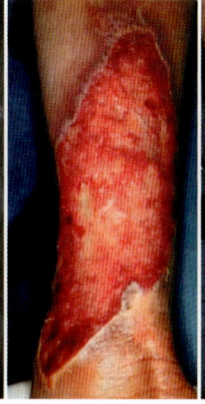

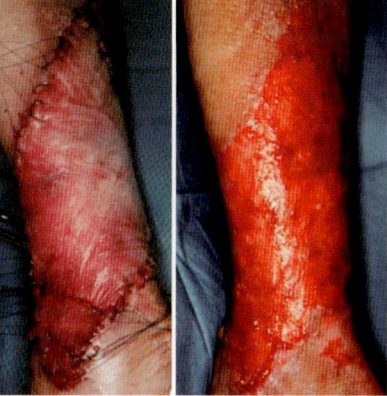

(b) 皮膚全層欠損創
デブリードマン直後の状態

(c) 人工真皮の貼付
周囲を縫合した。

(d) 3週後
シリコーンフィルムを除去すると，真皮様組織が形成されていた。

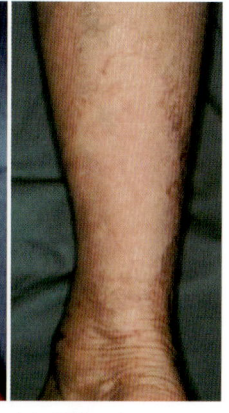

(e) 術後1年
薄めの分層植皮術を行った。植皮は完全に生着し，収縮はなく質感も良好である。

図7　左下腿のⅢ度熱傷例
（河合勝也：人口真皮．形成外科 55：S275-S278，2012 より引用）

分層植皮の厚さは，部位，目的によって異なるが，通常は 0.01～0.015 インチ程度の薄めでよい。植皮後の固定は通常の分層植皮と同じでよい。真皮様組織上の植皮は生着性に優れるが，収縮予防のために通常の植皮と同様に3カ月程度の伸展位圧迫固定が必要である。植皮部に創が残っている間は軟膏ガーゼの上から生理的食塩水で湿らせた綿花をあてて圧迫を続け，完全に創が上皮化して乾燥すればスポンジ圧迫に切り替える。スポンジ圧迫に切り替える前に硬性ハイドロコロイド創傷被覆材を使用してもよい。このような工夫により人工真皮上に行った薄い分層植皮はほとんど収縮しないので整容的・機能的に優れた結果が得られる。

人工真皮使用の利点を生かすためには，採皮部の管理にも細心の気を配らなければならない。薄い採皮部にはアルギン酸塩創傷被覆材などの適切な創傷被覆材を使用すれば，2週間程度で上皮化するので，通常の分層採皮部と比べて瘢痕は目立たない。

■**熱傷**

受傷後早期，感染が生じる前に壊死組織（図7-a）を切除（デブリードマン）する。脂肪層の生死がはっきりしない場合，筋膜上まで全切除する。人工真皮を使用する時は壊死組織を残すと感染しやすい。人工真皮上は術後圧迫しすぎてはいけないので，血腫が生じないよう出血点は確実に止めなければならない。皮膚欠損創（図7-b）に人工真皮を貼付し縫合する（図7-c）。熱傷創は浸出液が多いので，シリコーンフィルムに切り目を入れたタイプがよい。複数枚使用する場合は人工真皮同士も縫合する。

2～3週間でコラーゲンスポンジ全体が真皮様組織に置き換われば，シリコーンフィルムを剥がし，再生した真皮様組織（図7-d）上に分層植皮を行う。目的に応じてシート植皮，メッシュ植皮やパッチ植皮などが使い分けられる。特に広範囲な場合は自家培養表皮シートも適応となる。真皮様組織上への植皮は生着性に優れ，機能的・整容的に優れた結果が得られる（図7-e）。

■**巨大母斑における人工真皮の応用**

巨大色素性母斑への人工真皮使用の実際を示す（図8-a）。まず最初のステージで下背部の母斑を切除し人工真皮を貼付する。3週間後にシリコーンフィルムを除去し，真皮様組織上に上背部から採皮した厚さ 0.2mm の薄い分層植皮を行う。採皮部の回復を待って2年後，右殿部の母斑を切除し，人工真皮使用後，初回と同じ部位から採皮して再建した。さらに2年後，同様に同一採皮部を利用し左殿部母斑の切除再建を行う（図8-b）。この症例ではさらに4年後，両殿部の人工真皮にて再建した部分の皮下にティッシュ・エキスパンダーを挿入し，伸展した皮膚と大腿内側の皮膚を利用して肛門周囲を再建した。最初の手術から23年（エキスパンダー手術から10年）経過しているが，植皮部，採皮部ともに機能的・整容的に良好である（図8-c）。本症例の人工真皮使用部の19年後の組織像を見ると，瘢痕部と比較する

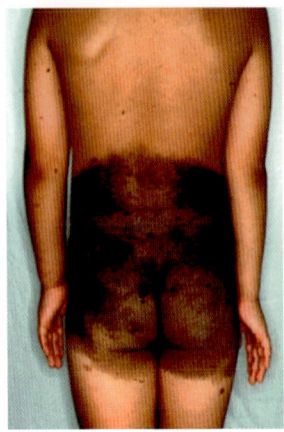

(a) 術前

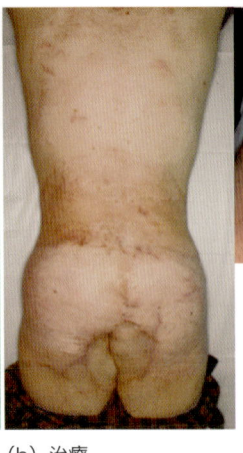

(b) 治療
2年ごとに下背部，右殿部，左殿部の母斑をそれぞれ切除し，人工真皮と薄い分層植皮で治療した。

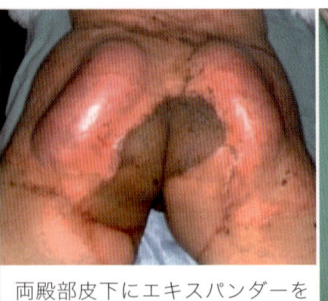

両殿部皮下にエキスパンダーを挿入し，伸展した皮膚で肛門周囲の母斑を切除再建した。

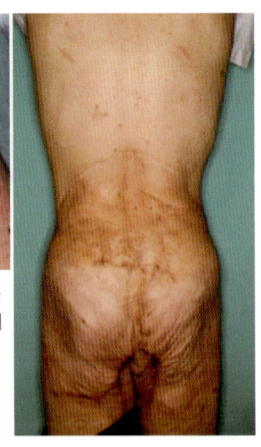

(c) 初回手術から23年
エキスパンダー手術から15年の所見

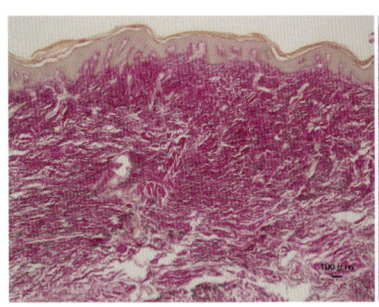

約19年前の人工真皮貼付により再生した真皮様組織のエラスチカワンギーソン染色像

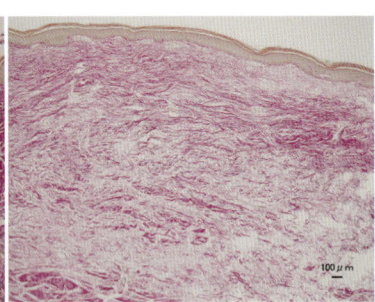

ほぼ同様の頃に生じた瘢痕組織のエラスチカワンギーソン染色像

図8 下背部，殿部，上大腿部にかけての巨大色素性母斑例

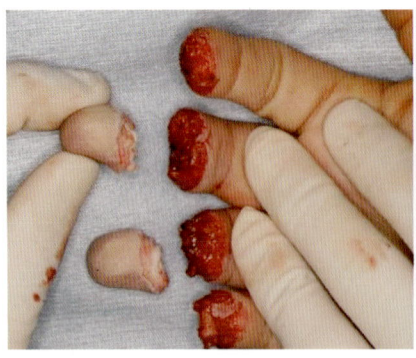

(a) 初診時
中指〜小指はDIPレベル，示指はsubzone IIレベルで切断されている。
中指，環指は切断指が残存していたが，示指・小指の切断断端組織は残っていなかった。

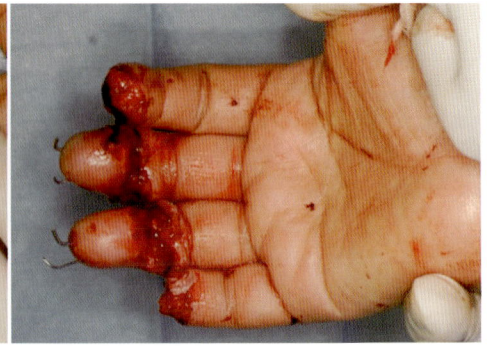

(b) 再接着術
中指・環指は再接着術を行ったが，皮膚は引き寄せず，極めて疎に縫合した。示指・小指は骨を一部切除した。

図9 右手示指〜小指末節部の切断例
(鈴木茂彦ほか：人工真皮を用いた創傷の再生治療．整・災外 54：1071-1075，2011 より引用)

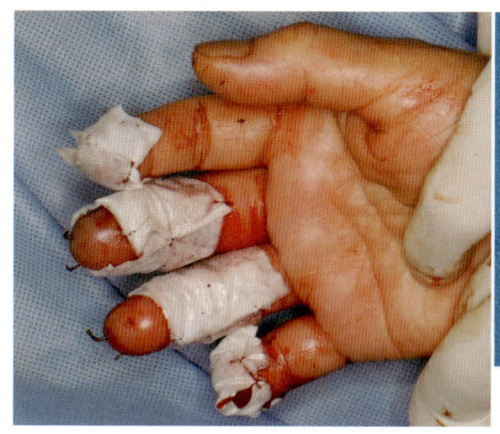

(c) 人工真皮の貼付
手術時間を短縮するため，人工真皮は健常な皮膚も一部覆う状態で皮膚欠損部に貼付し，固定のための最小限の縫合を行った．示指・小指の指尖部の人工真皮には翌日からbFGFを注入した．中指・環指の人工真皮へのbFGFの追加注入開始は血管吻合部が安定するまで1週間待って開始した．

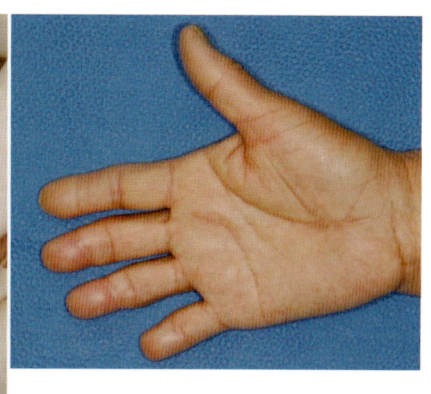

(d) 術後10カ月
再接着された中指・環指は完全生着し，接合部の瘢痕もほとんど目立たず治癒した．示指・小指もある程度の長さの回復が得られ，整容的にも優れた指尖部の形態が得られている．

図9　右手示指〜小指末節部の切断例（つづき）

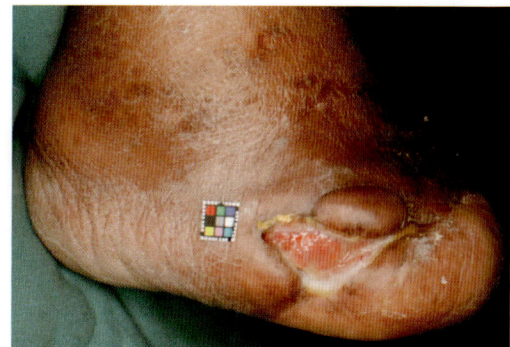

(a) 初診時
1年1カ月前に右足の中足骨レベルの切断手術を受けたが，断端縫合部が一部解離し難治性潰瘍化している．

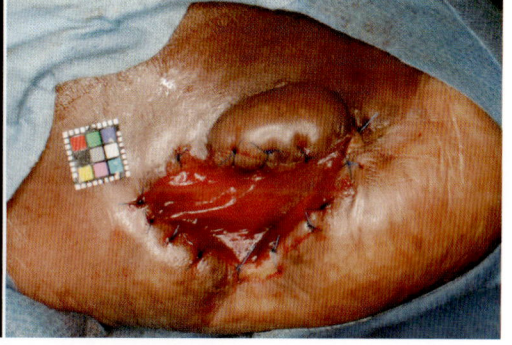

(b) 自家培養真皮の移植
5×10mmの皮膚を採取し11mlの自己血清を使って線維芽細胞を培養した．$1.0×10^5$個／cm^2の培養線維芽細胞を人工真皮に播種し自家培養真皮を作成して，デブリードマン後の創部に移植した．

図10　糖尿病性潰瘍例

とコラーゲンの走行は正常真皮に類似し，弾性線維も認められ，正常真皮に近いマトリックス構築を示している．

■bFGFとの併用療法

bFGFの併用方法の実際であるが，初回は人工真皮貼付前に内層のコラーゲンスポンジに直接噴霧または注入する．その後は2〜3日ごとに注入，またはシリコーンフィルムにいくつかの切れ目を入れておき毎日噴霧するのが一般的である．

指尖部皮膚欠損および切断指再接着術後に残った皮膚欠損部への応用例を示す（図9）．

■自家培養真皮の足場としての応用

GMP準拠の細胞培養施設の使用，臨床試験実施計画書に沿った試験実施，臨床試験コーディネータの支援，試験成績の第三者による判定，データセンターによる試験管理，医療統計専門家による統計解析など，いわゆる"治験"と同等の基準で行われた臨床試験の症例を示す（図10）．

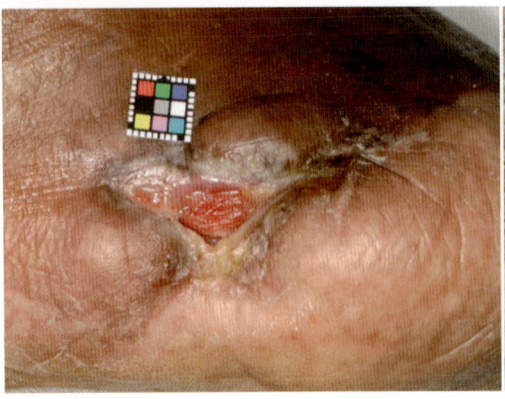

第6章 生体材料と生体組織工学・再生医療

(c) 移植後21日
判定では肉芽形成率が82%で，良好な治癒傾向が認められた。

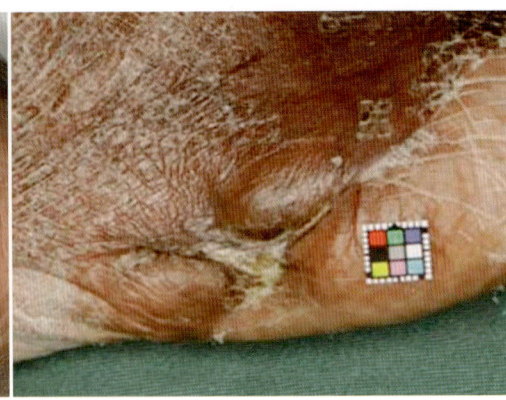

(d) 移植後9週
上皮化が完了した。
(Morimoto N, et al: An exploratory clinical study on the safety and efficacy of an autologous fibroblast-seeded artificial skin cultured with animal product-free medium in patients with diabetic foot ulcers. Int Wound J 11: 183-189, 2014 より引用)

図10 糖尿病性潰瘍例（つづき）

History & Review

- 人工真皮ペルナック®開発者によってペルナック®使用例の長期経過観察症例がまとめられている。
 Suzuki S, Kawai K, Ashoori F, et al: Long-term follow-up study of artificial dermis composed of outer silicone layer and inner collagen sponge. Br J Plast Surg 53: 659-666, 2000
- 人工真皮テルダーミス®の開発者によって開発当初に書かれた論文。
 Koide M, Osaki K, Konishi J, et al: A new type of biomaterial for artificial skin; Dehydrothermally cross-linked composites of fibrillar and denatured collagens. J Biomed Mater Res 27: 79-87, 1993
- 人工真皮インテグラ®の開発者によって書かれた総説論文。
 Yannas IV, Orgill DP, Burke JF: Template for skin regeneration. Plast Reconstr Surg 127: 60S-70S, 2011
- 人工真皮ペルナック®を足場とした自家培養真皮の臨床試験の結果が示されている。細胞を用いた再生医療の臨床試験を行ううえで参考になる。
 Morimoto N, Ito T, Takemoto S, et al: An exploratory clinical study on the safety and efficacy of an autologous fibroblast-seeded artificial skin cultured with animal product-free medium in patients with diabetic foot ulcers. Int Wound J 11: 183-189, 2014
- bFGF徐放性を有する新規人工真皮の医師主導治験の結果が示されている。
 Morimoto N, Yoshimura K, Niimi M, et al: Novel collagen/gelatin scaffold with sustained release of basic fibroblast growth factor; Clinical trial for chronic skin ulcers. Tissue Eng Part A 19: 1931-1940, 2013
- 細胞を利用した再生医療に関する総説論文。
 Mason C, Manzotti E: Regenerative medicine cell therapies; Numbers of units manufactured and patients treated between 1988 and 2010. Regen Med 5: 307-313, 2010

第6章 生体材料と生体組織工学・再生医療

3. 培養表皮

副島一孝

Knack & Pitfalls
◎培養表皮は表皮細胞のみで構成される培養皮膚であり，初めて皮膚欠損の治療法として臨床に供された再生医療技術である
◎3T3 feeder layer 法は異種細胞である 3T3 細胞とウシ血清を培養時に用いるので安全面に関して厳重な基準がある
◎わが国において 2009 年より自家培養表皮による広範囲熱傷治療が開始されたが，その生着率については現在も評価と検討が続いている
◎同種培養表皮は生着しても徐々に自家細胞に置換される．また，創傷治癒を促進するさまざまな生理活性物質を産生放出する biological dressing 材としても機能する

培養表皮とは

■再生医療としての培養表皮

培養皮膚と呼ばれる培養したヒト皮膚細胞を組み込んだ皮膚代替物は文献によりさまざまな呼称が使用されているが，一般的には表皮細胞のみによって構成される「培養表皮」，真皮線維芽細胞を組み込んだ「培養真皮」，表皮細胞と線維芽細胞の両者を組み込んだ「複合型培養皮膚」がある（図1）．細胞を積極的に利用して組織の再生を図る再生医学の研究分野において，培養表皮は初めて臨床応用された再生医療技術である．

■培養表皮開発の歴史

皮膚の小片から全身を被覆可能な培養皮膚を作成することは人類の長年の夢であった．1898年に Ljunggren が皮膚の小片を培養皿上で腹水を用いて長期保存したことが最初の皮膚培養の試みであるという．1910 年代には皮膚の小片を培養皿上で培養（explant culture）すると，皮膚の断端から細胞が遊走することが示された．そして 1941 年に Medawar が蛋白分解酵素であるトリプシンを用いて表皮を真皮より剥離した．その後，トリプシンで細胞単位に分散されても細胞の viability が保たれることが示され，表皮細胞培養の試みへと発展した．

1950 年代より表皮細胞の培養に関してさまざまな試みがなされてきたが，ヒトの表皮細胞を安定して培養することは困難であった．培養皿上に播種された表皮細胞が安定して増殖を継続するためには何らかの真皮成分が必要であることが示されたが，表皮細胞と線維芽細胞を共培養すると線維芽細胞の増殖能力の方が勝っており，表皮細胞が駆逐されてしまうことなどが問題であった．し

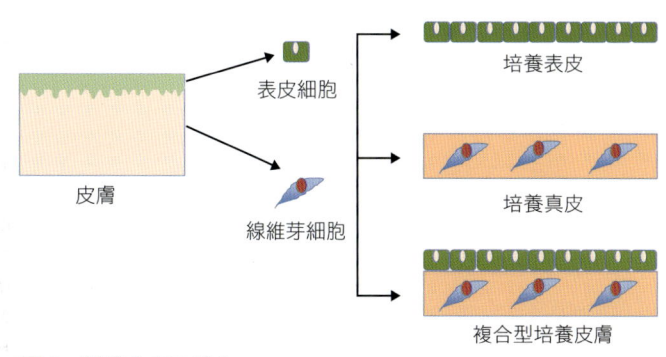

図1 培養皮膚の概念

かし，1975年にRheinwaldとGreen[1]がマウス胎児皮膚由来線維芽細胞より3T3細胞を分離し，それを用いた画期的な表皮細胞の培養方法を報告した。3T3細胞とは"3 days, transfer, inoculum $3×10^5$ cells/50mm dish"からついた名前とされ無限に増殖する能力をもち，線維芽細胞に対する増殖抑制作用がある。放射線照射あるいは抗がん剤（mitomycin C：MMC）を用いて増殖能力抑制のための前処理を施した3T3細胞を培養皿上に播種して，表皮細胞の増殖に必要な未知の因子を供給するfeederに見立てた"feeder layer"を作成し，その上に表皮細胞を播種すると線維芽細胞の増殖が制御され，ヒト表皮細胞を大量に安定して培養することが可能となった。

Green法による細胞培養技術によりさまざまな上皮細胞の培養が行われているが，その培養にはマウス胎児皮膚由来細胞である3T3細胞という異種細胞を用いていること，培養液にウシ胎児血清を用いることに関しては議論が続いている。3T3細胞は培養過程で死滅するとされているが，未知の病原体による感染のリスクは完全には払拭されていない。また，ウシ血清にはプリオン感染のリスクがあり，ヒト臨床応用に用いる細胞培養には狂牛病が発生していないオセアニア地域産のウシ血清に限って用いられ，血清を採取したウシについては個体ロット番号を識別できるようなトレーサビリティの担保が重要視されている。わが国では異種細胞，ウシ血清の使用に関しては厚生労働省より厳重な安全管理基準が示されている。

以上のような理由により，異種細胞や血清を用いない新しい細胞培養法の開発も試みられている。1980年代にはHam, Boyceらによりウシ血清を用いずに表皮細胞の培養を可能とするMCDB培地が開発された。ウシ下垂体抽出液を添加すれば3T3細胞のようなfeeder細胞を使用せずに表皮細胞の培養が可能であり「無血清培養法」として確立された。本法を用いて表皮細胞培養を行う際には，表皮細胞間接着に寄与するデスモゾームの発達に重要な役割を担っているとされるCa^{++}濃度の調整が重要である。

培養表皮の作成方法

3T3 feeder layer法による表皮細胞の培養手技について以下に概説する（図2）。

■3T3細胞の維持とfeeder layerの作成

オリジナルの3T3細胞である3T3 J2細胞の入手は非常に困難であるが，マウス胎児皮膚由来

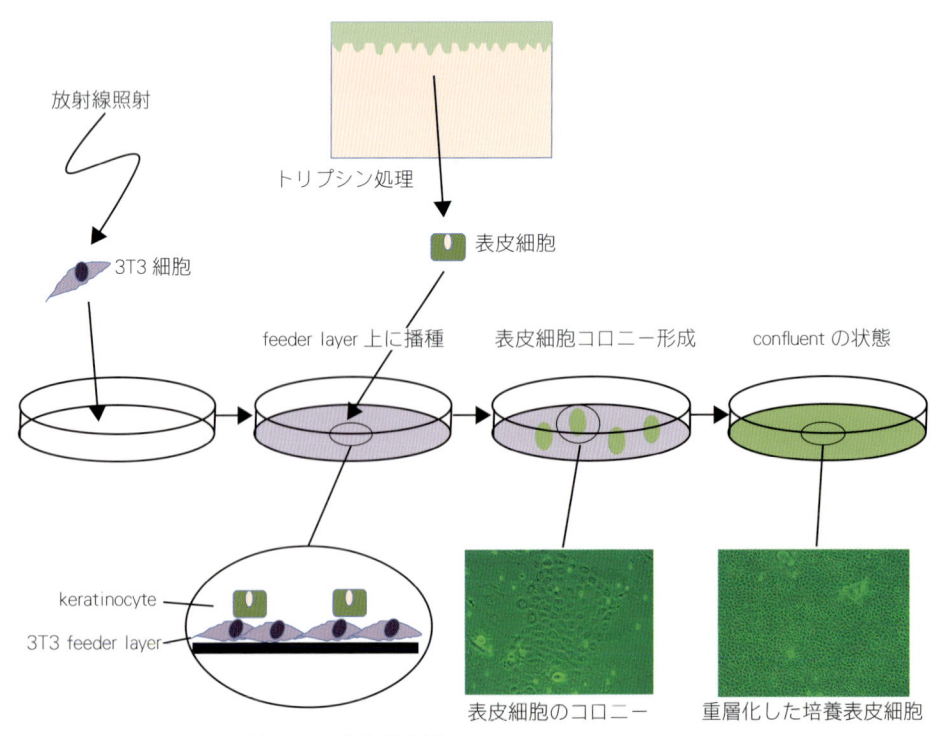

図2 3T3 feeder layer法による表皮培養法

3T3細胞としては細胞の由来となるマウスの違いからNIH/3T3，3T3-Swiis Albino，BALB/3T3などがあり，それらは市販されていて入手可能である。

3T3細胞は常時培養維持し，表皮細胞の培養を行う時にfeeder layerを作成し使用する。3T3細胞の培養はDulbecco's modified eagle's medium（DMEM）にウシ血清（calf serum：CS）を10%添加した培地を用いて，37℃・5%CO$_2$環境下で行う。名前の通り旺盛に増殖するので，原法では「50mmのシャーレに3×10^{5}cellを播種して3日おきに継代培養する」となっている。細胞が培養皿上で隙間なく増殖した状態を"confluent"，その前段階で細胞間に多少の隙間のある状態を"subconfluent"というが，3T3細胞はconfluentに達するとcontact inhibitionのために形質転換（spontaneous transformation）を来たし，feeder layerとしての機能が低下するとされるので注意を要する。また，ウシ胎児血清（fetal bovine serum：FBS）を用いると3T3細胞がover growthし形質転換を来たしやすいとされる。

表皮細胞の培養を行う際にfeeder layerを作成する。トリプシンを用いて3T3細胞を培養皿より分散し，細胞浮遊液の状態で放射線照射（6,000rad）を行う。照射後に培養皿に再度播種して3T3のmonolayerを作成してfeeder layerとする。3T3の増殖能を抑制する処置として放射線照射以外にMMCによる方法があるが，MMCは催奇形性があるとされ臨床使用目的の場合には放射線照射が一般的である。

■皮膚採取

1cm^{2}の皮膚から約3×10^{6}個の表皮細胞が得られるが，そのうち約1%の基底層由来の角化細胞のみが増殖し，その他の細胞は最終分化し増殖能はない。採皮する皮膚の量は最終的に必要な培養表皮の量により決定する。

■皮膚の除菌操作・トリプシン処理

細胞培養に失敗する最大の要因は細菌による汚染（contamination）である。培養するための皮膚を入手したら，培養を開始する前に除菌操作を行う。入手した皮膚を2mm角程度の大きさに細切して抗菌剤（抗生剤，抗真菌剤など）を含有させたphosphate buffered saline（PBS）内に入れ，37℃で1時間程度インキュベートして除菌する。その後，トリプシン溶液内に皮膚を移してトリプシン処理を行う。

表 Green法による自家培養表皮のための培養液組成の1例

基礎培地	DMEM	75%
	HAM F12	25%
微量因子	FBS	10%
	Adenine	24μg/ml
	EGF	10ng/ml
	Hydrocortisone	0.5ng/ml
	Insulin	5μg/ml
	Cholera toxin	6ng/ml
	Transferrin	10μg/ml
	3,3',5-Triiodothyronine	1.3ng/ml

(Tenchini ML, et al: Culture techniques for human keratinocytes. Burns 18: S11–S16, 1992 より引用)

■表皮細胞の播種と培養

トリプシン処理を行った皮膚をDMEM培地に移して約40分間撹拌して細胞単位に分散する。それをシリコン製のメッシュなどで濾過し表皮細胞浮遊液を得る。この表皮細胞をあらかじめ作成しておいた3T3 feeder layer上に播種して37℃・5～10%CO$_2$環境下で培養する。1975年に報告されたGreen法による表皮細胞培養に使用する基礎培地と添加する微量因子の組成は，その後epidermal growth factor（EGF），cholera toxinなどの微量因子が加えられ改良されている（表）。培養開始後3～5日にコロニーの形成（図2）が確認されるので，その後2～3日に1回培地交換を行う。表皮細胞は3T3細胞を押しのけるように増殖し10日程度でconfluentに達し，そのまま培養を継続すると重層化する（図2）。さらに培養すると最終分化した表皮は表層から落屑のように脱落して死滅する。表皮細胞シートを多く必要とする場合にはsubconfluentの状態で継代培養を行う。

培養表皮の選択と適応

■培養表皮シートの剥離と移植，凍結保存

培養した表皮細胞シートは培養皿に接着した状態なので，蛋白分解酵素（ディスパーゼ）を用いて接着蛋白を破壊して培養皿より剥離する。ディスパーゼはトリプシンと異なり，細胞障害性が少なく細胞間接着を破壊しないので培養表皮をシート状に剥離することができる。培養表皮シートのみを把持して培養皿より剥離することは困難なので，通常はキャリアとなる支持物（キャリアガーゼ）を培養表皮上に置き一緒に把持して剥離する。剥離された培養表皮シートは培養皿と接着し

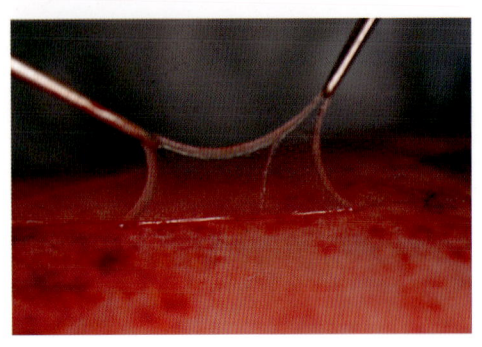

図3　創面に移植された培養表皮

ていた面を創面に向けて移植する。培養表皮は角質層を有さないので透明であり，非常に脆弱である（図3）。

培養皿より剥離した培養表皮シートは，すぐに移植に供さない場合には凍結保存する。細胞はそのまま凍結すると細胞内の水分が膨張して凍結による細胞障害の原因となるので，あらかじめ凍結保護剤により細胞内の水分を置換する必要がある。凍結保護剤としてグリセリン，dimethyl sulfoxide（DMSO）があるが，後者は人体に有害であるためヒト臨床に用いる培養表皮シートの保存には前者が一般的に用いられている。また，fetal bovine serum（FBS）も凍結保護作用があるとされ，通常グリセリンとともに用いられる。培養皿より剥離した培養表皮シートをキャリアガーゼと一緒にDMEMなどの基礎培地に10～15%FBS，10%グリセリンを添加した凍結保存培地中に浸漬し，プログラムフリーザーを用いて－1℃/分程度の緩徐なスピードで凍結し，－80℃のフリーザーで凍結保存する。－80℃での凍結保存で細胞のviabilityは数カ月間保たれるとされ，さらに長期間の保存を要する場合には液体窒素中か－135℃以下のディープフリーザーでの保存が適している。使用時には25～30℃の温水中で急速に解凍し，血清と凍結保護剤を十分に洗浄した後に移植に供する。

■自家培養表皮移植による治療

表皮細胞培養の挑戦が始められた当初より，自己の小さな皮膚片より培養した自家培養表皮の広範囲重症熱傷患者の治療への有用性が期待され，1980年代にそれが実現した。1981年にO'Connorら[2]は世界初の2名の成人熱傷患者への自家培養表皮移植例（38歳80%TBSA，61歳40%TBSA）を報告した。熱傷創のうちの限定した部位に対して自家培養表皮の移植を行い，他部位は網状植皮で閉創された。培養表皮の移植床としては肉芽面と筋膜上切除創であり，ワセリンガーゼをキャリアガーゼとして自家培養表皮移植を行い，培養表皮移植で治療を行った部の約50%程度を上皮化させた。その後1984年にGallicoら[3]が小児の広範囲熱傷症例2名（5歳97%TBSA，6歳98%TBSA）を腋窩より採取した$2cm^2$の皮膚片から作成した培養表皮を使用して救命し得たことを報告した。いずれの症例も焼痂を筋膜上で切除した後，同種皮膚により一時的に創面を被覆し，その間に自家培養表皮を作成した。受傷後3週目頃より同種皮膚を自家培養表皮で順次置き換えていく治療が行われた。1例目は培養表皮で治療した部の約70%に上皮化が得られ，2例目は全身の46%程度を培養表皮で上皮化することができたとしている。

しかし，その後さまざまな追試が行われたが必ずしも良好な結果ばかりではなかった。本邦では1985年に熊谷ら[4]により広範囲熱傷症例の自家培養表皮による治療例が初めて報告された。それによると，真皮が残存した深達性Ⅱ度熱傷創への培養表皮の生着は良好であったが，Ⅲ度熱傷創の肉芽面に移植された培養表皮の生着は芳しくなかった。自家培養表皮の作成には2～3週間を要するが，その期間熱傷創を感染せずに管理することは非常に困難であることと，真皮の欠損した全層皮膚欠損創への培養表皮の生着が不良であることが主な課題として議論された。

1986年にCuonoら[5]は培養表皮を作成するための皮膚片を採取すると同時にⅢ度熱傷創の焼痂をデブリードマンして凍結保存した同種皮膚で一時的に被覆し，2～3週間後に拒絶された表皮を剥削して残存した同種真皮上に自家培養表皮を移植する方法を"composite autologous-allogenic skin replacement"法として報告した。重症熱傷患者は免疫能が低下しており，凍結により抗原性が低下した同種皮膚は急性拒絶されないことを利用した方法である。2010年にSoodら[6]は1990年から18年間に広範囲熱傷症例に対してCuono法による自家培養表皮移植を行った88例（TBSA 28～98%）を報告している。それによると救命率は91%（80/88例）であり，自家培養表皮の生着率は72.7%であったという。

わが国で保険適用となった自家培養表皮JACE®（J-TEC）は深達性Ⅱ度熱傷創とⅢ度熱傷創の合計面積が体表面積の30%以上の熱傷のみが適応対象である。深達性Ⅱ度熱傷創のみの場合

には適応対象外であり，Ⅲ度熱傷創に適応する際には原則として同種皮膚による真皮再構築を前提としている．2009年より自家培養表皮 JACE® による広範囲熱傷治療が全国的に開始されたが，その成績と評価についてはまだ議論されている段階である．

自家培養表皮移植は熱傷以外にも応用されてきた．1989年に Gallico ら[7] は巨大母斑の切除後の皮膚欠損を自家培養表皮移植で治療した8例を報告した．母斑は筋膜上切除され，自家培養表皮移植がなされたが，その生着率は平均68%であったとしている．他に母斑症に対する自家培養表皮移植の報告としては太田母斑，結節性硬化症の顔面血管線維腫が見られる．

他の皮膚疾患に対する自家培養表皮による治療としては，尋常性白斑症の治療報告がある[8]．尋常性白斑症はメラノサイトの機能停止によると推測される．皮膚分節以上に拡大しない分節型とメラノサイトに対する自己免疫疾患と推測され，進行性の汎発型がある．前者に対しては正常な機能を有するメラノサイトの移植が有効であるとされ，水疱蓋移植，培養メラノサイト移植などの報告も見られる．Kumagai ら[8] は Green 法で作成した培養表皮にはケラチノサイトとメラノサイトが14：1の割合で含まれており，培養表皮移植により1年以内に正常の皮膚色となりその後白斑の再発も見られなかったとしている．

皮膚醜形に対する治療としては刺青，熱傷瘢痕[9〜11] などの報告がある．刺青はその色素が注入されている深さにもよるが，ファッション目的の機械彫りの刺青は真皮表層に均一に色素が注入されていることが多く，刺青剥削後に真皮を温存することが可能で培養表皮は良好に生着する．熱傷瘢痕に関しては瘢痕皮膚の表層を剥削して健常部位から培養した自家培養表皮移植を行うと，皮膚の外観，質感が改善し組織学的にも改善が見られるとされる[9]．

■自家培養表皮移植後の生着過程の組織学的検討

移植皮膚は移植床との間に血行再開して生着するが，培養表皮は移植床との間に基底膜を再構築して生着する．正常皮膚において表皮と真皮は基底膜で接しており，電子顕微鏡的に基底膜は透明帯（lamina lucida：LL），基底板（lamina densa：LD）および係留線維（anchoring fibril：AF）から構成されている（図4）．表皮基底層の基底細胞はヘミデスモゾーム（hemidesmosome：HD）によって LL を介して Ⅳ 型コラーゲン，ラミニンなどから構成される LD と接着している．そして LD の下層の AF により真皮の Ⅰ 型／Ⅲ 型コラーゲンと強固に結合している．

培養表皮の生着は移植床の状態により大きく左右される．Faure ら[12] は真皮が残存する深達性 Ⅱ 度熱傷創に対して自家培養表皮を移植した場合には移植後5日目に LD と AF を観察した．また，分層採皮創に自家培養表皮を移植し14日目に HD と LD を観察したとする報告もある．著者はブタを用いた実験で自家培養表皮を分層皮膚欠損創に移植したところ，術後14日目で HD，

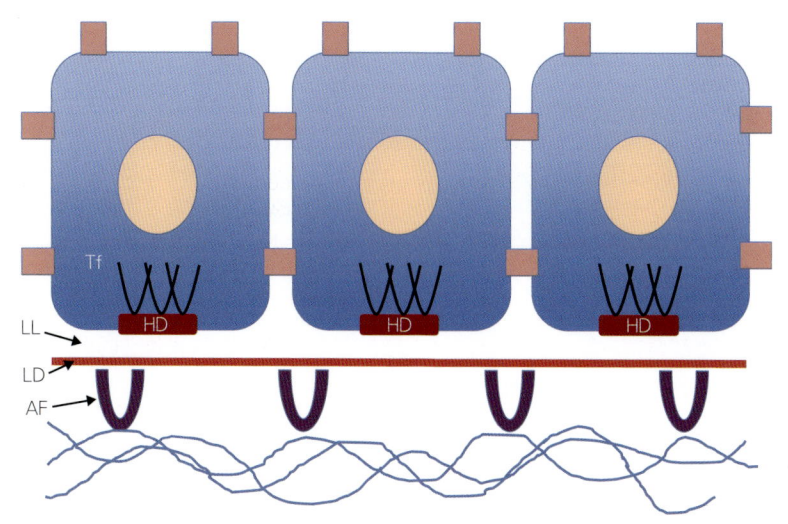

図4　基底膜の構造
Tf：tonofilamant, HD：hemidesmosome, LL：lamina luscida, LD：lamina densa, AF：anchoring fibril

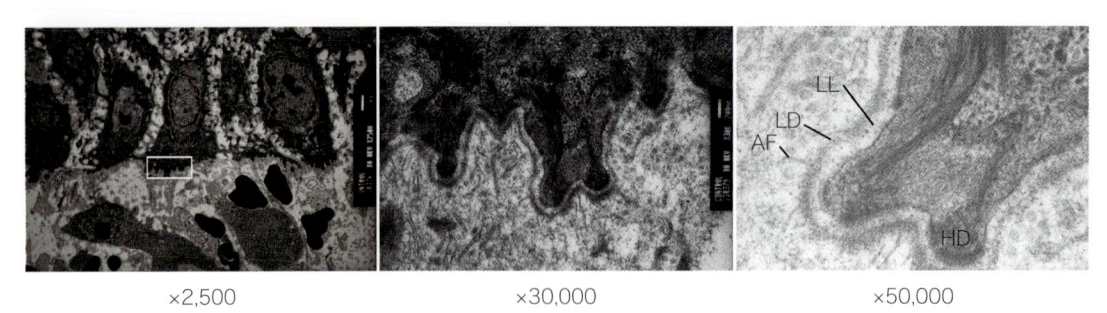

図5 ブタ培養表皮を分層皮膚欠損創に移植後14日に採取した組織の透過電顕像

LD, AFを観察した（図5）。HD, LDは表皮側，AFは真皮側よりの因子が主体となって形成される[13]とされ，真皮成分が存在する移植床に培養表皮を移植した場合には早期にAFが形成され強固な生着が得られる。

しかしながら真皮が欠損するⅢ度熱傷創に培養表皮を移植した場合の生着については報告者により異なり，明確な結論に達していないのが現状である。Gallico, O'Connorらと同じ施設のComptonら[14]が広範囲熱傷症例に対する自家培養表皮移植例の組織学的検討について詳細に報告している。21例の小児広範囲Ⅲ度熱傷症例（平均80%TBSA）に対して，筋膜を移植床として受傷後3週より自家培養表皮移植を行った。生着率は0〜80%（平均55%）であったとし，良好な生着が得られた部位から生検を行って組織学的に検討した。その結果，培養表皮移植後6日目には顆粒層，角質層を有する正常な表皮構造が確認された。表皮突起の形成には6週以上を要したが，電子顕微鏡による観察ではLDは6日目の時点で形成され始め3〜4週で完成した。しかし，AFの形成には1年以上を要した。表皮培養過程で消失するとされるランゲルハンス細胞は1週間以内に移植表皮内に遊走し，2〜6週間で正常皮膚とほぼ同数に至った。移植床のリモデリングも進行し，4〜5年で正常皮膚とほぼ同等となったとしている。一方，相原ら[15]はⅢ度熱傷創をデブリードマンした後の肉芽面・筋膜上に自家培養表皮を移植し，生着が得られた部の基底膜の形成過程を組織学的に検討したところ，免疫組織学的に基底膜構成成分であるⅣ型コラーゲン，ラミニン，フィブロネクチンは移植後10日目に接着層に局在が認められたが，電子顕微鏡による観察で基底膜の再構築が確認されるのに5カ月以上を要したとしている。Cuonoら[5]は"composite autologous-allogenic skin replacement"法による治療例の基底膜の電子顕微鏡による検討で，移植後4カ月でAFが認められたとし，同種真皮移植による真皮構築によりAFの形成が早まることを示した。現在，わが国でも自家培養表皮による重症熱傷患者の治療が普及しつつあり，培養表皮移植後の生着過程に関する組織学的特徴に関して議論が続いている。

Matsuzakiら[9]は熱傷後瘢痕皮膚の表層を剥削して健常部の皮膚から作成した自家培養表皮で置換すると皮膚弾性が改善し柔軟になることを示した。著者ら[11]は瘢痕皮膚の表面をVideoMicroscope（Hi-Scope®）で観察し，瘢痕皮膚ではskin fieldが破綻消失しているが，健常部位からの自家培養表皮による表皮置換によりそれが再構築されることを示し，組織学的にもrete ridgeの再現が観察されることを報告した。また，deLucaら[16]は培養表皮はその採取部の特徴を保持して分化するという"site-specific differentiation program"を移植後も保つとしており，Kumagaiら[10]は自家培養表皮による瘢痕の治療を行う場合の採取部位について，なるべく移植部に近い部位から採取することを推奨している。

■同種培養表皮による治療

自家培養表皮の作成には時間を要するため，熱傷の初期治療に用いることは不可能である。そこで，あらかじめ大量に作成して凍結保存しておくことが可能な同種培養表皮による治療の試みが1983年Heftonらにより報告され，1987年にEldadらにより追試報告された。深達性Ⅱ度熱傷創に対してtangential excision後に凍結保存同種培養表皮を移植し，明らかな急性拒絶反応なく生着したとされた。培養表皮は培養過程で抗原提示細胞であるランゲルハンス細胞が消失し，HLA ClassⅡ抗原が発現しないとされ，抗原性が低下しているため同種移植であっても拒絶反応なく永久生着すると推測された。しかしながらその後の

研究により，同種培養表皮は拒絶反応が急激に起きないので一見生着したように見えるが，細胞単位で自己の細胞に置換されていることが明らかとなった。van der Merweら[17]は深達性II度熱傷創を同種培養表皮移植で治療して上皮化が得られた創部から，移植後21日目に皮膚生検しDNA fingerprinting法で検索したところ，皮膚提供者のDNAは検出されなかったとしている。その後，さまざまな報告が見られるが1996年にRivas-Torresら[28]は分層採皮創と深達性II度熱傷創に対する同種培養表皮の効果を無作為抽出試験により検討し，分層採皮創は同種培養表皮により上皮化に要した日数が有意に短縮し，深達性II度熱傷創に関しては真皮表層の壊死組織を切除した後に同種培養表皮を移植したところ3～6日で上皮化が得られ，自家培養表皮移植と遜色がないことを示している。

現在では同種培養表皮は長期生着するのではなく，一時的に生着しても徐々に自家組織に置換されるか，創傷治癒を促進するさまざまな生理活性物質を産生放出する biological dressing 材として機能していると考えられている。

■培養表皮移植後の創管理

培養表皮移植後の創管理法は確立されていないのが現状であるが，注意点について述べる。培養表皮は角質層を有さず透明であり，感染に対して非常に脆弱である。術後感染予防には細心の注意が必要であるが，術中に創面をポビドンヨードで消毒した場合には，細胞毒性が強いので培養表皮移植前に十分に洗浄する必要がある。また，抗菌剤含有軟膏は使用しない方が安全である。真皮が温存された分層皮膚欠損創に移植した場合には自家・同種移植いずれにおいても移植後1週程度で開創する時点で上皮化していることが多いが，ドレッシング材を除去する際には表皮の剥脱に十分に注意して愛護的に行う。全層皮膚欠損創に移植した場合は，移植後1週程度ではまだ透明で生着の有無を判定できない場合も多い。角化促進のために空気に暴露した方がよいとする見解もあるが結論は出ていない。上皮化した後も anchoring fibril が形成されるまで強度的に弱く，水疱形成，表皮剥脱を来たしやすいので物理的刺激を極力さけて愛護的な保護を要する。

第6章 生体材料と生体組織工学・再生医療

引用文献

1) Rheinwald JG, Green H: Serial cultivation of strains of human epidermal keratinocytes; The formation of keratinizing colonies from single cells. Cell 6: 331-343, 1975
2) O'Connor NE, Mulliken JB, Schlegel SB: Grafting of burns with cultured epithelium prepared from autologous epidermal cells. Lancet 1: 75-78, 1981
3) Gallico GG, et al: Permanent coverage of large burn wounds with autologous cultured human epithelium. N Engl J Med 311: 448-451, 1984
4) 熊谷憲, 仁科博, 保坂登：ヒト培養表皮移植に関する研究；自家培養表皮移植による広範囲熱傷創の治療. 日形会誌 5：463-474, 1985
5) Cuono C, Langdon R, McGuire J: Use of cultured epidermal autografts and dermal allografts as skin replacement after burn injury. Lancet 1: 1123-1124, 1986
6) Sood R, et al: Cultured epithelial autografts for coverage of large burn wounds in eighty-eight patients; The Indiana University experience. J Burn Care Res 31: 559-568, 2010
7) Gallico GG 3rd, et al: Cultured epithelial autografts for giant congenital nevi. Plast Reconstr Surg 84: 1-9, 1989
8) Kumagai N, Uchikoshi T: Treatment of extensive hypomelanosis with autologous cultured epithelium. Ann Plast Surg 39: 68-73, 1997
9) Matsuzaki K, et al: Cultured epithelial autografting on meshed skin graft scars; Evaluation of skin elasticity. J Burn Care Rehabil 16: 496-502, 1995
10) Kumagai N, et al: Favorable donor site for epidermal cultivation for the treatment of burn scars with autologous cultured epithelium. Ann Plast Surg 38: 506-513, 1997
11) Soejima K, et al: Studies of surface microarchitecture using a hand-held video microscope in cases of cultured epithelial autografts. Ann Plast Surg 41: 270-274, 1998
12) Faure M, et al: Growth and differentiation of human epidermal cultures used as auto- and allografts in humans. Br J Dermatol 116: 161-170, 1987
13) Briggaman RA, Dalldorf FG, Wheeler CE Jr: Formation and origin of basal lamina and anchoring fibrils in adult human skin. J Cell Biol 51: 384-395, 1971
14) Compton CC, et al: Skin regenerated from cultured epithelial autografts on full-thickness burn wounds from 6 days to 5 years after grafting; A light, electron microscopic and immunohistochemical study. Lab Invest 60: 600-612, 1989
15) 相原正ほか：移植されたヒト培養表皮における基底膜の免疫組織化学的研究. 日形会誌 8：410-418, 1988
16) de Luca M, et al: Evidence that human oral epithelium reconstituted in vitro and transplanted onto patients with defects in the oral mucosa retains properties of the original donor site. Transplantation 50: 454-459, 1990
17) van der Merwe AE, et al: Allografted keratinocytes used to accelerate the treatment of burn wounds are replaced by recipient cells. Burns 16: 193-197, 1990

History & Review

● Rheinwald と Green による 3T3 feeder layer 法の原報。
Rheinwald JG, Green H: Serial cultivation of strains of human epidermal keratinocytes; The formation of keratinizing colonies from single cells. Cell 6: 331-343, 1975

● 自家培養表皮の世界初の臨床例報告。
O'Connor NE, Mulliken JB, Schlegel SB: Grafting of burns with cultured epithelium prepared from autologous epidermal cells. Lancet 1: 75-78, 1981

● Cuono らによる "Composite autologous-allogenic skin replacement" 法。
Cuono CB, Langdon R, Birchall N, et al: Composite autologous-allogeneic skin replacement; Development and clinical application. Plast Reconstr Surg 80: 626-637, 1987

第6章 生体材料と生体組織工学・再生医療

4. 成長因子

秋田定伯

> **Knack & Pitfalls**
> ◎生体への作用機序が解明されて来てはいるものの，臨床効果を認める成長因子は限定されている
> ◎多血小板血漿（platelet-rich plasma：PRP）は，サイトカイン，細胞増殖因子が多く含まれると考えられており，難治性潰瘍の治療や脂肪移植との併用による軟部組織再生増生の目的で多く用いられている
> ◎bFGF製剤は，熱傷，慢性創傷など各種潰瘍において，創閉鎖促進のみならず，組織再生・再構築を含めたすぐれた創傷治癒効果が期待される

生体組織工学・再生医療における成長因子（細胞増殖因子）の働き

成長因子（細胞増殖因子）は，生体内において標的細胞表面の受容体に結合することで細胞間シグナル伝達を行い，一定の細胞の増殖や分化を促す。サイトカインと同義語のように捉えられているが，サイトカインが造血系や免疫系での体液を介した細胞間情報伝達因子として明らかにされたものであるのに対し，成長因子は固形組織研究から分離されたものである。それゆえ，成長因子・増殖因子は増殖を促進することを含意し，サイトカインは一般的にはそのような意味を有しない。生体組織工学・再生医療において成長因子は，特に自己組織誘導の際に，内因性または外部から投与された細胞に作用し，担体「足場」とともに，増殖・分化・成長・成熟を促す。

■形成外科領域に関連する代表的成長因子

上皮成長因子（epidermal growth factor，以下EGF），線維芽細胞成長因子（fibroblast growth factor，以下FGF），トランスフォーミング成長因子（transforming growth factor，以下TGF），肝細胞成長因子（hepatocyte growth factor，以下HGF）などがある。

●EGF

1962年，顎下腺から発見・分離され，新生児マウスの成長を促すことが示された。名前のごとく上皮細胞の分化・増殖を促進させる作用を有している。加えて，抗炎症効果，上皮化抑制作用を有するTGF-βの発現抑制，ならびにコラーゲン形成促進作用などにより創傷治癒に働くと考えられている。EGF受容体には多くのリガンドがあり，皮膚損傷時に最大発現する。ヘパリン結合性EGFは上皮化に関して機能的役割を果たすと考えられる。しかし，リガンドが多く機能を代償するため，ケラチノサイトのEgfr遺伝子欠失モデルで受容体を介した作用を確認する必要がある。

●FGF

1973年，Armelinにより下垂体抽出物から発見された。線維芽細胞増殖にかかわっていることがわかり，後に広範囲な細胞や組織の増殖・分化の過程に重要な役割を果たしていることも示された。創傷治癒過程においては，活性化した細胞（マクロファージなど）から産生され，細胞の増殖および分化，表皮中のケラチノサイト遊走，炎症細胞の集中などさまざまな作用を促す。ヒトでは22種類のFGFが同定されており，そのすべてが構造類似性をもつシグナリング分子として知られている。これらFGFファミリーの中で，FGF受容体2のⅢb（FGFR2-Ⅲb）リガンドが創傷治癒に関与する。このことはケラチノサイトにFGFR2-Ⅲb遺伝子を欠失させたモデルで上皮化遅延が起こったことで証明されている。変異した受容体はFGFと結合はするものの情報伝達能力はなく，創傷治癒が遅れる。FGFR2-Ⅲbの最も重要なリガンドはFGF7とFGF10である。

〈bFGF〉

線維芽細胞の増殖・分化を促進してコラーゲンなど細胞外マトリックスの産生を促すと同時に血管新生を引き起こす。ケラチノサイトに作用して

251

上皮化促進と上皮の遊走能を亢進させるため，創傷治癒を促進するとともに上皮化再生・再構築に効果がある．FGF10 と FGF7 が間葉から産生されFGFR2 を介して上皮細胞にのみ作用するのに対して，bFGF は，上皮・間葉を問わず FGF 受容体に結合して多くの臨床効果を発揮する．特に真皮に豊富な I 型コラーゲンが bFGF を保持することが，マウス実験モデル（皮下・筋肉内注入，下肢虚血モデル）などでも明らかとなっている．

● TGF-β

1982 年，正常細胞の形質転換を引き起こし，軟寒天の中での増殖を促進する因子として見出された．線維芽細胞の形質転換を促進することからこの名がつけられたが，現在では多くの細胞に対してむしろ強力な増殖抑制因子となることが明らかになっている．上皮においても抑制作用があり，上皮における TGF-β 受容体の欠失では上皮化が促進される．また，転写因子の Smad 3 を制御しても上皮化が促進される．しかし，TGF-β ファミリーであるアクチビンは，同じく Smad 3 経路で情報伝達するものの（TGF-β とは反対に）ケラチノサイトを増殖させる．この点，上皮−間葉相関の観点から検討が必要のようである．

このほか，TGF-β スーパーファミリーに属する骨形成因子（bone morphogenetic protein，以下 BMP）は骨・血管・腎の増殖や分化に関与する．骨誘導能を有し，単独で異所性に骨を形成する．

● HGF

1986 年 Nakamura らにより，ラット血小板から肝細胞の増殖を促進する生理活性物質として発見された．チロシンキナーゼ受容体である mesenchymal-epithelial transition（以下 MET）factor と結合して効果を発揮する．MET 遺伝子が欠損したケラチノサイトのマウスでは上皮化が遅延する．重症下肢虚血 20 例，対照群 17 例を比較した観察研究では，免疫組織染色による phospho-specific MET（p-MET）発現が，重症下肢虚血では 20 例中 19 例で陰性であり，対照群では 17 例中 16 例で陽性であった．また，血清中の HGF は重症下肢虚血例で 590.5 pg/ml，対照群例で 2380.0 pg/ml であり，HGF とその情報伝達機序が創傷治癒に関与していることが示されている．

臨床応用の現況

形成外科領域では現在，難治性皮膚潰瘍の治癒促進，骨形成促進，移植組織の維持などの目的で，成長因子の臨床応用が試みられている．

難治性皮膚潰瘍に対しては，遺伝子組み換え技術で精製された bFGF 製剤（後述）が，肉芽形成，表皮形成，血管新生を促進し創傷治癒を促すとして薬事承認を受け，市販されている．本剤を創面に噴霧することで肉芽形成，上皮化が促進され，治癒期間の短縮が図られる．同じく難治性皮膚潰瘍の治療法として，各種成長因子を含む PRP の臨床応用も試みられている．これを人工真皮，同種培養コラーゲンに含有させて用いる臨床研究（一部先進医療に認可）が複数の施設において現在施行されている．ただし，大規模ランダム化比較試験などエビデンスレベルの高い報告は少ない．また今後は，細胞成分を含む場合，再生医療法に則った臨床使用が必須となってくる．

その他，難治性皮膚潰瘍に対するものとしては，ヒト組み換えリコンビナント型の EGF を用いた糖尿病性足潰瘍病変の治療も報告されている．1,788 例，1,835 病変を対象とした臨床試験において，週 3 回，25 または 75 μg の局所注射により，中間値 76% に 5 週で肉芽の完全形成が認められたとの報告がある．また，遺伝子による治療として，プラスミド HGF DNA 500 μg を重症下肢虚血症例 6 例（バージャー病と PAD 各 3 症例）に対し筋肉内投与した結果，12 週間の観察期間で，浮腫など重篤な合併症を来たすことなく，疼痛改善，局所血流上昇，潰瘍縮小を認めたとの報告もある．

骨形成促進の目的では，BMP を用いた治療が試みられている．顎裂骨移植において骨移植群，BMP-2 と吸収性コラーゲンスポンジ移植群，対照群（骨膜弁のみ）の治療成績を比較した臨床研究では，術後 1 年目において，前 2 群の骨形成量，顎成長，骨密度に有意差はなく，BMP-2 の有用性が示されたと報告されている．また，ヒアル酸基のハイドロジェル内に組み込んだ徐放 BMP-2 低容量群，高容量群，および腸骨移植群の片側比較試験（6 例）においても，BMP-2 高容量群において骨移植と同等の骨形成を認めたという．しかし，一方で，歯肉の高度腫脹という重大な服作用も報告されている．

移植組織を維持する目的では，脂肪移植時に

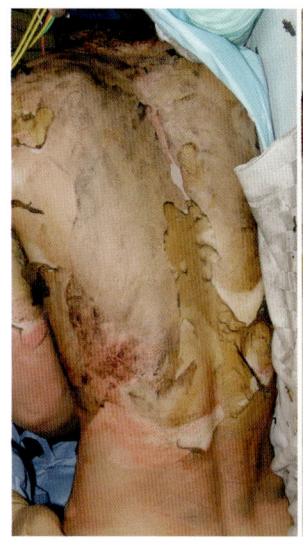

(a) 初診時所見
18歳，男性，灯油引火による熱傷面積55％全身熱傷。前胸部，上肢には減圧切開を加えている。

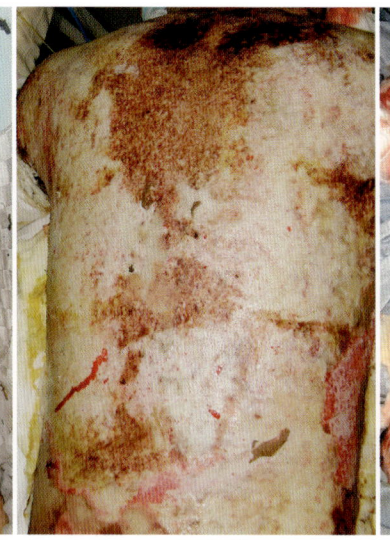

(b) 受傷後3日の背部
ほぼ全層熱傷と思われた。

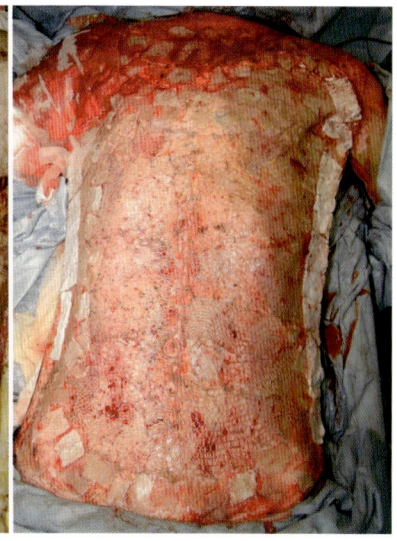

(c) 受傷後14日の初回手術
前胸部・上肢は網状植皮，分層植皮を実施した。側胸部・背部はドレーン孔人工真皮（テルダーミス™，オリンパステルモバイオマテリアル社，東京）を貼付した。貼付直前と毎日の包交時，創面にbFGFを噴霧した（$1\mu g/cm^2$）。

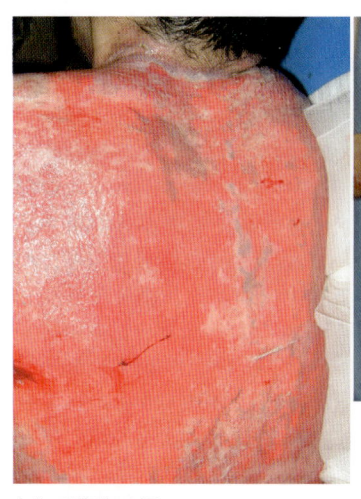

(d) 受傷後4週
全層デブリードマン後人工真皮とbFGFのみで一部に皮膚再生を認める。

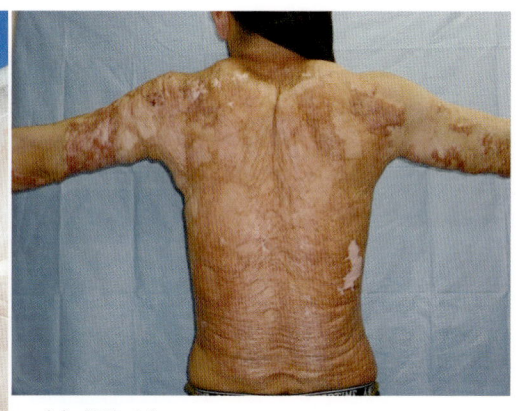

(e) 術後4年
背部全体の瘢痕は柔らかく，腰部ではしわも形成されている。一部に白斑形成を認めるが，明らかな肥厚性瘢痕はない。

図1 bFGFによる治療例1

PRPを併用する試みがなされている。PRPは血小板成長因子-AB（platelet derived growth factor-AB，以下PDGF-AB），TGF-β，血管内皮成長因子（vascular endothelial growth factor，以下VEGF）など多種の成長因子を豊富に含有しており，血管新生を刺激すると同時に脂肪由来幹細胞（adipose-derived stem cell）や真皮線維芽細胞を増殖刺激するとされる。ゆえに，脂肪移植時にPRPを併用すると，脂肪生着率が向上するとともに囊胞形成や線維化が減少することが期待されている。実際，顔面への移植では術後1年において，脂肪単独移植と比較して良好な形態を維

第6章 生体材料と生体組織工学・再生医療

図2 bFGFによる治療例2

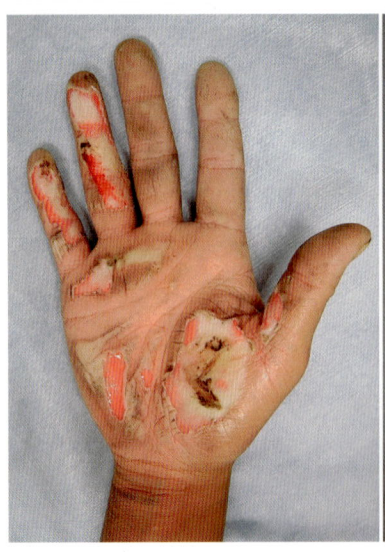

29歳，男性，220Vの電線に接触し，環・小指，母指球部に深達性Ⅱ度熱傷を来たした。

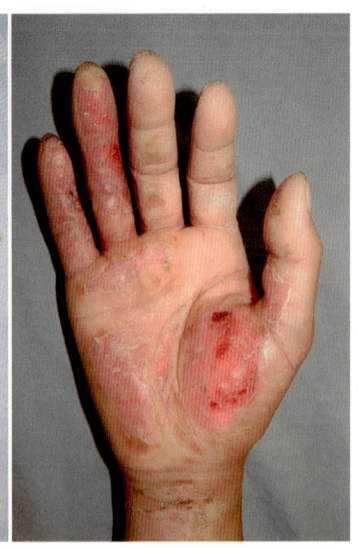

受傷直後からのbFGF噴霧（1μg/cm²）により，デブリードマン，植皮術などを回避できた。

持していたとの報告がある。しかし一方では，乳房への移植ではPRPを併用しても臨床効果に改善はなく，むしろ脂肪壊死率が増加したとの報告もある。

以上のように，成長因子は形成外科領域でも各種の臨床応用が試みられている。しかし，一部を除いて多くは臨床作用機序が解明されておらず，端緒的な臨床研究，もしくは先進医療として認可されたという段階に過ぎない。標準的な治療法として普及するにはまだまだ時間を要すると思われる。

■bFGF

遺伝子組み換え技術を用いて，安価で安全かつ大量精製が可能となったbFGF（フィブラスト™スプレー）により，ペプチド細胞増殖因子を外部から局所使用することが可能となり，bFGFは下腿潰瘍に代表される皮膚潰瘍や皮膚欠損創に使用されている。水溶性であり，噴霧により均等に創面に分布し，創面に存在するbFGF受容体に速やかに結合し効果を発揮する。継続使用も可能である。

Ⅱ度熱傷の創面においては，bFGFは存在するものの前合成段階にある。そのため，受容体以降の情報伝達経路が活性化されやすい状態にあり，受傷早期にbFGFを外部から噴霧投与することは，創閉鎖を促進させ肥厚性瘢痕を軽減するとされている。また，人工真皮とともに用いれば，人工真皮のコラーゲン内にbFGFが維持・継続され，創面への密着効果も加わって，皮膚再構築に有利であると考えられている（図1）。

特に小児におけるⅡ度熱傷の場合，皮膚構造が未熟である，体表面積が相対的に広い，瘢痕が重篤化しやすい，手術後の固定が難しいなどの問題点がある。これに対し受傷後早期からbFGFを投与することにより，効果的な創傷治癒促進，瘢痕の改善がみられたとのランダム化試験報告がある。

電撃傷，放射線照射後など，高度の組織障害が予想される場合も，受傷直後からbFGFを投与すれば組織が防護されることが明らかとなってきている。組織内の幹細胞や受容体をもつ反応細胞に対して働き，血行維持，血管系保護，血管新生，組織維持，上皮化促進を促すと考えられている（図2）。

■PRP

数十年前からフィブリン糊が自己血由来製剤として開発され，血小板ゲルの研究が進められた。血小板はPDGF-AB，TGF-β，EGF，VEGFなど多くの成長因子を含有する。PRPはこれらの成長因子の作用を期待するもので，術中または術前に抗凝固剤とともに全血採取し，遠心分離して濃縮，生成する。多くの報告では全血の2.5倍の血小板濃度で用いられており，これ以上の血小板濃度は好ましくない効果をもたらすとされる。しか

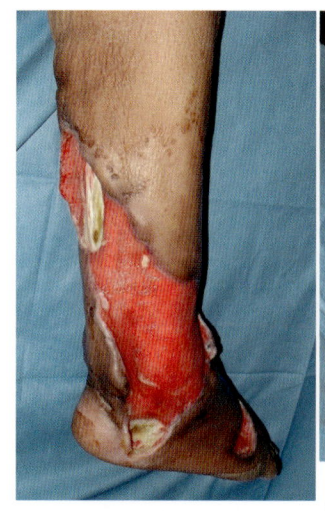

図3 PRPによる治療例

(a) 初診時所見
45歳，女性，慢性骨髄炎を伴った下腿潰瘍。踵骨，アキレス腱の一部が露出している。糖尿病で血糖管理中である。

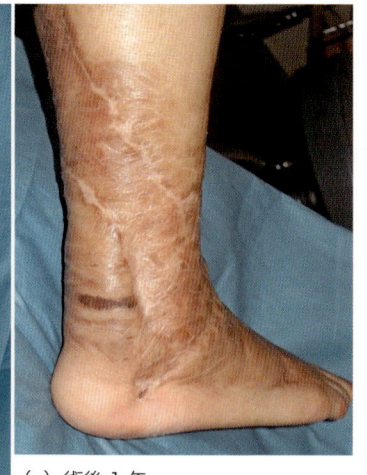

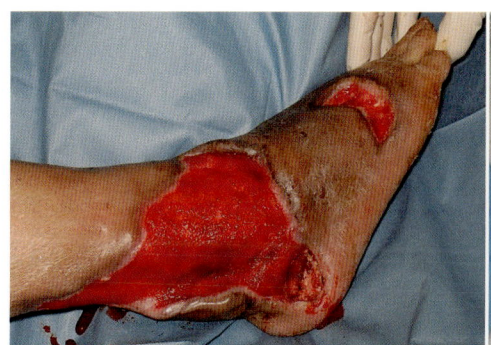

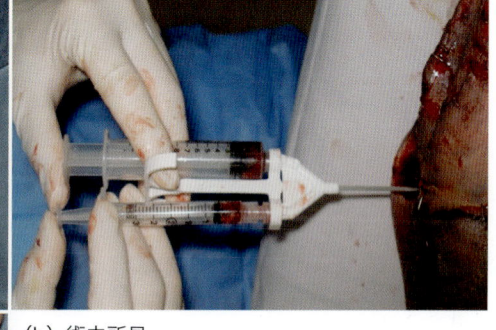

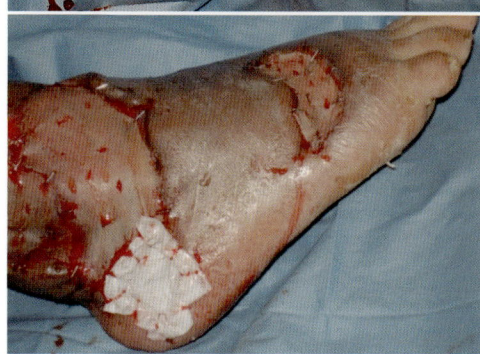

(b) 術中所見
Magellan® APS（automated platelet separator, Medtronic, 米国）を用いて，患者自己血50mlからL-PRPを作成し，デブリードマン後の踵骨表面に注入し，人工真皮にて被覆した。アキレス腱を含む創は分層植皮にて閉鎖した。

(c) 術後1年
踵骨部はL-PRPと人工真皮で創閉鎖した。その他の部位も閉鎖しており，足関節の背屈も問題ない。

し，用量依存解析はなされておらず，白血球とフィブリン量についての定義もなされていない。

形成外科領域では血管新生，真皮再生，上皮化促進などの効果を期待して，難治性皮膚潰瘍の治療が試みられている。すなわち，活性化させゲル化したPRPを創面に注入あるいは塗布し，人工真皮や創被覆材で被覆する。そのまま5〜7日間被覆材の下（創面）に活性化PRPを密封保持するといった療法が行われている。その結果，糖尿病性足潰瘍において下肢切断率が低減した，創閉鎖率が向上したなどの報告がなされている（図3）。

第6章 生体材料と生体組織工学・再生医療

History & Review

- 創傷治癒,再生に関する分子生物学的側面から臨床像を解析し,病態を細かく説明している。
  Gurtner GC, Werner S, Barrandon Y, et al: Wound repair and regeneration. Nature 453: 314-321, 2008
- PRPの定義と生物学的意義,臨床応用について実際の機械の分類とともに解説。
  Dohan Ehrenfest DM, Rasmusson L, Albrektsson T: Classification of platelet concentrates; From pure platelet-rich plasma (P-PRP) to leukocyte- and platelet-rich fibrin (L-PRF). Trends Biotechnol 27: 158-167, 2009
- 糖尿病性足病変に対するPRPの臨床効果の論文検討。7,555論文から12の該当論文を調査し,その中の5ランダム化臨床試験で統計学的に有意な効果があった。
  Picard F, Hersant B, Bosc R, et al: The growing evidence for the use of platelet-rich plasma on diabetic chronic wounds; A review and a proposal for a new standard care. Wound Repair Regen 23: 638-643, 2015, doi: 10.1111/wrr.12317
- 同種培養コラーゲンの貼付と分離自己骨髄液の筋肉内注射が重症虚血趾の血流改善と創治癒に効果があったことを報告した。
  Mizuno H, Miyamoto M, Shimamoto M, et al: Therapeutic angiogenesis by autologous bone marrow cell implantation together with allogeneic cultured dermal substitute for intractable ulcers in critical limb ischaemia. J Plast Reconstr Aesthet Surg 63: 1875-1882, 2010, doi: 10.1016/j.bjps.2009.11.037. Epub 2010 Jan 8
- II度熱傷創におけるbFGFの有用性を臨床比較試験で実証した。
  Akita S, Akino K, Imaizumi T, et al: Basic fibroblast growth factor accelerates and improves second-degree burn wound healing. Wound Repair Regen 16: 635-641, 2008
- 8カ月～3歳までの小児II度熱傷におけるbFGFの有用性をランダム化試験で検討し,臨床評価改善,色調評価改善,術後肥厚性瘢痕の予防などに有効であったことを示した論文。
  Hayashida K, Akita S: Quality of pediatric second-degree burn wound scars following the application of basic fibroblast growth factor; Results of a randomized, controlled pilot study. Ostomy Wound Manage 58: 32-36, 2012

第6章 生体材料と生体組織工学・再生医療

5. その他の再生医療

1）再生軟骨

星 和人

軟骨の再生

■軟骨再生医療の現況と問題点

顎・顔面は，聴覚，嗅覚，味覚，視覚などのさまざまな感覚器官が集合する生体情報の窓口となっている。また，多彩な表情を作るため重要であり，生活の質（QOL）を維持するためには極めて重要な部位と考えられる。特に，軟骨は，顔面の凹凸を決める鼻や耳のフレームワークを形成し，表情筋や皮膚，粘膜などと密接に隣接しながら，機能的でかつ複雑な三次元形態を維持するのに重要な役割を果たす。

一方，顎・顔面は，先天異常，外傷あるいは悪性腫瘍などのさまざまな疾患，傷害により欠損や低形成を生じる可能性がある。顎・顔面では損傷・障害を受けると，仮に範囲が小さくても欠損は複雑になり，重大な整容的・機能的障害を生じる。したがってその再建には，複雑な形態が正確に再現され，十分に機能化された組織の移植が必要になる。

従来，顎・顔面の組織欠損に対しては自家組織移植が用いられてきた。しかしこの術式には，ドナーに大きな侵襲が及ぶのに加えて，移植後の整容的・機能的問題が残り，改善すべき余地は多い。整容的な観点からは，シリコーンなどの人工物の移植や，人工補綴物を体の表面に取り付けるエピテーゼ再建法が選択される場合もあった。しかし，前者は現在，保険診療では認められておらず，後者も患者側の組織とのインターフェースにトラブルが多く，広く普及するには至っていない。同種・異種移植といった選択もあるが，移植組織の量が大きくなれば血管柄付き組織移植となり，マイクロサージャリーを伴う高度な手技が必要となる。また，移植組織に対する拒絶反応も重大な課題となり，基本的にはQOLの向上が目的となる治療に対し長期にわたる免疫抑制剤の使用が受け入れられるかどうかは複雑な議論を要する。少子高齢化社会を迎える今日，若年者や高齢者が疾患対象となりやすい顎・顔面の先天異常，外傷あるいは悪性腫瘍に対するレベルの高い治療は，ますます重要となってくると言える。

■唇裂鼻に対する再生軟骨を用いた治療

このような従来法の問題点を克服する治療法として，ティッシュ・エンジニアリングを利用した再生医療が注目されている。ティッシュ・エンジニアリングは，患者の細胞や組織の一部を採取し，in vitroで再生組織を構築し，組織欠損の再建を行うテーラーメイド医療である。この治療法は，従来の医療ではなし得なかった低侵襲，自己親和性の向上，移植組織の寿命延長などといった多くの利点がある。特に，軟骨組織は自己修復力に乏しいため，いったん損傷を受けると，自然治癒や薬剤による修復が期待できない。そのため，軟骨分野では再生医療の研究が盛んに行われており，すでに，関節軟骨の修復[1]や，顎・顔面では小耳症の治療[2]や口唇口蓋裂の鼻変形の治療[3]に軟骨再生医療が臨床導入されている。本項では，再生軟骨の1例として，口唇口蓋裂の鼻変形の治療に用いた再生軟骨を紹介する。

口唇口蓋裂の鼻の変形では，高度な変形や低位，左右の非対称性などが問題となる。このような鼻変形に対する治療では，関節軟骨の修復に使用されるような注入型の再生軟骨では十分な鼻形態の修正は難しい。周囲の軟部組織の組織張力に抗することのできる力学的強度を有し，鼻背部のドーム型の三次元形態を再現できる再生軟骨を要する。そのため，われわれは，アテロコラーゲンハイドロゲルとポリ乳酸多孔体によって構成される足場素材に，培養した耳の軟骨細胞を投与して，鼻の形態修正に適した強さと形状を有する「インプラント（手術により移植される医療器具）型」再生軟骨を開発した（図1）。

足場素材は再生組織の構造や機能を飛躍的に向上させることのできる重要な要素である。

足場素材は，播種する細胞を再生組織内にとど

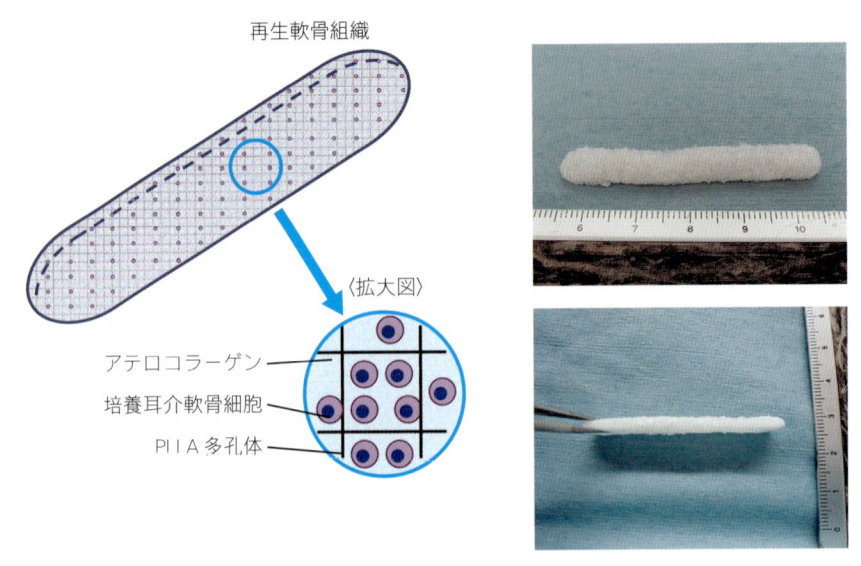

第6章 生体材料と生体組織工学・再生医療

図1 インプラント型再生軟骨

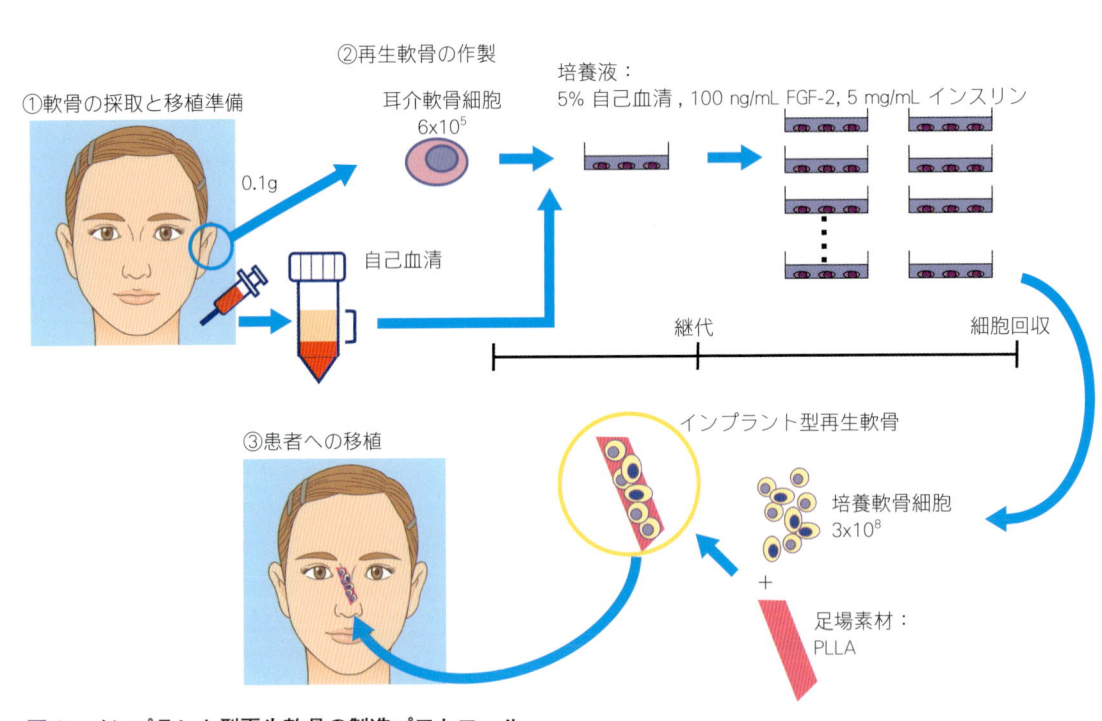

図2 インプラント型再生軟骨の製造プロトコール

め，細胞の遺失を防ぐ役割を果たすほか，細胞・基質間相互作用を模した細胞・素材間相互作用により播種する細胞に適切な三次元環境を提供し，細胞の生存，増殖，分化，物質産生などを支持する。さらには，細胞単独では獲得できない組織の三次元形状や力学的強度を付与し，組織・臓器としての機能を付与する。また，足場素材は生体内に投与されるため，生体親和性が高く，過度な異物組織反応を惹起しないなどといった条件も求められる。さらに，再生組織・臓器が生体内で患者の寿命に匹敵する耐用年数を獲得することが望ましく，できれば生分解性を有しており，最終的には自己組織化し，かつ分解産物に細胞毒性がないような素材が理想的である。現在，足場素材としては，コラーゲンあるはヒアルロン酸などの生体材料，あるいはPLLA，PGA，PLGA，PLA/CLなどの各種生分解性ポリマーを原料としてハニカム，多孔質材料，メッシュ，スポンジおよび不織布などが用いられている。われわれは，異物反応が比較的起こりにくいPLLAを原材料として用い，培養軟骨細胞を内部まで浸透させやすい孔径（平均0.3mm）を有する多孔体を作成し，さらに細胞の漏出を防ぐためにアテロコラーゲンハイドロゲルと細胞を混和して，細胞懸濁液に粘性をもたせて投与する方法を採用することとした。

現在，このインプラント型再生軟骨を，口唇口蓋裂における鼻変形のうち，隆鼻術および鼻尖形成を必要とするような重度な変形を有する患者に対して使用している（図2）。

インプラント型再生軟骨の製造方法としては，患者から耳介軟骨を採取し，同時に血清を患者から採取する[4]。耳介軟骨より軟骨細胞を単離した後[5]，患者血清ならびにFGF-2，インスリンを添加した培養液[6]にて軟骨細胞を培養し，約1カ月間で3億細胞程度まで増殖させる。増殖後，細胞を回収し，前述のアテロコラーゲンゲル[7][8]と混和してポリ乳酸多孔体（5×0.6×0.3cm）[9]へ投与する方法で，インプラント型再生軟骨を作製している。厚生労働省「ヒト幹細胞を用いる臨床研究に関する指針」に則った審議を経て，安全性ならびに有用性の確認を評価項目として現在臨床研究が実施されている。臨床研究実施後は，臨床試験（いわゆる治験）を実施し，インプラント型再生軟骨の医療化と普及を目指す。

今後，このような軟骨再生の適応を拡大していくためには，足場素材を積極的に導入し，機能性・操作性を高めていく必要があると思われる。

さらには，無血清培地の開発，増殖中の軟骨細胞脱分化の抑制などの技術的な開発も必要になってくると思われる。また，細胞単離方法の改善，三次元培養法の開発，大量培養を実現する自動化システムの開発，再生軟骨の評価技術の確立などの支援技術も充実させ，軟骨再生医療による治療体系を構築していく必要があろう。

適応拡大に期待が寄せられる疾患として，小耳症が挙げられる。足場素材を活用したティッシュ・エンジアリング型再生医療は，ハーバード大学元教授であるバカンティ博士が1990年代に提唱した概念で，ヌードマウスの背中にヒトの耳の形をした再生軟骨を移植したことで，再生医療の社会的な認知度が飛躍的に高まった。このように，再生軟骨による耳介フレームの作製は，ティッシュ・エンジアリング型再生医療の原点とも言える課題である。遺残軟骨による細胞源確保が可能であること，健常側の形態情報から三次元造形技術を用いて移植軟骨の形態を適切に付与することが可能であることなど，小耳症は再生軟骨の利点を活かし得る格好の治療対象となると予想される。その反面，大量の軟骨を要すること，軟骨表面を覆う皮膚が薄く，また複雑な折れ曲がりもあるため，皮膚や軟骨に対する血行や物質交換性の維持が大変困難であることなどといった課題も多い。大量の細胞供給が可能であり，成熟度の高い軟骨分化を実現することができるiPS細胞の活用なども視野に入れる必要があり，今後の研究成果が待たれる。

引用文献

1) Brittberg M, Lindahl A, Nilsson A, et al: Treatment of deep cartilage defects in the knee with autologous chondrocyte transplantation. N Engl J Med 331: 889-895, 1994
2) Yanaga H, Imai K, Fujimoto T, et al: Generating ears from cultured autologous auricular chondrocytes by using two-stage implantation in treatment of microtia. Plast Reconstr Surg 124: 817-825, 2009
3) Hoshi K, Fujihara Y, Asawa Y, et al: Recent trends of cartilage regenerative medicine and its application to the oral and maxillofacial surgery. Oral Sci Int 10: 15-19, 2013
4) Tanaka Y, Ogasawara T, Asawa Y, et al: Growth factor contents of autologous human sera prepared by different production methods and their biological effects on chondrocytes. Cell Biol Int 32: 505-514, 2008
5) Yonenaga K, Nishizawa S, Fujihara Y, et al: The optimal condition of collagenase digestion for cartilage tissue engineering and the cell density on seeding for the primary culture. Tissue Eng Part C 16: 1461-1469, 2010
6) Takahashi T, Ogasawara T, Asawa Y, et al: Synergistic effects of FGF-2 with insulin or IGF-I on the proliferation of human auricular chondrocytes. Cell Transplant 14: 683-693, 2005
7) Yamaoka H, Asato H, Ogasawara T, et al: Cartilage tissue engineering using human auricular chondrocytes embedded in different hydrogel materials. J Biomed Mater Res A 78: 1-11, 2006
8) Yamaoka H, Tanaka Y, Nishizawa S, et al: The application of atelocollagen gel in combination with porous scaffolds for cartilage tissue engineering and its suitable conditions. J Biomed Mater Res A 93: 123-132, 2010
9) Tanaka Y, Yamaoka H, Nishizawa S, et al: The optimization of porous polymeric scaffolds for chondrocyte-atelocollagen based tissue-engineered cartilage. Biomaterials 31: 4506-4516, 2010

History & Review

●軟骨再生医療の原法として，頻回に引用される論文である．
　Brittberg M, Lindahl A, Nilsson A, et al: Treatment of deep cartilage defects in the knee with autologous chondrocyte transplantation. N Engl J Med 331: 889-895, 1994
●耳介軟骨を活用した軟骨再生医療として，重要な論文である．
　Yamaoka H, Asato H, Ogasawara T, et al: Cartilage tissue engineering using human auricular chondrocytes embedded in different hydrogel materials. J Biomed Mater Res A 78: 1-11, 2006
●足場素材を用いた軟骨再生医療を概説した総説である．
　Hoshi K, Fujihara Y, Asawa Y, et al: Recent trends of cartilage regenerative medicine and its application to the oral and maxillofacial surgery. Oral Sci Int 10: 15-19, 2013

第6章 生体材料と生体組織工学・再生医療

5. その他の再生医療

2）毛包・皮膚の再生

貴志和生

毛包の再生

　毛包は胎生期に表皮と間葉組織の相互作用で形成される。毛器官は生涯を通じて毛周期と呼ばれる成長期（anagen），退行期（catagen），休止期（telogen）を繰り返して再生される。脱毛は毛周期の異常により起こる。このため毛周期を研究しこれを制御することにより，脱毛を予防することや発毛を促すことができると考えられる。

　毛周期はサイトカイン，成長因子，神経伝達物質などさまざまな因子とそれらの受容体により調節されている。毛周期は全身的な影響を受けることもあるが，通常は毛包とその周囲組織自体が毛周期を有していると考えられている。すなわち，男性ホルモンの影響を受けない後頭部の毛包を，周囲組織とともに前頭部など他の部位に移植した場合（図1），男性ホルモンの影響を受けずに成長する。このように，毛包とその周囲組織自体が毛周期を有していると考えられている。毛髪の太さは毛包の大きさによって決まる。これら毛周期，毛髪の長さ，太さ全体を調節しているのは毛乳頭（dermal papilla）である（図2）。

　毛周期は，毛包の発生と同様な現象が，生涯を通じて繰り返されると考えられているが，このような毛周期を有した毛包再生の鍵となるのが，上皮と間葉組織の相互作用である。毛包を含め，汗腺，脂腺，爪や歯などの組織や器官は，上皮のみで形成することはできず，必ず上皮に接している間葉系細胞が必要である。毛包誘導の間葉系細胞の中心となるものが，毛乳頭細胞である。毛乳頭細胞は，毛包誘導能があり，ラットの足底部の毛包のない表皮からでも毛包を誘導することが可能である[1]。また，多分化能を有し，神経幹細胞や血液幹細胞に分化し得る。この毛乳頭細胞は，毛包の周囲に存在する結合織性毛包細胞から細胞の供給を受ける。

　このようなことから，毛乳頭細胞を用いて毛包の再生医療を行おうという試みがなされている。毛包の再生医療を考えると，体外で細胞を大量に培養，増殖することが必要になる。しかし，接着性細胞である毛乳頭細胞を通常の接着培養で培養すると急速に毛包誘導能が消失する。そこで，培養後の毛乳頭細胞をさまざまな方法で凝集させた

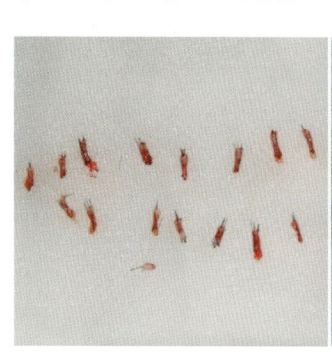

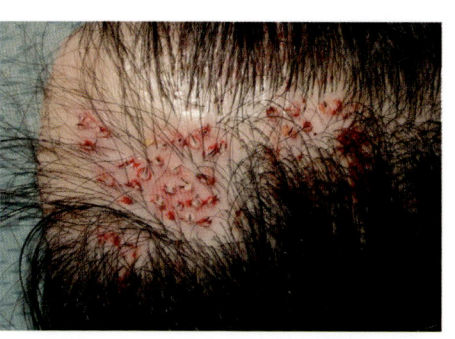

図1　Follicular unit transplantation
毛包が周囲組織とともに移植される。

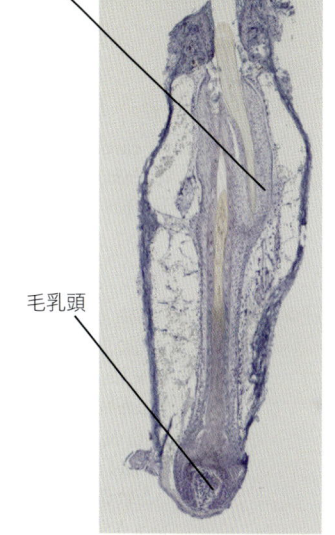

図2　マウスの口髭の組織像
（バルジ／毛乳頭）

り，あるいは毛包誘導に重要な働きをするとされている Wnt3A を発現する細胞と共培養を行ったりすると毛包誘導能が維持されると報告されている[2]。現在のところ，マウスを用いた実験においてはこのような方法で良好な毛包の誘導が可能となってきているが，ヒトの細胞を用いた研究では，毛包誘導効率があまり良好ではない。今後，いかに毛包誘導効率を上昇させるかが，毛包誘導の臨床応用への鍵となる[3]。

皮膚の再生

皮膚の再生については，瘢痕を残さない皮膚再生（いわゆる scarless wound healing）の研究が行われている。

真皮網状層に及ぶ創傷は，形成外科の手技を駆使して創を縫合しても，ある程度の瘢痕は残る。瘢痕では色調や皮膚表面の質感の変化が生じ，皮膚付属器が消失している。

胎生期のある時期までは皮膚に傷ができても，傷は速やかに瘢痕を残すことなく治癒し，皮膚は完全に再生する。しかし，この時期を過ぎると瘢痕が残る。この切り替わる時期は出生前後ではなく，胎生中期ごろである。胎児の創傷治癒の研究は，この現象を踏まえて，皮膚の創傷が瘢痕を残すことなく再生する時期と，瘢痕を残す時期の違いを明らかにし，再生するメカニズムをもとに出生後も瘢痕を残さないで皮膚を再生させることを目的としている[4]。

動物の胎児における皮膚創傷治癒は，成獣動物の創傷治癒と比較して，炎症反応が少ない，成長因子の発現が異なる，線維芽細胞が皮膚を再生させる能力を有する，細胞外マトリックスが異なる（成獣動物の皮膚の主な細胞外マトリックスは1型コラーゲンであるが，胎仔皮膚の主な細胞外マトリックスはヒアルロン酸である），などの特徴を有している[5]。さらに，胎児の創傷部位では血管の形成が素早く起きると報告されており，これも再生を支えている。

これらのことから，胎児の皮膚が再生能を有している理由として，炎症反応が少ないため炎症性サイトカインの放出が少なくなり瘢痕の線維化を増悪させる要因が減少する一方で，皮膚を再生させる能力を有する胎児真皮の線維芽細胞が線維芽細胞の移動に有利な細胞外マトリックス下に存在し，皮膚の再生に有利なように働いていると考えられる。成獣動物は，外的ストレスから身を守るために，炎症反応を獲得した。炎症反応を抑えることは，創傷治癒の過程を遅らせたり，細菌感染に弱くなってしまうことになるが，瘢痕は抑制されきれいな傷跡となるものと思われる。

このように胎児の皮膚再生を導く物質や細胞を成獣動物に投与し瘢痕を軽減する方法とは別の方向性として，胎児の真皮と同等の皮膚を再生し得る線維芽細胞を成獣動物の生体の中に求める方法も考えられる。成獣動物の体の中にそういった細胞が存在するかどうかは不明であるが，真皮毛乳頭細胞や skin derived precursors は，毛包の形成能を有している。これらの細胞が瘢痕を抑制し，皮膚を再生する可能性は考えられる。一方でウサギやマウスの瘢痕を長期的に観察すると，部分的に毛包が再生され，Wntシグナルを増強させると毛包誘導率が増強するという[6]。瘢痕の中に毛包誘導を引き起こす方法を探る術になるかもしれない。

以上，胎児創傷治癒の特徴をまとめた。組織に存在する胎児真皮様の未分化な細胞の局在を見つけ，それを体外で増幅して移植することができれば皮膚付属器を含めた皮膚の再生が現実となるかもしれない。あるいは，局所の炎症を抑え，成獣動物の創傷部に発現しているサイトカインなどの物質を，胎児の創傷部に発現しているものと同様に変化させることができれば，瘢痕を抑制することも可能になるであろう。

引用文献

1) Inamatsu M, Matsuzaki T, Iwanari H, et al: Establishment of rat dermal papilla cell lines that sustain the potency to induce hair follicles from afollicular skin. J Invest Dermatol 111: 767-775, 1998
2) Kishimoto J, Burgeson RE, Morgan BA: Wnt signaling maintains the hair-inducing activity of the dermal papilla. Genes Dev 14: 1181-1185, 2000
3) Toyoshima KE, Asakawa K, Ishibashi N, et al: Fully functional hair follicle regeneration through the rearrangement of stem cells and their niches. Nat Commun 17: 784, 2012
4) Kishi K, Ohyama K, Satoh H, et al: Mutual dependence of murine fetal cutaneous regeneration and peripheral nerve regeneration. Wound Repair Regen 14: 91-99, 2006
5) Kishi K, Okabe K, Shimizu R, et al: Fetal skin possesses the ability to regenerate completely; Complete regeneration of skin. Keio J Med 61: 101-108, 2012
6) Ito M, Yang Z, Andl T, et al: Wnt-dependent de novo hair follicle regeneration in adult mouse skin after wounding. Nature 447: 316-320, 2007

History & Review

●毛周期や毛器官の構造についてわかりやすく解説されている。
　平山峻編：毛髪疾患の最新治療；基礎と臨床（植毛）．金原出版，東京，2004

3）脂肪幹細胞

吉村浩太郎

脂肪由来幹細胞とは

　脂肪吸引術において廃棄される皮下脂肪組織は，再生医療の材料そのものとして，また幹細胞源としても近年注目されるようになった．従来は脂肪間質細胞（adipose stromal cell, stromal-vascular cell），脂肪前駆細胞（adipose progenitor cells）などと呼称されていた線維芽細胞様細胞の中には，脂肪細胞や血管のみならず多様な系列への分化能を有する細胞が存在することが指摘され[1]，脂肪由来幹細胞（adipose-derived stem cell：ASC，ADSCなどと略される）という言葉が生まれた．皮下脂肪組織は，大量に採取することが可能であるとともに，組織中に含まれる幹細胞の数が多いこと，培養が容易で，骨髄由来間葉系幹細胞とほぼ同等の潜在能力をもっていることなどから，骨髄に代わる有望な組織幹細胞源とみなされるようになった．

脂肪組織の構造およびその細胞成分

　脂肪細胞は巨大な脂肪滴を含有した単核細胞（直径70〜140μ）で，数年から10年の寿命でターンオーバーしていることが明らかにされた[2]．脂肪組織には1gあたり400〜600万個の細胞が存在し，その体積の90％以上を占める脂肪細胞（約100万個）以外に，同等数のASCや血管内皮細胞に加え，周皮細胞やマクロファージなど多くの細胞が存在する[3]．脂肪細胞以外の細胞群は間質血管細胞群（stromal vascular fraction：SVF）と呼ばれ，脂肪組織を酵素処理することにより，分離回収することができる（図）．脂肪組織内には密な毛細血管網が存在し，ASCは周皮細胞のように毛細血管に張り付いて存在するとともに，大きな血管やリンパ管を含む結合組織にも数多く存在している[4]．

SVF細胞の分離法

　1gの吸引脂肪組織をコラーゲナーゼを用いて酵素処理することで，SVF（有核細胞数としておよそ30〜100万個，うち脂肪前駆細胞は5〜30万個）が単離できる．このように分離した細胞を臨床投与する場合は，承認や届出などの法的規制の対象となる．分離法により効率がさまざまであるため，SVF中の生有核細胞数やASC数を測定して確認することが必須である．一方，最近では酵素を使わないでSVFを採取したり，ASCを含む結合組織部分を細片化して利用する試みも行われている．酵素を使用しない場合はminimal manipulationとみなされ，規制も異なる．脂肪組織を凍結保存して組織として有効利用するのは難しいが，SVF，培養ASCどちらの状態でも凍結保存が可能である．

細胞の移植方法と臨床応用

　細胞を懸濁液として静注してもその大半は肺に捕捉されたり，局所注入しても多くが拡散しリンパ腺などに捕捉される．それを避けるためには，細胞同士を接着させて（細胞シート，細胞クラスターやスフェロイド），もしくは細胞を組織（真皮や脂肪など）やスキャフォード（無細胞真皮などの天然細胞外基質，コラーゲンスポンジなどの人工細胞外基質，ポリ乳酸ビーズなどの吸収性物質など）に接着させて投与することが望ましいと考えられる．

再生治療としての脂肪移植

　脂肪注入移植法は生着や確実性に問題があるとされてきたが，侵襲や自由度など優位点も多い．近年は採取・前処理・移植法などの技術の改良により脂肪移植の有効性・安全性が高くなったた

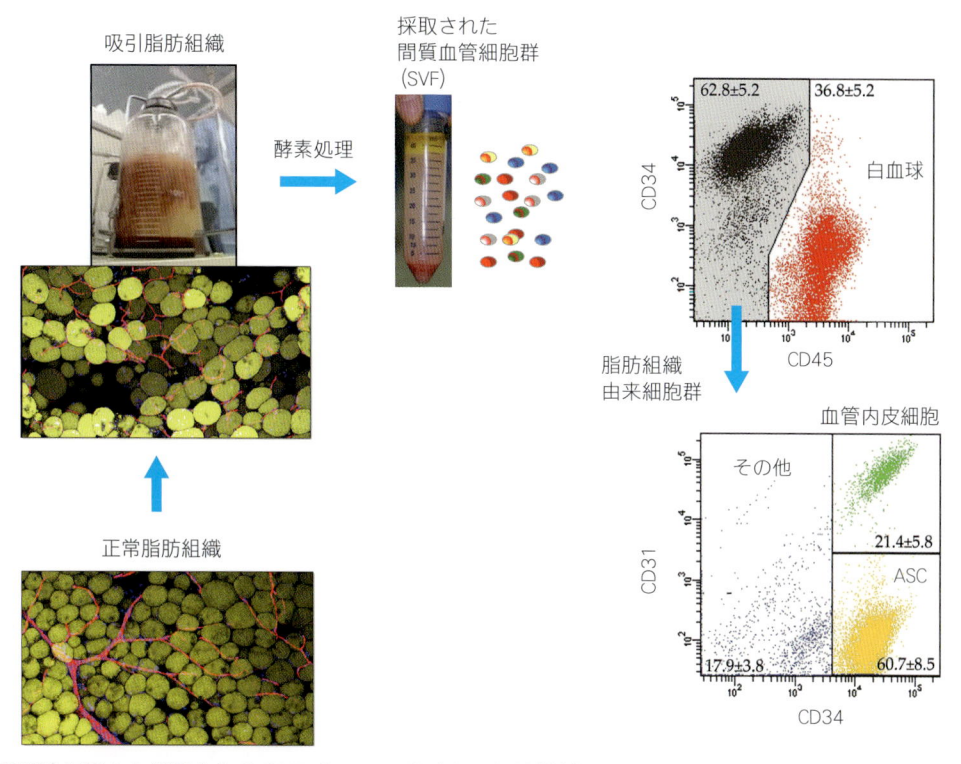

図　吸引脂肪組織から採取されるSVFのフローサイトメトリ解析

脂肪吸引によって採取される吸引脂肪組織は，正常脂肪組織に比べて血管や間質が乏しく，ASCが少ない．吸引脂肪組織を酵素処理することで，脂肪細胞以外の細胞集団，すなわちSVFを回収することができる．SVFは不均一な細胞集団で，脂肪由来細胞（CD45−）と末梢血由来細胞（CD45+）からなる．血液由来細胞の割合は術中の出血量に左右される．CD31，CD34，CD45の発現により，SVFを4種類に分類できる．脂肪組織由来細胞の多くはCD34陽性で，CD34陽性細胞はASC（CD31陰性）と血管内皮細胞（CD31陽性）に分けることができる．SVFを接着培養することにより，ASCを精製，増殖させることができる．

め，乳房への応用も一般化してきて，施行数は増加の一途をたどっている．従来の脂肪移植法は組織量の増大を目的としていたが，近年では病的組織が質的に改善し，症状が改善することが多く報告されている．例えば，脂肪移植後に血流が改善する，皮膚がしなやかになり色素沈着が改善する，痛みや痒みなど神経症状の改善が見られる，瘢痕性線維性組織が柔らかくなる，などである．さらに，放射線障害などに見られる難治性潰瘍の自然治癒が促されるなど，組織の血行や治癒能の改善が病的組織への移植で認められている．したがって，肥厚性瘢痕拘縮，難治性潰瘍，放射線障害，慢性炎症を伴う組織の阻血や萎縮などの治療に応用され，成果が得られている．このような作用は，傷害や炎症で失われた組織の幹細胞が移植されることにより，組織の血流，治癒能や予備能が回復したり，免疫反応が抑えられたりすることによってもたらされると考えられる．

ASCを利用した脂肪組織移植

ASCは2002年頃より散発的に臨床応用が試みられてきている．形成外科の分野では，組織欠損，皮膚や粘膜の瘻孔，創傷治癒促進，組織増大などに対して脂肪組織やそれ以外のスキャフォードに自己ASCを播種して移植することが行われている．

脂肪移植の材料とされる吸引脂肪組織は正常脂肪組織に比べて血管やASCに乏しいため[5]，余分に採取した脂肪組織から分離した新鮮SVFを添加することにより移植効果を改善する試み（cell-assisted lipotransfer）が行われており[6]，耳鼻科（声帯周囲），泌尿器科（尿道括約筋周囲）領域にも応用されている．ASCは接着細胞であり，SVFをDMEM/F12などの培地で培養することにより，容易に純化・増殖させることが可能

第6章 生体材料と生体組織工学・再生医療

で，最近では新鮮SVFの代わりに，培養ASCを使った臨床研究も行われている[7]。

今後のASCの臨床応用の方向性

今後は上記の目的以外にも，四肢や皮膚などの虚血組織の血行改善（血管新生誘導），骨格筋再生（筋ジストロフィーなど），瘢痕や線維化改善，放射線障害の治療，神経再生（脊髄損傷など），肝機能再生（肝硬変など），慢性関節炎の治療，ASC細胞シートによる心機能の改善などにおいて，前臨床研究による有効性が示唆されており，将来的な治療法の確立につながる可能性がある。治療の適応，投与方法や投与形態の最適化などはまだ手探りの状態ともいえる。初歩的な臨床試行から発展して，さらに細胞の機能を最大限に発揮させるための系統的な研究の蓄積が必要である。

引用文献

1) Zuk PA, Zhu M, Ashjian P, et al: Human adipose tissue is a source of multipotent stem cells. Mol Biol Cell 13: 4279-4295, 2002
2) Spalding KL, Arner E, Salehpour M, et al: Dynamics of fat cell turnover in humans. Nature 453: 783-787, 2008
3) Yoshimura K, Shigeura T, Matsumoto D, et al: Characterization of freshly isolated and cultured cells derived from the fatty and fluid portions of liposuction aspirates. J Cell Physiol 208: 64-76, 2006
4) Yoshimura K, Suga H, Eto H: Adipose-derived stem/progenitor cells; Roles in adipose tissue remodeling and potential use for soft tissue augmentation. Regen Med 4: 265-273, 2009
5) Matsumoto D, Sato K, Gonda K, et al: Cell-assisted lipotransfer (CAL); Supportive use of human adipose-derived cells for soft tissue augmentation with lipoinjection. Tissue Eng 12: 3375-3382, 2006
6) Yoshimura K, Sato K, Aoi N, et al: Cell-assisted lipotransfer (CAL) for cosmetic breast augmentation -supportive use of adipose-derived stem/stromal cells-. Aesthetic Plast Surg 32: 48-55, 2008
7) Kølle SF, Fischer-Nielsen A, Mathiasen AB, et al: Enrichment of autologous fat grafts with ex-vivo expanded adipose tissue-derived stem cells for graft survival; A randomised placebo-controlled trial. Lancet 382: 1113-1120, 2013

History & Review

●再生医療の治療戦略の作り方がわかりやすい。
　Yoshimura K, Eto H, Kato H, et al: In vivo manipulation of stem cells for adipose tissue repair/reconstruction. Reg Med 6: 33S-41S, 2011
●脂肪組織は移植後にどのように生着していくのか，最近の治験がまとまっている。
　Mashiko T, Yoshimura K: How fat survives and remodels after grafting? Clin Plast Surg 42: 181-190, 2015
●移植脂肪組織の処理方法についての原理がわかりやすい。
　Kuno S, Yoshimura K: Condensation of tissue and stem cells for fat grafting. Clin Plast Surg 42: 191-197, 2015

第6章 生体材料と生体組織工学・再生医療

5. その他の再生医療

4）無細胞化組織

高見佳宏

無細胞化組織とは

　失われた組織の再生には組織を構成する細胞成分とマトリックス部分（scaffold）の両者を再建する必要がある。マトリックス部分の主な再生材料は，自家組織，人工物および生体由来マトリックス（同種・異種）である。これらの中で生体由来マトリックスは比較的多く採取でき，かつ生理的な組織構造を有しているので利用価値が高い。中でも同種組織は，その細胞成分には抗原性があるがマトリックス部分には抗原性がほとんど認められないので，細胞成分をすべて除去した拒絶反応のない移植可能なマトリックス，すなわち「無細胞化組織」の利用が拡大してきた。異種の無細胞化組織も臨床応用されているが，その使用はいまだ限定的である。無細胞化の方法には，蛋白分解酵素処理，デタージェント処理，物理的処理などが用いられている。無細胞化組織の問題点としては，ドナー供給の問題，潜在的な感染伝搬の危険性などがある。

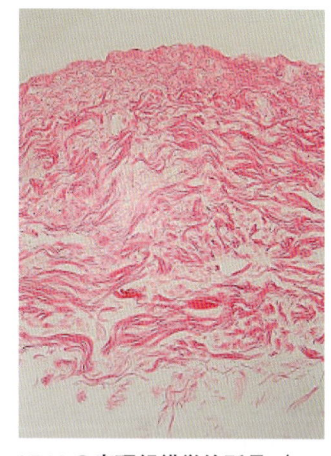

図1　ADMの病理組織学的所見（HE × 40）

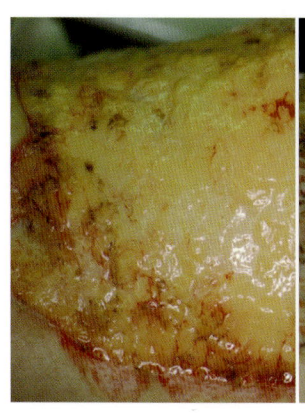

図2　自家植皮の同時移植例

38歳，女性，Ⅲ度熱傷創。デブリードマン後の大腿部

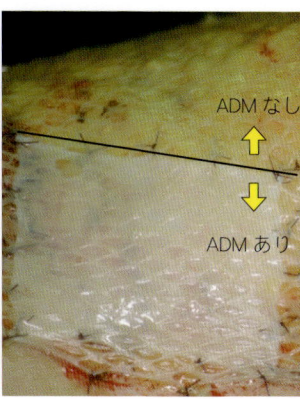

創面に 5×7cm の ADM（実線の下方，白色部）を移植し，自家網状植皮（厚を 0.008inch）を重層した。上方は網状植皮のみとした

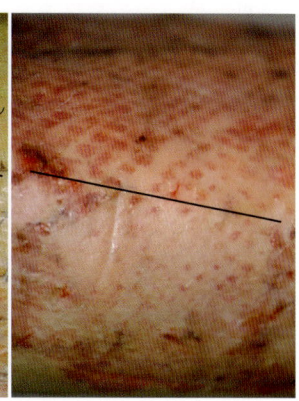

移植後3週。ADM移植部の網状瘢痕が軽減された

無細胞真皮マトリックス (acellular dermal matrix：ADM)

ADMは分層皮膚の表皮細胞・真皮内細胞のすべてを除去した真皮マトリックスシートであり，これまでに同種真皮由来のAlloDerm™ (LifeCell，米国)，SureDerm™ (Hans Biomed, 韓国)，異種真皮由来のStrattice™ (LifeCell, 米国)，Permacol™ (Covidien，アイルランド)などが商品化されている。

■ADMの基本的な使用方法

ADMはもともと，薄い自家分層植皮と移植床の間に同時移植することによって，移植床に真皮成分を付加する代用真皮として開発された。このようにADMを用いることにより，薄めの分層植皮を厚めの植皮の性状に近づけ得ることが認められてきた[1] (図1，2)。

代用真皮としての使用だけではなく，ADMは皮膚以外の種々の結合組織再生にも利用されている。現在までに皮下組織の増大，乳房再建の補助，硬膜の代用，ヘルニア閉鎖の補強，腱組織の代用などに用いられている[2]。

ADMは，植皮との同時移植ではADMの裏表を区別したうえで通常の植皮と同様に移植する。皮下移植では一般の生体移植材料と同様に取扱う。

■複合型培養皮膚のscaffoldとしての利用

近年，複合型培養皮膚のscaffoldとしてADMを用いる方法が試みられている。著者らは線維芽細胞を組み込んだADM上に重層化した表皮層を接着させた自家複合型培養皮膚を臨床応用した[1)3)]。

■移植ADMの移植特性向上への工夫

ADMには移植後の組織吸収という問題が残されている。この問題を解決し，移植ADMの長期的安定性を向上させて結合組織の再生を促進するために，ADMのコラーゲン分子の架橋 (Permacol™) やADMへの細胞・幹細胞の組み込みが試みられている[3]。

その他の無細胞化組織

現在，異種小腸粘膜下組織を無細胞化したマトリックス (Surgisist™, Cook Surgical，米国)が腹部外科を中心に用いられている。同種骨移植は一般に特別の無細胞化プロセスを経ず，加熱処理後に凍結保存したものが利用されている。気管では無細胞化同種気管に軟骨細胞を組み込んだtissue engineered airwayの臨床移植成功例が報告された。無細胞化同種神経は指神経外傷などの短い神経欠損に対する臨床応用が進められている[4]。腱は屈筋腱損傷に対する無細胞化同種屈筋腱の利用が検討されており，現在は動物実験段階だが臨床応用は遠くないと考えられる[5]。軟骨や小口径血管も，動物実験段階ではあるが無細胞化組織をscaffoldとした組織再生が試みられている。

今後の展望

無細胞化組織はADMを中心として広く用いられてきたが，今後は皮膚以外の種々の無細胞化組織も組織再生と細胞治療のscaffoldとして用いられていくものと考えられる。

> **引用文献**

1) Takami Y, Ono S, Ogawa R: Acellular allogenic dermal matrix. Atlas of Burn Reconstructive Surgery, pp100–107, Springer, 2010
2) Jansen LA, De Caigny P, Guay NA, et al: The evidence base for the acellular dermal matrix AlloDerm; A systematic review. Ann Plast Surg 70: 587–594, 2013
3) Takami Y, Yamaguchi R, Ono S, et al: Clinical application and histological properties of autologous tissue-engineered skin equivalents using acellular dermal matrix. J Nippon Med Sch 81: 356–363, 2014
4) He B, Zhu Q, Chai Y, et al: Safety and efficacy evaluation of a human acellular nerve graft as a digital nerve scaffold; A prospective, multicentre controlled clinical trial. J Tissue Eng Regen Med 9: 286–295, 2015
5) Drake DB, Tilt AC, DeGeotge BR: Acellular flexor tendon allografts; A new horizon for tendon reconstruction. J Hand Surg Am 38: 2491–2495, 2013

> **History & Review**

●無細胞真皮マトリックスを臨床応用した最初の論文。
Wainwright DJ: Use of an acellular allograft dermal matrix (AlloDerm) in the management of full-thickness burns. Burns 21: 243–248, 1995
●インプラントを用いた乳房再建における無細胞真皮マトリックスの利用法についての基本となる論文。
Namnoum JD: Expander/implant reconstruction with AlloDerm; Recent experience. Plast Reconstr Surg 124: 387–394, 2009
●幹細胞を組み込んだ無細胞化組織の基礎と展望を示している。
Andrew M, Khalek FJA, Alt EU, et al: Adipose tissue-derived stem cells enhance bioprosthetic mesh repair of ventral fernias. Plast Reconstr Surg 126: 845–857, 2010

形成外科治療手技全書

I 形成外科の基本手技1

第7章 知っておきたい知識

第7章 知っておきたい知識

1. 形成外科の歴史

鈴木茂彦

名称の由来

　1838年にドイツのEduard Zeisが出版した"Handbuch der Plastischen Chirurgir"でplastic surgeryという言葉が初めて使われている。1879年にはオックスフォード英語辞典に"plastic surgery"という言葉が掲載された。Plasticという言葉はギリシャ語のプラスチコス plastikosから来ており，ものを作る，成形するという動詞プラスセイン plasseinの形容詞形である。すなわち，ものを作る外科という意味から生まれた言葉である。Plastic surgeryの和訳として「成形外科」という言葉が使用された時期もあるが「整形外科」との混同を避けるために「形成外科」と呼ばれるようになった。ただし中国ではplastic surgeryは「整形外科」と表記される。日本の「整形外科（orthopedics）」は「矯（矯）形外科」あるいは「骨科」と表記されることが多い。

　このようにわが国ではplastic surgeryが「形成外科」と呼ばれるようになったが，英語では「形成外科」をplastic surgeryではなく，plastic and reconstructive surgeryと表記することが多い。アメリカ形成外科学会"American Society of Plastic Surgeons"のオフィシャル雑誌もPlastic and Reconstructive Surgeryである。日本形成外科学会はJapan Society of Plastic and Reconstructive Surgeryと英語表記される。組織を作るplastic surgeryと組織を元に戻す再建外科 reconstructive surgeryを合わせた表現である。日本語でも時に「形成再建外科」と称されることがあるが，公的な標榜診療科名が「形成外科」となっているため，通常は「形成外科」という表記で「再建外科」も包括されている。一方，「美容外科」aesthetic surgeryも「形成外科」の1領域ではあるが，わが国では独立した標榜診療科となっている。なお国際形成外科学会の英語表記は"International Confederation for Plastic, Reconstructive and Aesthetic Surgery"である。

世界の形成外科の歴史

■古代

　形成外科の概念の確立は新しいが，その歴史は極めて古く，創成期の外科は創の閉鎖から始まっている。これは現在の形成外科の最も基本となる手技であり，外科の発祥が形成外科の発祥とも言える。古代エジプトのエドウィン・スミス・パピルス（紀元前17世紀），エーベルス・パピルス（紀元前16世紀）には，鼻，耳，頬，上口唇の創傷の治療や鼻骨骨折の治療について記載されてい

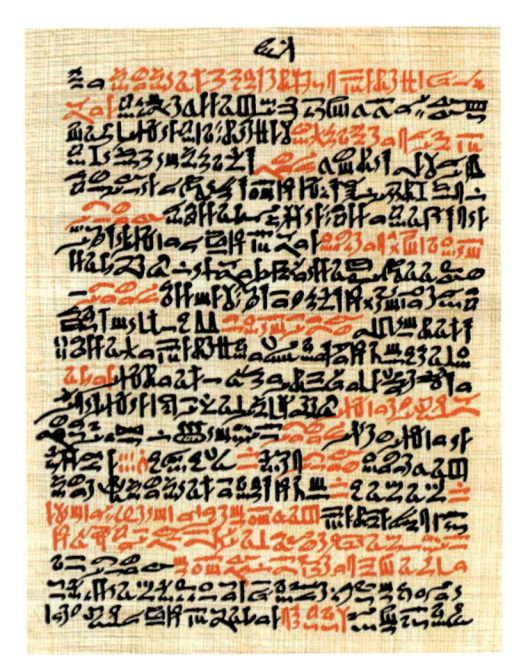

図1　紀元前16世紀ごろ書かれたエーベルス・パピルス
古代エジプトの宰相であり博学者で死後は知恵，医術と魔法の神として神格化されたイムホテップにより紀元前2640年ころに書かれた書物の内容が書き写されている。創傷のケアについて記載されている。
(Broughton G II, et al: A brief history of wound care. Plast Reconstr Surg 117: 6S-11S, 2006 より引用)

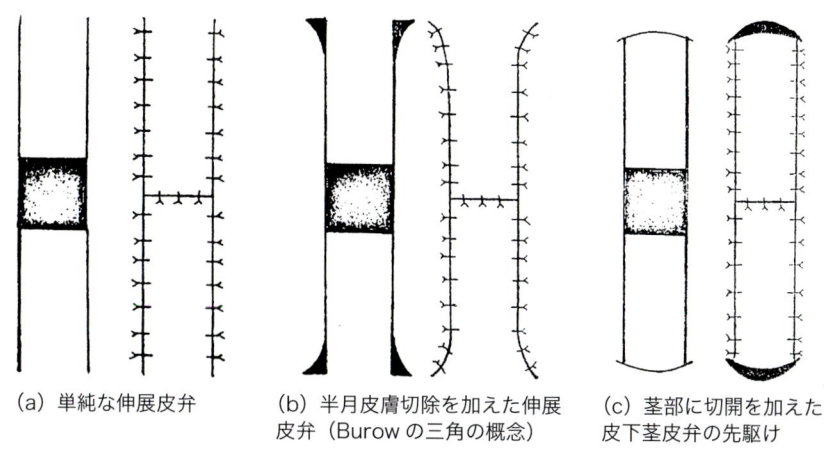

(a) 単純な伸展皮弁　(b) 半月皮膚切除を加えた伸展皮弁（Burowの三角の概念）　(c) 茎部に切開を加えた皮下茎皮弁の先駆け

図2　Celsusの医学全8巻に記載されている皮弁分類
（倉田喜一郎：植皮術の歴史（2）．日災医誌 25: 659-662, 1977 より引用）

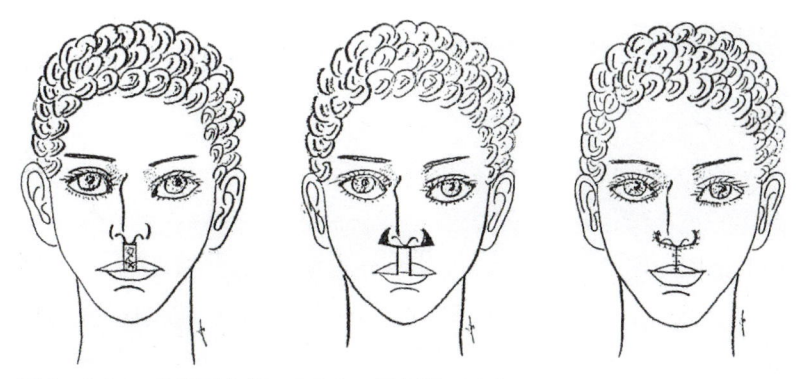

図3　Celsusの伸展皮弁による上口唇欠損の再建
（倉田喜一郎：植皮術の歴史（2）．日災医誌 25: 659-662, 1977 より引用）

る（図1）。これらに記載された医学知識はそれ以前1000年以上遡る知識の集積だと言われている。古代インドでも古くから形成外科手術が行われていた。紀元前800年頃には形成外科的治療が行われていたといわれる。ヒンズー外科の父と呼ばれるSushurutaが紀元前750～800年ごろ記載したSushuruta Samhita（いわゆるススルタ大医典）には，「鼻そぎ」の刑罰で失われた鼻尖部の頬部皮弁による再建手術や，局所皮弁による耳垂再建手術が記載されている。その後インドでは，鼻の再建に頬部皮弁ではなく前額皮弁が用いられるようになり，これが「インド造鼻術」となった。これとは別に古代インドでは殿部の皮膚を移植前に殴打して腫脹させてから採取し鼻へ遊離移植するという独特の方法が伝承されていたといわれる。ただし，これらの外科的手技は仏教の発展とともに抑圧され，最下位のカーストで秘法として受け継がれるにとどまった。

このように古代インドで発展した形成外科はアレキサンダー大王の東征などでペルシャ，アラビア，ギリシア，ローマへ伝えられた。ローマのAulus Cornelius Celsus（キリスト生誕のころ生誕～紀元50年ごろ没）により編纂されたDe Re Medica（百科全書の中の医学全8巻）にはさまざまな形成外科手術手技が記載されている。合指症の分離手術や伸展皮弁，皮下茎皮弁による皮膚欠損部の修復法が記載されている（図2）。さらに伸展皮弁による具体的な口唇再建法も記載されている（図3）。これらの手技は現在でも十分通用する方法であり，当時の形成外科手術のレベルの高さが窺われる。

Celsusの業績はその後小アジアやアレキサンドリアでAntyllos（2世紀），Claudius Galen（2世紀），Oribarius（4世紀），Paulos（7世紀）の書物で形成手術術式として受け継がれている。

第7章 知っておきたい知識

■中世〜ルネッサンス時代

ローマ帝国の衰退とともに教会が外科的行為を厳しく規制するようになり，ヨーロッパでは形成外科に限らず外科手術全体が低迷した。

ルネッサンス期に入って15世紀中ごろにシシリア島のBrancaが頬や前額部からの皮弁を使った造鼻術を行っている。息子のAntonio Brancaは父の方法を改良し，上腕からの皮弁（イタリア法）を創始したと言われる。彼らの業績は1442年に出版された書物に記載されている。1487年CelsusのDe Re Medicaがフローレンスで再出版された。Antonio Brancaの上腕皮弁による造鼻術は16世紀に入ってボローニャ大学外科学の教授であったGaspar Tagliacozzi（1546〜1599）によって執筆された形成外科手術書「De Curtorum Chirurgia per Insitionem」（1597，ベネチア）中に記載され，「イタリア法造鼻術」として世に知られることになった（図4）。しかし，その後再び教会の権威が高まったため造鼻術は下火になった。

■近代〜現代

ヨーロッパにおける造鼻術は19世紀初めに英国人のJoseph Carpueによって復活した。彼は1794年に英訳されたインド法による外鼻皮弁の概念を取り入れて前額皮弁による造鼻術を成功させた（図5）。ついで1818年ドイツ人のCarl Fedrinand von Graefeはイタリア法およびインド法による造鼻術を"Rhino-plastik"というタイトルで出版した。彼はplastikという名称を初めて導入した人物であり，皮弁手術が外鼻のみならず広く形成外科の分野に応用できることを示したことから，近代形成外科の父と呼ばれる。1838年にはドイツのEduard Zeisが初めて形成外科ハンドブック"Handbuch der Plastischen Chirurgir"を出版した。さらにインド法による造鼻術を完成させたのはやはりドイツのJohan Friederich Dieffenbachである。彼は造鼻術に限

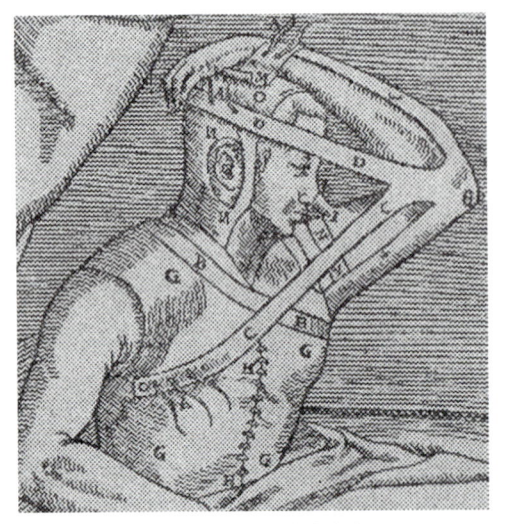

図4　Tagliacozziのイタリア法造鼻術
（倉田喜一郎：植皮術の歴史（3）．日災医誌 26: 193-201, 1978より引用）

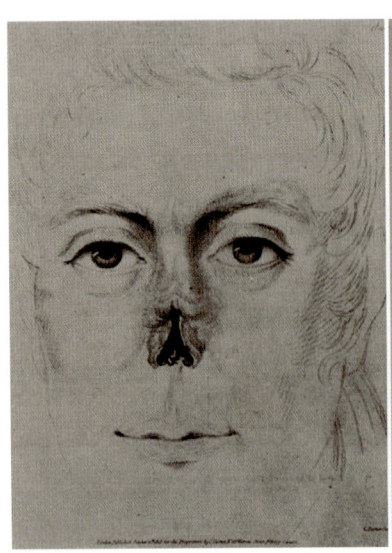

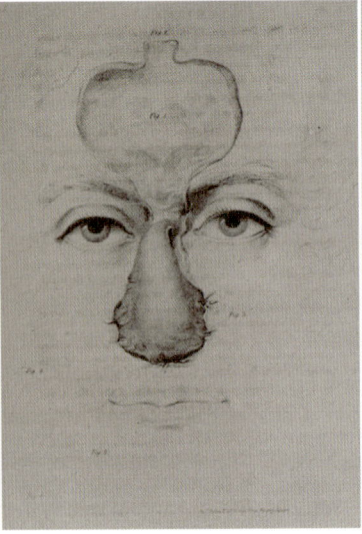

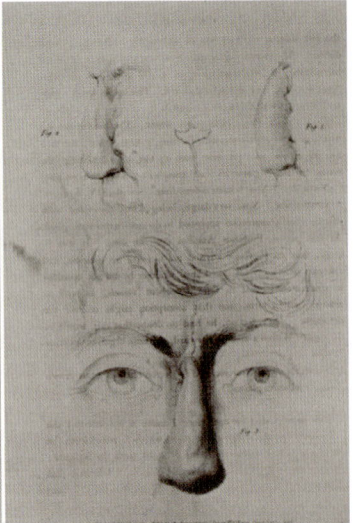

図5　Carpueの造鼻術
(Carpue JC: An account for two successful operations for restoring a lost nose〈printed for Longman, Hurt, Rees, Orme, and Brown, London, 1816〉. Plast Reconstr Surg 44: 175-182, 1969より引用)

らず口蓋裂手術など多くの形成外科手術術式を確立し，1845年に手術書を出版した。デュピュイトラン拘縮で現在も名を知られるフランス人外科医 Guillaume Dupuytren は当時，手外科分野のみならず下顎切除，熱傷その他幅広い形成外科分野での業績がある。

19世紀後半には種々の皮弁法が広まったが，このころ開発され現在に至るまで最も頻用されている方法はZ形成術である。Z形成術はフランスの Charles Piere Denonvilliers が1854年に報告した症例が第1例とされる（図6）。

一方，遊離植皮術は成功しないものとされ，古代インドでの施行以降は顧みられない術式であった。しかし1869年スイス人 Jacques Reverdin がピンチグラフトにより初めて遊離植皮術の成功を報告した。続いてイギリス人の George Lawson が遊離全層植皮を報告した。さらにドイツ人の Carl Thiersh は剃刀でできるだけ薄くした分層植皮を推奨し，Thiersh 植皮として知られるようになった。19世紀末から20世紀初めにかけて Fedor Krause は100例以上の遊離植皮を行い，ようやく植皮術が安定した手技として確立し，形成外科が体系づけられるようになった。ただしこのころまで形成外科専従の医師はほとんどいなかった。

その後，第一次世界大戦の戦傷者の治療で形成外科の必要性が世間に認識されるようになり，形成外科の急速な発展につながった。ニュージーランドで生まれイギリスで耳鼻咽喉科医となった Harold Gilles や米国の外科医 Vilray P Blair や Robert H Ivy は戦傷者の治療に従事したことがきっかけで顎顔面外科に優れた業績を残した。第一次世界大戦終了後の1920年ごろから欧米では形成外科の専従者が生まれ，形成外科のテキストが出版されるようになった。アメリカ形成外科学会が創立されたのは1931年である。第二次世界大戦の戦傷者の治療でさらに形成外科の重要性が明らかになり，形成外科医は増加した。手外科の父と呼ばれる Sterling Bunnel は1944年に出版した著書 "Surgery of the Hand" において手外科には形成外科と整形外科両方の専門知識が必要だと述べている。アメリカ形成外科学会機関誌である Plastic and Reconstructive Surgery は1946年に発刊された。初代エディターは Ivy である。1955年にはストックホルムで第1回国際形成外科学会が開催された。

20世紀後半に入ってマイクロサージャリー，クラニオフェイシャルサージャリー，骨延長法，

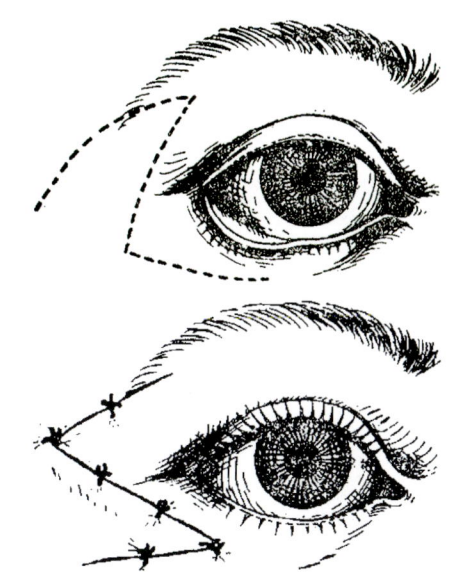

図6 Denonvilliers により報告された最初のZ形成症例
(Ivy RH: Who originated the Z-plasty. Plast Reconstr Surg 47: 67-72, 1971 より引用)

ティッシュ・エキスパンダー法，レーザー治療など新しい術式が導入され，さらに進歩した。再生医療は形成外科領域で最も早く臨床応用が始まり，1980年代には Howard Green により開発された培養表皮が広範囲熱傷治療に応用されるようになった。21世紀に入り細胞治療も含めた再生医療の新たな応用やコンピューターシミュレーションを応用した手術，スーパーマイクロサージャリー，新たなレーザー機器の開発応用など，形成外科はますます発展，進化が続いている。

日本の形成外科の歴史

わが国の外科は腫れ物を扱う瘍医から始まったといわれるが，戦国時代から安土桃山時代にかけての戦乱の世に刀傷，鉄砲傷を扱う金創医が分派したといわれる。これらはともに形成外科の始まりとも言える。さらにキリスト教の伝来とともに入ってきた南蛮流外科が加わり，唇裂や合指症の手術が行われていたが，本格的な近代形成外科は明治時代の西洋医学の輸入に始まる。Plastic surgery は当初，成形外科と訳されてわが国に紹介された。当時からわが国の形成外科の水準はかなり高いものであったが，独立した診療科にはならなかった。

第二次世界大戦後，急速に形成外科の診療技術は発展したものの診療はなお外科，皮膚科，耳鼻

第7章 知っておきたい知識

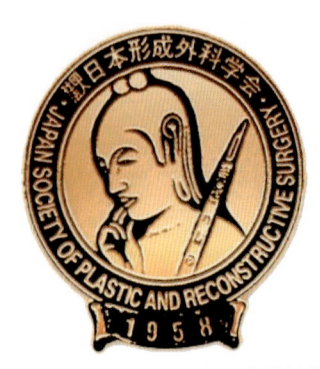

図7 1958年に設立された日本形成外科学会のロゴ

咽喉科，整形外科，眼科などに分かれて行われていた。そのようななか東京大学整形外科三木威勇治教授を中心として形成外科を確立する機運が高まり，1957年6月に第1回形成外科研究会が開かれた。そして翌年の1958年4月に第2回形成外科研究会が開かれた際，日本形成外科学会の設立が決められ，11月に第1回日本形成外科学会が開催され，正式に「形成外科」という名称が定められた（図7）。このころ東京，新潟，関西，九州など各地方でも形成外科地方会が始まっている。その後，学術集会の演題数も年々増加し，次第に基礎研究発表も充実してきたため，1992年からは基礎学術集会が独立して開催されるようになった。また1958年よりは克誠堂出版から形成外科専門誌「形成美容外科（英文名はPlastic and Reconstructive Surgery）」が発刊された。同雑誌は1959年より形成外科学会準機関誌となり名称も「形成外科」と改名された。1974年には機関誌となったが，1981年から日本形成外科学会誌の出版が始まった。さらに1993年から「Scandinavian Journal of Plastic and Reconstructive Surgery and Hand Surgery（現 Journal of Plastic Surgery and Hand Surgery）」が英文の学会機関誌となった。

一方，学会の設立と合わせて独立した形成外科診療科を作る機運も高まり，1960年1月に東京大学病院に形成外科診療科が設立された。このころに慶應義塾大学，昭和大学，長崎大学などいくつかの大学でも形成外科の診療が始まっている。その後，1972年に日本形成外科学会は日本医学会に加盟し，1975年に正式に「形成外科」が診療標榜科として認められた。また1979年から日本形成外科学会の認定医制度が始まった。その後，専門医と名称が変わり，日本専門医制評価・認定機構の認める基本的診療科の専門医制度の1つとなっている。2013年，日本専門医制評価・認定機構は基本的診療科の学会である日本整形外科学会と日本形成外科学会の2つの学会を基盤とする2階建ての専門医制度として，日本手外科学会専門医制度を認めた。

History & Review

- アメリカ形成外科学会創設期の重鎮であったDavisにより書かれた形成外科の歴史。
  Davis JS: The story of plastic surgery. Ann Surg 113: 641-656, 1941
- 形成外科の歴史を語るうえで重要な造鼻術の歴史的経過が述べられている。
  飯田収：外鼻形成術（特に造鼻術）の歴史について．形成外科 5: 139-146, 1962
- 形成外科の基本である植皮と皮弁の歴史が詳しく記載されている。
  倉田喜一郎：植皮の歴史（1）-（34）．日災医誌 Vol 25 (11), 1977年からVol33 (2), 1985年まで連載
  倉田喜一郎：植皮の歴史．克誠堂出版，東京，1986
- 日本の近代形成外科のパイオニアによる総説論文。
  大森清一：事始め・日本の形成外科．形成外科 24: 74-80, 1981
- 日本形成外科学会誌の初代編集委員長編集による出版物。
  塚原貞夫編：日本形成外科学会25年のあゆみ．1982
- 創傷ケアに関する歴史的経過をまとめた総説論文。
  Broughton G II, Janis JE, Attinger CE: A brief history of wound care. Plast Reconstr Surg 117: 6S-11S, 2006
- 日本形成外科学会50周年記念講演。
  波利井清紀：日本形成外科学会50年の歴史．日本形成外科学会創立50周年記念特別号，2007

第7章 知っておきたい知識

2. 形成外科における形態学

貴志和生，坂本好昭

整容的形態を重視する形成外科

■形成外科の目的と他科との相違点

　形成外科と外科系の他科との違いは，形成外科以外の多くの外科系の科，特に腫瘍を扱っている診療科が，主に切除することを手術の主眼としているのに対し，形成外科は欠損した組織や形態を再建することを主眼としていることである．また，形成外科は主に外表の変形を正常に，あるいは左右対称になるように手術を行っている．診療結果は表に現れることがほとんどであり，患者満足度に直接反映されるので，整容性に優れた結果を出す必要がある．皮弁などを駆使して，組織欠損部を再建すべく土台や形態を作り，そのうえで，仕上げとなるきれいな皮膚縫合を行うことで縫合痕まできれいにしようと考えるのが，形成外科医である．皮弁移植や皮膚縫合後，境界面に生じる瘢痕は創傷治癒の最終結果であり，したがって，整容的再建のためには，創傷治癒の原理を知る必要がある．炎症細胞の働きが活性化し，炎症反応が強くなったり遷延したりすると，瘢痕の線維化の程度が強くなる．Traumatic な手術手技を行い，皮弁辺縁部や皮膚縫合周囲の挫滅組織や壊死組織が多くなれば炎症反応が遷延し強くなり，術後の感染や肥厚性瘢痕を生じ，整容面で満足がいかない結果になる．このようなことから，形成外科の手術には，できるだけ組織に損傷を加えない，atraumatic な手術が要求される．

■形成外科に特徴的な atraumatic な手術手技とは

　真皮の切開に，電気メスを用いない．電気メスを用いることで，止血効果も期待されるが，同時に創縁に壊死組織を生じさせてしまう．ただし，最近高周波の電気メスが開発されており，これは組織断端の壊死が非常に少ないとされているので，頭皮などの切開に用いている施設もある．
　カウンタートラクションをかけるために，切除して破棄する組織をコッヘルなどを用いて把持することは問題ないが，使用する皮弁の把持に同様にコッヘルなどを用いることは，皮弁を傷めてしまうので厳に慎むべきである．また，皮弁挙上のため鈎を用いて視野を展開する際に，過度に牽引力を加えると，創縁の傷害につながるので，これも適度な力で牽引することが必要である（図1-a）．

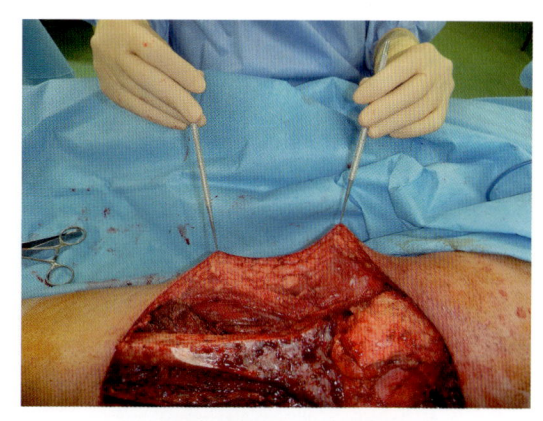

（a）視野の展開のための皮膚の牽引
組織の挫滅を防ぐために適度な力で牽引する．

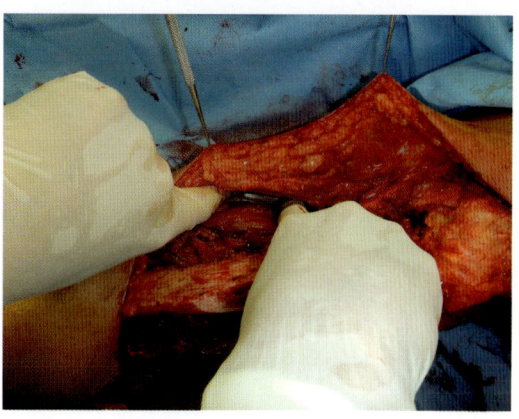

（b）用手的剥離
筋肉下など，粗性結合織の構造がゆるい部分は，用手的に剥離するのも有用である．

図1　Atraumatic な手術手技

277

第7章 知っておきたい知識

大きな皮弁の挙上の際は，筋鉤で皮弁を挙上するよりは，ちょうどよい強さの力で用手的に皮弁を把持して牽引する方が，皮弁に加わる力を繊細に調節することができるので優れている。皮弁が滑って把持しにくい際は，手と皮弁との間にガーゼを挟むのもよい。挙上した皮弁や，皮膚が欠損している部位は，生理食塩水で浸したガーゼなどで被覆し，適宜生理食塩水を補充しながら組織を乾燥させないようにする。創縁に対しても同じことが言えるが，組織を乾燥させると後に微小な壊死を生じさせてしまう。

筋肉下などの強固な結合のない疎性結合織内では，指やツッペルなどを用いた鈍的剥離が有用である（図1-b）。これにより，手術操作の効率化が得られるとともに，残さなければいけない大切な血管周囲の操作に集中できるので，一見粗暴な手技に見えるが，組織への負担は少なく，かえって安全である。ただし，これはあくまで容易に鈍的剥離が可能な部位に限るべきで，無理な力が加わった鈍的剥離は，予期せぬ血管の損傷などを引き起こすことがあるので，注意を要する。

皮弁の血管茎を剥離する際には，鑷子で直接血管を把持してはいけない。血管に血管テープなどを通して牽引するか，周囲組織を把持する。また，有茎皮弁の場合は，皮弁の可動性が十分に得られれば，必要以上の血管周囲組織の剥離は避けるべきである。過度の血管周囲組織の剥離は，血管茎のねじれと閉塞の原因になる。

皮膚縫合の際，小さな有鉤鑷子で皮膚を強く把持すると，把持した部分が壊死を起こさないまでも微小な損傷が起きる可能性が高い。形成外科医になりたてのフレッシュマンが行った皮膚縫合創を縫合直後に観察すると，強く皮膚を把持しすぎてしまい，しばしば創の辺縁が点々と赤く皮内出血している。真皮縫合の際は，皮膚を直接強く把持し圧挫しないように，スキンフックやフック鑷子などを用いる。しかしせっかくフック鑷子などを用いて真皮縫合を行おうとしても，フック鑷子の先端は鋭利なので，これで皮膚を強く把持してしまうと逆に皮膚の挫滅が強くなってしまう。注意が必要である。フック鑷子はあくまで，スキンフックと同様に皮下組織にかけて，皮膚を反転する。最後に皮膚を縫合する際，縫合糸を強く結紮してはいけない。縫合糸を強く結紮するとその部分に血行障害を来たしてしまう。また，減張縫合を行おうとあまりに強く皮膚を外反させて，縫合部を盛り上げた皮下縫合を行うと，皮膚が屈曲し血流障害を生じてしまうこともある。

以上，atraumaticな操作について述べてきた。Atraumaticな操作の基本は，創傷治癒を知ることで炎症を少なく，線維化が少ない創傷治癒を起こさせるように考えればよい。このため，創辺縁や組織の挫滅をいかに少なくするか，血流障害をいかに少なくするか，組織をいたわり「組織の気持ちになって」考えれば，自然とatraumaticな操作が生まれてくるものと思われる。

顔面の形態学

先天性疾患や，外傷などによる変形の修正，あるいは美容目的に，手術などにより患者の希望する顔貌形態を得るには正常な顔面の形態や，その評価方法を知っておく必要がある。その歴史は古く，紀元前5世紀の古代ギリシャの彫刻家であるポルュクレイトスの著『Canon』の中に端を発する。その後16世紀になるとレオナルド・ダ・ヴィンチやアンドレアス・ヴェサリウスらが死体による解剖学的視点からの形態評価を行った。そして1931年にBroadbentにより頭部X線規格写真（セファログラム）が開発され，それまでの顔貌の評価に骨格分析が導入された。1987年にはFarkasらが生体を用いた大規模計測を行い，新たな顔面形態学を報告した。そして現在ではCTや三次元スキャナをもとにした形態分析も行われている。本稿では骨格と軟部組織それぞれから見た形態学について論じる。

■骨格から見た形態学

骨形態を定量的に評価できる方法として頭部X線規格写真（セファログラム）がある。セファログラムは一定の規格の下で撮影を行うため，通常のX線に比べてずれが少ないのが特徴である。そのため治療前後での比較や成長発育などの経時的な評価が可能となる。

その評価方法にはRicketts, Downs, Northwestern, McNamaraなどの分析がある。いずれの分析においてもいくつかの計測点を取り，上下顎の大きさとその相互的位置，顎の形，歯の傾斜角，口元のバランスなどについて，日本人の年齢ごとにおける平均プロファイルと比較して数値化し，評価を行う（図2）。

下記が代表的な計測点である。
(1) sella（S）：蝶形骨トルコ鞍の壺状陰影像の中心点
(2) nasion（N）：前頭鼻骨縫合部の最前点

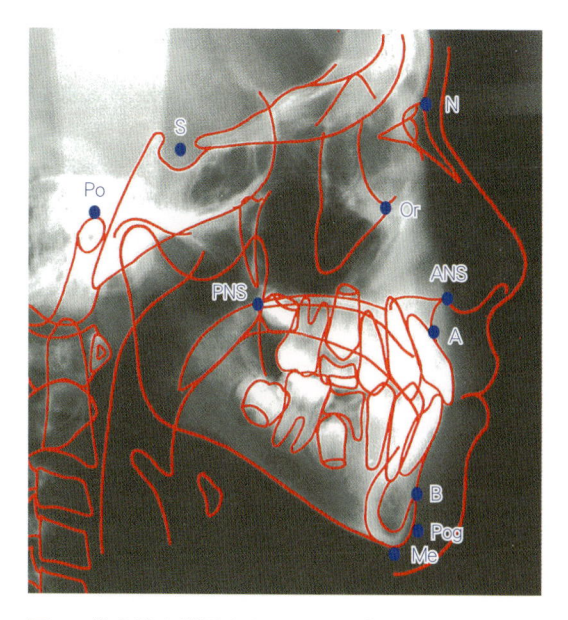

図2　代表的な計測点とセファログラム

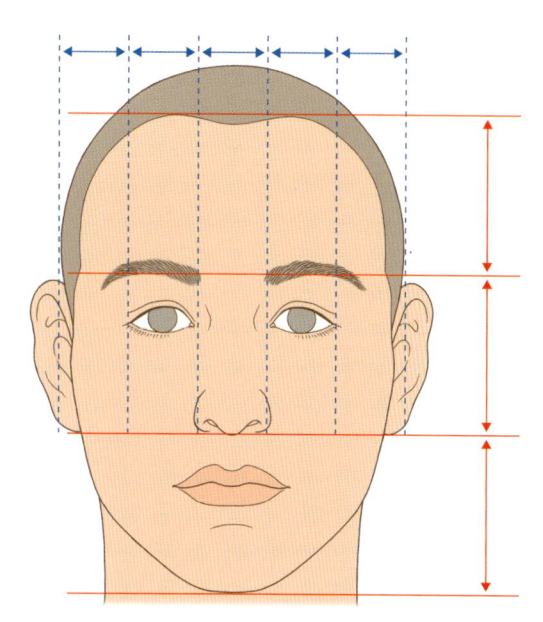

図3　ダ・ヴィンチによる正面像の理想的顔貌

(3) orbitale（Or）：眼窩骨縁の最下点
(4) porion（Po）：外耳道上縁の最上方点
(5) anterior nasal spine（ANS）：前鼻棘の先端点
(6) posterior nasal spine（PNS）：後鼻棘の先端点
(7) point A（A）：前鼻棘と上顎中切歯間歯槽突起稜との間の上顎骨外形線上の最深点
(8) point B（B）：下顎中切歯間歯槽突起稜とpogonionとの間の下顎骨外形線上の最深点
(9) pogonion（Pog）：下顎骨おとがい部の正中断面像の最前方点
(10) menton（Me）：下顎骨おとがい部の正中断面像の最下点

　これらを結んで得られる角度，距離それぞれに対して，日本人男女別に各発育段階ごとの平均値と標準偏差が求められている．特に上下顎の前後的位置の評価は形成外科医として知っておくべき評価項目である．具体的には下記に挙げる評価項目がある．

a) SNA角：SNとNAとのなす角度．上顎の前後的位置を診断する．日本人成人男性での基準値は83.5 ± 2.5
b) SNB角：SNとNBとのなす角度．下顎の前後的位置を診断する．日本人成人男性での基準値は80.0 ± 2.5
c) ANB角：ANとNBとのなす角度．上下顎の相対的な前後的位置を診断する．日本人成人男性での基準値は3.5 ± 1.8

　これら骨格的評価のほかにセファログラムでは，限られてはいるものの軟部組織の評価も可能である．鼻尖部とおとがい部最突出点とを結ぶ直線をE-line（esthetic line）と呼ぶ．白人成人の平均では上唇はこのE-lineから4mm後方，下唇は2mm後方にある状態が美しいとされているが，日本人成人の平均を取ると，上唇はほぼE-line上にあり，下唇は1mm程度前方にある．
　骨格修正による顔貌改善を行う場合は，骨格の移動・修正量がダイレクトに軟部組織に影響するわけではないという点に留意する．

■軟部組織から見た形態学
　軟部組織の評価は直接各部位を計測して行うことも可能である．撮影した写真上で評価を行う場合には，カメラレンズの大きさや被写体までの撮影距離によっては歪みが生じるため注意する．
　まず正面像の理想的なプロポーションとしては，レオナルド・ダ・ヴィンチが提唱したNeoClassical Canonsが現在でも基になっている．すなわち，縦径は髪の生え際から眉，眉から鼻柱基部，鼻柱基部から顎先までの長さが同じになる．横径は耳の基部から外眼角，外眼角から内眼角（眼裂幅），内眼角から内眼角（内眼角間距離）がほぼ同等となり，これらはそれぞれ顔面横径の1/5となる．また最大鼻翼幅と内眼間距離はほぼ同等であり，

第7章 知っておきたい知識

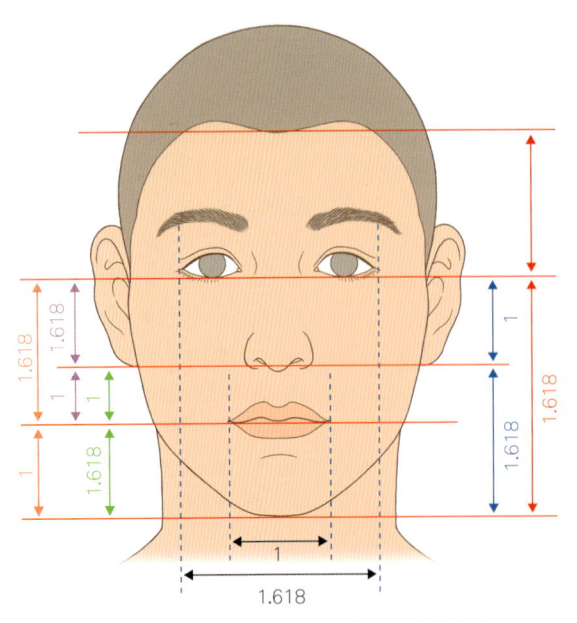

図4　Ricketts による黄金比から見た理想的顔貌
各比が1：1.618になるのが理想とされる。

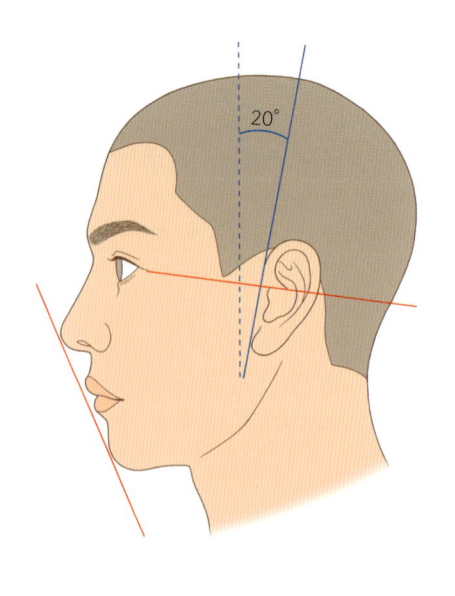

図5　側面像の理想的顔貌
E-line と耳介の位置を示す。

最大口唇幅はこの1.5倍となる（図3）。さらにRicketts は golden proportion という黄金比（1：1.618）を基にさらに顔面を細分化してバランスのよいプロポーションを定義している。具体的な指標を（図4）に示す。

　正常な成人の内眼角間距離は30〜35mmであり，内眼角間距離と眼裂幅はほぼ同等となり，両側の外眼角間距離の平均は90〜100mmである。また瞳孔間距離は54〜68mmで，内眼角と外眼角は水平位にあるのが正常である。病態として外眼角間距離・瞳孔間距離が正常で両眼裂幅が短く，内眼角間距離が開大したものを telecanthus，両眼裂幅が正常で，内眼角間距離・外眼角間距離・瞳孔間距離が開大したものを orbital hypertelorism と区別している。

　側面像からは耳介位置や眼球突出の評価が可能である。耳介位置は外眼角と後頭隆起とを結んだ線により，耳介を分けた時に上部と下部が1：2となると正常である。この線より耳介頭側端が尾側の場合，耳介低位と評価する。また通常，耳介は垂直線より20°回転しているが，低位の場合にはこの角度が開大する（図5）。

　眼球位置に関しては通常は Hertel 眼球突出形を用いて計測するが，側面像でもおおよその測定は可能である。外眼角部から角膜頂点部までの距離が10〜16mmを正常とし，17mm以上を眼球突出，または左右差が2mm以上ある場合を有意な変化とする。

History & Review

- セファロ分析でよく使用されている。
　根津浩，永田賢司，吉田恭彦ほか：バイオプログレッシブ診断学．ロッキーマウンテンモリタ，東京，2007
- 顔面のプロポーションについて記載されている。
　Farkas LG, Munro IR: Anthropometric Facial Proportions in Medicine. Charles C Thomas, Springfield, 1987

第7章 知っておきたい知識

3. 形成外科患者の精神病理

難波祐三郎, 木股敬裕

　形成外科手術の目的の1つが外科治療によって心の障害を取り去ることであるならば，"精神緩和外科"と呼ぶこともできる。そのためには外来診療における問診から，患者の心の深層に潜む悩みも引き出して，身体的治療にうまく結びつける必要がある。手術技術のみに頼った独善的な外科治療では必ずしも患者の満足を得ることができない。精神科によるサポートができる医療環境を整えておくことも大事である。

形成外科の患者心理と障害が与える影響

■患者の心理

　患者は身体の部分欠損，醜状変形，機能障害，ボディ・イメージの変形などさまざまな主訴をもって外来を受診する。同じような身体部位の同程度の欠損であっても，それがどのような精神的影響を及ぼしているかによって，治療が患者に与える効果に差が出る。そのため個人の受診動機，変形に対する自己評価，性格特性，社会適応，そして本人が抱いているボディ・イメージなどを十分に検討すべきである。ほとんどの患者は治療に対して過剰な期待をもって受診してくる。医師側は想定される治療結果と患者の期待のギャップについて，写真や模式図，あるいは経験談などを用いて埋めていく必要がある。ギャップを埋めないままに治療を行うことは患者に新たな心の障害を残す可能性がある。

■問診，カウンセリング

　問診の際に大切な心構えとして，聞くではなく聴くという姿勢で臨むことが必要である。カウンセリングの手法を用いるならば，ただひたすらに患者の言うことに耳を傾ける傾聴，あるがままの患者の表現や反応を受け入れる受容，そして患者の経験や現状を共通認識とする共感というプロセスを取ると患者の心理を理解しやすい。さまざまに交錯する患者の訴えや感情の流れを，医師が私心を挟まず享受し，整理して患者へ戻し，それを互いに確認し合っていくプロセスを踏むわけであるが，その作業は共通認識としての情報を確立するだけでなく，お互いの信頼関係を構築するうえでも重要である。種々の手法を用いて患者の心を図り知る技量を身につけることは，形成外科医にとって欠くことのできない素養である。

● 傾聴

　傾聴とは，質問をしたり，話を復唱したりといった作業をしながら，患者の訴えをただひたすら聴くことである。そして，患者本人から自然に話せるような状況を整えるということである。

● 受容

　患者は傾聴されると心の奥底にあるものを話せるようになる。しかし心の内を吐露することは誰にとっても不安なものである。患者のあるがままの思いが聴きたいという医師の態度そのものが，患者には医師に受容されているという感覚を育む。ただし傾聴した内容について医師側は種々の判断は一切しない。得られた情報をまとめて患者の全体像を作っていく。

● 共感

　受容により患者の全体像が医師側に構築されると，患者は少しずつ自己肯定感を獲得し，患者の内に自発性・積極性が高まってくる。医師は患者の語った内容に対して，ごく自然にシンパシーをもつようになる。例えば交通事故で顔面に醜い傷を残した患者がその後遺症のため辛い現在を抱えている場合，その苦しみを共感することは難しいものではない。そしてその共感する思いは，患者の抱える過去の経験と現在の事情に対して，医師側に強い現実感を与えることになる。

　以上の傾聴，受容，共感を通して，身体欠損や醜形が患者の心理にどのように影響しているか見極め，精神科介入の必要性なども検討しながら，治療の適応を決定する。

■先天異常児の心理

　先天異常をもって生まれてきた場合，幼児期に

は自身の障害をよく理解することはできない。それは自我意識やボディ・イメージがまだ確立されていないからである。しかし，手術治療のために入院を何度か経験すると，他の子や兄弟とは違う存在であると認識し始める。また両親が患児に対する罪悪感から，償いのつもりで過保護に接したり，逆に過度に厳格な態度を取っていると，患児の精神発育に好ましくない影響を与え，患児は自己愛的性格が強くなる傾向が出てくる。学童期になって自己の先天異常を認識するようになると，防御機制としての否認が始まる。青年期になると身体欠損部分に対して劣等感やコンプレックスを抱くようになり，現実としてあるいは将来像として強い不安や葛藤を経験する。先天形態異常が自我発達に及ぼす影響については，患児の心理的特性として劣等，非社会性，自己中心性，受動の4つの要素が挙げられ，患児の自我同一の困難さの原因であると言われている。

■先天異常児の親の心理

　先天異常児を出産した母親において，出産後に抱える心的ストレスや自責の念は他人には図り知ることができない。Drotarは先天異常児を出産した母親が示す患児に対する心理的な適応段階について，「ショック」，「否認」，「悲しみと怒り」，「適応」，「再起」の5段階を報告している。

ⅰ）ショック期

　妊娠した喜びと可愛いわが子を抱けるという期待の絶頂から，病名を告知され，実際にわが子の先天異常を目にした時の急転直下の展開が母親に与える衝撃は容易に想像できる。母親は戸惑いや虚無感に襲われる。「赤ちゃんの顔をまともに見られない」とか，時には「この子と一緒に死んでしまいたい」などと過激な感情を表現することもある。

ⅱ），ⅲ）否認，悲しみと怒り期

　わが子との対面から手術までの期間において，子供を否定し，母親としての罪悪感に苛まれる。子供の将来に対する不安や産んだことへの後悔，悲しみと怒りの混ざり合った感情を抱く。「こんな子を産んでしまって親族に合わせる顔がない」とか，「嘘であってほしい」と表現する。

ⅳ）適応期

　当事者会などで同じ境遇の母親に出会って，情報交換をするうちに自分だけじゃないという安心感を得たり，親族や医師やパラメディカルの励ましや助言により徐々に育児への覚悟ができて，前向きになる時期である。

ⅴ）再起期

　母親は罪悪感から回復し，前に進むしかないと奮起するようになる時期である。そこには医師やパラメディカルはもちろんのこと，親族のサポートが重要である。「この子のためにできる限りのことをしたい」と表現するようになる。

　このようにⅰ）～ⅴ）の段階を踏んで，先天異常児の親は精神的に適応していくと模式化できるが，全例が1段ずつ階段を踏むようにショック期から再起期のステージに進むわけでなく，時には停滞したり，時には後戻りしたりしながら適応していく。「この子を産んで良かった」と親が表現できるまで精神的に回復するためには，形成外科医，精神科医などの医師だけでなくパラメディカル，臨床心理士，ケースワーカーなどがチームを組んで患者家族を包み込み，包括的に治療してくことが重要であることはいうまでもない。また当事者会で同じ悩みに苦しんでいる患者家族に出会い，いろいろとアドバイスを貰い，悩みを共有することは親の精神的な適応に良い影響を与える。また先天異常を理由にした偏見や差別，あるいはいじめなどを許さないように，社会全体が援助するような体制を整えることも重要である。

■後天性障害者の心理

　後天的に身体に障害を負った場合，どうしてこんなことになってしまったのだろうという後悔や恨みを背負うことになり，その念が強すぎると心的トラウマとなって，心的外傷後ストレス障害（post-traumatic stress disorder：PTSD）となることがある。その結果，不安，不眠，食思不振，動悸，ふるえなどの心因反応を起こすことがある。また些細なきっかけで現場を思い出すフラッシュバック現象が出ることもあり，精神科的治療を必要とすることもある。

身体醜形障害

■身体醜形障害の定義

　身体醜形障害（body dysmorphic disorder）は一般的には醜形恐怖症と呼ばれているもので，自分の体の一部（多くは露出部）に対して，第3者的には非常に些細かあるいは通常気にならないと思われる変形に異常なこだわりをもち，そのこだわりのために日常生活に支障を来たすものである。美容外科手術を希望する患者の中に，通常以上にこの疾患の占める割合が高い。身体醜形障害患者が醜形を主訴に手術を受けた場合，頻回手術

症（polysurgery）の原因となるだけでなく，手術結果に満足できず，かえって症状を悪化させてしまう危険性がある．したがって美容外科医のみならず形成外科医にとってもこの疾患に関する十分な知識を有しておくことが必要である．アメリカ精神医学会（American Psychiatric Association）から2013年に出版された「精神障害の診断と統計の手引き（第5版）」（Diagnostic and Statistical Manual of Mental Disorders：DSM-5）では，強迫およびその関連の障害（obsessive-compulsive and related disorders）に分類されている．

■ 身体醜形障害の症状

DSM-5に挙げられた醜形恐怖症状は以下の通りである．

A. 1つまたはそれ以上の知覚された身体上の外見の欠陥または欠点にとらわれているが，それは他人には認識できないか，できても些細なものに見える．
B. その障害の経過中のある時点で，その人は外見上の心配に反応して，繰り返し行動（例：鏡による確認，過剰な見繕い，皮膚むしり，安心希求行動など），または精神的行為（例：他人の外見と自分の外見を比較する）を行う．
C. その外見へのとらわれ*注は，臨床的に意味のある苦痛，または社会的・職業的，あるいは他の重要な領域における機能障害を引き起こしている．
D. その外見へのとらわれ*注は，摂食障害の診断基準を満たしている人の，肥満や体重に関する心配ではうまく説明できない．

■ 身体醜形障害の類型分類

このような醜形恐怖症状を1つの疾患として括ることが妥当であるか，これまで議論されてきた．すなわち他の精神疾患の部分症状と診断されれば，それに対する治療法も変わることになる．醜形恐怖症状を呈する精神疾患については鍋田の類型分類が有用である．

● Ⅰ型：うつ病群

男性が7：3で多く，発症のピークは男女ともに15〜19歳である．ただし女性例では40歳代にもピークがある．すなわち40歳代の女性が異常な醜形恐怖を訴えた場合には，うつ病が背景にある可能性がある．

● Ⅱ型：狭義の強迫神経症群

醜形恐怖症状は持続するが，関係念慮がほとんどなく，行動化傾向もなく，感情鈍麻もない．

● Ⅲ，Ⅳ型：心因反応および思春期危機，対人恐怖群

Ⅲ型は発症誘因が明確に存在し，比較的早期に醜形恐怖症状が消失するのが特徴である．Ⅳ型は発症誘因がはっきりせず，症状消失までの期間が長いのが特徴である．両型とも関係念慮が強度で，行動化の傾向はまったくなく，適応も良い．思春期を終了するころに症状が消失することから，思春期危機の1症状と考えられる．

● Ⅴ型：中核群

美容外科手術願望が強く，頻回手術症例も多い．醜形感が強固で批判力がなく，医療者からの説得に応じることはまずない．自殺念慮を伴うこともあり，企図もみられる．生活全般の適応レベルが悪いのも特徴である．

● Ⅵ型：精神病群

関係念慮がかなり強く，幻聴や幻覚妄想状態を示すこともある．全例に感情鈍麻がみられ，妄想型の統合失調症圏に含まれる．

■ 身体醜形障害中核群の特徴

①発症年齢は思春期・青年期に集中している．
②対人恐怖性は少ない．
③醜形恐怖は他者から見られた醜さではなく，自分の身体として納得いかない．
④醜形恐怖症状は持続する．
⑤美容外科手術を中心とした行動化傾向が高い．
⑥生活全般について適応しきれていない傾向がある．
⑦統合失調症状など醜形恐怖症状以外の症状は出現しない．
⑧薬物療法はほとんど効果を示さない．

以上の8項目が身体醜形障害中核群の特徴であるが，「見たくない現実の容姿が見えてしまう不安」の打ち消しとしての強迫心性と，「見たい容姿が見いだせない」という裏切られた気持ちとしての妄想的心性とが混在している病態である．そう考えると1日に何度も何時間も鏡で確認するという行動も理解できる．

■ 身体醜形障害の診断および治療

外来診療時に上記に挙げたような些細な，あるいは気づかないような身体異常について強固に治

---

*注：「とらわれ」とは物事に対する強い「こだわり」であるが，ここではあくまで日本精神神経学会が用語監修したDSM-5精神疾患の分類と診断の手引に従い，原文通り「とらわれ」とした．

第7章 知っておきたい知識

療を希望する場合には，第一に身体醜形障害を考えるべきである．もちろん，医療者から見て手術治療適応外と判断されるような些細な身体異常であっても，本人にとっては気になって仕方がない傷である可能性はある．特に交通事故後などの心的トラウマを伴う傷などではそうかもしれない．その傷が心の傷を伴うものなのかどうか判断するためには前述したカウンセリングに従って，患者の心の中をうかがう必要がある．そしてもしそうであるならば手術治療によって患者は満足することが多い．逆に，カウンセリングを行ってもそのようなエピソードもなく，ただひたすらに体の1点の醜形を外見以上に訴え，同意を求め，手術治療を希望する場合は注意を要する．

身体醜形障害の診断については患者診察の経験が多くなると，これはちょっとおかしいと警戒できるようになるが，経験の浅いうちに前述した症状を呈する患者に対面した場合は上級医師に相談すべきであり，その場で手術適応を決定しない方がよい．

身体醜形障害の患者に手術治療を行っても，決して満足することはない．そして外来を頻回に受診し，再手術を希望する．たとえこれを拒否しても患者は他の病院を受診して同じ行動をとる．そしてpolysurgeryとなり，あるいはうつ状態となって自殺企図の原因となる．一番の治療は，最初に手術をしないことである．そして身体醜形障害に精通した精神科医に紹介することである．患者は精神神経科を紹介すると言われると拒否するが，あなたの悩みについてカウンセリングを受けてみないかと提案すると，案外受け入れてくれることもある．精神科では行動療法やグループワークなどの心理療法，向精神薬のクロミプラミンやマイナートランキライザーが用いられる．もちろん，他の精神疾患による醜形恐怖症状であれば，原因疾患の治療が優先される．

性同一性障害

性同一性（gender identity）とは「環境・時間にかかわらず，等しく変わらない一貫した持続的な自己の性の所属に関する認識（性自認）」であり，心の性と身体の性が同一かどうかという一致・不一致の意味ではない．そして性同一性障害（gender identity disorder）とは「性同一性（性自認）と身体的性が乖離しているために，自己の身体的性に違和感をもち，自認する性を求め，時に自己意識に近づけるために性別適合手術を望む状態」と定義されている．性同一性障害は患者が自己診断をして，自ら治療を求めて精神科を受診する数少ない精神疾患の一つである．ただし性別違和と治療に対する希望度は患者により差があり，性ホルモン治療のみで精神的に安定するものから，性別適合手術まで希望する者もいる．しかしながら性ホルモン治療を含む身体的治療を行っても，性別違和が皆無になることは困難であることから，本治療はあくまでも緩和医療に分類されるものである．

人は，生下時の性器の形状によって割り振られた性別に従った環境の下で養育され，その中で性別に適した役割や行動様式を身につけ，性同一性を確立していくと考えられている．性分化疾患のため曖昧な外性器の表現で生まれた新生児は，通常女児として育てられ，そして本人の意思とは無関係に早期に外陰部女性化手術を受けさせられることが多い．そうすることで児の性同一性を女性として確立させることが容易になるからと考えられているからである．外性器の形状で性同一性が決定されるのであれば性同一性障害という疾患自体が発生しなくなるはずである．性同一性が男性の幼児に外陰部女性化手術が複数回行われたことで性別違和が強くなり，結局，男性への性別適合手術を希望するようになることが問題となっている．

History & Review

● 先天異常の子の親が示す心理的適応過程がわかる．
  Drotar D, Baskiewicz A, Irvin N, et al: The adaptation of parents to the birth of an infant with a congenital malformation; A hypothetical model. Pediatrics 56: 710-717, 1975
● 醜形恐怖を示す精神疾患あるいは身体醜形障害の病態がわかる．
  鍋田恭孝：身体醜形障害（醜形恐怖症）．臨床精神医学講座6 身体表現性障害・心身症，松下正明総編集，pp219-230，中山書店，東京，1999
● 日本における性同一性障害の診断と治療の指針である．
  松本洋輔，阿部輝夫，池田宮司ほか：性同一性障害に関する診断と治療のガイドライン（第4版）．精神経誌 114: 1250-1266, 2012

第7章 知っておきたい知識

4. 創傷治癒のメカニズム

貴志和生

皮膚の創傷治癒過程

創傷治癒過程は，出血・凝固期，炎症期，増殖（修復）期，成熟期に大きく分けることができる。これらの過程は，明確に区切られるものではなく，それぞれオーバーラップしている[1]。

①出血・凝固期（図1-①）

真皮に至る創傷が生じると，組織の中の血管が損傷を受け出血する。損傷を受けた血管は，血管内皮細胞下のコラーゲンが露出し，内因系血液凝固が始まる。それに引き続き血小板が粘着し，血小板が活性化される。活性化した血小板は凝集し，血漿成分のフィブリノーゲンの働きにより創面が血塊で被覆される。このように血液凝固塊が形成され止血されると，創面は外界から一時的に遮断される。この血液凝固塊の中には血小板が豊富に含まれているが，血小板には，止血作用のみならず，platelet derived growth factor（PDGF），transforming growth factor-β（TGF-β），ヒスタミン，キニン，プロスタグランディンなどを含む顆粒が存在する。血小板は活性化すると脱顆粒し，中に含まれるさまざまな因子が創面に放出され，これらの刺激により，創傷治癒が開始される。

②炎症期（図1-②③）

受傷後数時間～約3日程度の反応である。血小板の脱顆粒により放出されたさまざまな因子の刺激をもとに炎症が生じ，炎症細胞が創部に遊走してくる。最も早く創傷部に集まってくるのが好中球である。好中球は，殺菌作用と貪食作用を有していて，殺菌と同時に分解産物や死滅した細菌，

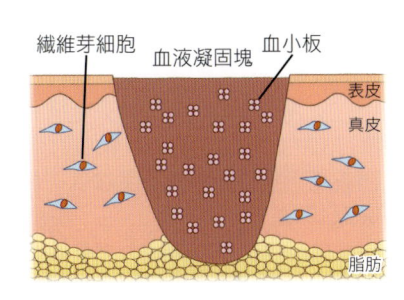

①出血・凝固期

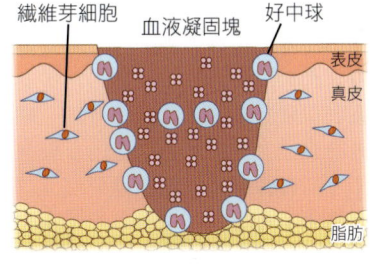

②炎症期1

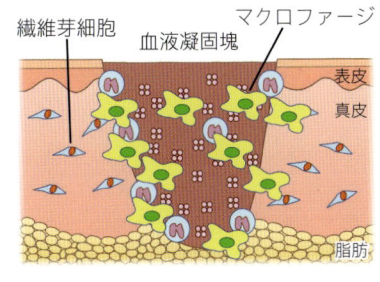

③炎症期2

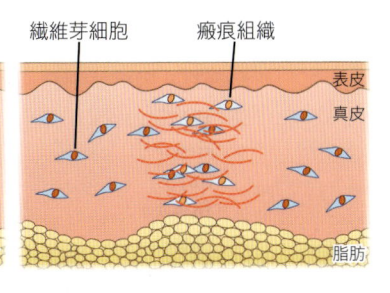

④増殖期

⑤成熟期

図1　創傷治癒の過程

赤血球などの貪食を行う。好中球による炎症反応のピークは受傷後24時間程度である。

引き続いて，受傷後2～3日をピークとして，マクロファージ（macrophage，組織貪食細胞）が創部に集積してくる。マクロファージは，血液中の単球が創傷部に遊走し分化する。マクロファージは，細菌，ウイルス，死んだ細胞などの貪食能を有するのみならず，TGF-β1, basic fibroblast growth factor（bFGF），epidermal growth factor（EGF）などの細胞増殖因子の放出を行う。マクロファージは，創傷部位に長くとどまり，これら細胞増殖因子を放出し続けるので，マクロファージは創傷治癒の進行に重要である。さらに，炎症細胞の中では，リンパ球や肥満細胞も創傷治癒にかかわっている。

③増殖期（図1-④）

受傷後3日目ごろから始まる。炎症細胞が放出するさまざまな増殖因子の刺激により，線維芽細胞がコラーゲンやフィブロネクチンを中心とした細胞外マトリックスの産生を多く行うようになる。これにより欠損した創傷部に組織が補充される。

線維芽細胞は中胚葉由来で，粗面小胞体とゴルジ装置が発達し，細胞質に富んだ細胞で，創傷部には周辺組織から遊走し，コラーゲン，フィブロネクチン，エラスチン，グリコサミノグリカンなど細胞外マトリックスを産生するが，創傷部でコラーゲンの産生が十分に行われるようになると，その数が減少する。また，線維芽細胞は，細胞外マトリックスの分解酵素も分泌し，組織の再構築にも関与している。線維芽細胞はこのように，細胞外マトリックスを合成・分解する中心的な細胞であるが，低酸素下では線維芽細胞の分裂能，コラーゲン合成能が低下する。成長因子との関係では，TGF-βが線維芽細胞に対して強い走化性を示し，bFGFにより細胞分裂が促進される。

新しく構築された組織を栄養するため，増殖期では，同時に活発に血管新生が起こる。このようにして，炎症細胞，線維芽細胞，細胞外マトリックス，新生血管などが一塊となり，創を充填していくが，この形成された組織のことを肉芽（組織）と呼ぶ。肉芽の中に筋線維芽細胞と呼ばれる，創収縮を引き起こす細胞が出現する。筋線維芽細胞は，創収縮に関与し肉芽内に多く見られるが，肥厚性瘢痕内にも多く認められ，線維芽細胞と平滑筋細胞の両方の特性をもつ，核にくびれのある細胞である。創収縮は開放創では通常受傷後2～3日で始まり，その早さは，形成された肉芽量にほぼ比例するとされ，これには筋線維芽細胞のアクチンが関与する。創収縮は皮膚のみならず粘膜欠損においても認められる。

増殖期にはこれら一連の反応と同時に，形成されつつある肉芽組織の上を，創縁ならびに残存している毛包，汗腺などの皮膚付属器から表皮角化細胞の分裂と増殖，遊走が起こり，再上皮化が起こる。再上皮化は，創面が適度な湿潤環境にある方が早く終了する。なお，再上皮化は受傷後数時間から始まり，まず1層の上皮細胞層で創面が被覆された後に多層化する。

④成熟期（図1-⑤）

再上皮化が終了すると，もともと肉芽であった組織が線維芽細胞によって次第に成熟した瘢痕組織に再構築されていく。これに伴い，瘢痕の強度も増してくる。この時期に何らかの原因で炎症が遷延する状態が続くと，肥厚性瘢痕を生じやすくなる。この創傷治癒の結果として瘢痕が形成されるわけであるが，線維化は真皮にのみ存在する。線維化は，細胞外マトリックスの変化であり，これを起こすのは線維芽細胞や筋線維芽細胞であるからである。表皮は主に表皮角化細胞からなり，これは細胞同士が接着していて，表皮に線維芽細胞は存在しないので，線維化は起こさない。

膠原線維の組織学的観察には，マロリー染色やマッソントリクローム染色がよい。成熟瘢痕組織は，表皮とほぼ平行に配列する膠原線維が豊富で，皮膚付属器が少なく，弾性線維が認められない。縫合創では，瘢痕の強度は5日目以降に増加し，120日目で正常の約65％になる。

■創傷治癒にかかわる主なサイトカイン

●TGF-β

組織発生，細胞分化などにおいて極めて重要な役割を果たす。5種類のサブタイプが存在するが，哺乳類では3種類が存在し，コラーゲンやフィブロネクチンなどの細胞外マトリックス産生を促進する。一方で，表皮細胞の増殖に対しては抑制的に働く。

●bFGF/FGF-2

FGFファミリーに属し，強力な血管新生作用を有し，肉芽形成を促進させる。ヘパリンに強い親和性をもつ。一方で抗菌作用はない。

●PDGF

血小板α顆粒に多く含まれ，さまざまな細胞の遊走と増殖を促進する。

●TNF（tumor necrosis factor）-α

主にマクロファージにより産生される炎症性サイトカインの1つであり，創傷治癒関連では，線維芽細胞の増殖を促進する。
- EGF, KGF（keratinocyte growth factor）-1/FGF-7, FGF-10 /KGF-2 など

表皮細胞増殖促進作用の強いサイトカインである。Vascular endothelial growth factor (VEGF), hepatocyte growth factor (HGF), bFGF などは強い血管新生作用を有する。

■ コラーゲンについて

コラーゲンは，3本のペプチド鎖からなる螺旋状の構造で，人体の蛋白の1/3を構成し，皮膚の乾燥重量の約80％以上を占める最も多く含まれる線維成分である。アミノ酸残基としてグリシン，プロリン，ヒドロキシプロリンを多く含む。Ⅰ型コラーゲンは皮膚や骨に，Ⅱ型コラーゲンは主に軟骨に多く存在する。Ⅳ型，Ⅶ型コラーゲンは基底膜の成分である。Ⅲ型コラーゲンは創傷治癒過程の初期段階で増殖し，血小板凝集能に優れている。創傷治癒では成熟期にⅢ型コラーゲンがⅠ型コラーゲンに置き換わる。正常皮膚ではⅠ型とⅢ型コラーゲンの比はおよそ4：1である。コラーゲンは線維芽細胞のゴルジ装置などを通って細胞外へ分泌され，細胞外に分泌されてからコラーゲンの構成単位の3本螺旋のトロポコラーゲンになる。コラーゲンは，乳酸により合成速度が活性化し，コラゲナーゼにより分解される。

創傷治癒に影響する因子

創傷治癒の過程は，炎症細胞や線維芽細胞などさまざまな細胞のネットワークにより創が埋まり，収縮し，上皮で覆われるというものである（図2）。このネットワークの中のどこかがうまく働かないと，創傷治癒は遅延する。創傷治癒に影響を与える因子は，全身的な要因と，局所的な要因を考慮する必要がある。

全身的な要因としては，低栄養，低蛋白血症，糖尿病，神経障害，低酸素，ステロイドの長期投与などがある。また，亜鉛，鉄，銅，カルシウムなど微量金属も創傷治癒に影響を与え，中でも亜鉛不足が生じると創傷治癒を遅延させる。ステロイドは長期投与により，炎症，増殖を抑制する。

局所的な要因としては，圧迫による末梢循環・栄養障害，感染，壊死物質の付着などがある。圧迫が起こると末梢血管が虚脱し，組織に十分な酸素，栄養，血液が届かなくなる。このため，コラ

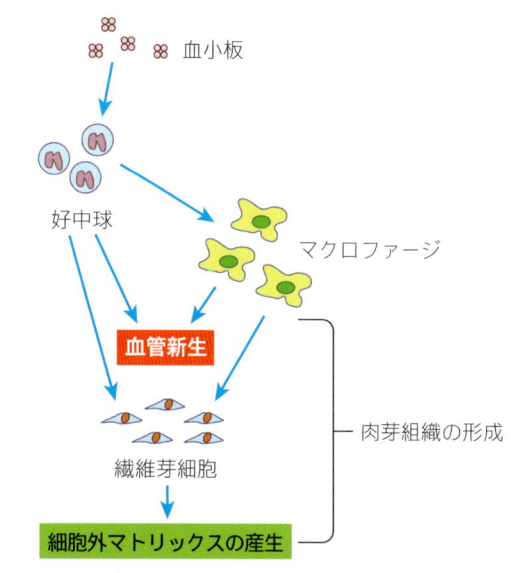

図2　創傷治癒のネットワーク

ーゲンの合成が低下することとなり，創傷治癒が進まなくなる。創傷部は，非創傷部に比べ3～4倍の酸素を必要としているので，ここに酸素不足が生じると創傷治癒の進行は大幅に遅れる。また，感染が起こると，細菌が蛋白質を分解し形成された肉芽が破壊される。壊死物質が付着していると，それだけで細菌増殖の温床となるので，創面は清潔に保つ必要がある。しかし，消毒薬は細胞にも毒性があるので，創面は消毒をしない方がよく，創面は生理食塩水や微温湯で洗浄するのがよい。

筋肉の創傷治癒

基本的に，皮膚の創傷治癒と同様に，出血，炎症，増殖，成熟という過程を経るが，修復する細胞のソースに違いがある。横紋筋には，筋衛星細胞（satellite cell）と呼ばれる骨格筋の幹細胞が同定されている。筋衛星細胞は，筋線維を取り囲む基底膜の筋線維側に存在する。筋が損傷を受けると，筋衛星細胞が分裂を開始し，筋芽細胞となり損傷部辺縁に遊走する。その後，筋芽細胞同士が融合，分化し，最終的に成熟した横紋筋となる。このように骨格筋の部分断裂は，ほぼ完全に再生する。しかし，骨格筋が完全に断裂すると，断裂した筋組織の間に瘢痕組織が形成され，筋肉同士が癒合し，再生することはない[2]。

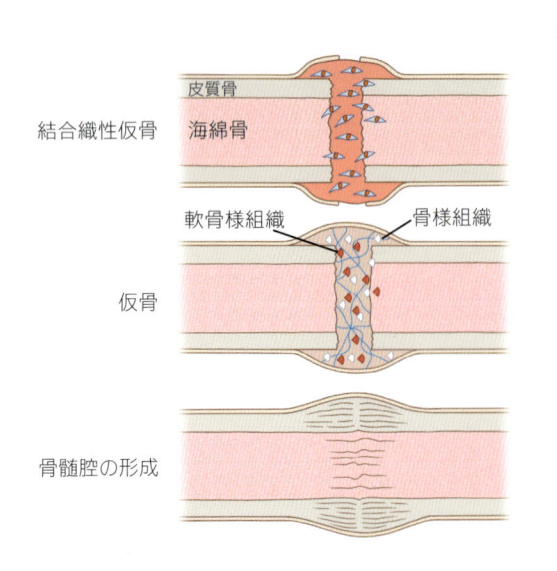

図3　骨の再生

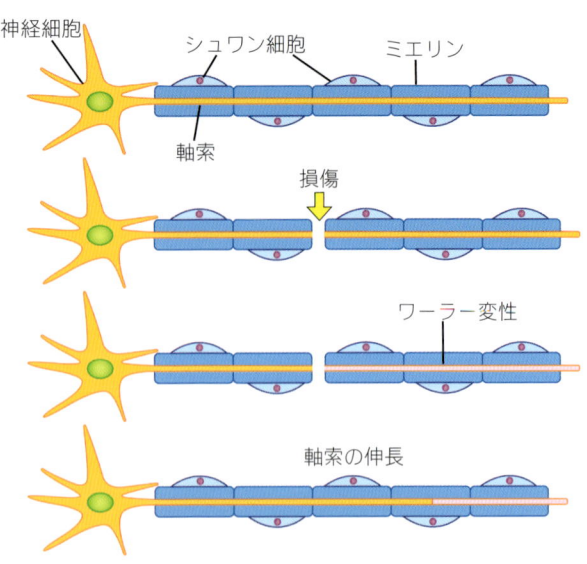

図4　末梢神経の再生

骨の創傷治癒

骨折が起こると，その周囲組織に炎症が起き，それに反応して骨膜周囲に特殊な肉芽組織が増殖し，骨折部位の両側断端は，形成された肉芽組織によって連絡するようになる。この状態を結合織性仮骨と呼ぶ。骨折の際，破壊された壊死組織は次第に吸収され，骨折部から次第に除去される。骨折部に形成された肉芽組織の中に，仮骨と呼ばれる骨様組織および軟骨様組織が新生される。この後に骨となり，最終的に完全な骨癒合が起きる。骨性の仮骨ははじめ過剰形成され，骨折前の形態よりも膨大していることが多いが，後に骨の機能に応じて，吸収や変形が起こる。骨折治癒の初期には，骨髄腔は仮骨で満たされるが，骨の接合が適切であれば，後に骨髄腔も再形成される（図3）。

血管の創傷治癒

血管が破損すると，その部位に血小板が集積し破断部分を塞ぎ，血小板血栓が形成され，一次止血が起きる。次に，血小板血栓周囲で凝固因子が次々に反応していく。トロンビンの作用でフィブリノーゲンがフィブリンに変化し，フィブリンが網目状の膜を形成し，血小板血栓を補強し，二次止血が行われる。二次止血が完了した後に，もとの血管の状態に近づける修復作用が働く。血栓で塞がれた血管の破損部分周辺では，血管内皮細胞が増殖し，これが血管内腔の血栓を押しのけるようにして破損部位を新しい内皮細胞で被覆する。内腔が血管内皮細胞で被覆されると，プラスミンによりフィブリンの網目状の膜が溶解され，血栓が除去される。この現象を線溶と呼ぶ。フィブリン膜に囲まれていた血小板や壊死組織などは，単球やマクロファージに貪食され，血栓は吸収される。

神経の創傷治癒

末梢神経がある部位で傷害を受けると，損傷部末梢の軸索が変性する。これをワーラー変性という。傷害部位より遠位部では，軸索内の神経細管，神経細糸などの小器官が，蛋白分解酵素によって分解され，軸索膜も変性し崩壊する。中枢側では軸索の再生や修復に必要な蛋白の合成が亢進する。これらの蛋白は，軸索輸送によって軸索内を遠位部へと運ばれる。軸索の遠位端では，軸索断端から新生軸索が芽出し，シュワン細胞の基底膜に沿って伸長する。この際，シュワン細胞や周囲の線維芽細胞，マクロファージなどから，軸索の伸長を促進するさまざまな物質が産生される。ワーラー変性を起こした末梢神経内を伸長した軸索が，末梢の標的器官と接合すると，過剰に形成されていた軸索は消失する。通常新生軸索の伸長

速度は，ヒトでは1日あたり1〜2mmである。
　末梢神経の再生において，瘢痕組織は軸索伸長の障害となる（図4）。

引用文献

1) Mathes SJ: Plastic Surgery (2nd ed). Volume 1, pp209-216, Saunders, 2006
2) Mathes SJ: Plastic Surgery (2nd ed). Volume 1, pp609-611, Saunders, 2006

History & Review

●創傷治癒全体にわたり，わかりやすく解説されている。
　森口隆彦編著：創傷の治療 最近の進歩（改訂第2版）．克誠堂出版，東京，2005

索　引

和　文

【あ】
亜急性創傷　2
アクチビン　252
足場　228, 234, 235, 251
圧迫包帯　45
圧迫療法　222
アテロコラーゲン　234
アテロコラーゲンハイドロゲル　257
アナトミカルタイプ　233
アパタイト　228, 230
アパタイト／コラーゲン複合体　230
編み糸　166
網状植皮片　38
アルギン酸塩創傷被覆材　239
アレルギー反応　79
アンダーマイン　163

【い】
異種細胞　244
一次治癒　3
刺青　247
インドシアニングリーン　222
インド造鼻術　273
インプラント　232

【う】
ウシ下垂体抽出液　244
ウシ血清　245
ウシ胎児血清　244, 245
うっ血　200

【え】
エピテーゼ再建法　257
塩基性線維芽細胞増殖因子　237
塩酸パパベリン希釈液　198, 200
炎症期　285
遠心性線維　215

【お】
覆布　72
黄金比　280
押し切り　113
汚染　245

おとがい神経（ブロック）　86
男結び　132
オンコプラスティックサージャリー　232
女結び　132

【か】
解除　209
開創器　102
外側大腿皮神経　217
開放ドレナージ　130
外膜　203
ガウン　70
カウンセリング　281
カウンタートラクション　121, 277
化学架橋　234
化学的安定性　228
架橋　234
拡張作用　203
加水分解　229
カスタムメイドの人工骨　228
滑車下神経　82
カプラー　213
顆粒状アパタイト　231
顆粒体　230
眼窩下神経（ブロック）　85
眼窩上神経（ブロック）　84
感作　44
肝細胞成長因子　251
間質血管細胞群　264
冠状切開　114
顔面神経　217
顔面の皺線　111
顔面裂創　12, 167
間葉組織の相互作用　261

【き】
器械縫合法　156
貴金属系材料　228
気孔　230
基剤　23
基底層由来　245
基底板　247
基底膜　247
気動式デルマトーム　103

逆針　193
逆流　223
キャリア　245
キャリアガーゼ　245
吸引脂肪組織　265
休止期　261
吸収性材料　228
吸収性縫合糸　97
求心性線維　215
吸水作用　26
急性創傷　2
共感　281
狂牛病　244
凝固止血法　128
共培養　243
局所陰圧閉鎖療法　46
局所麻酔法　77
局所麻酔薬中毒　79
拒絶反応　248
巨大母斑　247
筋衛星細胞　287
筋鉤　101

【く】
熊谷ら　246
グリセリン　246
クリップ　190

【け】
脛骨神経（ブロック）　91
形質転換　245, 252
形成外科　272
形成外科手術器具セット　97
傾聴　281
係留線維　247
外科結紮　133
血管拡張剤　198
血管鉗子　190
血管クランプ　200
血管新生　252
血管内皮細胞　237
血管内皮成長因子　253
血管吻合の練習　195
血管攣縮　198
結紮止血法　129

血腫 181
血小板成長因子-AB 253
血流再開 211
ケラチノサイト 247
顕微鏡 192

【こ】

抗凝固薬（ヘパリン） 195, 200, 203
咬筋神経 218
光源 187
抗原性 267
抗原提示細胞 248
高周波の電気メス 277
合成高分子 228
後頭神経ブロック 87
広範囲熱傷 236
広範囲熱傷治療 243
ゴールデンタイム 10
個体ロット番号 244
骨形成因子 252
骨髄炎 15, 50
骨接合材 228, 229
骨置換 229
骨伝導能 229
コヒーシブシリコンジェル 233
駒結び 132
コラーゲナーゼ 264
コラーゲン 234, 287
コラーゲンスポンジ 234
コロニー 245
コンパートメント症候群 10

【さ】

再生医療 243, 251
サイトカイン 251
再吻合 203
細胞間シグナル伝達 251
細胞懸濁液 259
細胞シート 264
細胞障害性 245
細胞増殖因子 251
細胞培養施設 241
細胞浮遊液 245
擦過傷 39
擦過創 11
酸化アルミニウム 228
三次元培養法 259
酸素分圧 203
Ⅲ度熱傷 236, 246

【し】

シアノアクリレート 172
自家組織移植 257
自家培養真皮 237
自家培養表皮 236, 243, 245
自家培養表皮移植 247
軸索 215
シグナリング分子 251
止血 121
止血法 128
自在鉤 102
支持糸 203
持針器 99, 187, 193
指尖部損傷 31, 41
持続吸引式ドレーン 130
湿潤環境 36
湿潤状態 234, 235
実体顕微鏡 192
自動化システム 259
刺入角度 202
脂肪間質細胞 264
脂肪前駆細胞 264
脂肪由来幹細胞 253, 264
尺骨神経 89
尺骨神経ブロック 90
シャント形成術 209
縦隔炎 54
醜形恐怖症 282
収縮 236
皺線 110
シューレース法 173, 178
手関節部掌側 89
主剤 24
手術用顕微鏡 187, 192
出血・凝固期 285
術後管理 68
術後血腫 74
術前準備 68
受容 281
受容体 251
漿液腫 74
小後頭神経 87
常在菌 72
焦点 192
消毒 71
上皮 261
上皮―間葉相関 252

上皮成長因子 251
静脈移植 200, 208
静脈うっ滞性潰瘍 44
静脈血栓 203
静脈の端々吻合 197
静脈吻合 212
褥瘡 42
シリコーンフィルム 234
皺線 110
神経移植法 217
神経周膜 215
神経周膜縫合法 217
神経上膜・周膜縫合法 216
神経上膜縫合法 187, 216, 218
神経束 215
神経束縫合法 217
神経内膜 215
神経縫合法 215
人工骨 230
人工細胞外マトリックス 228
人工材料 228
人工真皮 52, 234
人工チューブ 194
人工乳房 232
人工補綴物 257
浸潤麻酔 77
尋常性白斑症 247
身体醜形障害 282, 283
深達性Ⅱ度熱傷 246
心的外傷後ストレス障害 282
心的トラウマ 282
深腓骨神経（ブロック） 93
真皮縫合 163
真皮様組織 239

【す】

水疱 40
スーパーマイクロサージャリー 187
スキンステープラー 172, 176
スキンフック 278
スクリュー 229
ステンレス鋼 228
ストッキング 222
スフェロイド 264
スムースタイプ 232

【せ】

精神的影響 281
生体活性 229
生体肝移植 205, 208
生体材料 228
生体親和性 228
正中神経 89, 217
正中神経ブロック 90
成長因子 251
成長期 261
性同一性障害 284
生物学的適合性 228
生物由来物質 228
舌下神経 220
鑷子 100, 189, 193
切断手指再接着術 186
セファログラム 278
セラミックス 228
線維芽細胞 235, 237
線維芽細胞成長因子 251
剪刀 98, 189
浅腓骨神経 92
浅腓骨神経ブロック 92

【そ】

創開放 64
総頸動脈 196
創傷治癒過程 285
創傷被覆材 33
増殖 237, 251
増殖（修復）期 285
増殖抑制因子 252
足関節（ブロック） 91
側頭筋膜 122
側頭頭頂筋膜 122
鼠径靱帯 124
組織工学 251

【た】

退行期 261
大後頭神経 87
大耳介神経 217
胎児創傷治癒 262
大腿動静脈 196
大量培養 259
多血小板血漿 237, 251
多孔質 230
多孔体 230
脱分化 259

縦結び 132
単一結節縫合 161
弾性ストッキング 45
弾性線維 236
男性ホルモン 261
端側神経縫合法 217, 220
端側吻合 207
蛋白分解酵素 245

【ち】

チタン 229
チタン系材料 228
超微小神経血管吻合術 222
チロシンキナーゼ受容体 252
陳旧創傷 3

【て】

手洗い 70
ディスパーゼ 245
ティッシュ・エンジニアリング 257
ティッシュエキスパンダー 232
テーピング 184
テープ類 174
テクスチャードタイプ 232
デブリードマン 16
デルマトーム 103
電気メス 101, 277
伝達麻酔 77
天然高分子 228
天然材料 228

【と】

凍結保護剤 246
凍結保存 246
橈骨神経 89, 219
橈骨神経ブロック 90
同種・異種移植 257
同種培養真皮 237
糖尿病性足潰瘍 52
頭皮 122
頭皮クリップ 115
頭部X線規格写真 278
動脈移植 208
動脈血栓 203
動脈硬化 204
動脈の端々吻合 197
動脈吻合 207
透明帯 247
特定保険医療材料 33

ドップラー血流計 203
ドラム式デルマトーム 105
トランスフォーミング成長因子 251
トルイジンブルー 223
トレーサビリティ 244
ドレープ法 72
ドレナージ法 121, 130

【な】

内頸静脈 196
内膜 204
軟膏療法 23
軟骨 257
軟骨再生医療 257

【に】

肉芽形成 252
二次治癒 3
Ⅱ度熱傷 29, 246
日本形成外科学会 276
乳房インプラント 232
乳房再建術 232
乳房増大術 232

【ね】

熱架橋 234
熱傷 40, 234

【は】

バイオセラミックス 228
バイオマテリアル 228
バイト 161
ハイドロキシアパタイト 229, 230
パイナップル酵素 24
バイポーラ 101, 128
培養真皮 243
培養表皮 243
剥離 121
剥離子 190
破傷風 10
バックグラウンドシート 210
パテントブルー 224
パパベリン 198, 200
針 100, 193
パルクス® 203

【ひ】

ピオクタニン 112
皮下縫合 163
引き切り 113
引き結び 133

293

非吸収性材料 228	【ほ】	遊離皮弁移植 198
微小外科 186	豊胸術 232	指神経 217
微小血管吻合法 200	縫合結紮法 129	指神経ブロック 94
微小自動血管吻合器 213	縫合糸 191	【ら】
ピッチ 161	縫合糸瘢痕 180	ラウンドタイプ 232
ビデオモニター 187	縫合創 179	ランゲルハンス細胞 248
非反転後壁縫合法 205, 208	縫合法 161	【り】
皮膚温 203	縫合練習 192, 194	リガンド 251
腓腹神経 217	放射線照射 244	リン酸カルシウム 228
腓腹神経ブロック 93	帽状腱膜 122	リンパ管細静脈吻合術 222
皮膚欠損創 234, 236	保湿効果 25	リンパ管−静脈吻合 187
皮膚再生 262	ポリグリコール酸 229	リンパ管の硬化 224
皮膚浸潤麻酔 83	ポリ乳酸 229	リンパ管吻合術 187
皮膚切開 110	ポリ乳酸多孔体 257, 259	リンパ管縫合 222
皮膚表面接着剤 171	【ま】	リンパ浮腫 222
被膜拘縮 232	マイクロサージャリー 186	【れ】
表皮形成 252	枕 69	連続縫合 212
表皮細胞 237	マゴット療法 18	【わ】
表皮細胞培養 243	末梢神経細胞体 215	ワーラー変性 288
表面麻酔 77	末梢神経損傷分類 216	腕神経叢（ブロック） 88
【ふ】	末梢神経の解剖 215	
フィッシュマウス法 200	末梢神経の縫合術 187	欧　文
フィブラスト™ スプレー 254	マットレス縫合 161	
複合型培養皮膚 243, 268	慢性創傷 4, 14	【A】
複合理学療法 222	【む】	ACLS 79
伏在神経 92	無機 228	adipose progenitor cells 264
伏在神経ブロック 92	無細胞化組織 267	adipose stromal cell 264
腹部大動静脈 196	【め】	adipose-derived stem cell：ASC 253, 264
フック（鑷子） 100, 278	メス 98	ADSC 264
フリーハンドデルマトーム 105	メッシュデルマトーム 107	AlloDerm™ 268
プリオン感染 244	メラノサイト 247	anagen 261
ブリッジングテクニック 49	【も】	ANB角 279
ブルドック鉗子 208	毛向 114	anchoring fibril：AF 247
プレート 229	毛細血管 235	angiosome 7
プログラムフリーザー 246	毛周期 261	ankle brachial index：ABI 6
プロスタグランディンE_1 203	網状植皮片 38	anterior nasal spine：ANS 278
ブロック状アパタイト 231	毛乳頭 261	atraumatic 187, 277, 278
プロポフォール 78	毛包 261	axon 215
分化 251	毛包誘導能 261	axonotmesis 215
分散 245	モニタリング方法 203	【B】
【へ】	モノフィラメント糸 97	back-wall suture technique 205
閉鎖ドレナージ 130	モノポーラ 101, 129	BALB/3T3 245
閉鎖法 171	問診 281	bFGF 237
ペースト状アパタイト 231	【ゆ】	bFGF/FGF-2 286
ヘパリン 195, 200, 203	有機（高分子）材料 228	biological dressing 243
ヘミデスモゾーム 247	有鉤鑷子 278	
ペルナック® 236	遊離植皮術 275	

| 索　引 |

Blair ……………………………………… 275
BMP ……………………………………… 252
BMP-2 …………………………………… 252
bone morphogenetic protein：BMP
 …………………………………………… 252
Boyce …………………………………… 244

【C】
calf serum：CS ……………………… 245
Carpue ………………………………… 274
catagen ………………………………… 261
cholera toxin ………………………… 245
composite autologous-allogenic
　skin replacement ………………… 246
confluent ……………………………… 245
contact inhibition ………………… 245
contamination ……………………… 245
critical colonization ………………… 14
Cuono …………………………………… 246

【D】
deep fascial infection ………………… 2
Denonvilliers ………………………… 275
dermal papilla ……………………… 261
dermostich …………………………… 163
DESIGN 分類 …………………………… 36
dimethyl sulfoxide：DMSO …… 246
dog-ear ………………………………… 164
Downs ………………………………… 278
DSM-5 ………………………………… 283
Dulbecco's modified eagle's
　medium：DMEM ………………… 245
Dupuytren …………………………… 275

【E】
E-line（esthetic line）……………… 279
EGF ……………………………………… 287
end-to-side neurorrhaphy ……… 217
endoneurium ………………………… 215
epidermal growth factor：EGF
 …………………………………… 245, 251
epineurial suture ……………… 187, 216
epineurium …………………………… 215
epineuro-perineurial suture …… 216
explant culture ……………………… 243
Exsurg® ………………………………… 194

【F】
feeder layer …………………………… 244
fetal bovine serum：FBS ………… 245
FGF10 ………………………………… 251

FGF7 …………………………………… 251
FGFR2-Ⅲb …………………………… 251
fibroblast growth factor：FGF
 …………………………………………… 251
free flap ……………………………… 186
funicular suture …………………… 217
funiculus ……………………………… 215

【G】
galea aponeurotica ………………… 122
Gallico ………………………………… 246
gender identity disorder ……… 284
Gilles …………………………………… 275
GMP …………………………………… 241
Green ………………………………… 244
Green 法 ……………………………… 245

【H】
Ham …………………………………… 244
HAp …………………………………… 230
HAp／TCP …………………………… 230
hemidesmosome：HD …………… 247
hepatocyte growth factor：HGF
 …………………………………………… 251
HLA Class Ⅱ ………………………… 248

【I】
ICG 蛍光染色検査法 ………… 187, 222
Ivy ……………………………………… 275

【J】
JACE®（J-TEC）……………………… 246

【L】
lamina densa：LD ………………… 247
lamina lucida：LL ………………… 247
Langer 割線 ……………………… 110, 111
Ljunggren …………………………… 243
LVA 端側吻合法 …………………… 225
LVA 端々吻合法 …………………… 225
lymphatico-venous anastomosis：
　LVA ………………………………… 187
lymphaticovenular anastomosis：
　LVA ………………………………… 222
lymph sclerosis …………………… 224

【M】
MCDB 培地 …………………………… 244
McNamara …………………………… 278
Medawar ……………………………… 243
menton ………………………………… 279
mesenchymal-epithelial transition：
　MET ………………………………… 252

micro clip …………………………… 191
microsurgery ………………………… 186
mitomycin C：MMC ……………… 244
MRI ………………………………………… 5

【N】
nasion ………………………………… 278
NeoClassical Canons …………… 279
neurapraxia ………………………… 215
neurotmesis ………………………… 215
NIH/3T3 ……………………………… 245
Northwestern ……………………… 278
NPWT ……………………………………… 46

【O】
O'Connor ……………………………… 246
orbitale ………………………………… 278

【P】
patency test ………………………… 224
PDGF …………………………………… 286
pectral fascia ………………………… 125
pen-holding …………………………… 99
perineurial suture ………………… 217
perineurium ………………………… 215
peripheral arterial disease：PAD
 …………………………………………… 4, 46
PGA …………………………………… 259
phosphate buffered saline：PBS
 …………………………………………… 245
PLA/CL ……………………………… 259
plastic surgery ……………………… 272
platelet derived growth factor-AB：
　PDGF-AB ………………………… 253
platelet-rich plasma：PRP …… 251
PLGA …………………………………… 259
PLLA …………………………………… 259
pogonion ……………………………… 279
point A ………………………………… 279
point B ………………………………… 279
porion ………………………………… 278
posterior nasal spine：PNS …… 278
PRP …………………………………… 237

【R】
relaxed skin tension line：RSTL
 …………………………………………… 110
retaining ligament ………………… 126
Rheinwald …………………………… 244
Ricketts ………………………… 278, 280

295

【S】

satellite cell ... 287
scaffold ... 234, 235
scarless wound healing ... 262
Scarpa's fascia ... 125
Seddon ... 215
sella ... 278
shoelace technique ... 173
skin perfusion pressure：SPP ... 6
slip knot ... 133
Smad 3 ... 252
SMAS ... 123
SNA 角 ... 279
SNB 角 ... 279
spontaneous transformation ... 245
stromal vascular fraction：SVF ... 264
stromal-vascular cell ... 264
subconfluent ... 245
subcuticural suture ... 163
Sunderland ... 215
Sunderland 分類 ... 216
superficial facial fascia ... 123
supermicrosurgery ... 222
surgical site infection：SSI ... 47, 57
Sushuruta ... 273
suture mark ... 180

【T】

Tagliacozzi ... 274
telogen ... 261
temporal fascia ... 122
temporoparietal fascia ... 122
TGF-β ... 286
Thiersh 植皮 ... 275
TIME ... 14
TNF（tumor necrosis factor）-α ... 286
transforming growth factor：TGF ... 251

【U】

untied suture ... 203, 204

【V】

VAC 療法（VAC therapy） ... 46
vascular endothelial growth factor：VEGF ... 253
viability ... 246

【W】

Waller 変性 ... 215
wet to dry dressing(法) ... 17, 61, 65
wound bed preparation ... 19
wound contact layer ... 48
wound filler ... 48

数字・記号

3D モデル ... 228
3T3-Swiis Albino ... 245
3T3 細胞 ... 243
3T3 J2 細胞 ... 244
4% キシロカイン ... 198
5P ... 10
β - リン酸三カルシウム ... 230
β - TCP ... 230

形成外科治療手技全書 I
形成外科の基本手技 1 　　　　　　　〈検印省略〉

2016年4月1日　第1版第1刷発行
定　価（本体15,000円＋税）

監　修　波利井 清紀・野﨑 幹弘
総編集　平林 慎一・川上 重彦
編　集　鈴木 茂彦・貴志 和生
発行者　今井　良
発行所　克誠堂出版株式会社
　　　　〒113-0033　東京都文京区本郷3-23-5-202
　　　　電話　03-3811-0995　振替　00180-0-196804
　　　　URL　http://www.kokuseido.co.jp

　　　印刷・製本：株式会社シナノパブリッシングプレス
　　　イラスト：勝山 英幸
　　　デザイン・レイアウト：有限会社貫太郎事務所
　　　　　　　　　　　　　　株式会社MOデザイン室
　　　　　　　　　　　　　　佐野 裕子

ISBN 978-4-7719-0457-6 C3047　￥15,000E
Printed in japan ©Kiyonori Harii, 2016

●本書の複製権・翻訳権・上映権・譲渡権・公衆送信権（送信可能化権を含む）は克誠堂出版株式会社が保有します。
●本書を無断で複製する行為（複写，スキャン，デジタルデータ化など）は，「私的使用のための複製」など著作権法上の限られた例外を除き禁じられています。大学，病院，診療所，企業などにおいて，業務上使用する目的（診療，研究活動を含む）で上記の行為を行うことは，その使用範囲が内部的であっても，私的使用には該当せず，違法です。また私的使用に該当する場合であっても，代行業者等の第三者に依頼して上記の行為を行うことは違法となります。
●JCOPY 〈(社)出版者著作権管理機構　委託出版物〉
本書の無断複写は著作権法上での例外を除き禁じられています。複写される場合は，そのつど事前に(社)出版者著作権管理機構（電話 03-3513-6969, Fax 03-3513-6979, e-mail：info@jcopy.or.jp）の許諾を得てください。